U0287918

胸腹部创伤
外科手术与处置技巧

主　审　陈孝平
主　编　李荣祥　张志伟
副主编　刘金龙　田伯乐　李五生
绘　图　李荣祥
秘　书　祁晓珺　李秭漪　闫　足　魏小静

编委名单（以姓氏笔画为序）

王　力	四川大学华西医院	张志伟	华中科技大学同济医学院附属同济医院
王平海	成都市双流区中医医院	陈卫东	西南医科大学附属中医医院
田伯乐	四川大学华西医院	贾英田	西南医科大学附属中医医院
刘金龙	西南医科大学	黄　帆	成都市双流区中医医院
李五生	西南医科大学附属中医医院	龚明景	四川省第一退役军人医院
李时超	西南医科大学附属中医医院	董　力	四川大学华西医院
李荣祥	攀枝花学院附属医院	蒋怡帆	成都市双流区中医医院
何洁华	成都市双流区中医医院	谢建强	四川省第二退役军人医院

人民卫生出版社
·北京·

图书在版编目（CIP）数据

胸腹部创伤外科手术与处置技巧 / 李荣祥，张志伟
主编 . —北京 . 人民卫生出版社，2023.12
ISBN 978-7-117-35816-3

Ⅰ.①胸… Ⅱ.①李… ②张… Ⅲ.①胸腔疾病 – 创
伤外科学 ②腹腔疾病 – 创伤外科学 Ⅳ.①R65

中国国家版本馆 CIP 数据核字（2024）第 018613 号

人卫智网	www.ipmph.com	医学教育、学术、考试、健康，
		购书智慧智能综合服务平台
人卫官网	www.pmph.com	人卫官方资讯发布平台

胸腹部创伤外科手术与处置技巧

Xiongfubu Chuangshang Waike Shoushu yu Chuzhi Jiqiao

主　　编：李荣祥　　张志伟
出版发行：人民卫生出版社（中继线 010-59780011）
地　　址：北京市朝阳区潘家园南里 19 号
邮　　编：100021
E - mail：pmph @ pmph.com
购书热线：010-59787592　010-59787584　010-65264830
印　　刷：北京华联印刷有限公司
经　　销：新华书店
开　　本：889×1194　1/16　　印张：22.5
字　　数：635 千字
版　　次：2023 年 12 月第 1 版
印　　次：2024 年 4 月第 1 次印刷
标准书号：ISBN 978-7-117-35816-3
定　　价：198.00 元

打击盗版举报电话：010-59787491　E-mail：WQ @ pmph.com
质量问题联系电话：010-59787234　E-mail：zhiliang @ pmph.com
数字融合服务电话：4001118166　E-mail：zengzhi @ pmph.com

主审简介

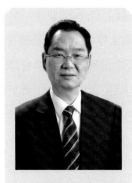

陈孝平

中国科学院院士，肝胆胰外科领域专家。华中科技大学同济医学院附属同济医院外科学系主任、肝胆胰外科研究所所长。

现任亚太腹腔镜肝切除推广与发展专家委员会主席、中国腹腔镜肝切除发展与推广专家委员会主任委员、国际肝胆胰协会中国分会主席、亚太原发性肝癌专家协会常务委员、美国外科学会（American College of Surgeons，ACS）荣誉会员、美国外科学院院士、国际外科专家组成员（中国仅1名）、中华医学会外科学分会常务委员兼肝脏外科学组组长、中国医师协会外科医师分会副会长和器官移植医师分会副会长、中国抗癌协会腔镜与机器人外科分会主任委员、武汉医学会会长。

在肝胆胰外科领域取得了较系统的创新性成果：提出新的肝癌分类和大肝癌可安全切除的理论；建立控制肝切除出血技术3项和肝移植术1项；提出小范围肝切除治疗肝门部胆管癌的理念，建立不缝合胆管前壁的胆肠吻合术和插入式胆肠吻合术；改进了胰十二指肠切除术操作步骤，创建陈氏胰肠缝合技术等。这些理论和技术应用到临床，效果显著。

曾获得"国家科学技术进步奖"二等奖、"国家级教学成果奖"二等奖、教育部提名"国家科学技术进步奖"一等奖、"中华医学科技奖"一等奖、"何梁何利基金科学与技术进步奖""中国抗癌协会科技奖"一等奖、"湖北省科技成果推广奖"一等奖、"湖北省科学技术进步奖"一等奖各1项，并获得中国肝胆胰外科领域杰出成就金质奖章、全国五一劳动奖章及"湖北省科学技术突出贡献奖"。先后被评为国家级教学名师、全国卫生单位先进个人、"2008年卫生部有突出贡献中青年专家"和"全国医德标兵"。2017年获得亚太肝胆胰协会颁发的突出贡献金质奖章，2019年获得"最美科技工作者"称号，2020年获得"全国创新争先奖"。英国爱丁堡皇家外科学院荣誉院士，新西伯利亚国立医科大学（University of Insubria Medical School）前任校长Renzo教授在 Nature 发表署名文章，称陈孝平为"国际肝胆胰外科技术改进与创新的领导者"。

主编简介

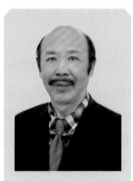

李荣祥

1953 年 12 月 30 日出生于四川省攀枝花市盐边县。先后毕业于华西医科大学（医学学士）及澳门科技大学（获工商管理硕士学位）。任攀枝花学院附属医院主任医师、教授、硕士研究生导师。享受国务院政府特殊津贴。曾任攀枝花学院附属医院大外科主任、副院长及院长等职务。国际肝胆胰协会中国分会会员，中国中西医结合学会四川省分会肝病专业委员会副主任委员，四川省首批中西医结合学术和技术带头人，中国中西医结合学会科学技术奖评审专家，四川省高级职称评审专家及医疗纠纷、司法鉴定专家，攀枝花市医学会首届肝胆胰外科专业委员会主任委员。曾荣获攀枝花市委市政府授予的"首批优秀创业人才"称号。

热衷于临床一线工作，积极培养年轻外科医师和基层医师，率先在攀西地区成功开展晚期巨大肝癌及良性肿瘤的肝右三叶切除（并荣获肝癌极限切除的科研成果奖）；率先在西南三省（四川省、云南省、贵州省）开展经腹腔镜肝段切除及规则性肝叶切除治疗肿瘤及肝内胆管结石等高难度手术，并在《中华肝胆外科杂志》及《中国微创外科杂志》上进行报道；率先在攀西地区成功开展了右胸三切口手术治疗食管中上段肿瘤、结肠代食管术、胸腔镜探查处理血气胸及胸膜良性肿瘤切除术等。在体外循环下行心脏恶性肿瘤切除、Reed 法二尖瓣成形术治疗先天性二尖瓣关闭不全伴房间隔缺损，论文在《中华胸心血管外科杂志》上发表。对于胸腹部创伤及胸腹联合伤的急救手术有丰富的临床经验。

先后在各级医学杂志上发表文章 80 余篇，获科研成果奖 10 余项。先后在人民卫生出版社及四川科学技术出版社主编出版《基层医院外科手术经验与技巧》《门诊手术与处置技术经验与技巧》《腹部外科手术技巧》《胸外科手术与技巧》《肝胆胰脾外科手术图解》《奇异·罕见·疑难手术108 例》《肝胆胰脾手术暨中医药围术期应用》等 9 部专著。

主编简介

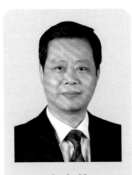

张志伟

1965 年 7 月生，教授，主任医师，博士研究生导师。1986 年毕业于同济医科大学，同年分配至同济医科大学附属同济医院普外科工作至今。1999 年受香港大学之邀在玛丽医院进行了为期 2 年的研修，参加了全亚洲首例两位受体均为成人的劈离式肝移植手术。

现任华中科技大学同济医学院附属同济医院外科学系副主任、肝胆胰外科研究所副所长、肝脏外科中心副主任。兼任国际肝胆胰协会会员、中华医学会外科学分会肝脏外科学组委员、中国抗癌协会胆道肿瘤专业委员会委员、《中华医学杂志》英文版、《中华外科杂志》审稿专家及《腹部外科》《中国普通外科杂志》《肝胆外科杂志》《肝胆胰外科杂志》《中国现代普通外科进展》《中华解剖与临床杂志》编委、通信编委，《腹部外科手术技巧》主编、《肝胆外科学》副主编，参编专著 10 余部，发表论文 70 余篇。

作为主要成员的科研成果"肝外科手术的基础与临床应用研究"获 2003 年国家科技进步奖二等奖。"肝细胞肝癌病人门静脉癌栓的治疗及分子生物学机制研究"获 2006 年教育部提名国家科技进步奖一等奖。"肝胆胰外科几种新手术技术的建立和临床应用研究"获 2009 年度高等学校科学研究优秀成果奖（科学技术）科技进步奖二等奖。

随着全球自然灾害频发、交通车辆增多，各种因素（如交通事故、工伤事故等）导致的创伤发病率不断上升，由于我国对于枪支弹药管理严格，其中枪击伤及爆炸伤近 10 年发生率极低。各种创伤成为我国青壮年人群主要的致死和致残原因。虽然我国创伤外科的发展在大型综合医院取得了长足的进步，但仍然缺乏专业化培训的创伤救治中心，因此，提高参与创伤救治的外科医师的诊断水平对我国创伤外科的发展意义重大。

本书的编委们工作环境和年代虽然不同，但都救治了无数闭合性和开放性的创伤患者，特别是胸腹部创伤和胸腹联合伤病例，积累了丰富的临床经验。李荣祥教授组织多名有临床经验的专家执笔完成了《胸腹部创伤外科手术与处置技巧》，本书全面介绍了胸腹部开放性创伤和闭合性创伤及颈部、周围血管损伤的外科手术与处置技巧，强调了创伤手术是决策、技术与领导才能完美结合的艺术，紧紧围绕外科解剖、基本原则、手术方法等方面进行阐述。对创伤救治过程中的手术技巧和处置决策要点着墨颇多，以便培养年轻外科医师学会战略性思维，而非单纯地掌握手术技术。

老子在《道德经》中曾经提到"大道至简"，是指事物的基本原理、方法和规律通常极其简单。同样，本书的编写原则就是"将创伤中复杂的问题简单化"，因为最简单的术式通常最有效。而"有所为，有所不为"也同样适用于创伤外科的救治，应抓住重点，分清主次，务求简单、有效，绝不能一味追求完美而影响全局，这是创伤外科救治的精髓及灵魂所在。本书的基本理念就是以抢救生命为第一要务，以损伤控制理论为中心，坚持"有所为、有所不为"的原则，以完成创伤患者的最优化治疗。

本书除讲述胸腹部创伤外，还涵盖了颈部、周围血管损伤内容，总共 43 章，配有清楚、详尽的手术示意图 970 多幅。本书架构立体、哲理深刻、文字精致稳重、比喻生动，使读者能够更深刻理解创伤救治的复杂程度，但也正是由于创伤救治的复杂性，使其充满挑战，使创伤外科医师们获得更多的职业自豪感。因此，本书是一本对于胸心外科医师、腹部外科医师、急诊科医师、监护科医师和医学院校师生们非常有价值的参考书。

中国科学院院士　陈孝平
2024 年 3 月

随着医学技术的不断提高，虽然我国创伤外科的发展取得了长足的进步，但仍缺少完善合理的整体治疗计划，也仍缺少接受过专业化培训的创伤外科医师及建制完善的创伤救治中心，因此提高参与创伤救治的外科医师的诊治水平，对于我国创伤外科的发展意义重大。

不论是在三甲医院工作的创伤外科医师还是在乡镇医院工作的外科医师，都有可能在手术室面对大出血即将死亡的创伤患者。迅速开腹后，血液喷涌而出，肠管在暗红色的血液和血块中漂浮。麻醉医师试图开放更多的静脉通道，护士迅速准备手术器械，此时无须查看监护仪上的指标数值就能意识到情况的严峻性。麻醉医师努力扩容并不断静脉注射升压药物，巡回护士也在寻找手术医师惯用的血管阻断钳……的确，情况很糟，身边一片混乱，助手也茫然不知所措……腹腔内"可闻及响声的出血"，这些都是手术中的真实写照。

创伤严重的手术很多都是在十分有限的条件下进行的。乡镇医院的外科医师独立完成重大创伤的手术，都是运用极为有限的资源进行创伤外科救治的经典案例。在大型创伤中心处理1例重症肝损伤患者可能情况不会特别糟糕，但如果在一家仅有30张外科床位的医院进行同样的手术，则需要一定的勇气和智谋。如果你是在这种条件下工作的外科医师，应该会尽量避免采用复杂操作，而对简单且行之有效的技术更感兴趣。多数创伤手术都有很多种解决方法，关键是如何为你所处的特殊环境量身定做一个行之有效的方案。本书将为年轻的创伤外科医师及对创伤外科技术感兴趣的学者们指明方向。

本书自始至终叙述的内容均未曾偏离手术室，并未常规介绍患者术前、术后的护理等内容，因为笔者相信读者已经熟知外科手术的基本原则和技巧。如果年轻的外科医师想学习急诊开胸处理肺出血、开腹探查处理肝出血，以及周围血管损伤的修复，请阅读本书。本书内容翔实，包括了创伤外科基础、胸部创伤、腹部创伤，以及颈部及周围血管损伤的处理原则。其中，胸腹部创伤部分各有一章介绍腔镜的应用。本书多为帮助无临床创伤外科经验的医师如何处理特定种类的损伤，核心主题是"容易失误的操作"，这些在外科教材及有关文献中均很少提及。笔者从多年的临床经验中深刻体会，从失误中学习是创伤手术学习中不可缺少的环节。由于不同的外科手术医师有不同的创伤手术方式和技巧，因此当你发现手术过程中有差异，无须惊讶，其潜在的基本原理是相同的，只是在技术方面有所差异。

创伤手术是将决策、技术与领导才能完美结合起来的"艺术"。本书旨在帮助读者将重症创伤的患者送到手术室，有条理地组织团队应对严重创伤、挽救患者生命并达到满意的疗效。目前已注意到创伤外科领域的手术经验在日趋减少，原因包括城镇中的贯通伤在逐渐减少，非手术处理越来越多，以及外科医师的训练处于有争议的变革中等。尽管本书无法替代手术的实践历练，但却选择性地传达给读者每种创伤手术的精华知识，使读者可以有备而战。

本人从医至今经历了无数例创伤患者的救治，大部分患者至今生存状况良好，有些年轻好学的外科学者听到"有关故事",或阅读了本人主编的《奇异·罕见·疑难手术 108 例》后感触很深,强烈建议本人撰写一部实用的《胸腹部创伤外科手术与处置技巧》,以便参考学习。主编经过 3 年多的准备,结合国内外文献及相关资料,请教了陈孝平院士及有关专家后,与各位编委一起完成了这部专著。本书附有精确的 970 多幅手术示意图与同道们分享。由于编委们水平有限,加之新理论、新技术的不断出现,书中难免有不足或不当之处,敬请读者批评指正。

本书在编写过程中,得到了陈孝平院士及原华西医科大学校长张肇达教授等的支持和鼓励,得到了编写者所在院校各级领导和同道们的支持,借此,向各位表示衷心、真诚的感谢!最后,还要衷心感谢亲朋好友们的支持和关爱!

李荣祥、张志伟

2024 年 3 月

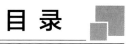

目 录

第一章

创伤外科基础

创伤（trauma）主要指人体被机械力的作用造成的损伤。随着社会的进步和医学的发展，很多疾病已获得有效的治疗和控制，但以交通伤为例，2002年全球因交通事故死亡118万人，受伤3 000万人以上，数百万人住院数天至数月，约500万人致残。世界卫生组织预测，2020年全球因交通事故致死人数将达到230万，其中发展中国家占90%。创伤多发生于青壮年人群，对社会劳动力丧失和家庭负担影响较大。创伤不仅是涉及临床医学领域，还涉及预防医学和基础医学领域，大量实验和经验证明，如果人们对创伤的流行病学进行深入全面的研究，分析其危险因素，应用相应的对策，可使创伤的伤亡率不断降低。因此，创伤被称为现代文明的"孪生兄弟"，是一个既古老又年轻的医学课题。

第一节　创伤外科医师的思维观

创伤的手术无论是急诊、限期或择期手术，施术者都要将主要的时间和精力专注于手术，更要保持异常镇静，因为你要明确知道下一步要发生什么，要去做什么。要在多种手术技术中学会选择，并在特定的手术环境中执行你的选择。只有当你能独立施术时，才能关注每台手术的战略决策和领导力2个层面。手术的战略决策层面是有关手术的目标、方法及代替方法等方面的思考。当你与你的上级指导老师手术时，老师经常为你处理战略决策方面的问题，例如，脾外伤手术你尚在集中精力游离脾结肠韧带时，指导老师已在考虑是采用脾切除还是进行耗时间的修补术。当你作为术者时，这种战略决策会沉落于你的肩上，你必须考虑手术全局，而不能局限于脾外伤手术的战术上。领导力是手术的第2个层面。外科医师应确保手术室所有成员的协调合作。不要认为助手敏捷又有经验而放松指导，必须向助手明确交代你的计划，同时应向麻醉医师传递手术计划和进展内容，否则，即使你有超人的悟性，麻醉医师也难以把握你施行的手术方向。因此，在创伤手术中，领导力缺乏常导致严重的错误。

为了更有效地救治创伤患者，必须磨炼自己，修心养性，成为具备三维观念的外科医师，从战术（技术）、战略（目标）、团队领导的角度（图1-1），再从微观到宏观，不断

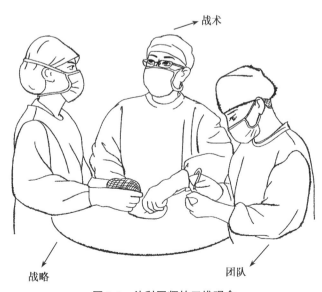

图1-1　外科医师的三维观念

地评估和监控手术进展。

一、战术思考的灵活性

施行手术前需要战略层面的思考。患者进入手术室到手术切开皮肤之间的时间，是移动患者、摆放体位、麻醉消毒的必要时间，无法对内出血进行任何处理。这段时间是外科手术前的"黑洞"时间，如果在这段时间耗费大部分的时间去刷手，之后举着清洁的双手进入手术室，又发现患者的体位摆设不当，洗手护士准备的区域有误，手术团队就会一片混乱，在手术尚未开始之前就浪费了手术时间。为了避免上述情况的发生，主刀医师应在"黑洞"期间与患者、手术团队其他人员做好充分有效的准备。通过摆设体位和确定手术野可评估术者的战略思考能力。要做好最坏的打算。躯干部损伤，要做好膈肌到两侧腹股沟区域的手术准备。最坏的情况，手术准备应包括从颈部到膝上，两侧应达到腋后线的范围。双上肢外展使麻醉医师能有效利用上肢（图 1-2）。要做到如果患者处于失血性休克状态，则不要在刷手上浪费时间，必须分秒必争，迅速穿手术衣、戴手套，紧急开腹或开胸进行抢救。

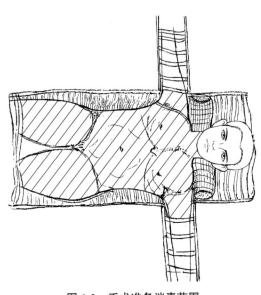

图 1-2　手术准备消毒范围

关键操作是某个手术步骤中最主要的操作。关键操作是确定一个标志，即用于指导游离或进入正确层面的解剖结构。在颈部面静脉是显露颈动脉的关键标志，确认和切断面静脉是关键操作。游离结肠右曲的关键操作是找到横结肠右侧与十二指肠间的正确间隙。

操作误区是在每一个手术步骤中可能出现的失误，开胸切口和错误的肋间入路是很大的误区，未能控制近端血供就进行下一步操作是另一个不明智的误区，明确手术的关键操作和误区有助于成功完成手术。

应避免无谓的重复，即反复进行无效操作，这是缺乏经验的术者最常见的技术错误。例如，在对出血点缝扎止血时，缝合、结扎后仍然出血，再试仍然无效，又再试一次，术者已陷入了无谓的重复状态。应该认识到外科操作并非总能奏效，即使一个有天赋的外科医师也不可能永远成功，要学会有效处理技术上的失败，当某一操作无效时应暂时停思考其他方法。首先，重新审视失败的原因，是否确实需要缝合止血，还是通过压迫止血就可以使出血停止。另一种思路是寻求支援后再治疗。有经验的医师常有更多能解决问题的方法，认识到需要支援和及时寻求支援是具备良好决断力的标志之一。如果孤军奋战，无法获得支援时，必须思考代替方法或解决问题的不同思路。

充分发挥战术的灵活性。原则上重复进行失败操作的前提是战术环境已经发生变化，如在显露更加充分，有合适的角度且更长的持针器和更大的缝合针，或更换更好的助手等情况下才能进行。这样的战术变化有助于提高成功的概率。应牢记处理技术上失败的上述 4 个观点，即重新审视、寻求支援后再治疗、寻求代替方案和重试（图 1-3），这些是解决问题和摆脱困境的方法。优秀的外科医师不会将技术上的失败归结为个人原因，他们会迅速

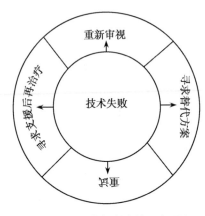

图 1-3　处理技术失败的 4 个观点

评估当前的状况，思考其他的解决方法。

无论临床经验如何，术者常会面对无法利用现有的技术解决问题的局面，迫使术者去思考解决问题的新思路。在复杂的情况下，应努力将问题简单化。评价创伤并确定哪一个脏器需要修补，哪一个需要迅速切除，这样方可简化以后的操作。重建手术应尽可能简单，缝合越少越好。在创伤手术中，简单的解决方法常行之有效，而复杂的处理常事与愿违。

二、战略决策的重要性

作为创伤手术，每例都遵循一套有序的程序，显露损伤部位，采用暂时性手段控制出血和消化道内容物漏出，然后探查并明确损伤的状况，以便进一步处理（图1-4）。此时需要对手术方案进行关键决策，选择确定性修补还是损伤控制性手术。确定性手术意味着切除或修补损伤的脏器，常规闭锁腔隙，完成手术，而损伤控制性手术是采用暂时性的控制方法并暂时闭锁腔隙，在适当、稳定的情况下进行有计划的二期手术。必须尽早确定是行确定性手术还是损伤控制性手术，不要在患者状态急剧恶化时才被迫、慌忙地作出选择。如何选择手术方案，应考虑以下5个关键因素。

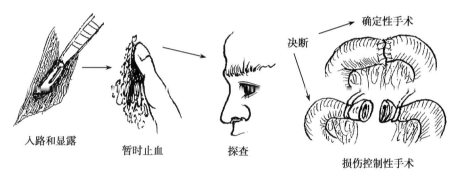

图1-4 有序的手术程序

1. 创伤程度 重症肝外伤的患者，如果判定需要填塞纱布止血，那么损伤控制性手术是唯一选择。如果同时存在腹腔内大血管损伤和肠管破裂穿孔，通常需要迅速完成手术，因为即使完成了髂动脉的修补重建，患者也无法耐受肠管重建和吻合。

2. 创伤负荷 在医师进行手术决策时必须考虑以下因素：①创伤后腹腔有哪些脏器需要修补；②在实施手术前还要充分考虑到患者所处环境的医疗条件是一个医疗资源丰富、医师水平高超的创伤中心还是一个条件有限，甚至是需要输血时血源都不能保证、麻醉条件一般的普通医疗机构。患者的整体创伤负荷是根据创伤的种类、各个创伤的相对紧急程度和处理各个创伤所需时间结束综合判断的，在头部、颈部和胸部损伤情况尚不明确的情况下，浪费宝贵的时间去修复对生命暂时没有威胁的腹部创伤的某些脏器，是极其危险的行为。

3. 患者的全身状况如何 某个时间段的血压和血氧饱和度的数值并不重要，麻醉监护仪上的指标并无多大参考意义，随着时间的推移，创伤对患者全身生理状态的影响才值得关注。在监护仪上看到的瞬间数值意义很小，这在后面有关章节中讲述。

4. 实施治疗的系统和环境 手术医师是一个在医疗资源丰富的创伤中心工作、临床经验丰富的创伤外科医师，还是一个工作于医疗条件较差的普通外科医师；输血可供血源如何；麻醉医师水平怎样……在医师进行决策时必须将这些因素考虑进去。损伤控制性手术是创伤外科中的"重要平衡器"，在临床经验和医疗资源不足时可减少手术损伤，从而获得相应的良好效果。

5. 终止手术和生理允许的界限 如果患者的血压、血氧饱和度良好，麻醉医师会报告患者的状态稳定。但值得注意的是，若患者在术前 1 小时即处于休克状态，并在控制出血前已有了等同于循环血量的失血量时，仍行损伤肠管的切除吻合术，后果会很危险。这位貌似状态稳定的患者实际上经历了严重的生命打击，而且全身炎症也会很快袭来，导致肠管和腹壁水肿，血氧饱和度下降，患者需要输入大量液体并应用升压药，此时应迅速终止手术，将患者送到加强监护病房（intensive care unit, ICU）。进行决断的关键指标不是监护仪上的数值，而是生理损害的积累量。在损伤控制性手

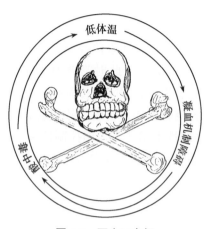

图 1-5 死亡三主征

术的相关文献中，有多篇关于"死亡三主征"——低体温、凝血机制障碍和酸中毒方面的讨论（图 1-5）。这 3 种生理异常构成了患者的生理允许界限。超越这些界限，就会陷入不可逆的休克并导致死亡，如创伤手术开腹时，腹腔深部体温低于 32℃ 时即可致命。然而，在实际的创伤手术中，"死亡三主征"并无多大帮助。如果具备准确把握病情的战略眼光，就会在患者的生理状态接近不可逆的生理允许界限之前及时终止手术。如果在胸部的中心体温 33℃、pH 6.9 及麻醉医师拼命维持生命指标的状态下，才被迫中止。

6. 手术情况 "死亡三主征"绝非良好的判断指标，应该早在那种情况发生前就终止胸部手术，但"死亡三主征"不能作为中止手术的指标。

7. 如何处理手术的失败 当在多种术式间选择时，不仅要考虑哪种方法最简单有效且耗时短，更重要的是要考虑失败时如何处理。例如，如果发生吻合瘘或修补的脾再出血时可能会产生哪种后果？结肠缝合不全和胰腺空肠吻合的缝合不全导致的渗漏差别很大，前者经近端造口很容易处理，后者却是较为严重的并发症，处理困难。对于局限性肠管损伤的年轻患者，发生胃肠吻合不全导致的吻合口瘘尚可存活，但伴有多脏器功能衰竭、严重创伤的患者则难以存活。因此，应选择一种即使手术失败也能存活的手术方案。

三、团队的领导力

假设在盆腔深部处理难以显露的髂静脉损伤时，术者为止血使出浑身解数，患者仍处于重度休克状态，巡回护士只有一人。施术者要想尽快控制休克，要么去寻找 2～3 针深部的缝合角度完成止血，要么取用 Fogarty 导管替代压迫止血的手指并准备自体血回收装置，施术者应该下达哪个指示呢？由于巡回护士需要同时准备 3 种必要的器械，施术者必须作出明确指示。能否利用手术台上的血管阻断钳呢？虽然不是最佳但却是可以马上获得的工具。圆满、协调地进行手术的关键是要预知手术的走向，器械护士应能预知手术的下一个步骤，巡回护士应至少预知手术的下两个步骤，而术者必须预知手术的至少下 3 个步骤。例如：当术者需要显露损伤的血管时，器械护士应准备好远、近端的血管阻断钳，巡回护士应准备好 Fogarty 导管和血管缝线以备取血栓及修补血管时使用，而术者在显露血管后就应该预见到修复重建等整个治疗过程。

要跨越外科和麻醉科之间的界限，应随时与麻醉医师进行信息沟通，使他们也能预知手术的走向。如果体内有多处创伤，而外科医师只能处理其中一个，而另一个脏器恶化的线索，只能由麻醉医师把握。有时手术最关键的情况就发生在外科医师的视野之外。术中随时变更手术方案是创伤外科的特征，当手术方案突然变化时，术者有责任使手术成员不滞后，应向手术组成员告知手术的战略（目标）和战术（技术）决策，防患于未然。创伤外科的手术都会不断变动，术者需要根据情况变化迅速应对。已具备三维观的创伤外科医师，应从三维角度把握术中变化，综合运用战略、战术和团队协作，就能圆满、有效地完成创伤外科的治疗。

期望年轻有为的外科医师要记住以下几点。

1. 严重失血性休克及心脏受损、心脏压塞的患者行急诊手术时,不要在消毒上浪费时间,不必苛求严格的消毒和细致的准备工作,而应尽量缩短准备的时间。

2. 应熟悉每一个手术步骤、手术成功的关键点和误区。

3. 应避免无效操作,将复杂局面简单化,学会处理技术上的失败。

4. 损伤控制性手术是创伤手术的重要平衡器,"死亡三主征"不能作为中止手术的指标。

5. 要预知手术的走向,选择一种即使失败也能确保患者活着离开手术台的手术方案。

6. 要牢记裘法祖院士的经典教导,遇疑难当机立断,遇危急情况有条不紊,手术操作干净利落,避免不必要的操作。

第二节 止 血

在实施手术的过程中,解剖、组织和器官切除都会造成不同程度的出血,需要应用恰当的止血措施以保证手术安全进行。因此,止血技术是一项重要的基本操作。

外科医师 Raphael Adar 的经验:"当面对大出血时,首先要铭记,这不是你在出血。"这句话记载于 1989 年有关肝创伤的讨论中。外科医师 Francis carter Nance 曾提出 Nance 肝损伤分类。这种分类的优点在于无须查看脏器的损伤,而需要查看作为术者何人:①如果术者查看损伤后打着哈欠与低年资住院医师交流,那么患者术后生存率很高;②如果术者查看损伤后不慌不忙与低年资住院医师交流,可能意味着需要进行缝合,但患者死亡率不高,在术后讨论会上术者也会表现良好;③如果术者查看损伤后出汗了,意味着需要多次进行缝合,且会出现并发症,在术后讨论会上需要辩解,讨论也许会达到白热化地步;④如果术者高声求助上级医师,患者会预后不良。

在处理手术中出血的患者时,都会面临一个简单的问题,那就是能否顺利地成功止血,成功的关键不在于术者如何善于使用血管阻断钳,更主要的是术者如何掌握自己和手术团队。成功止血不只是单纯地掌握几种有效的止血方法就可以办到的,而是要迅速选择合适的止血方法,术者应具备按照原则次序、有效应用止血方法的能力。

一、选择好止血的方法

1. 从简单止血到逐级止血操作 面对出血,术者不要慌忙用手中的止血钳进行钳夹,而应该锻炼自己,针对每一种出血情况思考有效的解决方法,其方法有多种,首要原则是选择最简单、最有效的止血方法。如有一定的外科经验,应首先从"什么也不做"开始。因为一些小的出血,如实质脏器表面的弥漫性出血,可依靠自身的凝血机制达到很好的止血效果。其后的止血方法由电凝止血、结扎,逐步升级到缝合止血、填塞、球囊阻断,最终进行血运重建。

2. 暂时止血和确切止血 暂时止血犹如用手指塞住漏水的孔道,而确切止血就是修补漏水孔。面临大出血时,首先采用暂时止血,这有助于评定创伤情况并进行适当的确定性止血操作。尤其是在出血部位难以显露和控制时,暂时止血操作如填塞或球囊压迫会转化为确定止血方法,因为除此之外没有其他更有效的止血方法。

暂时止血的首选方法是术者用手或手指压迫。如用手指压迫心脏破裂口的出血(图 1-6),用拇指和示指捏住肠系膜的出血(图 1-7),用手指压迫出血的颈内静脉(图 1-8),用手指插入并压迫腹股沟的创伤出血等(图 1-9)。这些都是暂时止血很好的方法。

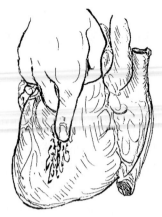

图 1-6 手指压迫心脏裂口的出血

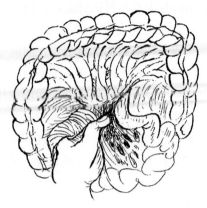

图 1-7 用拇指和示指捏住肠系膜的出血

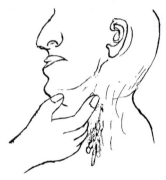

图 1-8 用手指压迫颈内静脉出血

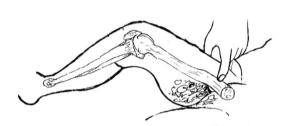

图 1-9 用手指插入并压迫腹股沟的创伤出血

肝脏创伤，助手双手掌夹持肝脏并压迫止血（图 1-10）。用手压迫止血很迅速，完全无创，非常有效。

若术者是初学者，典型的误区是握着血管钳在血泊中盲目钳夹。这种操作是无法止血的，不但会造成止血失败，还容易造成医源性损伤。只有当血管游离并显露清楚后，止血钳的钳夹才会有效，如血管回缩到组织内或无法直视时，钳夹无意义，因此，应用好手指，手指就会胜过阻断钳。

3. 控制脏器的血管源头 暂时填塞对弥漫性出血很有效，并可解放术者的双手，但不能控制严重的动脉出血。控制脏器的血管源头是另一种重要有效的止血方法。受到创伤的脏器应迅速显露止血的血管蒂，如脾门、肾门和肺门，相当于肠管和肠系膜根部。Pringle 法就是显露肝门部血管，用拇指和示指捏住肝蒂（图 1-11），再用无损伤钳或套带阻断，以控制肝动脉和门静脉出血。同样，在游离脾脏和肾脏后，也可用手指或阻断钳阻断血管蒂，以肺门为中心扭转肺脏是控制出血简单而有效的方法。

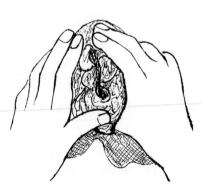

图 1-10 双手掌夹持肝脏并压迫止血

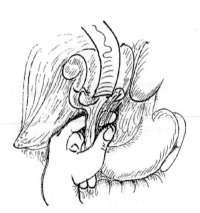

图 1-11 Pringle 法

二、判断易控损伤和重大损伤

术者暂时控制损伤出血后，手术野不再有明显的出血，这需要对下一步止血进行重要判断，以区分易控损伤和重大损伤。

1. 易控损伤是通过直接的手术操作，如阻断、缝合或切除出血的脏器，如脾破裂行脾切除术。脾破裂出血属于易控损伤，类似的创伤可见于肺边缘的挫裂伤或轻度肝创伤等。在创伤手术中遇到的大多数出血属于这类损伤。重大损伤与前者不同，后者是复杂而且是难以显露的损伤，可随时危及生命。

2. 判断易控损伤取决于出血速度和显露出血部位的难度，如肠系膜血管末梢多处破裂的出血量可多于系膜根部的张力性血肿。但系膜血管末梢出血是易控出血，即很容易控制，因为系膜血管末梢出血易显露和处理。而系膜根部的出血却是重大损伤，可能需要对难以显露的系膜血管行血运重建。

上腹部腹主动脉难以显露和控制，无论出血量多少，横结肠系膜近端正中的腹膜后血肿应视为重大损伤，肝后下腔静脉大出血属于重大损伤，出血速度快而猛，而且难以显露。显露出血的源头取决于患者体位和切口位置。如胸部前侧方切口开胸很难显露背侧胸壁损伤，经侧后方开胸方可显露。

3. 组织力量和治疗策略，易控损伤需要不同的心理准备，手术的基本战略也不同。易控损伤的出血，只要顺次应用不同的止血方法就能达到止血目的，其中一种方法有效就能止血。如患者大量出血引起严重的低血压，手术组成员对患者的严重状态虽能理解，但不知如何处理，手术野显露也不充分。而患者需要的 2 000ml 输血血源还在血库中，需要的血管外科器械也在手术室外的保管房内。如果不采取相应的措施扭转局面，则在手术前就注定会失败。解决的办法是：①一旦暂时控制了出血，应暂停一下，不要慌忙去行确切止血，应发挥团队力量优化治疗策略（图 1-12）；②告知麻醉医师做好大量输血的准备，首先要补充液体容量，并准备 1 500ml 左右的血液以备快速输血；③准备自体回收的装置；④准备开胸和血管外科器械的血管缝线；⑤考虑下一步止血方法；⑥评估手术组的能力，是否需要他人帮助；⑦改善显露手术野；⑧在准备的过程中，继续填塞，用手压迫，不要妄动阻断钳。

4. 面临重大损伤要慎重。当处理重大损伤时要沉着冷静，尤其大出血时可能需要采取各种方法以便有效止血。然而，即使准备要相当长的时间，也一定要坚持做好所有准备，通过精心准备和谋划，显著提高创伤手术患者的生存率。

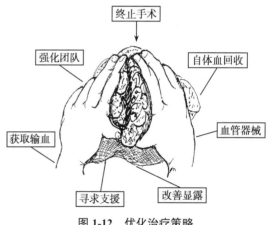

图 1-12　优化治疗策略

笔者近年来救治 1 例严重肝挫伤、脾破裂并肺挫伤的失血性休克创伤患者。主治医师术前以脾破裂失血行左肋下切口进腹，腹腔积血约 3 000ml，吸血不净怀疑出血的主要源头是肝脏，紧急救助。笔者上手术迅速用阻钳夹脾蒂后，向右上延长切口，清除积血，发现左肝碎裂在肝左静脉近第二肝门处断裂涌血，术者迅速用右手捏住肝十二指肠韧带（Pringle 法），肝创面出血减少。肝左静脉断裂处涌血不停，迅速用阻断带（术台上的细胶管）阻断肝十二指肠，换出右手指压住肝左静脉涌血处，用圆针 7 号丝线近第二肝门处连同肝左静脉残肝组织一并 8 字形缝扎，出血停止。清除破裂的肝组织后，在肝断面明显出血处缝扎止血，再将镰状韧带离断，缝闭左肝断面，肝右叶多处裂口明显间断缝扎止血，移除肝十二指肠阻断带，手术创面无明显出血及渗血，垫盐纱垫填塞手术创面，顺利进行脾切除，胰尾挫伤无明显出血，垫盐纱垫填塞脾窝。清理肝下间隙、左肝断面，在脾窝及盆腔各置 1 根引流管，行胃造口隧道式 Witzel 法置管远端达十二指肠水平部（代替经鼻管以备肠道营养使用），整个手术历时 130 分钟，肝门阻断约 18 分钟即完成肝清创修补止血术，术中输血 600ml，术后转送 ICU 输血 600ml。术后第 1 天患者父母因经济困难多次坚决要求放弃治疗自动离院。术后不到 3 天（生命体征较平稳，引流管仅少许血性液体）主治医师不忍心，拔除各管道后自动离院（被家属运走）。

主治医师多次电话随访，3 周后家属带患者来医院门诊行伤口拆线，愈合良好，患者能自由行走做手工活。该例创伤患者属多脏器重度致命性损伤（术后 3 天离院），对其的救治体现了外科医师的三维观念在手术战略、战术和团队领导角度的作用。

判断易控损伤和重大损伤极为重要，如何强调都不过分。这是整个手术过程中最重要的判断，是基于创伤外科临床经验和自信基础上的主观判断，缺乏经验的创伤外科医师判断的重大损伤，在有丰富经验的医师看来可能是易控损伤。然而，针对当时的情况，如果术者认真对待，将其作为重大损伤处理一般不会失误。

三、止血方法的选择

（一）填塞止血

填塞止血是创伤外科手术中容易被低估和误导的操作之一，但又是处理重大损伤最有效的措施。有不少外科医师认为填塞止血简单易行，无须传教，而且用纱布填塞出血的肝也无法造就天才的外科医师。这个观点是错误的。

1. 填塞止血的第一个要点 及早应用，其填塞效果是通过形成凝血块而起作用的，如果出现凝血机制障碍、出血广泛时，填塞止血是无效的。

2. 填塞止血的第二个要点 确切理解内、外两种填塞方法。外围填塞类似制作三明治，从两面夹压，而由内填塞则是用纱布等充填损伤的间隙。

（1）外围填塞：将纱布垫置于创伤脏器的周围，使其压迫闭合创伤平面而获得有效的止血，需从两个方向合力夹压创伤脏器，否则填塞无法起效。有效的填塞类似制作三明治，这种方法常用于脏器的创伤，使用纱布垫从两个方向进行"三明治样"填塞，比如从肝上及肝下或腹侧及背侧挤压创伤的肝断面（图 1-13）。填塞的纱布垫由腹壁、膈肌或相邻的脏器提供支撑，外围填塞需要有支撑填压纱布垫的解剖结构。

（2）由内填塞：是指用可吸收性纱布填塞创伤脏器的裂口或活动性出血的腔隙，将充填的纱布卷沿受伤脏器的实质腔隙壁逐步填塞（图 1-14）。如果创伤实质脏器多个破裂口或较大的出血面，宜采用外围填塞。而骨盆骨折伴有深部会阴创口出血时，宜采用由内填塞。肝右叶星芒状，伴有裂隙的严重创伤则需联合应用外围填塞和由内填塞 2 种填塞方法。

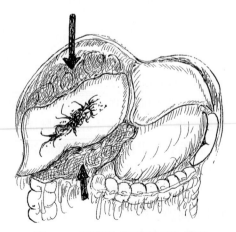

图 1-13　肝外围"三明治样"填塞

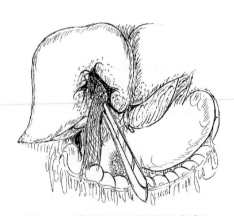

图 1-14　纱布卷沿实质腔隙逐步填塞

3. 填塞止血的第三个要点　避免过度填塞。特别是在肝创伤周围"三明治样"填塞时，要注意患者的血压变化，当血压突然下降时，可能填塞压迫下腔静脉，引起静脉回心血量减少，此时应慎重地移去部分填塞物再做评估。

4. 填塞止血的第四个要点　要达到偏执的程度。填塞可能难以奏效，棉纱垫通常有很强的吸附能力，血液可能被棉纱垫吸收而出血仍在继续，则需要取出纱垫，因为填塞未达到止血效果，绝不能依靠患者的凝血机制弥补不充分的填塞。最好的止血应在离开手术室前完成，而不是离开手术室后 2 小时或输一定量的血后才止住出血。如果填塞无效，首先依次取出填塞的纱垫，重新审视损伤的区域以确认在"三明治样"填塞周围是否有强力支撑，或在无周围支撑的情况下形成了漂浮性"三明治"样填塞，是否还要更多的纱布垫，是否还要增加由内填塞或外围填塞的方法促进止血。要注意损伤区域是否存在动脉性出血，若为动脉性出血则必须采用其他直接的止血方法，如局部添加止血材料、缝扎止血等。

（二）缝扎止血

当无法看到出血源或出血的血管回缩到组织内时，可试行缝合止血，最好采用 8 字形缝合，但要估计血管的大致位置。有充足缝合止血经验的外科医师，有时会对自己缝合止血的能力过于自信，但务必要注意以下要点。

1. 首先要确认解剖位置是否适合非直视下的缝合止血，如果出血源在尚未显露的大血管附近时，应考虑大血管出血，需要将其显露。

2. 应用单股缝线滑过组织并非缝过组织，成功的关键不在于缝线，而在缝针的大小，应选择适合缝合区域的最大缝针（图 1-15、图 1-16）。

3. 缝合的第一针应尽量靠近出血近端，第一针并非以止血为目的，而是通过稍稍牵拉上提组织来观察出血来自缝线的哪一侧，有助于较准确地把握出血源，以便下一针有效缝合止血，尽快达到止血效果（图 1-17）。术中实际操作过程中通常无法判定出血血管的走向，这就是常常需要非直视止血的原因。其目的就是在出血源的近端或远端的两侧下方用缝线 8 字形穿过结扎。若 2 针不行，可缝 3 针或 4 针，只要能达到止血效果就好，无须气馁。

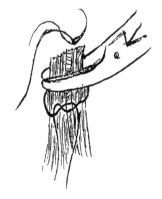
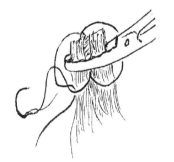
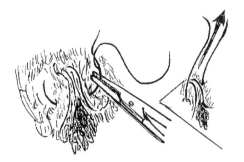

图 1-15　单纯缝扎止血　　　图 1-16　8 字形缝扎止血　　　图 1-17　缝合的第一针尽量靠近出血近端

4. 通常上提缝线即有止血效果，此时要确定是用其暂时止血还是达到永久止血，如果结扎应将线尾留长一些，因为之后有可能需要解除结扎线。

5. 在进行缝扎止血时，要考虑下一步的止血操作。经验显示，如果缝合到第 4 针仍未达到止血效果，继续这种方法恐怕难以奏效。应沉着试用其他方法。

（三）主动脉阻断法

主动脉阻断是创伤外科中经典、果断的止血手段之一，是严重患者复苏抢救的重要环节，也可在腹腔主要大血管损伤时用于阻断近端血流。如果是初次尝试这种方法，则很难正确把握主动脉阻断的方法，这就需要在择期手术中学习和实践这种操作。主动脉阻断需要慎重审视而不是反射性使用，当作为复苏抢救的辅助手段时，虽然可能暂时改善血压及监护仪上的指标，但代价是广泛的腹腔内脏器缺血。

1. 经小网膜阻断腹主动脉 术者的手是能迅速使用的工具，将胃牵向下方，半指钝性进入小网膜的无血血管区，在食管右侧触及下方主动脉搏动时，将主动脉压向脊柱（图1-18）。如果想要压迫主动脉达到复苏的目的，用手压迫常能奏效。如需要进一步确切地阻断主动脉，可应用血管钳在腹腔干的上方阻断腹主动脉。

2. 在腹腔干上方阻断主动脉 关键的解剖学要点是在腹腔内阻断胸主动脉的最低点，这也是腹主动脉的最高点。因为主动脉通过膈脚后，被周围的致密神经或纤维组织包绕，这段特殊的主动脉必须游离主动脉周围结构才能达到良好的止血效果。因此，最好是继续向上，在胸腔下部进行阻断。

3. 从腹腔阻断低位胸主动脉 如果时间充足，可切开左侧三角韧带，将肝左叶翻向右侧，这样做有助于改善手术野，但仍不能显露主动脉，立即钝性分离小网膜囊直达胃小弯右侧，插入Deaver拉钩，将胃和十二指肠拉向左侧，显露小网膜囊的后腹膜及其后方的右侧膈脚（图1-19）。在胰腺上缘的上方触及腹主动脉搏动，再钝性分离后腹膜，用手指或钝头组织剪分开右侧膈脚的两支，以显露最低位的胸主动脉前壁（图1-20）。

用左手手指在主动脉两侧游离足够的空间，以备放置血管阻断钳，这些都是必要的操作（图1-21）。

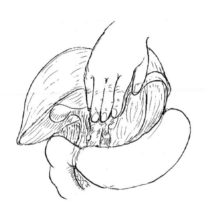

图1-18 将主动脉压向脊柱

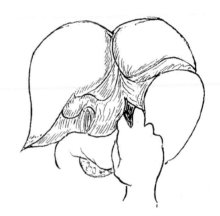

图1-19 显露右侧膈脚

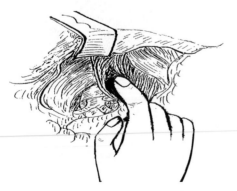

图1-20 显露最低位的胸主动脉前壁

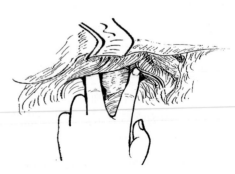

图1-21 用左手手指在主动脉两侧游离足够的空间

用左手做指引将主动脉阻断钳放在适当的位置上，阻断后检查远端主动脉的搏动情况。为防止阻断钳移动，可用阻断带缠绕阻断钳的手柄，并将阻断带固定在胸部的敷料单上，完善主动脉阻断的操作。

第三节　血运重建

处理血管损伤主要依靠医师清晰的思路，需要能够抓住重点，还要能够进行精细的手术操作。

一、有序处置及控制外出血

1. 有序处置　在处置严重的血管损伤时，应通过一套完善的步骤（图 1-22），以避免引起意外情况的发生，出血和缺血是血管损伤的两大表现，处置重点不同，出血的颈动脉直接威胁患者生命，必须立即处理，而面对股浅动脉损伤引起的下肢缺血时则无须如此，尚有几个小时的时间挽救患肢。因此对创伤患者，大出血的控制是抢救的关键环节。出血治疗和缺血治疗的优先顺序不同。

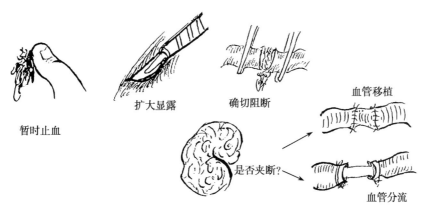

暂时止血　扩大显露　确切阻断　是否夹断？　血管移植　血管分流

图 1-22　血管损伤有序处置的完善步骤

2. 控制外出血　首先用手指或手部压迫控制体外出血（图 1-23）。助手迅速进行压迫止血，术者腾出手来保证术野清晰，试切开压迫部位的近端或周围，以显露损伤的血管。如果出血位置深且创口窄小（如火器伤），受损部位又在躯体和四肢交会部，如腹股沟区、锁骨上窝、腋窝或颈部时，可采用球囊导管止血，因为在这些部位用手压迫通常无效或效果不佳。向出血道内插入 1 根 Foley 导管，膨胀球囊压迫直至出血停止后钳闭导管（图 1-24）。如果创口较大易使球囊滑脱，可缝闭创口边缘以缩小创口，确保球囊在位止血。

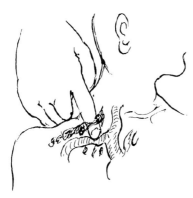

图 1-23　手指压迫体外出血

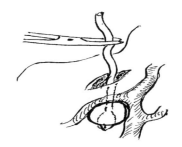

图 1-24　Foley 导管膨胀球囊压迫止血

二、血管造影和扩大显露

（一）血管造影的选择

血流动力学不稳定或活动性出血的创伤患者，术前无须行血管造影；伤情稳定的患者，特别是损伤部位不确切时应行血管造影。如多发火器伤或同一肢体多处骨折的患者宜行血管造影。单纯的锐器伤相对简单，可通过有限的探查寻找损伤部位，可省略血管造影。根据当时的环境和术者的经验有以下 3 种血管造影选择。

1. 在急诊室静脉注射血管对比剂进行单次造影。

2. 在血管造影室或手术室进行常规的血管造影，随着腔内血管技术的普及，可减少开放手术的需要。

3. 术中血管造影，通过插管进入显露的血管，在对比剂注入前阻断近端血管可获得最佳影像。

（二）扩大显露手术野

手术探查血管的基本原则是扩大显露损伤部位，沿原切口的轴线能向近端和远端延长切口。典型的例子是沿下肢内侧延长切口，以显露股浅动脉、腘动脉和胫动脉（图 1-25），若为上肢创伤，锁骨下动脉、腋动脉和肱动脉可通过类似的切口显露（图 1-26）。

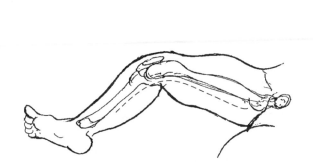 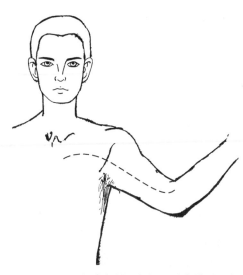

图 1-25　沿下肢内侧延长切口（虚线所示）　　　　图 1-26　沿上肢内侧延长切口（虚线所示）

在游离损伤的血管时很容易失去目标，即使是经验丰富的血管外科医师，遇到骨折碎片、出血的肌肉、离断破损的血管断端都会造成游离血管失败。在损伤严重的危险部位进行安全游离要依靠关键的解剖学标志，有助于辨别方向和达到目的。下肢关键的解剖学标志是股骨和胫骨，因为神经血管囊位于骨的后面。在股骨和胫骨的后面就可以分别找到股动脉和胫后动脉。胸小肌是寻找腋动脉的关键性标志，而正中神经是显露腋动脉的标志。

（三）损伤性血管的近端和远端控制

1. 损伤血管的近端控制　血管损伤要达到确切的血运控制，可应用血管阻断钳或其他非创伤性方法阻断受损血管的近端和远端血流，近端控制是关键。在进入血肿前没有在远离损伤的部位行近端的血运控制是不明智的，常导致大出血，慌乱中导致医源性损伤，甚至导致失血死亡。在损伤周围血肿外侧进行近端血运控制，可防止游离过程中的损害。应从没有损伤的正常层次入手，逐步向损伤部位进展。

经验丰富的外科医师会在损伤部位的解剖学屏障以外进行近端阻断。许多解剖学结构可以成为血肿扩展的屏障，如腹股沟韧带在腹股沟区钝性损伤时便起到这样的作用，在腹股沟区韧带下方只有血和破损组织，而在其上方则处于正常，很容易游离和控制髂外动脉（图1-27）。同样，心包是纵隔血肿的屏障，横膈膜是中线区域腹膜后血肿的屏障。在解剖学屏障的对侧可比较容易控制近端血供。

笔者在20世纪80年代末曾为1例38岁的男性患者施行髂腹血管火器伤的手术。患者在捕猎时拔枪失误走火，击伤自己的左大腿根部，运送到县医院。外科医师检查患者左大腿膝关节上有明显肿胀，左腹股沟区约1cm破口渗血。其相对应后方约1cm破口渗血。患肢色泽暗淡，触不到足背动脉搏动。会诊意见转上级医院高位截肢。但笔者再次审视后建议尽快先行股血管造影，与放射科医师配合，于腹股沟韧带上穿刺股动脉造影显影成功，确诊为髂股动脉损伤巨

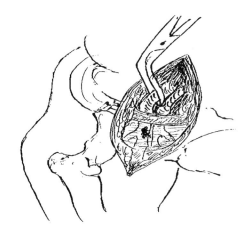

图1-27　在腹股沟区韧带上方控制髂外动脉

大血肿形成压迫股血管。手术离断腹股沟韧带游离髂血管上阻断套带，向内下延长切口，清除血肿髂股动脉破口1cm，多弹头为圆形金属物，约1cm，破口约1.5cm涌血凶猛，夹紧阻断带，用小圆针1号丝线修补成功（当时环境条件有限，无血管缝合的针线）。伤后总失血量约1 500ml。出院后行动自如。另一例为48岁的女性患者，使用匕首将自己的左大腿根部戳伤。施术者行清创缝合，术中出血汹涌，求助笔者。笔者上手术后意识到髂股静脉损伤，迅速离断腹股沟韧带，游离髂股静脉上阻断钳后再次确定为股静脉纵向破损约3cm，失血量1 200ml，用专用的血管缝针线连续缝合修补成形获得成功。术后皮肤色泽、温度基本正常，肢体稍肿胀，足背动脉搏动良好。出院时再一次行彩超检查示血管通畅、轻度狭窄、无血栓形成。出院3周来院复查血管彩超，显示无明显狭窄，术后6个月随访，情况良好。

2. 损伤血管的远端控制　远端控制是否重要，应根据情况而定。通常单纯近端血管控制有时无法清净手术野，因为远端血管的反流会持续影响操作。虽然不能流尽血液，但无法进行血运重建。主动脉及近端分支，近端阻断仅能减弱出血的程度，而无法确切查明伤情，此时应控制远端血管，尽可能在血肿外控制，如果不能，应在近端控制后显露损伤，然后在血肿内进行远端控制。如果择期血管外科手术，可在没有远端血管游离的情况下控制血管的远端。

3. 血管阻断后探查损伤的血管　沿动脉游离的安全层次是动脉壁上方的外膜周围层，可以安全地从未损伤节段游离到损伤节段，而不会撕裂血管或撕脱血管分支，等看到微发白的动脉壁带有滋养血管时，预示游离已处于安全的层次上（图1-28）。进入血肿后，尽快查明伤情以明确以下问题：①哪些血管受损；②损伤的程度如何，是撕裂伤还是完全离断；③损伤的部位，其附近有无主要的分支、关节或其他结构。一旦确认有损伤，要仔细将损伤的血管壁与正常组织游离，不要遗漏损伤血管的内膜，否则患者会在早期出现血栓形成。

4. 血管损伤的控制法　血管损伤包括2种控制性手术方法，即血管结扎和插入分流。

（1）血管结扎：结扎损伤的血管通常无碍，如颈外动脉、腹腔干和髂内动脉是明确可以结扎而对人体无影响的动脉，其他如锁骨下动脉或其分支虽可结扎但有引起肢体缺血的风险。如果被

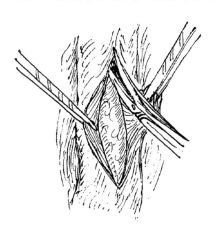

图1-28　游离探查损伤的血管

迫放弃手术计划转而拟行二期修补，未结扎的血管多采取暂时分流的措施。大多数静脉可结扎而无危险或有可耐受的结果（如仅引起下肢肿胀）。有时门静脉损伤严重确实无法修复时可将其结扎。过去结扎门静脉是禁忌（应做门 - 腔分流或腹腔分流弥补），现已明确结扎门静脉虽造成门静脉一过性阻塞和肠壁水肿，但并不发生坏死。侧支循环很快建立，数天后逐渐恢复入肝血流，日后较少滞留门静脉高压症。肠系膜上静脉损伤后修复困难者可以将其结扎。结扎肠系膜上静脉比结扎门静脉更安全一些。

（2）暂时分流：如果血管外科经验少或在无助的境地进行手术，暂时分流可能是最好的选择。分流管的材料并不重要，国内外有学者曾用鼻胃管的一部分、引流管和硅胶 T 管暂时代替，甚至还有报道国外一位军医用鼻胃管将横断的股动脉进行分流。采用系列步骤进行分流插入分流管。如有可能先用 Fogarty 导管，可轻轻挤压血管断端的远、近端，显露凝血块，短暂松开阻断钳以冲刷流入道和流出道（图 1-29）。选择适当的大口径分流管，剪裁至合适的长度，小心插入远端，然后是近端（因为反流比顺流易控制）。将分流管用粗丝线固定于远、近端的血管上。但粗线结扎易损伤血管，最好用阻断带绕分流动脉 2 圈，用较大的金属夹钳夹固定（图 1-30）。有条件者可用多普勒血流仪确认远端血管的血流，完成操作。

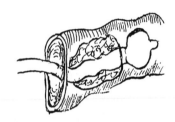

图 1-29　Fogarty 导管清理凝血块

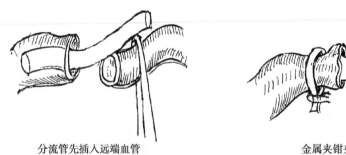

分流管先插入远端血管　　　　　　　　　　金属夹钳夹固定血管阻断带

图 1-30　分流管插入血管固定远近端

（四）确定血运重建和移植材料的选择

1. 关键的战略决策　需要在损伤控制性手术或确定性血运重建术之间进行选择。

首先，要考虑需要的修补形式。血运重建包括简单重建和复杂重建 2 种形式。简单重建就是利用单纯的血管缝合能迅速完成的重建，甚至在全身情况恶化的情况下也能施行。如果这样的修复能奏效应该首选。复杂重建是进行血管吻合，包括端端吻合，补片成形和血管间置移植术等。然而，凝血机制障碍的患者不能做血管间置移植，否则会不断出血，甚至从缝针眼出血。这样的患者应在ICU 复暖复苏，而不要在手术台上失血过多并逐渐出现低体温，因此必须学会放弃。

其次，要考虑其他因素。患者是否稳定或有其他腔隙的活动性出血，如果有，则损伤控制性手术是唯一的选择。因此，关键是要在复杂的血管修补和损伤控制性手术中进行选择。

2. 血运重建术　血运重建术包括 3 种，即血管端端吻合术、血管成形术（补片吻合法）和血管间置术。血管端端吻合术似乎是最好的血管重建法，因为仅有一圈缝合线，但却未获得普遍应用。因为横断的血管两端收缩分开的差距很大（尤其是年轻患者），缺乏经验的外科医师需要耗费很大的精力将血管断端靠拢，这样会增加额外的游离操作并损伤分支血管。可能经过努力端端吻合后张力很大，此时，应改为间置血管重新吻合。因此，血管损伤，血管间置吻合处理完全横断的动脉是最佳选择。

静脉修补是完美的做法，但也并非必须。如果静脉损伤需要进行复杂修补并不值得。静脉修补通常比动脉重建困难，而且远期通畅率不高，可不必要。如果患者合并其他创伤需要处理，遭受的侵袭过大或在手术室停留时间很长，应毫不犹豫地结扎静脉。如果决定行动、静脉联合修补，应先重建静脉，因为静脉形成血栓后无法彻底清理。应在修补的动、静脉之间置入正常软组织以预防动静脉瘘。因此，不必修补静脉，不能追求完美。

3. 移植材料的选择 血管创伤时，选择何种移植材料存在较多争议。通常认为膝关节或肩关节以远的血管很细，不选择人工血管，而且 4mm 左右的人工血管通畅率差，争议主要集中在股动脉修补上，支持采用静脉移植的学者强调有良好的效果。然而，在远端流出通道良好的年轻人，并没有静脉移植物优于人工血管的明确证据。而支持人工血管的学者则强调静脉移植物的失败之处，因为在感染或暴露情况下，静脉移植物会干燥、溶解导致突然出血，人工血管会形成假性动脉瘤而逐渐出现障碍。人工血管另一个优点是可随时启用。有多数学者习惯用人工血管重建股动脉，事实上，无论采用何种移植材料，只要术者惯于应用，两者间并无明显差异。

在血管损伤中对移植血管的保护非常重要。在进行血管重建时，在损伤和污染的部位间植入人工血管可导致极其不好的后果。偶尔需要避开严重污染或有较多软组织缺损的部位，进行非常规的解剖外旁路重建术。血管损伤的修复关键在于如何处理好柔顺、易于收缩的年轻患者的动脉。在择期手术中的处理原则是缝针从血管内进入再从血管拔针，而在损伤性血管的手术中并不特别重视。年轻患者的动脉，即使从血管外进针进入动脉内也不会形成内膜瓣，而缝针粗暴操作和缝线的横向切割都会加重血管壁损伤，缝针刺入和拔出的轨迹应与动脉壁垂直。

另外，不要用手术器械损伤动脉壁。如应用 Fogarty 导管时，仅在损伤血管部位的上下插入数厘米即可，不要过度扩张，否则将会剥脱正常的血管内膜。在夹闭血管时要缓慢进行，而且只夹闭 1～2 扣，避免挫伤动脉。因此，修复创伤血管的手术同时也是巧妙处理正常血管的艺术。

第二章

胸部创伤概述

　　创伤是现代社会中的一个突出问题。在我国，每年因创伤致死者10余万人，患者百余万人；创伤已成为40岁以下人群的第一位死亡原因。胸部创伤无论是平时还是战时均较常见，其发生例数占创伤的10%左右，约25%的患者直接死于胸部创伤，另有25%的患者死亡原因与胸部创伤有关。

　　胸部由胸椎、12对肋骨及胸骨构成胸廓支撑保护胸内脏器，参与呼吸功能。当胸部遭受强大暴力时可引起这些部位骨折。肋骨、肋软骨和胸骨骨折，可伴有致命性胸腔内脏器及腹腔内肝脏、脾脏等损伤。暴力的直接传递可引起肺和心肌损伤，骨折断端若刺破血管可引起胸内大出血，刺破肺脏引起肺裂伤。当强大的暴力作用于胸廓时，胸腔缩小，胸内压力增高；外力消除后变形的胸廓弹回，胸膜腔内压降低。胸膜腔内压突然升高和降低形成的压力差可引起肺挫伤。肺挫伤后肺泡及间质充血、水肿，肺顺应性降低使气体交换障碍，导致低氧血症和二氧化碳潴留。如果胸膜腔内压增高的一瞬间，同时有声门紧闭，则可引起肺裂伤，其机制类似封闭充盈的口袋加压后引起的破裂。声门紧闭时气道压力随之升高，也可导致气管和支气管破裂。气管或肺破裂后，血液及气体进入胸膜腔引起血气胸，气体进入纵隔及皮下引起纵隔和皮下气肿；血液进入气道，出现咯血。当多根多处肋骨骨折时，局部胸壁失去完整肋骨支撑而软化，出现胸壁浮动，称为连枷胸，产生与正常呼吸相反活动的反常呼吸运动，导致通气与换气障碍，严重时可引起急性肺损伤（acute lung injury，ALI）或发展为急性呼吸窘迫综合征（acute respiratory distress syndrome，ARDS）。胸部穿透伤损伤肺、气管或食管引起破裂，空气进入胸膜腔，使胸膜腔内负压受到破坏，引起肺萎缩，导致呼吸和循环功能不全。纵隔内脏器受损，其后果非常严重。心脏大血管损伤可引起大出血而死亡。食管或气管破裂时气体可进入纵隔或胸腔，并由纵隔迅速扩散至颈部，引起严重的纵隔及皮下气肿。食管破裂后带有大量的需氧菌和厌氧菌的唾液，食物或胃液流入纵隔，很快引起纵隔感染。炎症不易在纵隔的疏松结缔组织内局限，很快向四周扩散，穿破胸膜产生脓胸。下胸部及上腹部的穿透伤或非穿透伤均可导致膈肌破损，如裂口大腹腔脏器可疝入胸腔，引起严重的呼吸和循环障碍，如不及时救治，患者很快死亡。

　　胸腔为呼吸和循环等重要器官的所在部位，因此，胸部创伤的病理生理改变，除局部损伤变化反应外，多有不同程度的急性呼吸和循环功能障碍，且相互影响，互为因果。引起呼吸功能障碍的主要原因包括通气障碍、肺实质损伤和继发性病理因素。通气障碍主要包括：①疼痛和胸廓稳定性破坏胸壁顺应性降低，呼吸运动受限导致有效通气量减少；②开放性气胸、连枷胸导致纵隔摆动和胸膜腔负压破坏；③血胸、气胸或膈疝使肺受压萎缩及纵隔移位；④膈肌损伤导致呼吸泵功能主要部分丧失；⑤血液、分泌物潴留或误吸引起呼吸道阻塞及损害。肺实质损伤主要见于胸部钝性损伤导致的肺挫伤或冲击波导致的肺冲击伤，可引起广泛的肺泡和毛细血管破裂、肺出血和肺水肿。继发性病理因素影响主要是引起ARDS。严重的胸部创伤发生循环功能紊乱的因素包括：①心脏及胸内血管损伤导致的失血性休克；②急性心脏压塞使心脏舒张受限、静脉回流受阻、心排血量减少、血压下降；③心肌严重挫伤及心内结构损伤引起心力衰竭；④胸腺及肺受刺激，引起胸膜肺休克。

　　胸部创伤发生咯血，说明肺或支气管损伤。邻近肺门的肺实质或较大的支气管损伤、咯血常在伤后早期出现，且量较大；周边肺损伤出现咯血的时间较晚，量少，多在数天后逐渐减少而好转，也可无咯血。肺冲击伤导致的咯血多为血性泡沫样变。

皮下气肿常见于张力性气胸、气管或食管破裂。气管或食管破裂可先引起纵隔气肿，并迅速经颈根部向四周扩散。因此，了解皮下气肿的起始部位，对判断可能损伤的脏器有一定帮助。有时因胸膜腔广泛粘连，肋骨骨折引起肺裂伤，空气由肺裂口直接经胸壁进入皮下，只表现为皮下气肿而无气胸。

一、创伤分类

根据暴力性质不同和是否造成胸膜腔与外界沟通，胸部创伤（chest trauma）可分为钝性伤和穿透伤。钝性胸部创伤多由减速性、挤压性、撞击性或冲击性暴力导致，损伤机制复杂，多有肋骨或胸骨骨折，常合并其他部位损伤；器官组织损伤以钝性伤与裂伤为多见，继发于心肺组织广泛钝性挫伤的组织水肿常导致 ARDS、心力衰竭和心律失常；伤后早期容易误诊或漏诊，多数钝性损伤的患者不需要开胸手术治疗。穿透性胸部创伤多由火器伤或锐器暴力导致，损伤机制较清楚，损伤范围直接与伤道有关，早期诊断较容易；器官组织裂伤导致进行性出血时伤情进展快，是患者死亡的主要原因。相当部分的穿透性胸部创伤患者需要开胸手术治疗。依据危及生命的严重程度，胸部创伤可分为快速致命性胸部创伤和潜在致命性胸部创伤。快速致命性胸部创伤包括心脏压塞、气道梗阻、进行性或大量血胸、张力性气胸、开放性气胸和连枷胸；潜在致命性胸部创伤包括食管破裂、膈肌破裂、肺挫伤、心脏钝性挫伤。快速致命性胸部创伤应在院前急救和医院急诊室给予快速有效的处理，并警惕和搜寻是否存在潜在致命性胸部创伤的证据。

二、急诊处置

90% 的胸部创伤通过仔细询问病史和物理检查即可作出诊断。正确及时地诊治快速致命性胸部创伤并排查潜在致命性胸部创伤至关重要。胸部创伤的急诊室处理见图 2-1。早期应优先处理危及生命的情况和损伤。

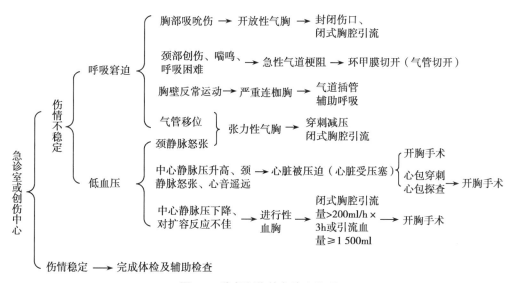

图 2-1　胸部创伤的急诊室处理

需要紧急处理的主要包括：①解除呼吸道梗阻；②控制反常呼吸；③封闭开放性气胸；④张力性气胸应立即减压；⑤有胸内活动性出血者，尽快手术止血；⑥急性心脏压塞，严重者可先行穿刺或剑突下切开心包开窗减压，再行确定性手术；病情稳定者，也可直接开胸手术，还必须注意有无潜在危及生命的损伤，如肺挫伤、主动脉破裂、气管及支气管破裂、膈肌破裂及心肌挫伤等。

在处理中应注意以下几点：①已明确的张力性气胸，应立即行闭式引流减压，不必行胸部 X 线检查，以免延误抢救时间；②未放置闭式引流的张力性气胸，如行气管插管和机械通气，会使病情恶化，甚至导致死亡；③严重呼吸困难者，不应等待血气检测而延误气管插管和人工呼吸机的应用；④未经 X 线检查证实颈椎无骨折者，不要盲目行气管插管，此操作易使颈椎骨折者出现瘫痪，因此行经鼻插管或纤维支气管镜引导插管为宜；⑤心脏穿透伤或心壁破裂的患者，即使发生心脏停搏，如能紧急手术，可望抢救成功；⑥难以用胸部创伤解释的失血性休克，应考虑腹部脏器（如肝脏）损伤的可能。

胸部创伤患者大多数可以通过简单的处理而缓解甚至挽救生命，如张力性气胸减压、开放性气胸封闭创口引流、浮动胸壁固定等。而需要开胸手术者仅占 10%～15%。因此应严格掌握胸部创伤手术适应证及把握好手术时机，如有明确的手术指征应及时开胸手术。若伤情严重而危及生命者，也可在急诊室内行开胸手术。

三、急诊室开胸及急症剖胸手术

（一）急诊室开胸适应证

急救网络的建立，使有明显生理紊乱的患者被快速送到医院，部分患者在急诊室开胸手术就可挽救其生命，提高了抢救成功率，特别是心脏穿透伤。有文献记载，急诊室开胸手术的生存率可达 9%～18%，但胸腹部闭合性损伤的效果差。急诊室开胸手术的适应证包括：①胸腔内大出血；②心包穿刺未能缓解的心脏压塞；③为控制腹腔大出血而阻断胸主动脉。

（二）急症剖胸手术适应证

1. 持续大出血 大量血胸伴有休克，或经胸腔闭式引流伴有持续性出血，每小时超过 200ml，连续 3 小时出血量无明显减少者应及时手术，但应注意有时因出血过快，在胸腔内形成血凝块，引流量不一定很多，应结合全身情况进行判断。

2. 急性心脏压塞 心脏损伤可发生急性心脏压塞，当心包内容量超过 250ml 时，心包内压力急剧升高，心脏舒张受限，可导致血压下降，甚至心脏停搏，此时应尽快手术减压及修补心脏破口。紧急情况下可行剑突下心包引流，不仅可用作诊断，还可暂时稳定伤情。但有学者不主张剑突下心包切开引流术，因为心包内凝血块不易引出而造成致死性大出血，且这一切口无法控制心脏出血，也不主张在急诊室进行心包穿刺。

3. 主动脉及其弓上分支破裂 出血量大，死亡率高，应紧急手术。若伤情稳定，应行经食管超声心动图检查，必要时行主动脉造影，以明确诊断。

4. 气管及支气管破裂 大量气胸经闭式引流不能排尽，肺未复张，呼吸困难无改善，胸部 X 线检查有"垂肺征"或纤维支气管镜检查见裂口大于 1cm 者应及时手术。

5. 严重肺裂伤 经充分闭式引流及负压吸引后，仍有重度漏气，患者仍有呼吸困难，肺未能膨胀者应行手术治疗。

6. 食管破裂 较少见，诊断困难。食管破裂患者伤情重，死亡率高，应尽早诊断，早期手术。如伤后超过 24 小时，其死亡率是接受早期治疗的患者的 3 倍多。怀疑食管破裂者，可行食管碘油造影等明确诊断。

7. 膈肌破裂 膈肌破裂一旦明确诊断，全身情况允许者，应及时手术修补膈肌，以防膈疝形成。

8. 胸部穿透伤 胸部穿透伤胸壁创口清创或胸壁大块组织缺损的修补，越早越好，最好在伤后 6～8 小时手术，同时行胸腔闭式引流。

第六章

颈部气管修复术

一、外科解剖

气管长 10～12cm，宽 2.0～2.5cm，位于 C_6～T_5 椎体。气管是由 16～20 个后壁被肌性和纤维组织覆盖的不完全软骨环组成（图 6-1）。气管的前方是甲状腺峡部和成对的带状肌，颈动脉、甲状腺侧叶，喉返神经位于气管的两侧，后方是食管（图 6-2、图 6-3）。

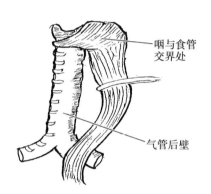

图 6-1　气管后壁位于食管的前面

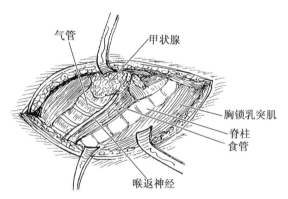

图 6-2　气管前方结构，其后是食管、脊柱

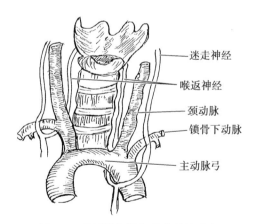

图 6-3　喉返神经沿气管食管沟走行

成对的带状肌位于气管和喉的前方，它们包括浅表的胸骨甲状肌和底部的胸骨甲状肌与甲状舌骨肌。甲状软骨借甲状软骨膜连接于舌骨上，环状韧带连接甲状软骨下部和环状软骨，位于第 1 气管软骨环的上方。喉是由 3 对杓状软骨、角状软骨和楔状软骨以及 3 个不成对软骨（环状软骨、甲状软骨和会厌软骨）组成。

二、基本原则

1. 气管及喉部损伤的症状体征包括喘鸣音、呼吸窘迫、颈部伤口有气泡音、咯血和皮下气肿等。

一旦有气泡音、呼吸窘迫和咯血的患者应尽快进手术室治疗。如情况尚好，CT检查是很好的筛查方法。

2. 直接喉镜可用于确诊喉部有无损伤，气管镜可用于诊断有无气管损伤。气管损伤患者多数伴有血管损伤。

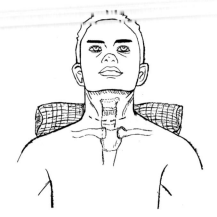

图6-4 肩枕使头后仰，能更好地显露颈部

3. 怀疑的气道损伤患者，应先请麻醉专家组建立一个确定的安全气道。最好不要在急诊科进行预防性气管插管。应由手术室和外科团队一起进行。

4. 准备特殊的手术器械，一个完整的气管切开包也可用于按解剖分离气管和喉，气管拉钩有助于显露气管，尤其是深部气道。较大的气道损伤或气道几乎裂断者，应使用6～8号气管插管。

5. 已排除颈椎损伤患者，在其颈背部放置一个气垫或用肩枕更好地使头部后仰，仰展颈部有利于更好地显露（图6-4）。如果伴有颈椎损伤，不可使用肩枕，需要使用双侧沙袋来稳定颈椎两侧，以预防脊髓的进一步损伤。

三、手术切口

颈部气管损伤行手术治疗时，切口的选择主要依赖于损伤机制，如钝性损伤或穿透性损伤，是否有可疑的联合损伤，如食管及颈部大血管的损伤。

1. 颈部切口 气管损伤，颈部切口多位于胸骨切迹上的两指宽的位置，可延伸至胸锁乳突肌的内侧缘（图6-4虚线所示）。领式切口切开皮肤后，切断颈阔肌，分离颈阔肌下皮瓣，显露带状肌。带状肌在无血管平面沿中线切开显露气管、喉和甲状腺。甲状腺峡部通常需要切开以便充分显露下方的气管和喉，可通过电灼或缝扎完成。

2. 胸锁乳突肌切口 该切口适用于可疑合并损伤血管的患者，超过胸锁乳突肌前缘的切口更合适（图6-5）。颈部切口需要切开皮肤和颈阔肌。胸锁乳突肌被拉向两侧以显露颈动脉鞘。分离肩胛舌骨肌是为了更好地显露颈部的深层结构。胸锁乳突肌、颈动脉鞘也被牵拉向两侧，以便显露气管和食管。穿透性伤口，双侧胸锁乳突肌切口可能是必要的。低位气管损伤，也可能需要胸骨正中切口，该切口通常优于扩大的胸锁乳突肌切口或颈部切口。偏下方的气管损伤，有时需要离断头臂静脉以使手术野更清晰（图6-6）。

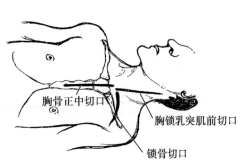

图6-5 胸锁乳突肌前切口、锁骨切口及胸骨正中切口

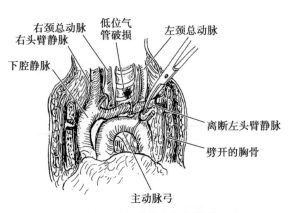

图6-6 离断头臂静脉和劈开胸骨后能更好地显露损伤的低位气管

四、修复损伤气管的注意要点

修复损伤气管，多数患者如果没有明显组织缺损的穿透性气道及喉损伤，经过早期修复处理是安全的，也不需要气管切开。①在修复或在重建之前，必须清除所有的坏死组织。②大部分颈部气管损伤仅用可吸收缝线简单缝合就可修复，预后满意。③复杂损伤，应使用邻近的肌瓣进行修复，同时也需要考虑保护性的气管切开术（图6-7~图6-9）。④在缝合气管之前，更重要的是先给气管插管的球囊放气，以免在修复的过程中损伤球囊。⑤也有少数气管损伤无法进行一期修复，只能行部分气管切除。应先将气管从上至下完全分离，使其便于移动，此时，应最大限度地避免或减少喉返神经损伤。⑥损伤的气管部分会被完全移除。⑦要用3-0可吸收缝线进行间断缝合。⑧在修复前先行气管插管，其末端应达到修复处，复杂的修复也可先行气管切开。要努力争取术后早期拔出气管导管。⑨严重的黏膜撕裂伤、骨折移位，不稳定的喉软骨或完全的喉气管分离，应由头颈外科小组成员一起参与，在这些患者中大部分可能需要采用喉部支架或更复杂的修复手术。

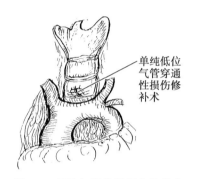

图 6-7　低位气管单纯损伤修补术

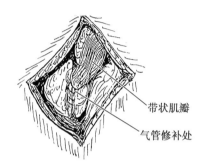

图 6-8　带状肌瓣缝合覆盖于气管修补处

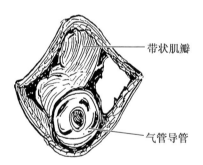

图 6-9　用肌瓣修补附加保护性的气管切开置管

五、讨论

1. 当分离颈阔肌时，要小心避免颈前静脉损伤导致大出血或手术野模糊。

2. 前肩带肌之间有一隔膜，标志着无血管区域。如果不能识别这个解剖学标志，可能会造成出血过多及损伤相关肌肉，导致后期需要做更多修复。

3. 喉返神经位于气管两侧，沿气管食管沟垂直走行。喉返神经损伤多见于局部使用电刀或与解剖层次不清晰有关，因此一定要高度警惕。

4. 在气管的游离过程中，要注意气管的血供，尤其要注意上方和下方游离范围最小化，有利于维持气管的血供。

5. 在多数喉气管损伤中，患者会误吸大量的血液。因此术后应用支气管镜清除支气管内的血液，以避免或减少相关并发症。

第七章

颈部气管修补术

一、外科解剖

颈部食管从环咽肌开始向胸部延伸转为胸部食管（图7-1、图7-2）。咽食管交界处的体表标志是环状软骨，而在食管镜下这个部位距上切牙15cm。食管缺少浆膜层，肌层由外层的纵行肌层和内层的环行肌层组成。颈部食管长5～7cm，其前方是环状软骨和气管，后方是颈长肌和椎体，两侧有甲状腺和颈动脉鞘。主要血供来自甲状腺下动脉，同时有明显的侧支血管。喉返神经在气管食管沟内走行于食管两侧。

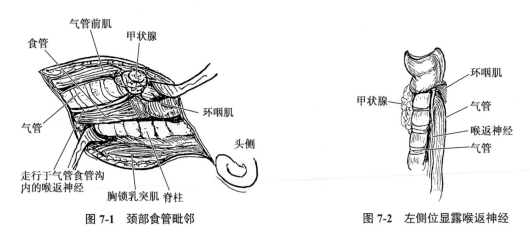

图7-1　颈部食管毗邻　　　　　　　　　　　图7-2　左侧位显露喉返神经

二、基本原则

1. 食管损伤常合并其他相关损伤，包括颈动脉、颈静脉、气管和甲状腺损伤。当怀疑这些组织结构损伤时，必须评估颈部食管的伤情。

2. 颈部食管损伤早期临床症状和体征包括吞咽疼痛、声音嘶哑、呕血和皮下气肿。晚期临床症状有发热、皮疹、白细胞增多、肿胀或脓肿形成，最终炎症沿颈前扩散至纵隔。

3. 若食管损伤患者的病情平稳，检查应包括颈部CT、上消化道钡剂造影、食管内镜检查。CT检查是很好的检查方法，但确诊常需要上消化道钡剂造影或食管内镜检查。

4. 食管损伤的治疗取决于能否早期清创和修补，如果延误，则需要引流、广谱抗生素和营养支持。

5. 颈部手术探查，除准备标准的器械外，还应准备1个Weitlaner自固定牵张器或小脑牵张器。如果食管损伤延伸至胸部，还应做好行高位左胸剖胸术的准备，以便显露近段胸部食管。必要时应准备食管镜以便术中行食管镜检查。

三、麻醉与体位

通常行气管插管全身麻醉。若排除颈椎损伤，患者应取仰卧位，头偏向右侧，肩下垫一硬物以使患者颈部轻微过伸，以便于显露。若病情允许应将患者上肢收拢。

四、手术切口

左侧颈部斜切口是颈部切口显露食管的标准方法，从乳突开始，沿胸锁乳突肌前缘到达胸骨上窝（图 7-3）。

五、显露食管

切开皮肤的真皮层，分离颈阔肌，向外侧牵拉胸锁乳突肌，显露颈动脉鞘（图 7-4、图 7-5）。离断肩胛舌骨肌以便显露深层结构。将颈动脉鞘向侧方牵拉，同时气管及甲状腺向中间牵拉，以便显露颈部食管。完全暴露食管，需要确认和切断横跨食管的 3 个结构，即肩胛舌骨肌、甲状腺中静脉、甲状腺下动脉（图 7-6）。在损

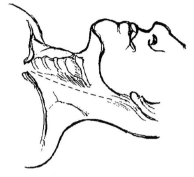

图 7-3 左侧颈部斜切口（虚线所示）

伤的颈部很难确认喉返神经。由于食管没有浆膜，食管损伤不易识别，如果需要更大的活动度，借助鼻胃管或探条引导，钝性分离食管，用血管吊带环绕，以便进一步牵引使食管更好地显露（图 7-7、图 7-8）。

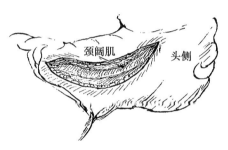

图 7-4 用电刀离断颈阔肌，关闭时可用可吸收缝线缝合

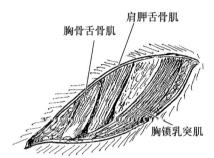

图 7-5 胸锁乳突肌横斜行跨过颈部，必须向侧方牵拉以显露颈部血管、呼吸道及消化道结构、肩胛舌骨肌及胸骨舌骨肌在正中胸锁乳突肌深部

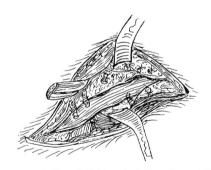

图 7-6 离断横跨食管的 3 个结构：肩胛舌骨肌、甲状腺中静脉及甲状腺下动脉

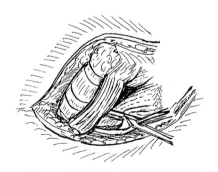

图 7-7 游离食管，备上血管吊带

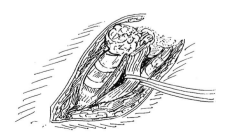

图 7-8 通过给游离后的食管套上牵引带并轻微牵拉使食管可更好地显露

六、修补食管

1. 颈部食管损伤通过体格检查便可明确。术中内镜检查或在食管内注入空气或亚甲蓝有助于明确损伤部位（图 7-9）。

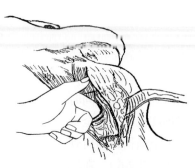

图 7-9　探查食管，明确损伤部位

2. 多数损伤可行一期无张力修补。在修补前应先清除创口的坏死组织，检查黏膜损伤的程度。损伤的管壁可单层或双层缝合，内层应对合黏膜用可吸收缝线缝合，在食管修补处放置引流物（图 7-10、图 7-11）。

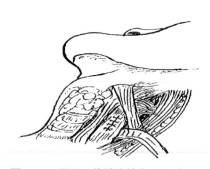

图 7-10　用可吸收缝线缝合修补破损处

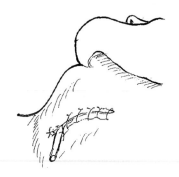

图 7-11　在食管修补处放置引流物

3. 可用邻近的带状肌支撑食管修补处，并用缝线固定，将其与气管或血管损伤隔开。食管修补部位常需放置固定引流管，术后 5～7 天用对比剂检测排除吻合口瘘后拔除引流管。

4. 不能一期修复的严重损伤，在治疗上应加强引流，必要时行颈部食管切除术和后期移植物植入。在少数病例中，局部切除加缝一层或双层可能是必要的。

5. 罕见的食管毁损伤和需要控制损害的病例，需要行近端食管造口、远端封闭术。后期可以采取限期胃上提或结肠移植重建术。

七、讨论

1. 喉返神经走行于气管食管沟，显露食管时容易被损伤。气管后部的膜性部分非常脆弱，将气管从食管前分离时容易损伤。食管修补的内层一定要重新对合黏膜层，以降低术后吻合口瘘的发生率。修补时要注意外层缝合，避免造成食管狭窄。在放置鼻胃管或探条后修补是有裨益的。

2. 注意食管隐匿部分损伤。在气管的后方、前纵韧带的前方钝性游离，以充分游离食管，用手指或引流管环绕食管拉起后，要仔细检查食管的对侧及后部。检查食管周围合适的活动度或借助术中内镜检查。然而，这种方法并不像描述的那样简单，试图从右侧切口进行探查时更为困难。除非术者有丰富的食管外科手术经验，但多数学者不建议采用这种方法，因为此法易导致食管和喉返神经的医源性损伤，并引起气管的血供障碍。

无论采用何种方法，关键的手术原则是结束手术前一定要明确食管的隐匿部分有无损伤。

3. 一旦明确食管损伤，应仔细评价损伤的范围。黏膜的损伤通常比肌层的损伤更为严重和广泛。要认真清创到正常食管边缘后，采用可吸收缝线单侧或两层缝合修补，无张力缝合黏膜缺损更为重要。

4. 食管缝合修补部位需要与其他器官修补部位间隔开。如与修补颈动脉和气管相比，食管修补最容易引起缝合不全。如果同时修补颈动脉和气管，食管缝合不全也会导致颈动脉和气管的修补失败。一定要避免这种情况的发生。因此，应在食管缝合处与其他修补的器官使用血供良好的肌肉间隔开，如肩胛舌骨肌或胸锁乳突肌的胸骨头均可在靠近胸部处切断，用于食管修补处与其他器官修补部位安全隔离。

5. 经过可控性食管造口避免颈段食管损伤造成的风险。行颈段食管的控制性手术的目标是防止难以控制的食管瘘，方法是应用外引流。如果食管损伤位于喉部声门的下方附近，难以暴露，仅做引流即可，如果远端没有梗阻，瘘可很快闭合。当食管缺损很大，手术时间又冗长或患者情况很差需要迅速结束手术而无法安全缝合时，可采用放置引流管或外侧食管造口术。当食管和气管合并损伤时，采用这种方法很有意义。同时修补食管和气管的危险性较高，修补气管、引流食管是比较安全的手术方式。

为了迅速结束手术，有学者的经验一般选择在颈段食管损伤处插入较粗的负压引流管，在引流处进行荷包缝合，再将引流管引出皮肤外。无论你选择何种损伤控制性手术，必须记住，难以控制的食管瘘意味着纵隔炎和死亡；而通过引流转化的可控性食管瘘虽然住院时间长，但治愈机会很大。

第八章

胸部创伤的手术基本原则

一、外科解剖

1. 前胸壁　包括：①胸大肌，起点为锁骨中内 1/2 前表面，胸骨前表面及所有真肋的肋软骨，以 5cm 左右宽的肌腱止于肱骨上段；②胸小肌，起点为第 3～5 肋软骨及肋间肌上的腱膜，止于肩胛骨喙突（图 8-1）。

2. 侧胸壁　前锯肌，起自前第 8、9 根肋骨的侧面部位，止于肩胛骨纵隔缘（图 8-1）。

3. 后胸壁　背阔肌，起自于下胸椎的棘突和髂嵴后方，止于肱骨上段（图 8-2）。

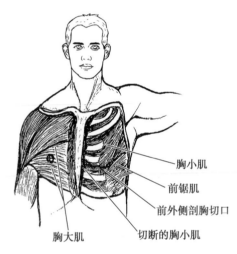

图 8-1　剖胸术取前外侧切口时，可能要分离前胸壁的胸大肌、胸小肌及侧胸壁的前锯肌

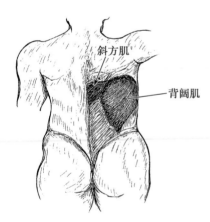

图 8-2　剖胸术取后外侧切口时，背阔肌是需要分离的主要肌肉

二、基本原则

1. 为保护胸壁的功能，应尽可能地应用肌肉保护技术。应按照解剖层次对合分离、切断肌肉，重建胸壁结构。

2. 应尽可能地减少过度牵拉肋骨，并保护所有肋骨。避免过度撑开肋骨以减轻术后疼痛。

3. 术前双腔气管插管或支气管封堵阻断同侧肺以便更好地显露后纵隔组织，如食管及降主动脉等。

三、体位

胸部创伤后血流动力学不稳定的患者，通常来不及摆特定的体位，而常采用标准的仰卧位。①胸骨正中切口、前外侧切口及蛤壳状切口剖胸术取仰卧位，双上肢外展；②后外侧切口剖胸术应摆侧卧位，髋部用宽约束带缚于手术床，并用垫枕支撑，小腿自然屈曲，大腿伸直，在两膝下之间隔枕垫，将卷成滚筒状的软单置于腋下，以支撑肩部和上胸部。剖胸侧的上肢向前向上伸展，并沿头侧方向置于带有沟槽的手板上（图8-3）；③注意不能过度伸展，以避免损伤臂丛。下方的上肢伸展并置于90°手板上。

四、手术切口

剖胸手术切口的选择应根据患者的临床表现和手术方案而定，如手术是在急诊室还是手术室，穿透伤的位置或可疑损伤的脏器情况，是否需要阻断主动脉等。后外侧切口需要一些时间摆设体位，因此，应避免用于血流动力学不稳定的患者的救治中。

1. 胸骨正中切口　该手术切口常用于前胸壁贯通伤患者。胸骨中线切口能充分显露心脏、前纵隔血管、双侧肺、中远段气管及左主支气管主干。与常规剖胸手术相比耗时短、失血少、术后疼痛轻，呼吸并发症较少。但该切口的缺点是不能良好地显

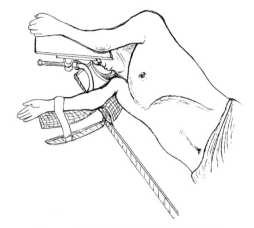

图8-3　后外侧切口剖胸术的患者体位

露后纵隔结构，而且不能为复苏过程中胸主动脉阻断提供充分的暴露。①切口位于胸骨中线，上至颈静脉切迹，下至剑突。用电凝标记胸骨中线，以此指引胸骨锯或Lebsche刀切开胸骨。在颈静脉切迹用电凝钩和钝性分离联合的方法将锁间韧带与胸骨附着点分离（图8-4）。该操作应始终紧贴骨面以避免损伤胸骨后下的血管。手指在颈静脉切迹处深入胸骨柄后方并确认后面的软组织已完全剥离（图8-5）。②将胸骨锯或Lebsche刀钩部置于颈静脉切迹后方并向上提起胸骨。此时应嘱麻醉医师阻断肺通气，并沿中线劈开胸骨，保持在整个操作中上提胸骨（图8-6）。③于胸骨切口上部放置Finochietto拉钩，并撑开胸骨，显露前纵隔（图8-7）。

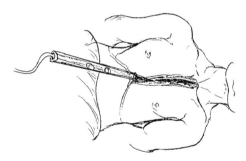

图8-4　胸骨正中切口由颈静脉切迹延伸至剑突，
用电凝钩和钝性分离联合的方法进行分离

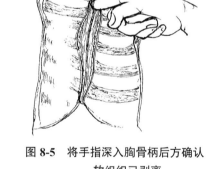

图8-5　将手指深入胸骨柄后方确认
软组织已剥离

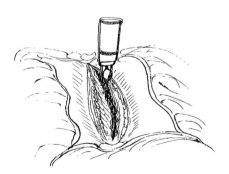

图8-6　用气动胸骨锯劈开胸骨

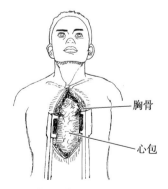

图8-7　切口放置Finochietto拉钩，
撑开胸骨，显露前纵隔

胸骨正中切口关闭：①用电凝或骨蜡在胸骨切缘充分止血。撤除胸骨撑开器后仔细检查胸骨下胸廓内动脉有无出血。②在胸骨下放置 1 根引流管，在打开的胸腔内放置 1 根引流管。③用带针粗钢丝关闭胸骨，将钢丝头弯曲，埋入胸骨切缝内。用可吸收缝线缝合胸骨骨膜和白线，将两侧腹直肌拉拢，间断缝合皮下组织及皮肤（图 8-8、图 8-9）。

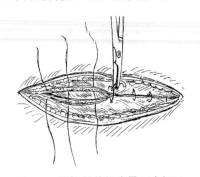

图 8-8　用钢丝关闭胸骨正中切口

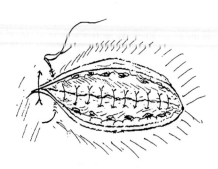

图 8-9　用可吸收缝线缝合胸骨骨膜、
腹直肌、皮下组织及皮肤

2. 前外侧切口　此切口为复苏性剖胸术，可疑肺损伤或心脏后部损伤及主动脉阻断复苏的常用选择。但对前纵隔显露欠佳。①切皮前用记号笔标记；切口位于第 4 或第 5 肋间，男性为乳头下方，女性为乳房下皱褶处，由胸骨旁线延伸到腋后线直至腋窝（图 8-10）。②在切口的前部需分离胸大肌及胸小肌，切口的后部需分离前锯肌（图 8-11）。③为避免肋间神经及肋间血管的损伤，分离肋间肌应尽量靠肋骨上缘，用剪刀剪开胸膜进入胸膜腔，注意勿损伤鼓胀的肺组织。④进入胸膜腔时暂时阻断通气可以降低医源性肺损伤的风险。置入 Finochietto 拉钩缓慢地撑开肋骨以免造成肋骨骨折（图 8-12）。

前外侧切口关闭：在腋中线放置 1 根胸腔引流管。用可吸收缝线缝合肌肉，逐层关闭胸壁切口（图 8-13）。

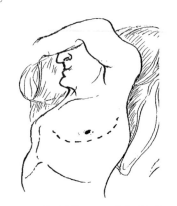

图 8-10　前外侧切口沿进胸肋间切开，
女性沿乳房下缘切开

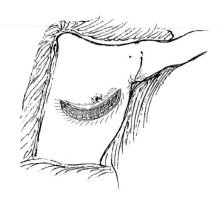

图 8-11　切开皮肤及皮下组织显露胸大肌并
分离胸壁切口内肌肉

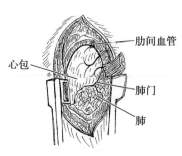

图 8-12　显露胸腔内脏器

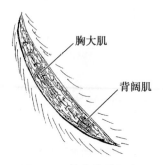

图 8-13　缝合胸壁肌肉

3. 蛤壳状切口　又称横断胸骨的双侧开胸切口。如可疑患者有双侧肺损伤、上纵隔血管损伤、心脏复苏主动脉阻断等情况时，此切口常用于标准前外侧切口延伸至对侧（图8-14）。①术中能充分显露心脏的前部，上纵隔血管即主动脉弓及分支、上腔静脉及头臂静脉和双侧肺脏；②该切口位于双侧第4或第5肋间，用咬骨钳剪或大剪刀横断胸骨。切断时应仔细辨认双侧胸廓内动脉，其远近端双重结扎后切断（图8-15、图8-16）。

蛤壳状切口关闭：离断的胸骨用钢丝缝合。切口关闭缝合步骤如上所述（图8-17、图8-18）。

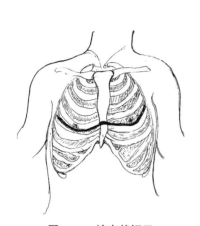

图8-14　蛤壳状切口

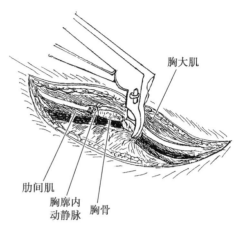

图8-15　结扎切断胸廓内血管后剪断胸骨

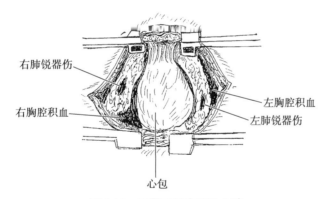

图8-16　显露两侧胸腔和心脏

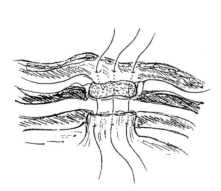

图8-17　胸骨用钢丝缝合

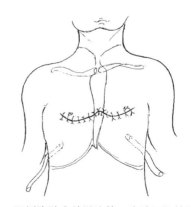

图8-18　双侧胸腔安放引流管，胸壁组织按层次关闭

4. 后外侧切口　该切口需要摆设特殊的体位，适用于降主动脉损伤，胸段食管、远端气管及支气管主干损伤（图8-19）。①从第4或第5肋间隙进入胸腔，显露胸腔上部脏器最佳。从第5肋间进

入胸腔能较好地显露肺门，被学者们认为是肺切除的主要选择。②经第 6 或第 7 肋间较后外侧切口进胸能较好地显露胸段食管远端 1/3（图 8-20）。从右侧第 4 肋间较高部位进入胸腔能充分显露中、上段食管。③由腋前线向后经肩胛下角 1～2 横指处，沿脊柱与肩胛骨内侧缘中线向颈部方向延伸（肩胛下角常位于第 6 或第 7 肋间）做曲线形切口。④认清背阔肌并用电凝沿切口一致的方向进行分离。尽可能低位分离前锯肌以减少去神经支配的肌肉数量。⑤后侧相同平面可能要分离斜方肌或更上方的菱形肌（图 8-21、图 8-22），使显露更充分。⑥用肩胛拉钩抬高肩胛骨，选择合适的肋间，为避免损伤血管神经束，应延肋骨上缘进入胸腔。切除一段 3～4cm 长的第 5 或第 6 后肋，以增加手术野显露并避免医源性肋骨骨折。

后外侧切口关闭：该切口的缝合关闭如同前外侧剖胸术切口所述的逐层对合缝闭肌肉、皮下等各层组织。

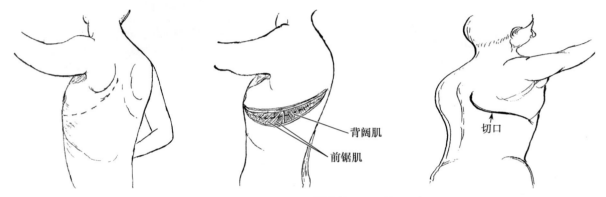

图 8-19　后外侧切口（虚线所示）　图 8-20　左侧经第 6 或第 7 肋间后外侧切口　图 8-21　右侧经第 7 肋间后外侧切口

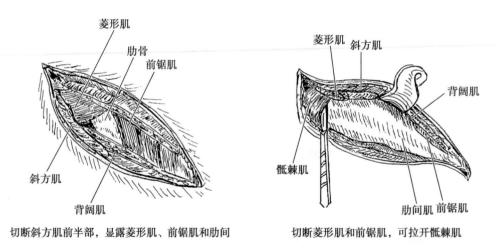

切断斜方肌前半部，显露菱形肌、前锯肌和肋间　　　　切断菱形肌和前锯肌，可拉开骶棘肌

图 8-22　经右胸后外侧切口

五、讨论

1. 胸骨正中切口剖胸术　要点：①在分离颈静脉切迹上方的锁间韧带失败导致胸骨锯操作时误入软组织中。②正中切口没有沿正中线而穿过肋软骨，既增加了关胸的难度，也增加了胸骨口多开的风险。为避免此情况的发生，应用电凝沿胸骨骨面标出中线痕迹的路径，以此来引导胸骨锯或 Lebsche 刀的操作。③胸骨拉钩如置于切口下部，这里是胸骨最薄弱之处，容易导致胸骨骨折，应置于切口的上部。

2. 前外侧切口剖胸术　注意事项：①如切口未沿肋间隙，使进入胸膜腔可能困难凌乱。因此，切口应弯曲向上直达腋窝。②过度撑开肋间会导致肋骨骨折，加重术后疼痛。取出撑开器后应探查左侧胸廓内动脉，了解该血管有无损伤，因拉钩的刃部有可能会损伤胸廓内血管，造成迟发性出血。③关闭切口如未能按层次对合肌肉，会导致功能和运动障碍。

3. 蛤壳状切口剖胸术　注意事项：①认清并结扎双侧胸廓内动脉的 4 个断端（上下端）；②应按层次对合缝闭各层肌肉，以避免术后发生功能和运动障碍。

4. 后外侧切口剖胸术　注意事项：①切口设计过高或过低会导致显露不良。②切口位于肩胛骨上会导致运动障碍。因此，该切口应位于肩胛下角下方 1～2 横指。③如未按层对合缝合肌肉可导致功能和运动障碍。

第九章

严重胸部创伤开胸术

严重胸部创伤开胸术，开始看起来很顺利，但可能会很快演变成灾难，这种情况在手术医师经验不足时更容易发生。因损伤可以在 5 个分隔的内脏腔隙中的 1 个或多个中同时展开，即双侧胸膜腔、心包、上纵隔和后纵隔，每个腔隙的入路都需要不同的切口，因此，选择正确的切口是最关键的战略决策，错误的切口可能使简单手术变成一场技术灾难。

一、从哪个部位开胸

1. 状况不稳定的伤患者，首先考虑前外侧开胸术，血流动力学不稳定的患者，需要迅速剖胸探查时，最实用的切口是在伤侧的第 4 肋间前外侧开胸。这种快捷的切口可以进一步选择多种处理方法。该切口易于延长，也可跨过胸骨达到对侧，或者进入腹腔也无须重新变换患者的体位。该切口虽然能显露同侧各个部位，但无法通过该切口处理背侧胸壁深部的出血或实施后纵隔的操作。

2. 锐器损伤 包括：①右侧下胸部锐器伤伴血胸的患者，应首先考虑探查腹腔，肝脏大部分位于右季肋部，是最容易发生严重出血的脏器（参见第十六章）。②胸心前区刀刺伤的患者，宜采用胸骨正中切开，以便于显露心脏和上纵隔内的所有大血管。正中胸骨切开的最大优点在于它的可延伸性，即可以容易向颈部、腹部或沿锁骨向外侧延伸。另外，正中胸骨切开也容易进行两侧的肺门操作，但难以显露全肺及无法显露后纵隔。笔者经验及多数学者认为，心前区的锐器伤应首选左前外侧切口更实用，必要时很容易上下左右延伸切口来进一步实施操作。③上纵隔的锐器伤伴活动出血的患者，如果切口选择错误会使手术陷入困境，必须基于经验推断最可能出血的部位。如果患者处于休克状态并伴严重的血胸，可能要采用前外侧切口。一旦发现通过此切口无法修复损伤，必须立即延长切口或另选新切口，以显露出血的部位。④右胸中上纵隔伤，选择胸骨正中切口较好，该切口易显露头臂干及其分支。但是左锁骨下动脉在胸腔背侧走行，很难通过正中胸骨切开从前方显露。因此，如果是左侧锁骨上方或下方的锐器性损伤，要经过第 3 肋间即乳头以上进行高位左前外侧切口开胸控制锁骨下动脉的近端（图 9-1）。但要明确追加的高位切口不能修补左锁骨下血管，需要通过另外的单独切口，即锁骨上方一横指平行于锁骨，从胸锁关节外侧至锁骨远端 1/3，长 8～10cm，切开颈阔肌，放置牵开器，然后必须经过 2 层肌肉（图 9-2、图 9-3）。经典的活板门切口即翻书形切口，是胸骨正中切开、左前外侧开胸和左锁骨上切开的结合，由于为了充分拓展开上纵隔，需要用力拉开切口的各个部分，使臂丛神经和其他神经受到牵拉，导致术后烧灼性疼痛的发生率高，因此多数学者不采用这种切口。前两种切口可以达到显露的效果，而且术后功能障碍发生率很低。⑤血流动力学稳定的患者很少发生意外，可通过术前影像学资料明确手术目标，从而决定切口选择。通常不需要向其他内脏腔隙延长切口。⑥后纵隔的损伤，评估损伤的相应水平进行后外侧开胸，可以显露主动脉、食管等脏器。后外侧切口可较好地显露胸壁、肺和纵隔，尤其是在胸背部的锐器损伤位置低时宜采用后外侧开胸。

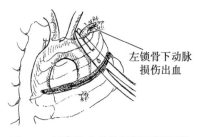

左锁骨下动脉损伤出血

图 9-1 经高位左前外侧切口用阻断钳控制锁骨下动脉的近端

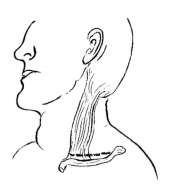

图 9-2　左锁骨上横切口（虚线所示）

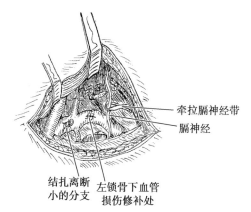

牵拉膈神经带
膈神经
结扎离断
小的分支
左锁骨下血管
损伤修补处

图 9-3　显露左锁骨下动脉修补破损处

二、前外侧切口开胸易于操作

1. 体位与麻醉　患者取仰卧位，双臂展开，在肩胛后方垫圆枕使术侧胸部向内上倾斜。经验丰富的麻醉医师迅速插管（插入双腔管），与节律性膨缩的肺周操作相比，在患侧肺萎缩的状态下手术操作相对容易。

2. 第 4 肋间大口切开　男性患者在乳头下方，女性患者将乳房拉向头侧，在乳房下皱褶处切开，应避免损伤胸大肌，即在胸大肌下缘进行切开（图 9-4）。可将这种前外侧开胸术视同于急诊剖胸探查术，操作更迅速并有充分准备。但此时无须在减少开胸损伤上浪费时间，

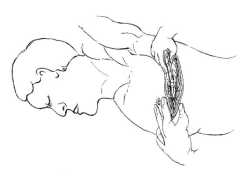

图 9-4　第 4 肋间大口切开

或者用电刀进行胸壁外出血的仔细止血。应该紧握手术刀，尽快进入胸腔，从胸骨外缘至腋中线，沿肋间隙呈稍向上方的弧形切口。经验丰富的术者用三刀切开法进入胸腔，即第一刀切开皮肤皮下组织；第二刀切开胸肌筋膜、前方的胸大肌和后方的前锯肌；第三刀短距离切开肋间肌进入胸膜腔。

3. 进胸腔拓展手术野　切开胸壁，在胸膜腔开窗后，探查肺与胸壁间粘连，如果胸壁与肺粘连，可用较大的组织剪刀（Mayo 剪开）沿切口剪开肋间肌，插入胸壁扩张器，注意扩张器的手把应朝向腋窝（图 9-5），否则，当要经胸骨延长切口时，扩张器的手把就会妨碍操作。要小心打开扩张器以显露手术野。如果需要延伸切口，用线锯或断骨钳整齐切断胸骨，将切口延长到对侧胸腔。当从左侧延长到右侧时，应注意切口延长到对侧的第 3 肋间右乳头上方（图 9-6），则易于显露上纵隔结构，特别是头臂干的分叉部。

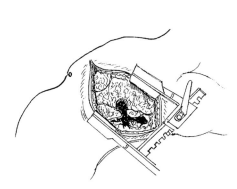

图 9-5　开胸后扩张器的手把朝向腋窝

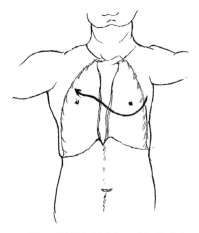

图 9-6　切口延长到对侧第 3 肋间右乳头上方

前外侧开胸术中最典型的误区是未确认和结扎胸廓内动脉的断端。特别是患者处于休克（低血压）血管收缩时，这条动脉很少出血。但当关闭胸腔后，如果没有结扎胸廓内动脉断端，患者可能很快就要重返手术室。

三、入胸后的处置

1. 优化拓展手术野　大多数创伤开胸术很少有机会能请麻醉医师插入双腔气管插管并在肺萎陷状态下进行操作。随着节律性的肺膨胀和萎陷，手术野局限，呈现在面前的仅是肺周出血。为了探查胸腔寻找损伤出血部位，必须游离肺。①通过切断下肺组织游离肺，最关键的操作是游离切断肺下韧带，将肺下叶向头侧牵拉，绷紧肺下韧带，用剪刀切开（图9-7）。此时，要注意肺下韧带的上端有肺下静脉，切破肺静脉会导致大出血，手术将以失败而告终。切断下肺韧带后，在肺压缩的情况下继续周围操作。②清除胸腔积血后，请麻醉医师暂停通气，术者迅速评估术中情况，如出血来自肺脏还是胸壁，是否有心脏压塞和纵隔血肿等。如果鲜红色出血常来自胸壁，而血液中混合气泡常来自肺脏，如喷涌而出的深色出血常有肺门损伤的可能，纵隔血肿常提示大血管损伤，球状的张力性心包提示有心脏压塞。填塞胸壁暂时控制胸壁出血，手捏肺门控制肺的大出血，切开心包以去除心脏压塞。当暂时控制出血后，应立即判断是重大损伤还是易控损伤（参见第一章）。③应考虑是否有对侧胸腔损伤，因为无法看到对侧胸腔。如果对侧胸腔有任何可疑出血的迹象，都应迅速在胸骨与心包间用手向对侧胸腔开辟通道，观察是否有血液从通路中涌出，当手伸至对侧胸腔深部时，是否带出血液和血凝块，如果是，必须立即探查对侧胸腔。④改善手术野。明确切口是否充分，是否需要更好显露。使用骨剪刀在切口上缘切断第4肋骨，以进一步扩大开胸器。此时的手术并非择期开胸术，无论采取何种方法，必须显露充分，因此，尽可能开大开胸器，甚至达到肋骨骨折的程度。如果这一切仍然不够，那么就采用蛤壳状切口，横断胸骨就可以显露一切。然而，采用这种切口的患者死亡率很高。⑤肺的膨胀和萎缩会影响手术操作，为避免这种情况发生，可请麻醉医师减少潮气量，以便在肺周进行操作，或者帮助气管插管进入对侧支气管。单肺插管很容易进入右侧，但右肺上叶很难通气，左侧主支气管盲插很困难。在术中替换双腔管是非常困难而且是危险的。除非没有其他办法才考虑更换气管插管。

2. 开放心包，明确心包内情况　缺乏经验的术者，明显的错误就是没有打开心包，只因为心包外观看似正常。心包外观和实质可能有很大差异，看似正常的心包可能隐藏心脏压塞。在左前外侧切口开胸术中，将左肺拉向后方，显露心包的左外侧壁。用手提起心包，再用剪刀在膈神经前方剪开一小口（图9-8），如果看到血液从切口中流出，即刻扩大心包切口，用剪刀沿膈神经小心剪开，在开放的胸腔内显露心脏。如果在右前外侧切口开胸术中发现心包出血，应立即扩展为蛤壳状切口，因为从右侧胸腔无法确切探查和修复损伤的心脏。

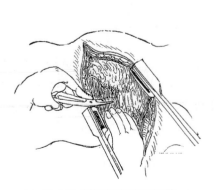

图9-7　游离切断肺下韧带

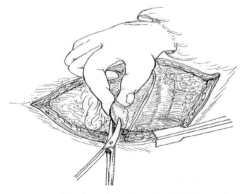

图9-8　术者提起心包，在膈神经前剪开一小口

3. 控制肺门 肺部中心损伤导致的大出血，必须控制肺门，但休克患者无法耐受肺门阻断法。因此，国外学者称肺门阻断是一种"末日武器"。如果能通过其他方法控制出血，如手指压迫、缝合止血或快速切除损伤部分，绝不要阻断肺门。①在切断肺下韧带、游离肺之前不要在肺门套阻断带。可请麻醉医师暂停肺通气，用非操作手（左手）握住部分充气的肺组织，右手用血管阻断钳（Satinsky 钳）阻断整个肺门，避免损伤邻近的膈神经。阻断肺门时需要双手操作，一只手握持开着的血管阻断钳，另一只手引导钳子阻断整个肺门（图 9-9）。②前外侧切口开胸术后提供的间隙术野是有限的，很难阻断肺门，因为很难看到操作过程。但有一个较为简单的处理方法，以肺门为轴扭转肺，称为肺门扭转术，这种方法不需要导入阻断钳阻断肺门，用双手握住已经游离的肺脏，抓住上叶尖部和下叶底部，将肺扭转 180°，此时肺叶顶部朝向横膈膜，而肺底位于原来肺尖的位置，出血会即刻停止（图 9-10）。在胸腔上部用大盐纱垫置于胸腔上部，以保持扭转的肺呈倒置状态。在急诊开胸术中，应用此简单快速的操作很有用，因为在当时情况下，显露和操作都极大受限。

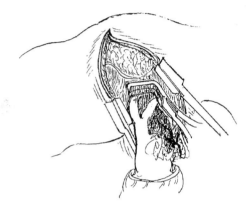

图 9-9 用血管阻断钳阻断肺门

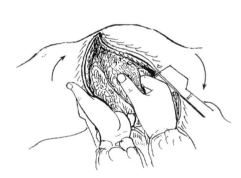

图 9-10 通过手控法将肺扭转 180°

4. 阻断降主动脉 降主动脉很软并且搏动时较弱，术中很容易误认为相邻的食管，食管柔软且无搏动，误阻断食管不会改善血流动力学。①在紧急状况下的前外侧切口开胸术中，降主动脉的阻断多数靠触觉，而不是通过直觉完成。将左肺牵拉向前方，然后术者用手由肺的侧面向后方中部滑移到后胸壁，再感觉肋骨的后部弧度，这个弧度朝向脊柱。手指尖首先能触及的管状结构就是主动脉，可用手将其压向脊柱，或钳夹主动脉阻断钳，解放手用于其他操作。②阻断的关键是要切开壁胸膜进行阻断（图 9-11）。如果在覆盖主动脉前方的胸膜完整状态下进行阻断，阻断钳容易滑脱，而不能达到预期效果。③用手指或 Mayo 剪刀在主动脉两侧的壁胸膜上开窗以备阻断，在柔软的主动脉两侧只需要很小的切口，就能通过阻断钳夹。需要注意过大的切口会损伤肋间血管或主动脉，使情况更加糟糕。

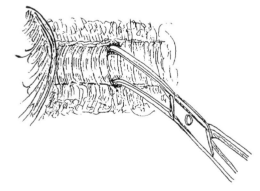

图 9-11 切开壁胸膜上阻断钳

四、超急的开胸操作术

1. 在创伤严峻的态势下行超紧急开胸术，称为急诊室复苏性剖胸术，这样的壮举通常都在急诊室开始进行，如果能成功，最终还得在手术室完成手术操作。进行复苏开胸术需要将气管插到正确的位置，有稳准的双手，一把得心应手的手术刀和一个思路清晰的头脑。

2. 充分外展患者的左上肢，使其不妨碍手术操作，消毒左侧胸壁后迅速切开。此时无菌术已经不是最主要的问题了，更应注意自身安全。因为在复苏开胸手术中，需要使用很多尖锐的仪器和针具，因此，主要原则就是在手术野中仅有术者的双手在进行操作。在复苏开胸术的混乱中，意外刺割伤的危险是明确存在的，而穿透性创伤的患者通常伴有感染性疾病，千万不要在抢救患者的手术操作时，误伤了自己或助手。

3. 复苏开胸术是经典的损伤控制性手术，国内外有经验的学者认为，在急诊室开胸以后，只能可以进行以下5项操作：①切断肺下韧带以便游离肺；②开放心包，了解心包内情况，若心脏有损伤行钉合或缝合修补心脏裂伤；③进行开放的心脏按压；④阻断肺门或者扭转大出血的肺；⑤阻断胸主动脉。

如果患者能存活，则在手术室进行其他的后续手术。如果在有限时间内心脏尚未恢复节律性搏动，应视为抢救失败并停止抢救。不要使手术团队陷入无意义的危险状态，即使术者具备手术天分和充足经验，行复苏开胸术的患者存活率仍然很低。

五、讨论

严重胸部创伤开胸术注意事项：①生命体征不稳定的患者首选前外侧切口开胸术；②胸廓出口损伤应酌情选择切口；③不要忘记处理胸廓内动脉，否则会导致重返手术室；④通过切断肺下韧带，游离肺；⑤调整手术野，必要时请麻醉师配合协助控制肺的萎缩与扩张以便从容操作；⑥开放心包，明确心包内的情况；⑦尽可能不用阻断钳，用双手扭转肺迅速控制肺门；⑧不能在完整的壁胸膜上方阻断主动脉；⑨在复苏开胸术中要考虑个人和手术团队的安全；⑩行胸骨正中切开术、在游离胸廓出口时，首先应处理左侧头臂静脉，确认阻断后，结扎、切断左侧头臂静脉。因为，左侧头臂静脉是胸廓出口的"门户"。

第十章

创伤性气血胸及胸导管手术

气胸通常分为自发性气胸和获得性气胸。自发性气胸包括原发自发性气胸、继发自发性气胸和婴儿气胸；获得性气胸又包括医源性气胸、压力性气胸和创伤性气胸。

一、创伤性气胸的处置

（一）开放性气胸

开放性气胸是指锐器、枪弹和爆炸物造成胸壁缺损，使胸膜腔与大气相交通，空气随呼气自由进出胸膜腔的一种胸外伤，可导致严重的呼吸和循环功能紊乱，如不及时救治，很快死亡。开放性气胸的病理生理变化为：①胸膜腔负压消失，伤侧肺受压萎陷。不仅如此，由于胸腔内压力不平衡，纵隔推向健侧导致健侧肺也受到一定的压缩，严重影响了通气功能。②吸气时健侧胸膜腔负压增高，纵隔移向健侧；呼气时，健侧负压降低，同时伤侧胸腔内气体从创口逸出，纵隔随之向伤侧移位。这种纵隔随呼吸来回移动的现象称为纵隔摆动，其摆动可刺激肺门及纵隔神经丛，加重或引起胸膜肺休克（图10-1、图10-2）。③吸气时患侧气道内低氧的无效腔气体吸入健侧肺内，呼气时健侧肺从气道内排出部分残气的同时，也将不少残气送入伤侧肺内，从而造成残气在两肺间来回流动，严重影响气体交换，加重缺氧。④胸膜腔失去正常负压及纵隔摆动引起心脏大血管不断移位，导致静脉回心量减少，影响循环功能。⑤可能合并肺挫伤和胸腔内出血，导致病情更严重而复杂。⑥通过胸壁创口，大量的热量及体液丢失，同时带入大量细菌，可能胸腔内还有异物遗留，导致胸膜腔感染并发脓胸。

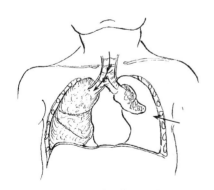

图 10-1　开放性气胸吸气时

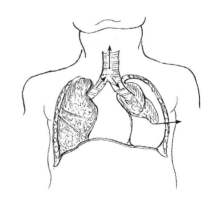

图 10-2　开放性气胸呼气时

患者主要表现为烦躁不安、严重的呼吸困难、发绀并休克。胸壁有开放伤口，检查时可听到空气"吸吮"入胸腔引起的嘶嘶声，伤侧的呼吸音消失或减弱。诊断不难，但应注意胸内合并伤的发生。

1.急救处理　立即封闭伤口，防止外界空气继续进入胸膜腔，即将开放性气胸变为闭合性气胸。在患者呼气末，迅速用5～6层无菌凡士林纱布封闭创口，其范围应超过创缘5cm，再用棉垫敷盖，用胶布固定及绷带加压包扎（图 10-3），以保证严密不漏气。

2. 清创术 胸壁创口应做早期清创处理及修复闭合胸壁的缺损。极小的胸壁损伤引起开放性气胸且无内脏损伤者，一般无须手术，局部清洁消毒后用无菌敷料覆盖包扎即可。较大的胸壁缺损及污染较重者，应行手术清创及缺损修复。给予氧气吸入，必要时输血补液，纠正呼吸和循环紊乱。

（1）行气管插管静脉复合麻醉，根据胸壁缺损的部位，取仰卧位或侧卧位。

（2）冲洗伤口，皮肤消毒后，剪去失活的软组织，去除异物和游离骨片，修整肋骨残端，需要保留健康的胸壁组织。冲洗胸腔，常规行胸腔闭式引流后，将胸壁肌肉紧密缝合。

（3）胸壁缺损较大，直接缝合困难者，可用带蒂肌肉瓣填塞法。游离附近的胸壁肌束封创口，一般用骶棘肌、胸大肌缝合最适用，将肌束游离至所需的长度后，切断一端肌束，牵至缺损的边缘，用细丝线沿缺损周围缝合固定，将缺损完全封闭（图 10-4、图 10-5）。

（4）行肺填塞，将肺膨胀后，用肺填塞胸壁缺损，用细丝线间断缝合，将肺固定于胸壁缺损边缘（图 10-6）。另外，可用人工代用品网片（即医用人工编物），剪裁至需要的大小缝于缺损的边缘。

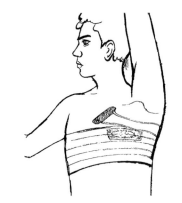

图 10-3 创口包扎后用绷带加压包扎

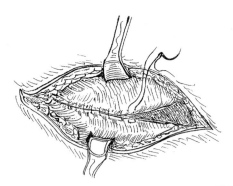

图 10-4 游离附近胸壁肌肉缝闭创口

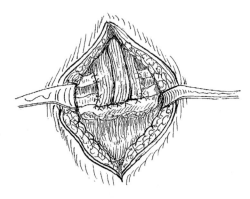

图 10-5 切断一端肌束，牵至缺损边缘，缝合封闭

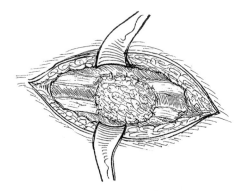

图 10-6 将肺固定于胸壁缺损的边缘

（二）张力性气胸

无论是闭合性或穿透性胸部创伤均可引起张力性气胸。胸壁、肺、气管等损伤组织形成单向活瓣，当吸气时空气推开创口活瓣进入胸腔，呼气时活瓣关闭，造成空气源源不断地进入胸腔而不能排出，胸膜腔内压不断增高，导致伤侧肺组织被压缩，并将纵隔推向健侧而压迫健侧肺，使肺通气量及有效换气面积减少，造成缺氧。另外，血流灌注不足的肺组织，得不到氧合而产生分流，更加重了低氧血症。纵隔移位，心脏大血管扭曲，加之胸膜腔内压升高，可导致静脉回心血流受阻，心排血量减少，引起循环衰竭（图 10-7）。

张力性气胸病情发展迅速，若不及时救治，可迅速因呼吸、循环衰竭而死亡。在抢救中不要因 X 线检查而延误抢救时机。从急诊室转运到放射科做检查的患者可在针头外口系一橡皮手套的指套，其顶端剪一小口，制成活瓣排气针（图 10-8）。吸气时橡皮指套闭合，阻滞外界空气进入胸膜腔，呼气时胸膜腔内气体排出体外。若备有特制的胸膜腔排气针，则效果更好（图 10-9）。若张力性气胸仍不能控制，则应在局部麻醉下，于锁骨中线第 2 或第 3 肋间隙切口插入直径为 0.5~1.0cm 的胶管做闭式引流，但有学者主张在腋中线第 4 或第 5 肋间放置粗管引流，以便同时满足伴有血胸的引流。要注意伤后膈肌可升至相当高的位置，并且若有膈肌破裂，腹腔内的脏器可疝入胸腔，手指探查后插入引流管，可避免膈肌及疝入胸腔内的脏器在放置引流管时被误伤。若经胸腔闭式引流管引流后，呼吸困难仍未改善，疑有严重肺裂伤或支气管破裂时，应及时行剖胸探查术。

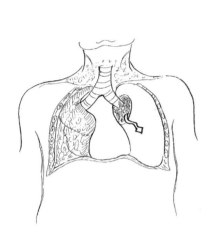
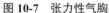

图 10-7　张力性气胸

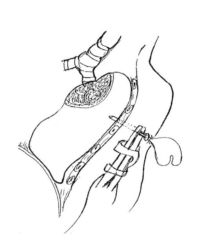

图 10-8　活瓣排气针的应用

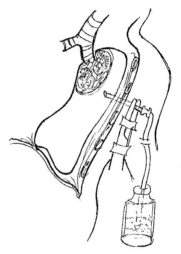

图 10-9　胸膜腔排气针的应用

1. 肺裂伤修补术　胸腔闭式引流若发现有明显漏气，且引流后呼吸困难无明显改善，肺仍不能复张者，应行急诊剖胸探查术。如果发现肺裂伤可予修补，应尽可能地保留肺组织；如果裂伤极为严重无法修补，或合并严重肺挫伤，可尽快评估后选择肺段切除、肺叶或全肺切除。

（1）在气管插管静脉复合麻醉下，根据情况可选择前外侧切口或后外侧切口，进入胸腔后若胸腔积血较多，且无污染者，可行胸腔血液自体回输。若裂口较浅，用丝线缝合结扎出血及漏气的部位后，将裂口间断缝合或褥式缝合（图 10-10）。若裂口不大但较深者应扩大裂口，仔细缝扎出血及漏气部位；若裂口又大又深，并有较粗的支气管损伤和出血的血管应缝合，为避免发生气栓，裂口可敞开一部分不予缝合（图 10-11）。

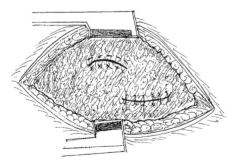

图 10-10　将肺裂口间断缝合或褥式缝合

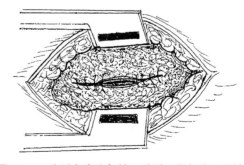

图 10-11　为避免发生气栓，肺裂口留部分不予缝合

（2）冲洗胸腔，嘱麻醉医师鼓肺，以检查修补处有无漏气及有无遗漏的肺裂伤。将术前放置的

胸腔闭式引流管做适当调整，关胸。

（3）术后纠正血容量的不足，防治休克，保持胸腔闭式引流管通畅。注意有无漏气及漏气程度。鼓励患者咳嗽排痰，预防肺部感染等并发症。

2. 气管及支气管破裂修补术 气管、支气管破裂多发生于严重的胸部撞击伤或挤压伤。交通事故的创伤导致气管和支气管破裂较多见，并成为胸部创伤的早期死亡原因之一。其发生机制可能与下列因素有关：①胸部遭到突然的暴力挤压时，其前后径减小，横径增大，两肺向左右分离。当气管隆嵴受到超过一定限度的牵扯力时，主支气管可发生破裂。②胸部受到挤压的瞬间，声门紧闭，气管挤压于胸骨与脊柱之间，此时气管压力骤然升高，远超过了胸膜腔内压，气流冲破气管壁而发生破裂。③在解剖上，环状软骨和气管隆嵴部相对固定，而肺悬垂于两侧。当胸部受伤时，肺被挤向两侧及后方。对隆嵴附近的支气管产生剪切力，导致该部的支气管破裂。因此，临床上约80%的破裂部位是在气管距隆嵴2.5cm以内，破口常发生在分叉部或气管膜部与软骨的接合部。左、右支气管破裂的发生率无明显差异。胸部的锐器伤、火器伤也是气管和支气管损伤的重要原因，可发生在气管、支气管的任何部位，通常与伤道一致。这类损伤多合并大血管损伤，伤情严重，通常迅速死亡。

呼吸困难是气管或支气管破裂的主要症状，引起呼吸困难的主要原因包括：①气管破裂引起的单侧或双侧气胸；②气液或分泌物阻塞下呼吸道；③受伤的气管或支气管黏膜水肿或血肿等；④并发肺挫伤。气管及支气管破裂若与胸膜腔相通，可迅速出现张力性气胸。纵隔气肿或皮下气肿也是气管和支气管破裂的常见临床表现，常起于颈前胸骨切迹上方的皮下，并迅速向颈、胸及腹部蔓延，引起广泛而严重的皮下气肿。总之，严重的胸部闭合性损伤患者，若伤后很快出现呼吸困难，咯血、气胸、纵隔及皮下气肿，特别是经充分胸腔闭式引流及负压吸引后，呼吸困难无明显改善，肺仍不能复张，需考虑气管及支气管破裂的可能，应立即行剖胸探查术。

（1）麻醉与体位：最好选用双腔插管或单肺支气管插管麻醉。患者的体位应根据受伤部位对手术切口的要求而定。胸内气管破裂取仰卧位，采用胸骨正中切口；气管下端或右主支气管破裂可采用侧卧位，行右后外侧切口；左主支气管破裂可采用侧卧位，行左后外侧切口。

（2）进入胸腔后寻找破裂部位，确定其范围和程度。相对简单的修补术能满足大多数患者的需要，涉及气管隆嵴或双侧主支气管的复杂损伤，最好在体外循环下进行修复。

（3）若破口在气管膜部或支气管的破口不大，边缘修齐后间断缝合修复（图10-12、图10-13）。若患者的支气管破口边缘不整齐，或完全断裂者，应修剪断端，重新端端吻合（图10-14）。吻合口应避免管腔旋转扭曲，膜部对齐，针距不小于0.15cm，缝合结扎线应在管腔外，可先缝合4个定点，可用丝线或可吸收缝线缝合，后者可避免术后肉芽组织形成和继发吻合口狭窄（图10-15）。

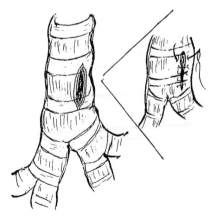

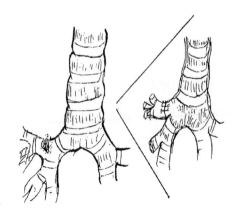

图10-12　间断缝合修复气管　　　　　　图10-13　将左支气管破损处边缘修剪整齐后间断缝合修复

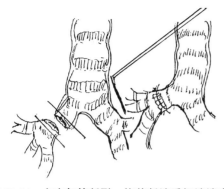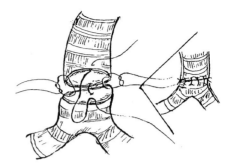

图 10-14　左支气管断裂，修剪断端后行端端吻合　　**图 10-15　为避免管腔旋转扭曲，先缝合 4 个定点**

（4）吻合准备，嘱麻醉医师鼓肺检查有无漏气。用邻近胸膜覆盖吻合口。冲洗胸腔，置放上、下 2 根引流管，关胸。

（5）注意事项：①破裂周围组织应适当游离。②游离胸膜肺粘连，切断下肺韧带以减小吻合口的张力；③缝合气管软骨部时应用小三角针缝合，以避免圆针不易穿过导致气管环破裂或断裂；④术中若发现支气管破口无法修补或伴有广泛而严重的肺挫裂伤，则应行肺叶或全肺切除。

二、创伤性血胸的处置

血胸是胸部创伤的严重并发症之一。在胸部创伤中，约 70% 的患者合并不同程度的血胸，胸腔内大出血也是创伤早期死亡的原因之一。出血的来源包括：①心脏大血管损伤，包括主动脉及其分支损伤，上、下腔静脉及肺动脉损伤，这类损伤出血量多而猛，大多数死于现场，仅少数有机会进行救治。②胸壁血管损伤，多见于肋间动、静脉及胸廓内血管，因这些血管都属于体循环，压力高，多为持续性出血，不易自然停止。通常需要手术止血。③肺组织损伤出血，因肺动脉的压力低，文献资料记载只达体循环压力的 1/8，而且受压萎陷的肺血管通过的循环血量比正常时明显减少，因此，肺出血破裂出血多可在短期内自然停止，需手术止血者不多。

血胸按胸腔积血的多少分为：①少量血胸，指胸腔积血量在 500ml 以下，胸部 X 线片可见肋膈角变钝，液面不超过膈顶平面（图 10-16）；②中量血胸，胸腔积血量为 500~1 500ml，胸部 X 线片见积液达到肺门平面（图 10-17）；③大量血胸，积血量在 1 500ml 以上，胸部 X 线片见积液量超过肺门平面（图 10-18）。小量血胸者多无出血的症状和体征，大多数在胸部 X 线检查时发现。中量以上的血胸可因大量失血引起血容量迅速减少，心排血量减少，产生失血性休克，同时胸腔大量积血可压迫肺使肺萎陷，纵隔移位，产生类似气胸的呼吸和循环功能障碍。患者烦躁不安、面色苍白、出冷汗、脉搏细弱、血压下降及呼吸困难等。

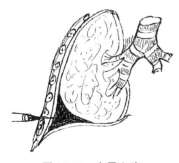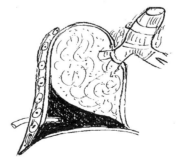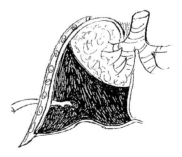

图 10-16　少量血胸　　　　　　**图 10-17　中量血胸**　　　　　　**图 10-18　大量血胸**

一般情况下，血液流入胸腔内，由于膈肌、心脏及肺的运动起去纤维蛋白的作用，积血的纤维蛋白被析出而失去凝固性。但出血量较多且出血速度快时，去纤维蛋白作用不完全，血液仍可发生凝固，形成凝固性血胸（图10-19）。

胸部创伤早期未发现血胸者，应警惕迟发性血胸的发生。这类患者伤后并无血胸的临床及X线表现，但数天后证实有血胸存在，甚至为大量血胸，其原因可能是肋骨骨折断端活动时刺破肋间血管或已封闭的血管裂口血凝块脱落。也可能与肺挫裂伤及胸壁小血管损伤等因素有关。因此，胸部创伤后3周内应多次行胸部X线检查，以免迟发性血胸的漏诊及误诊。血胸的治疗原则主要是防治休克，对活动性出血应进行止血手术，及早清除胸腔内积血，及时处理血胸引起的并发症及合并症。

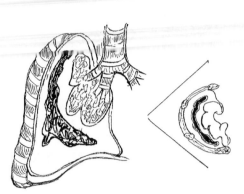

图 10-19　凝固性血胸

（一）胸腔闭式引流术

1. 少至中量的血胸多主张采用胸腔闭式引流，可使胸腔内积血及积气尽快排出，肺及时复张，并有监测漏气及出血是否停止的作用。同时，由积血导致的胸腔感染也可明显减少。

2. 血胸已发生继发感染者，应及时行胸腔闭式引流，并注意选择好引流管及放置的深度。注意观察，必要时调整适当部位和深度，以避免引流不畅形成慢性脓胸。

（二）剖胸止血术

若患者胸腔闭式引流管每小时引流量超过200ml，持续超过3小时，流出血液呈鲜红色，并有早期休克表现，应及时行剖胸探查术。

1. 麻醉与体位。采用气管插管全身麻醉。根据切口取半侧卧位或全侧卧位。

2. 进入胸腔后清除积血，迅速找到出血部位。若为胸廓内血管或肋间血管出血，可用血管钳夹，贯穿缝合结扎即可止血。若为肺裂伤出血，常有血气胸，应仔细找到出血和漏气的部位，予以缝合结扎。若肺组织损伤严重，损伤的血管较大，一般缝合止血无效，应行肺段或肺叶切除。若为心脏、大血管损伤，应做相应处理。

3. 妥善止血后，冲洗胸腔，低位放置胸腔闭式引流管。

（三）凝固性血胸清除及胸膜纤维板剥除术

凝固性血胸的清除一般在2周左右手术较好，若时间较久，血胸机化成为纤维胸，手术较困难，需要行肺纤维板剥脱术。

1. 麻醉与体位。采用气管插管全身麻醉。根据伤情选择切口，一般选择后外侧切口。若为单纯的血肿清除，切口不宜太大。

2. 进入胸腔后吸除积血，清除血凝块及附着于肺表面的纤维蛋白膜。

3. 若为纤维胸，应行纤维板剥除术。先于肺表面之纤维板切一小口，从中找到纤维板与肺表面的间隙，用小纱布球将纤维板从肺表面上分离（图10-20）；较疏松的部位，可用手指钝性分离（图10-21）；粘连较紧时改用锐器分离（图10-22）。若遇有小片粘连过紧，可绕行在其周围剥离，将小纤维板残留在原处。位于脊柱旁沟及前胸壁等部位的纤

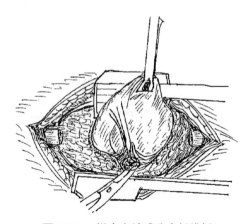

图 10-20　钳夹小纱球分离纤维板

维板必须剥离，以利于术后肺膨胀。若膈肌上的纤维板剥离困难，也可不必剥离，但应将覆盖肺下叶的纤维板剥除。

4. 检查肺膨胀时有无漏气，较大的漏气应用丝线做褥式缝合。

5. 彻底止血后，冲洗胸腔，放置较粗的胸腔闭式引流管。

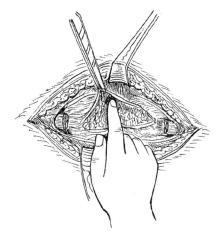　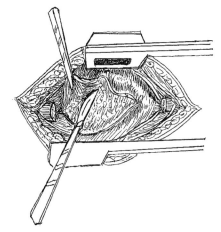

图 10-21　用手指钝性分离纤维板　　　　图 10-22　用锐器分离粘连紧密的纤维板

三、胸导管手术

乳糜胸的手术指征并没有统一的标准，通常认为非手术治疗超过 2 周每天乳糜液引流量在 400ml 以上；或连续 5 天，成人每天乳糜液引流量在 1 500ml 以上，儿童每天 100ml/ 岁以上，应行手术治疗。肺萎陷后不能完全复张，创伤性和手术后乳糜胸，特别是食管术后乳糜胸，应积极进行手术治疗，因为非手术治疗会使患者很快全身衰竭，失去手术时机。但伴有脊柱骨折的外伤性乳糜胸，原则上应非手术治疗。

（一）胸导管结扎术

1. 麻醉与体位　患者采用气管插管静脉复合麻醉，取仰卧位，根据伤侧选择标准的后外侧切口入胸（图 10-23）。

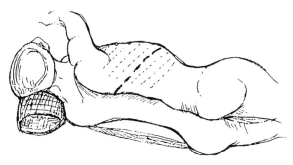

图 10-23　标准后外侧切口

2. 寻找胸导管　清除胸膜腔积液，切断并结扎下肺韧带，将肺推向前上方，暴露后纵隔，沿奇静脉纵向切开纵隔胸膜后，在奇静脉与主动脉之间寻找呈珠白色、半透明、4～5mm 粗的胸导管（图 10-24）。术前若行高脂饮食或管内注入橄榄油的患者，下肢注入伊文思蓝可使胸导管呈蓝色。沿胸导管上下进行探查，在破损的两端用丝线结扎，然后用纱布吸干附近积液，仔细观察有无乳糜液漏出（图 10-25）。

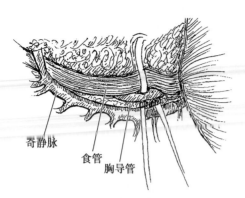

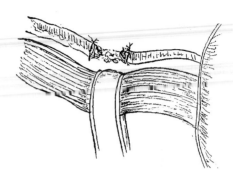

图 10-24　在破损处找到胸导管　　　　　　　　　**图 10-25　结扎破损两端的胸导管**

3. 经左胸结扎胸导管　标准的左后外侧切口进胸。清除胸膜腔外积液，切断并结扎左下肺韧带，将肺拉向前上方，暴露后纵隔（图 10-26）。在主动脉上方切开纵隔胸膜，游离并将食管牵向左前方。暴露主动脉及其肋间分支（图 10-27）。结扎切断 2 根肋间动脉，从牵起的胸主动脉前面或后面接近胸导管，在破损的上下端结扎胸导管。如果食管切除术后乳糜胸可从主动脉右侧，经食管床，在奇静脉和主动脉之间、椎前筋膜的前面找到胸导管，不必分离和结扎肋间动脉。主动脉以上的胸导管损伤，应在左锁骨下动脉后方找到胸导管，并结扎。

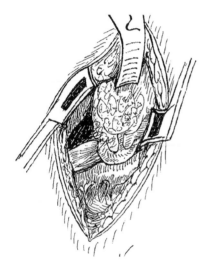

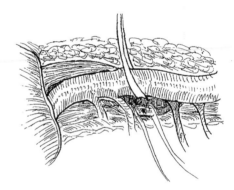

图 10-26　将肺拉向前上方，显露后纵隔　　　**图 10-27　显露主动脉和肋间动脉支，在破损的上下结扎胸导管**

4. 胸导管大块组织结扎　胸导管壁很薄弱，在解剖分离时容易损伤，因此，在寻找分离胸导管时应注意操作，预防造成新的损伤。另外，部分患者的胸导管有变异，呈多干型或另有侧分支，这类患者胸导管周围的组织不能做过多的解剖，要避开食管、主动脉和奇静脉，在膈上将这三者之间的所有组织紧贴椎前筋膜用粗丝线结扎 2 次，然后在主动脉弓上用同样方法结扎上壁的胸导管。

（二）胸导管和奇静脉吻合术

1. 胸导管插入奇静脉吻合　经右胸切开纵隔胸膜。在奇静脉与主动脉之间找到胸导管，结扎胸导管的头侧断端，借助手术显微镜剥离胸导管外膜，在腹侧断端上缝 2 根细无损伤血管缝线。用 2 把无损伤血管钳夹分别夹住奇静脉切口部位的上下两端，暂时阻断血流，在奇静脉壁的相应部位做一个小斜切口（图 10-28）。利用 2 根牵引线将胸导管尾侧断端置入奇静脉腔内 2～3cm，再用穿出静脉壁的引线将胸导管固定在奇静脉壁及附近的组织上（图 10-29）。撤去血管夹，如有渗血，加压片刻即可止血。

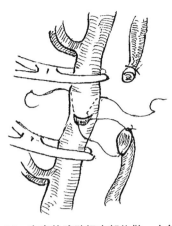

图 10-28 在奇静脉壁相应部位做一小斜切口

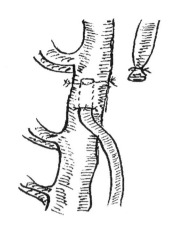

图 10-29 穿出静脉壁的引线将胸导管固定在奇静脉壁上

2. 若术前胸导管因管腔扩张增粗，胸导管与奇静脉口径相差不太大，可行奇静脉与胸导管端端吻合。奇静脉腹侧端结扎，头侧端用无损伤血管钳阻断。胸导管腹侧端尽量留够长度，以避免吻合的张力大，头侧端结扎。为扩大胸导管口径，可斜向切断。适当剥离外膜后，用 10-0 无损伤血管缝线行端端吻合（图 10-30～图 10-32）。

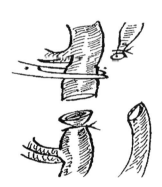

图 10-30 结扎头侧胸导管及头侧奇静脉，用无损伤血管钳阻断，行腹侧奇静脉结扎术

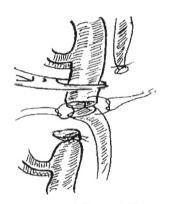

图 10-31 奇静脉与胸导管端端吻合

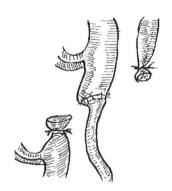

图 10-32 奇静脉与胸导管端端吻合完成

3. 如胸导管与奇静脉口径相差很大，可行奇静脉与胸导管端侧吻合（图 10-33～图 10-35）。

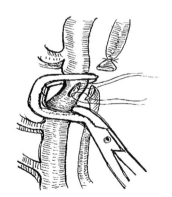

图 10-33 胸导管与奇静脉行端侧吻合

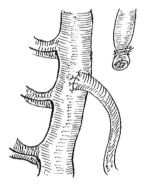

图 10-34 胸导管与奇静脉端侧吻合完成

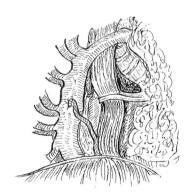

图 10-35 胸导管与奇静脉端侧吻合完成，胸内视野所见

4. 术中注意事项　防止血液流入淋巴管和保证吻合口通畅是胸导管与奇静脉吻合成功的关键。在操作时应注意：①保证吻合口无张力；②分离胸导管时要仔细，不要损伤、使用血管钳夹，保持

开放，胸导管的外膜要剥离干净；③术中不断用肝素盐水冲洗手术野及吻合口；④用 10-0 无损伤血管缝线吻合；⑤术者要有显微外科和胸科吻合经验与专长，以确保手术成功。

（三）胸膜粘连术

开胸后用较坚硬的消毒毛刷或干纱布用力摩擦壁胸膜和脏胸膜的表面，使肺与胸壁间很快形成粘连。也可以从切口缘开始剥除壁胸膜，用盐水纱布轻揉肺脏表面，如果肺萎陷后脏胸膜表面有大量纤维蛋白沉积，限制肺膨胀，应同时行脏胸膜剥脱，以解除胸膜对肺的束缚，使肺尽早膨胀占满胸腔。术毕时，胸腔上、下各放置 1 根引流管，接水封瓶或负压吸引。术后 5～7 天摄胸部 X 线片，在拔除胸腔引流管之前可试行进食高脂餐，了解有无乳糜胸复发。为使胸膜腔粘连牢固，可延长至 3 周拔管。

该手术操作简便，既可以单独实施，也可以联合其他手术治疗胸导管损伤后的乳糜胸。

第十一章

心脏损伤

一、外科解剖

心包是包绕心脏和大血管根部（包括主动脉、肺动脉、上下腔静脉末端2～4cm）外面的一个纤维浆膜囊，分外、内两层，外层是坚韧的纤维层，内层为菲薄、光滑的浆膜层，可以分泌浆液。内层又分为壁层和脏层，壁层紧贴纤维层，脏层附着于心脏表面，形成心脏外膜。壁层心包与脏层心包之间的间隙称为心包腔，腔内仅含20ml左右的浆液，以润滑心脏，减少搏动时的摩擦。心包上方在大血管根部反折，下面止于膈肌中心腱。心包后方有2个间隙：①心包横窦，位于主动脉及肺动脉的后方；②心包斜窦，位于左心房后面与肺静脉之间（图11-1）。心包因有坚韧的纤维层，心包腔又小，腔内如有出血渗液，将压迫心脏导致致命性的心脏压塞。

膈神经走行于心包外侧面。短时间内心包腔内积液达到200ml即可导致致命性心脏压塞。右心房壁薄，约2mm；左心房壁稍厚，约3mm。右心室壁约4mm，左心室壁厚达12mm。

2条主要的冠状动脉，即左冠状动脉和右冠状动脉，均起源于主动脉根部左心室出口处。左冠状动脉分为左前降支和旋支，共同供应左侧心肌。右冠状动脉分为后室间支和右缘支，供应右侧心肌和负责心肌节律的窦房结、房室结（图11-2）。

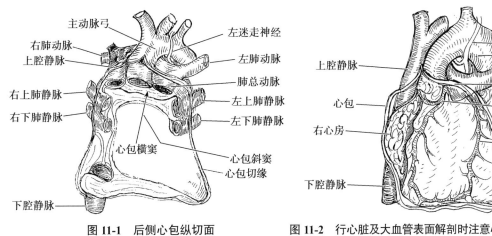

图 11-1　后侧心包纵切面　　　图 11-2　行心脏及大血管表面解剖时注意心包附着于大血管根部

二、基本原则

心脏创伤高度致命，大多数患者当场死亡。幸存下来到达急诊室的患者，早期诊断和手术治疗是提高存活率的关键，诊断基于体格检查和创伤超声重点评估。穿透性心脏损伤的病理生理及临床表现取决于心包、心脏损伤的程度和心包引流情况。致伤物和致伤能较小时，心包与心脏裂口小，心包裂口易被凝血块阻塞，而引流不畅，导致心脏压塞。临床表现为静脉压升高，颈静脉怒张，心音遥远、心搏微弱，脉压小，动脉压降低的贝克三联征（Beck triad）。迅速解除心脏压塞并控制心脏出血，可以成功挽救患者的生命。少数患者由于伤后时间短，就诊早期生命体征尚平稳，仅有胸部损伤史与胸部较小的裂口，易导致误诊和错过抢救时机。

在医院环境中没有必要进行诊断性心包穿刺，大多数患者到医院时可能已经失去生命体征或存在严重的低血压表现。如果患者受伤时间极短或创伤轻微，生命体征可能没有异常。大多数心脏创伤源于利器贯通伤或枪弹伤，贯通伤易损伤右心室，而枪弹伤则易损害多个心腔及内部结构。钝挫伤导致的心脏破裂极其致命，患者多当场死亡。生命体征丧失或心搏、呼吸即将骤停的患者应给予行急诊室复苏性剖胸术抢救（参见第五章）。

一期心脏修复术大多不需要体外循环，可考虑临时使用主动脉内球囊反搏（intra-aortic balloon pump，IABP）辅助。低压心脏的创伤可能合并空气栓塞的患者，术中应探查冠状静脉有无气泡，如果有，则应行右心室吸引，排尽空气。

三、体位

若在急诊室行左侧剖胸，患者应取仰卧位，左上肢悬吊高过头部，充分消毒胸部前方及两侧，消毒应尽快完成，没必要在乎相关细节。在手术室剖胸的患者，应取仰卧位，双上肢外展90°，以方便麻醉医师操作。如果实施左前外侧入路剖胸，左上肢应高于头部，消毒区域应包含胸部前方和两侧。如果疑似合并腹部创伤，消毒区域的范围应包含腹部。

四、手术切口

手术切口选择取决于患者的伤情、手术环境（是手术室还是急诊室）、是否需要阻断主动脉及心脏损伤可能发生的部位。如果患者到急诊室已经没有生命体征或心脏搏动，应立即在转运车上行左前外侧剖胸手术。此手术入路时间最短，不需要电刀，而且还可以行主动脉阻断（参见第五章）。对于大多数在手术室行剖胸手术的患者，最常采用正中切口，因为它能充分显露心脏和肺等结构。相比其他切口，出血少，术后疼痛较轻，并发症较少。但是正中切口不利于心脏后面的显露，也不便于行主动脉阻断。左侧剖胸入路更适合于需要行主动脉阻断和怀疑心脏后壁损伤的患者。如合并双侧胸腔创伤的患者有可能需要左侧切口，以延长至右胸形成蛤壳状切口（参见第八章）。

1. 胸骨正中切口 位于胸骨正上方，从颈静脉切迹延伸到剑突，经过胸肋放射状韧带达到胸骨。取合适的角度，采用电切或钝性分离方法，将颈静脉切迹处锁间韧带从胸骨上分离（图11-3、图11-4）。将示指置于胸骨柄后壁以确认颈静脉切迹后壁与韧带等组织是否彻底分离（图11-5）。若胸骨上附着软组织，气动锯就无法运作，因此，有经验的学者采用电刀制造线痕以指导胸骨锯或在切剖胸骨时保持Lebsche刀在中线位置（图11-6）。将胸骨锯前端的钩子或Lebsche刀放于颈静脉切迹内，提起胸骨，嘱麻醉医师临时停止通气，然后锯剖胸骨，在锯骨的过程中始终保持胸骨提起并始终保持其在中线位置。切开胸骨后将Finochietto撑开器放在胸骨上部撑开，此时可显露心包（图11-7）。

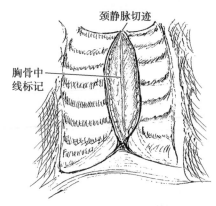

图11-3 胸骨中线标记用以指导胸骨切开

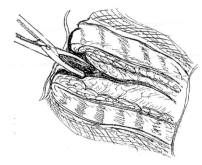

图11-4 用钳子成角钝性分离的方法分开锁间韧带

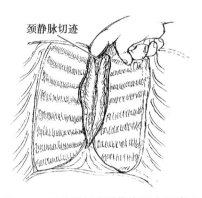

图 11-5　用示指探查颈静脉切迹后壁以
确认软组织彻底清除

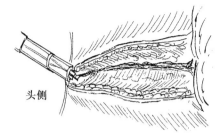

图 11-6　在锯剖胸骨的过程中保持胸骨持续被牵拉，
并保证锯在已标记的正中线上

2. 左侧剖胸切口　从左侧第 4 或第 5 肋间，男性在乳下，女性在乳房下褶处。由左侧胸骨旁线延伸至腋后线，沿肋骨曲线弧度朝向腋窝。

（1）在切口前部可见到胸大肌及胸小肌，分离胸大肌及胸小肌。在切口的后部可看到前锯肌，分离前锯肌。

（2）在肋骨上缘分离肋间肌，以避免肋间隙内的神经及血管损伤。采用剪刀进入胸膜腔，注意切开胸膜时勿损伤胸膜下方的肺组织。

（3）在进入胸膜腔时应采用右侧单肺通气或暂停通气以减少对肺的医源性损伤。然后采用 Finochietto 撑开器撑开肋骨。

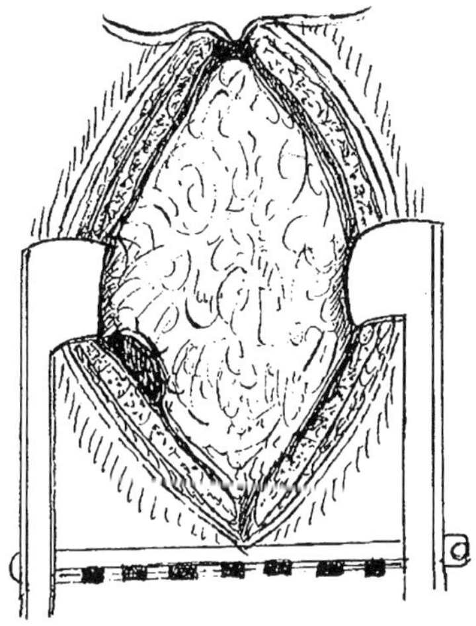

采用左侧剖胸切口注意事项：①若切口选择过

图 11-7　用 Finochietto 撑开器撑开胸骨显露前心包

低，则可能会损伤抬高的膈肌并影响心脏上部显露不充分。②若切口未沿肋间隙走行，进入胸腔会十分困难。左侧剖胸切口应当呈现为朝向腋窝的弧形。③移除撑开器后应检查有无损伤左胸廓内动脉。因为撑开器的叶片可能遮挡胸廓内动脉损伤及其导致的大出血。

五、术式选择

（一）心包切开术

1. 如果不存在需紧急开胸处理的心脏压塞，采用 2 把止血钳在中线提起心包并切开一个小口。

2. 如果存在心脏压塞，很难使用止血钳提起心包，此时应用手术刀切开心包，并用剪刀纵向打开心包。若采用的是胸骨正中切口，心包也应当在中线切开。若行左胸前外侧切口，可见膈神经行走于心包前壁，应在心包上部并平行于膈神经切开心包（图 11-8、图 11-9）。

3. 有急性心脏压塞的患者，心包钳夹是十分困难的，应用手术刀在心包上切开小口，使心包完全切开更容易。要注意找到膈神经并避免损伤。

（二）心包切开止血术

心脏切开清除心包积血凝块，缓解心脏的压塞后，即用手指压迫任何肉眼可以看到的心脏出血点。更大的心房损伤，可以使用血管钳止血，注意不要加重损伤。如在急诊室剖胸探查发现较小的心脏损伤时，可以采用插入并扩张 Foley 导管的方法控制出血（图 11-10、图 11-11）。

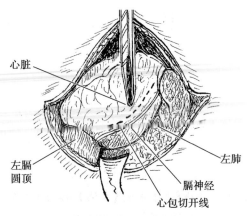

图 11-8 左胸前外侧切口，镊子尖所指虚线
即为膈神经前方心包切开位置

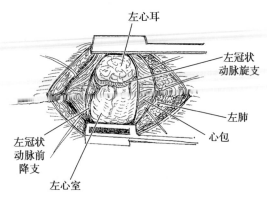

图 11-9 切开心包，显露左心耳及
部分右心室

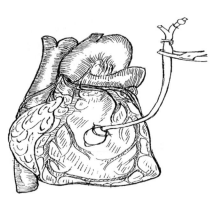

图 11-10 采用 Foley 导管暂控制
心脏创面出血

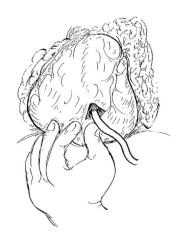

图 11-11 轻柔牵拉导管以压迫创面，
避免过度牵拉导致创面扩大

（三）心脏修复术

1. 心脏创口采用 8 字形缝合，水平褥式缝合或连续缝合修补，采用细针及 2-0 或 3-0 不可吸收缝线缝合（图 11-12、图 11-13）。大多数情况下，常规应用垫片可能耗费时间，因此没有必要。缝合时可能撕裂心肌的患者就应当使用垫片。

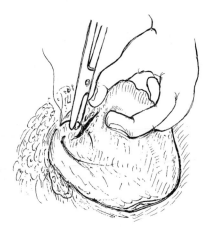

图 11-12 用拇指和示指挤压创面控制出血，
用 2-0 或 3-0 不可吸收缝线 8 字形缝合修补

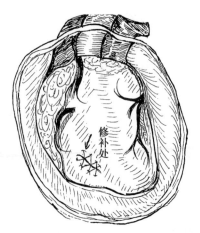

图 11-13 采用 8 字形缝合修补右心室破口

2. 在大冠状动脉旁的心脏穿透损伤应当在血管下采用水平褥式缝合修补创面（图 11-14、图 11-15）。

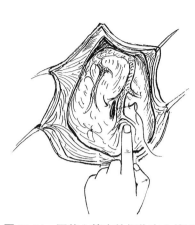

图 11-14　冠状血管旁的损伤在血管后
下方进针、创口外出针

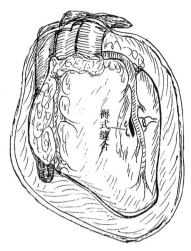

图 11-15　冠状血管旁的心脏穿透损伤应在
血管下采用水平褥式缝合修补创面

3. 在急诊条件下可使用缝皮器暂时封闭心脏创面，这种方法对于锐器伤很有效。但对于枪伤引起的合并心脏组织缺失的患者，缝皮器效果不佳。在手术室应当使用缝合止血法。

4. 主要冠状动脉离断者，可以在心脏不停搏的情况下采用放大镜下间断缝合修补冠状动脉。如果无法实现，可以结扎冠状动脉并密切观察心脏活动情况。冠状动脉远端损伤结扎后的患者通常可以耐受。如果不存在心律失常，则无须其他操作。如果合并心律失常，应拆除缝线并用手指轻柔压迫，并积极求助体外循环团队支持参与。但急诊手术操作时不需要体外支持，手术的目的是挽救患者的生命，任何不威胁生命的心内缺损都应当在以后具备最佳条件时再行择期修复。

5. 心脏后壁损伤的探查和修复较困难，因为心脏搬动很容易引起心律失常或心脏停搏停。遇到这种情况的损伤，可用 Duval 钳夹住心尖，轻轻牵拉抬起心脏，以显露和修补心脏（图 11-16）。另外，也可用细针穿 2-0 缝线 8 字形缝合心尖部以牵拉和抬起心脏。但缝线牵拉时要注意因牵拉过重可能引起心脏撕裂。也可用纱布垫有序地放置、缓慢地抬高心脏，使心脏的位置暂时改变以显露心脏后壁。在持续性心律失常或心脏停搏发生时，可以使用心外膜起搏。

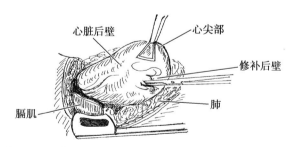

图 11-16　采用 Duval 钳抓住心尖，抬起心脏，显露后壁破损处，修补心脏后壁

6. 心包关闭。心脏修补完成后，患者情况平稳，采用 2-0 缝线连续缝合关闭心包，在心包底端留窗口，以防再出血引发的心脏压塞。急性心力衰竭或大量液体复苏引起的急性心脏扩张患者，不用关闭心包以防心律失常。

六、讨论

1. 采用胸骨正中切口时应注意以下几点。①若不能分离颈静脉切迹处锁间韧带，则会影响气动锯的操作，气动锯在有软组织存在时是无法正常进行操作的。②若胸骨切口偏离胸骨正中线，可能会影响肋软骨。为了避免发生这种情况，应提前采用电凝钩在胸骨正中画出痕迹标记，使其引导胸骨锯或 Lebsche 刀操作，以保证胸骨锯或 Lebsche 刀保持在胸骨正中线上的位置。③若将撑开器放在胸骨下半部分可能导致胸骨横断。因此，应将撑开器放在更厚、更强的胸骨上半部分。

2. 心脏穿透伤修补术中，通常出血量大，并且出血很快，术者应镇静、从容地仔细操作，但动作要敏捷、正确，切不可慌乱，一般沿心包裂口方向可找到心肌裂口。在关闭心包时，若在心包有张力下强行关闭心包可能导致心律失常及心搏骤停。

3. 术后评估所有存活的患者，术后常规均应接受早期及晚期心脏彩超评估，以排除明显的心内结构损伤，包括室间隔缺损、心脏瓣膜或乳头肌功能障碍、心肌运动障碍及晚期心包积液等。

第十二章

胸部血管损伤

一、外科解剖

1. 上纵隔解剖结构主要包括主动脉弓及其主要分支血管起始部，有头臂干、近段左颈总动脉及近段左锁骨下动脉。左、右头臂静脉汇合形成上腔静脉（superior vena cava，SVC）（图 12-1）。

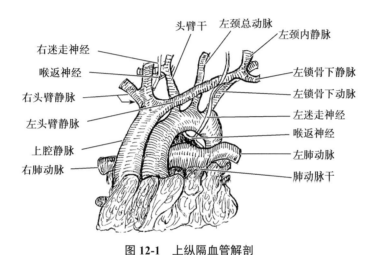

图 12-1 上纵隔血管解剖

注意左头臂静脉横跨主动脉弓及其主要分支上缘。

2. 进入上纵隔首先可以见到残留胸腔组织及周围的纵隔脂肪组织。这些组织附着在左头臂静脉和主动脉弓上。

3. 左头臂静脉长 6~7cm，经胸骨柄后方、主动脉弓的前上缘横跨上纵隔，在右侧胸骨旁第 1 或第 2 肋间隙胸骨右缘与右头臂静脉汇合处形成 SVC。右头臂静脉长约 3cm，垂直向下走行，与左头臂静脉成 90° 相交，汇合形成 SVC。

4. 上腔静脉长 6~7cm，位于升主动脉侧面并与之平行走行，其中，有一小段位于心包腔内。升主动脉位于心包腔内。心包反折附着于主动脉弓的起始部。主动脉弓的第一个分支就是头臂干，其分支形成右锁骨下动脉及右颈总动脉。第二个分支是左颈总动脉，之后是左锁骨下动脉。头臂干和左颈总动脉起始部位相对靠前，而左锁骨下动脉更靠后。解剖上的变异包括左颈总动脉和头臂干共干，也包括左锁骨下动脉和左颈总动脉共干（图 12-2~图 12-4）。

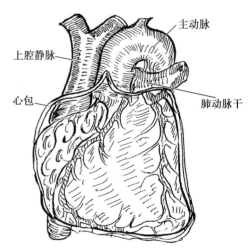

图 12-2 大血管根部（主动脉、上腔静脉和
肺动脉干）被心包覆盖

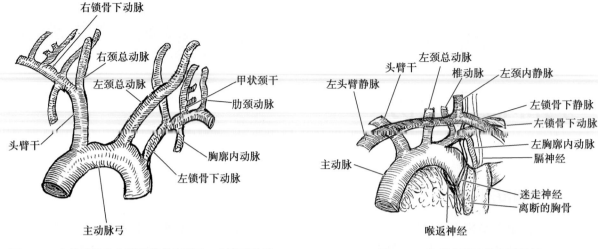

图 12-3 主动脉弓的主要血管（头臂干、左颈总动脉、左锁骨下动脉），左颈总动脉直接起源于主动脉，右颈总动脉由头臂干发出

图 12-4 主动脉弓及其主干解剖
注意左头臂静脉、左迷走神经及左膈神经的解剖关系。
迷走神经处于中间，而膈神经位于胸廓内动脉旁。

5. 左迷走神经走行于左颈总动脉和左锁骨下动脉之间，于主动脉弓前方分支形成左侧喉返神经，其绕主动脉弓向上走行于气管食管沟。右迷走神经跨过右锁骨下动脉后分支发出右喉返神经，其向下、向后方绕过右锁骨下动脉，沿右颈总动脉后方上行，走行于气管食管沟（图 12-5、图 12-6）。

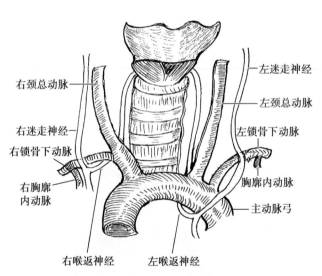

图 12-5 迷走神经和大血管的解剖学关系
迷走神经从前方越过锁骨下动脉。
右喉返神经绕过锁骨下动脉，左喉返神经绕过主动脉弓。

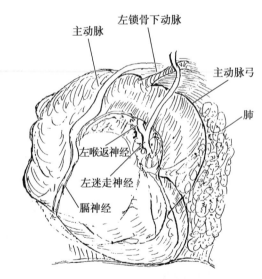

图 12-6 左迷走神经越过左锁骨下动脉近端和主动脉弓，在主动脉弓下缘发出左喉返神经

6. 胸主动脉或降主动脉起始于脊柱 T_4 左侧。在肺根部下方，降主动脉走行于脊柱前方，于 T_{12} 水平通过主动脉裂孔进入腹腔。食管紧贴胸主动脉的右侧走行，食管的下段穿过膈肌平面时，走行于主动脉前方（图 12-7、图 12-8）。从主动脉后方分支发出 9 对肋间动脉并走行于相应的肋间隙。支气管动脉和食管动脉也是从降主动脉分支发出的。

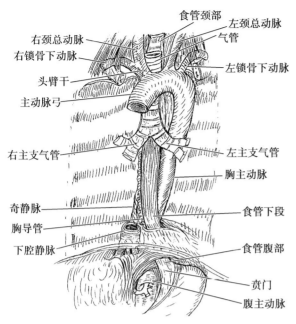

图 12-7　食管与胸主动脉之间的解剖学关系

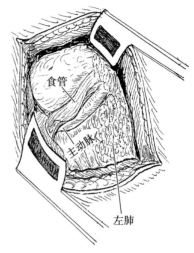

图 12-8　手术野可见食管和胸主动脉之间的关系

食管位于主动脉的右侧，在膈肌上方（食管穿过膈肌前），
食管走行于主动脉前方。

二、基本原则

有学者统计胸部大血管损伤 90% 以上都见于穿透伤。大多数穿透性纵隔大血管损伤患者几乎死于现场没能送达医院救治。活着送达医院的患者，绝大多数存在血流动力学不稳定，无须任何诊断性检查必须行急诊手术。入院时已没有生命体征或即发生心搏骤停的患者，需在急诊室行复苏性剖胸探查术（参见第五章）。

怀疑存在纵隔血管损伤且血流动力学稳定者，CT 血管造影是最有效的筛查诊断手段。胸腔大血管损伤可以表现为外出血或内出血及血管内膜肿胀导致血栓形成或假性动脉瘤。因此没有明显出血并不能排除血管损伤。

在手术室，创伤剖胸手术应包括血管外科器械、电动胸骨锯、Lebsche 胸骨刀及骨剪。外科手术医师应戴头灯，以便为解剖困难的区域提供最佳照明。

三、麻醉与体位

1. 麻醉　通常采用气管插管全身静脉麻醉。

2. 体位

（1）上纵隔血管损伤的体位：①患者取仰卧位，双上肢外展 90° 固定，有利于肢体的麻醉操作；②皮肤准备及贴膜应包括颈部、前胸壁及侧胸壁，所有的严重创伤手术，腹部及腹股沟也应做好皮肤准备，以防意外伤道探查或建立大隐静脉插管。

（2）显露胸部降主动脉的体位。①将患者置于右侧卧位（参见第八章）；②如果可能，应用双腔气管导管，一旦进入胸腔就使左肺萎陷。

四、手术切口

1. 胸骨正中切口　胸骨正中切口能良好地显露上纵隔血管提供。此外，也能很好地显露心脏和双肺。胸骨正中切口也能通过胸锁乳突肌切口向颈部或锁骨延长，以更好地显露颈总动脉或锁骨下血管远端（图 12-9）。

2. 蛤壳状切口 蛤壳状切口能良好显露心脏前面、上纵隔血管及双肺。该切口通常由标准的前外侧剖胸切口向对侧胸部延伸。蛤壳状切口位于双侧胸部第 4 或第 5 肋间，使用骨刀或大力剪横断胸骨。在横断胸骨时，双侧胸廓内动脉需同时横断时，应发现胸廓内动脉的断端，给予可靠结扎其近端和远端（图 12-10）。

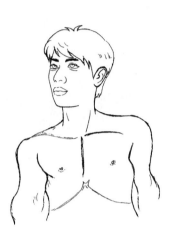

图 12-9　胸骨正中切口可向颈部延续于胸锁乳突肌切口以更好地显露颈总动脉，或延续于锁骨切口以更好地显露锁骨下血管远端

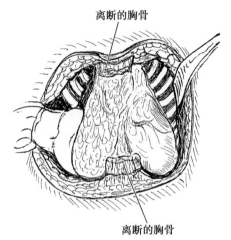

图 12-10　于双侧胸部第 4 或第 5 肋间隙做蛤壳状切口，并横向切断肋骨，良好地显露心脏前方、上纵隔血管及双肺

3. 后外侧剖胸切口 后外侧剖胸切口是处理胸部降主动脉损伤的首选切口（图 12-11）。然而，大多数穿透性损伤患者存在严重的血流动力学不稳定。患者取仰卧位，只能延长前外侧切口。如果可能，使用双腔气管导管以便在开胸后萎陷左肺。

在第 4 或第 5 肋间隙做大的左后外侧切口，切口从左侧乳头下方开始，向后直达肩胛骨和脊柱之间，以确保分开背阔肌和前锯肌。

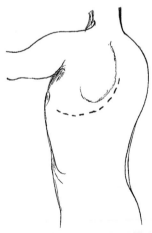

图 12-11　显露胸部降主动脉的体位和首选的手术切口（虚线所示）

五、显露血管

1. 显露上纵隔血管

（1）胸骨正中切口或蛤壳状切口开胸后，进一步是打开心包，排除心脏心包内大血管损伤。所

有穿透性损伤导致的纵隔血肿都应进行手术探查，如果可能，在控制血管近端、远端之后进行。

（2）上纵隔胸骨后方首先见到残留的胸腺组织及周围的脂肪组织，这些组织附着在左头臂静脉和主动脉弓的上方。用 Allis 钳将这些组织向头侧牵拉，仔细钝性分离并显露左头臂静脉（图 12-12）。

（3）用血管拉钩牵开显露左头臂静脉，解剖血管，确认与邻近右头臂静脉垂直相交夹角，即上腔静脉起始部（图 12-13）。上腔静脉位于升主动脉的右侧并与其并行。

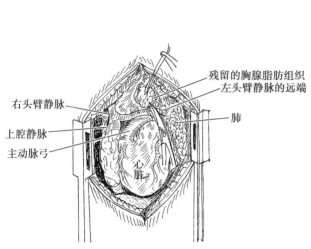

图 12-12 上纵隔胸骨后方首先显露的是残留的胸腺组织和周围的脂肪组织，牵拉这些组织显露左头臂静脉

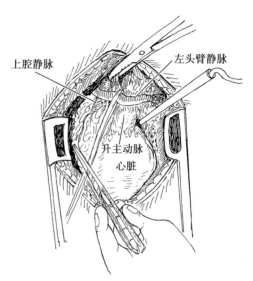

图 12-13 完全游离右头臂静脉和显露上腔静脉

（4）左头臂静脉直接跨越主动脉弓上缘，将其拉开可以显露主动脉弓和分支血管的起始部（图 12-14）。在极少数情况下，左头臂静脉需要结扎以更好地显露横向的主动脉弓及其分支（图 12-15）。

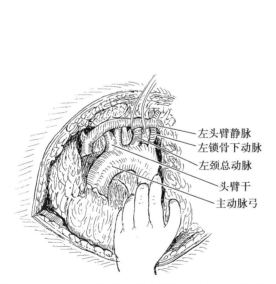

图 12-14 左锁骨下动脉位于左颈总动脉外侧并靠后方

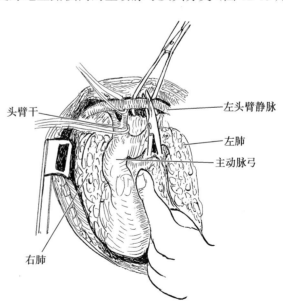

图 12-15 可以结扎切断左头臂静脉以更好地显露横向的主动脉和头臂干近端

（5）头臂干和左颈总动脉起源于主动脉弓的前上缘，容易辨认和使用血管悬吊带控制（图 12-16），但左锁骨下动脉的位置靠后且难以显露。通过胸骨正中切口难以分离显露头臂干远端，在这种情况下，可以向右侧颈部延续于标准的胸锁乳突肌切口，以便更好地显露。

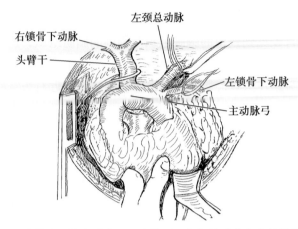

图 12-16　切断左头臂静脉后的主动脉弓。头臂干、左颈总动脉和右锁骨下动脉均充分显露

（6）显露左锁骨下动脉可能需要胸骨正中切口联合左锁骨下切口（图 12-17、图 12-18）。左迷走神经沿左颈总动脉和左锁骨下动脉之间下行至纵隔，并跨越主动脉弓，需要注意识别并保护。

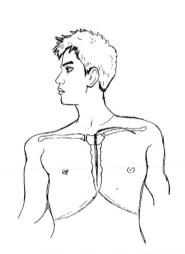

图 12-17　胸骨正中切口联合左锁骨下切口

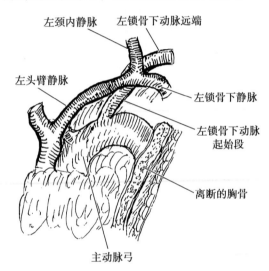

图 12-18　显露左锁骨下动脉时注意左颈内静脉和
左锁骨下静脉汇合形成的左头臂静脉

2. 显露胸部降主动脉　通过左侧第 4 肋间后外侧大切口可获得最佳显露。在解剖游离主动脉的过程中，注意识别和保护食管。食管位于主动脉的右侧，当食管穿越膈肌时走行于主动脉的前方（见图 12-7）。左迷走神经沿左颈总动脉和左锁骨下动脉之间下行至纵隔，并跨越主动脉弓，在邻近区域解剖时应注意游离并保护。

六、纵隔内血管损伤的处置

（一）纵隔静脉损伤的处置

1. 头臂静脉结扎术通常具有良好的耐受性，上肢短暂性水肿是最常见的并发症。只有行静脉侧方修补并不会形成狭窄时才考虑做静脉修复。急性损伤，特别是血流动力学不稳定的患者，不宜采用合成移植物进行复杂的修复重建。

2. 上腔静脉的受损应修复重建。因为上腔静脉的结扎可导致严重的脑水肿，可危及患者的生命。

3. 术中空气栓塞是一种常见潜在的致死性并发症，因为严重低血容量患者静脉内呈负压状态。早期压迫或应用血管夹阻断静脉破口处有助于防止这一并发症的发生。

（二）纵隔内动脉损伤的处置

多数纵隔内大动脉损伤患者入院时已呈濒死状态。因此，无须结扎这些血管，因为结扎血管可危及生命，并与高截肢率有关。只要有可能，单纯的缝合修补为首选，常见于锐器伤的病例。复杂伴有组织缺损的损伤，通常由枪伤或钝性挫伤导致，需要用人工血管行更复杂的重建。作为一种损害控制手段，临时性血管内转流是处理所有涉及主动脉弓部分支血管损伤的理想选择。然而，累及主动脉的损伤行转流在技术上是不可行的。在这种情况下，暂时止血和维持体循环可能是唯一的方法。

1. 头臂干或近端右颈总动脉

（1）识别右锁骨下动脉和颈总动脉的起始段，用血管悬吊带牵拉，显露损伤血管并用血管夹控制出血，为了良好地显露右颈总动脉，通常需要延长胸骨正中切口至右侧胸锁乳突肌切口。

（2）注意识别并保护好跨越右锁骨下动脉的右迷走神经。

（3）大多数枪击伤或钝性伤导致的头臂干损伤，需要行血管旁路修复术。某些存在的血管小撕裂口的患者，行一期修复是首选。使用 4-0 聚丙烯缝线做动脉的侧壁缝合（图 12-19）。

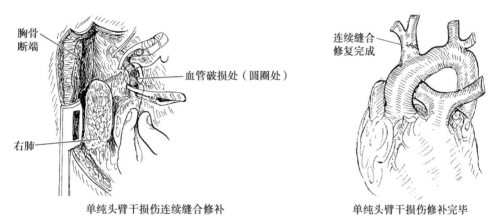

图 12-19　单纯头臂干损伤连续缝合修复

（4）轻触摸主动脉弓以确定阻断钳是否合适。使用侧壁钳阻断头臂干撕脱部位的近端。切除受损的动脉并检查近端的血管内膜。如果血管内膜破损延伸到主动脉弓，近端则不适用于血管移植物吻合部位。如果头臂干的近端不能使用，则用 C 形侧壁钳钳夹升主动脉侧壁，用 11 号刀片做主动脉切开。

（5）选择一个 8～10mm 的低孔隙率针织涤纶人造血管。然后修剪成适当的斜面以避免在起始部形成直角，用人造血管的斜面连接升主动脉和远端头臂干，即右锁骨下动脉和右颈总动脉分叉处近端，采用 4-0 聚丙烯缝线连续缝合（图 12-20～图 12-22）。

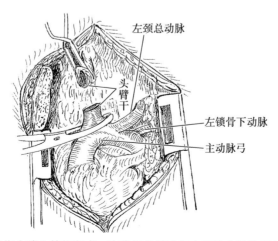

图 12-20　复杂头臂干损伤人造血管修复术，在靠近头臂干与主动脉交界处用血管夹夹闭头臂干的近端

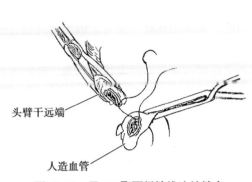

图 12-21　用 4-0 聚丙烯缝线连续缝合

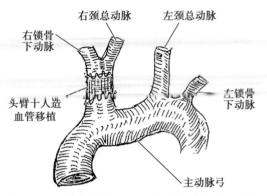

图 12-22　头臂干置入 8 号人造血管移植吻合完毕

（6）首先恢复锁骨下动脉的血流，然后恢复颈总动脉血流。一旦血管旁路建立完成，即刻用 4-0 聚丙烯缝线锁边缝合头臂干近端。

2. 近段左颈总动脉

（1）通过胸骨正中切口可良好地显露近段颈总动脉的近端。但是，若要获得充分的远端控制，则需标准的左胸锁乳突肌切口。

（2）濒死的患者，如采用临时动脉转流术进行损害控制是一个很好的选择。但是，极为近端的左颈动脉损伤，这种方法在技术上是不可行的。

（3）大多数的锐器伤患者，可行一期修复。多数的枪伤或钝性损伤患者，有必要用大隐静脉或人工血管进行重建。在任何复杂的重建过程中，先行暂时的转流有利于降低缺血性脑卒中的风险。

3. 近端锁骨下动脉

（1）左、右锁骨下动脉的近端显露与修复需要联合胸骨正中切口。濒死的患者，采用临时动脉转流术进行损害控制是一个较好的选择。这种方法对极为近端的损伤在技术上是不可行的。

（2）锁骨下动脉结扎术，因为术后可能导致肢体缺血和间室综合征的发生。因此，不应该视为一种可以接受的损伤血管的控制方法。

（3）大多数的刀刺伤（锐器伤）患者是可以一期修复的。然而，大多数枪伤或钝性伤患者则需要用 6～8mm 的聚四氟乙烯人造血管进行重建。

4. 胸部降主动脉

（1）放置双腔气管导管，萎陷左肺有助于显露胸主动脉。

（2）肺萎陷后，后纵隔结构即进入手术野。首先是要获得近端控制。触诊并游离左锁骨下动脉，继续追踪到主动脉弓，分离时注意识别和保护左迷走神经。

（3）一旦明确近端主动脉，将手指小心地放在左颈总动脉和左锁骨动脉之间，环绕主动脉并建立近端阻断可夹闭的位点。用脐带环绕主动脉以便于置放阻断钳。

（4）一旦近端分离完成，即获得远端控制。定位主动脉远端的血肿或出血部位后，立即打开胸膜。用手指绕主动脉分离，然后安放好脐带线。注意要有限地分离主动脉，以避免撕裂肋间血管引起出血。当血管修复的准备完成后，开始使用血管夹。先夹闭近端主动脉，接着夹闭远端主动脉，然后确保血管夹或 Rummel 止血带控制锁骨下动脉（图 12-23、图 12-24）。

（5）胸部降主动脉近端、远端分离完成后，解剖主动脉损伤的部位并评估主动脉损伤的严重程度。小的穿透伤可用 4-0 或 5-0 聚丙烯缝线行一期修补（图 12-25）。

（6）复杂损伤或伴有广泛内膜损伤的患者，需用人造血管进行修复。确认主动脉末端并切除至正常组织。寻找肋间是否有出血，如果确定出血，则用 4-0 聚丙烯缝线缝合。

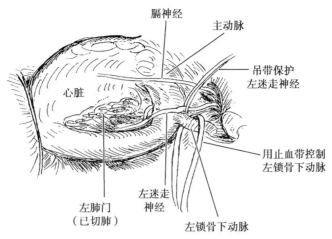

图 12-23 分离降主动脉近端（控制远近端），确认左锁骨下动脉根部，用血管吊带套住，识别和保护左迷走神经并用牵引线套住

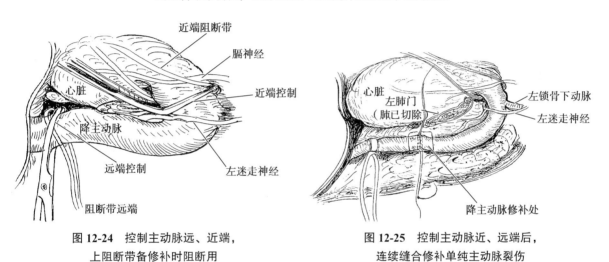

图 12-24 控制主动脉远、近端，上阻断带备修补时阻断用

图 12-25 控制主动脉近、远端后，连续缝合修补单纯主动脉裂伤

（7）先用不带垫片的双针 4-0 聚丙烯缝线连续缝合近端人造血管。近端吻合完成后，牵拉并修剪人造血管至适当长度并行远端吻合。在远端吻合之前，松开远端阻断钳，以检查止血并排出主动脉内空气。完成远端吻合后移除近端阻断钳（图 12-26、图 12-27）。

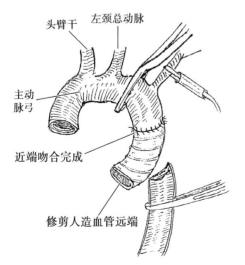

图 12-26 近、远端控制后，行人造血管置换术修复降主动脉

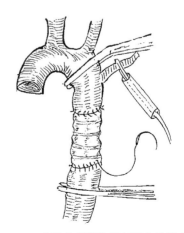

图 12-27 人造血管置换修复降主动脉完成

（8）一旦止血完成，用可吸收缝线关闭纵隔胸膜以覆盖人造血管，使之与肺隔离。放置胸腔引流管，关闭开腔切口。

七、讨论

1. 最常见也是最严重的错误是缺乏或不重视专业解剖知识尤其是局部解剖知识就进行手术操作。麻醉双腔插管也不是强制性的，但它有利于手术显露和损伤修复。

2. 通过第 4 肋间隙后外侧开胸切口。如果肋间隙选择错误会导致手术野显露困难。如果经第 4 肋间隙显露不充分，可切断切口上位或下位肋骨。

3. 做蛤壳状切口时，双侧胸廓内动脉会被切断，应注意识别和结扎其动脉的 4 个断端。

4. 静脉损伤发生空气栓塞的风险较高，低血容量的患者可能仅需数秒就会发生。应尽快通过压迫或钳夹闭控制静脉损伤的出血。头臂静脉位于残留胸腺及周围的脂肪组织之下。在显露上纵隔时有意外损伤头臂静脉的风险。

5. 左迷走神经跨越主动脉弓，位于左颈总动脉和左锁骨下动脉之间。在分离主动脉行近端控制时，有损伤左迷走神经的可能，即存在医源性损伤的风险。

6. 在头臂干重建的过程中，恢复颈总动脉的血流优先于左锁骨下动脉，可能将潜在的碎片组织或空气送到大脑而不是手臂。

7. 术者试图在左锁骨下动脉以远进行主动脉近端控制，可能使修复变得困难，因为这可能使缝合人造血管的近端主动脉过短。因此，在左颈总动脉和左锁骨下动脉之间行主动脉控制可为修复损伤的降主动脉近端提供更多的空间。

8. 从脊柱旁分离远端主动脉时要小心，应在肋间血管之间操作，尽量减少上下分离，以防止出血及肋间血管的撕脱。

9. 分离主动脉的远段端时，务必触诊和保护食管，以防止损伤，当在钳闭远端主动脉时避免累及食管。

第十三章

肺损伤

一、外科解剖

肺位于胸腔内，有纵隔结构将其分开。婴幼儿肺呈粉红色，成人及老年人肺由于吸入炭粒的沉着，外观呈染色斑点样。右肺因膈肌较高，短而宽；左肺因心脏大血管挤占，狭而长。每侧肺都由脏胸膜覆盖。正常情况下，除肺根及肺韧带部分固定外，其余部分则完全游离。肺有3个面，即膈面（肺底）、肋面及纵隔面，均分别与膈肌、胸壁、纵隔相接触。

（一）肺叶及肺裂

右肺由3个肺叶组成，即上叶、中叶、下叶，容积较左肺大。左肺由两叶组成，即上叶及下叶。右肺通常有2个肺裂，较大的为斜裂，将下叶与上中叶分开；较小的为水平裂，将上中叶分开。斜裂的后端起于第5肋或第5肋间水平，向前向下走行，止于第6肋软骨与膈肌的交界处。水平裂在腋中线第6肋骨水平起于斜裂，向前行至第4肋软骨处。左侧斜裂的后端起自较高水平位，约在第3或第4肋间，向前向下、止于第6或第7肋骨与肋软骨交界处（图13-1）。肺裂常有变异，表现为部分或全部肺裂不发育，以右肺水平裂最多见，约占人群的50%。

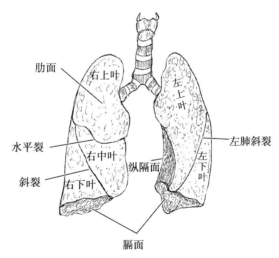

图 13-1 肺的外观及肺裂

（二）支气管肺段

气管在胸骨角平面分为左、右主支气管，右主支气管较左主支气管粗短且陡直，右主支气管分为上、中、下叶支气管。左主支气管分为上、下肺叶支气管。支气管肺段是独立的解剖单位。支气管肺段的分布：右肺可分为10个肺段（上叶3段、中叶3段、下叶4段）；左肺因上叶的尖段和后段支气管，下叶的内基底段和前基底段支气管常发自一个主干，故分为8个肺段，也有学者仍将其分为10个肺段（图13-2、表13-1）。

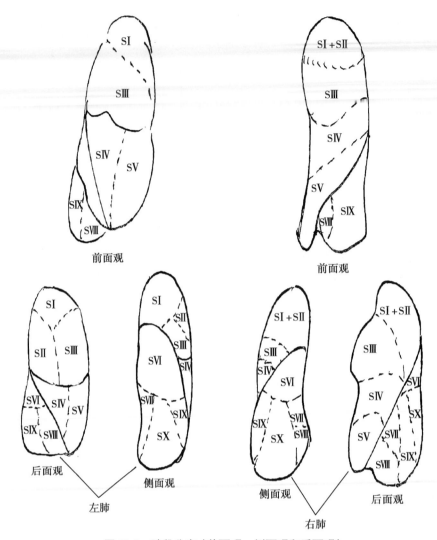

图 13-2 肺段分布（前面观、侧面观和后面观）

表 13-1 支气管肺段

	右肺			左肺
上叶	尖段（SI）	上叶		尖段（SI）
	后段（SII）			后段（SII）
	前段（SIII）			前段（SIII）
中叶	外侧段（SIV）			上舌段（SIV）
	内侧段（SV）			下舌段（SV）
	背段（SVI）			背段（SVI）
下叶	内基底段（SVII）	下叶		内基底段（SVII）
	前基底段（SVIII）			前基底段（SVIII）
	外基底段（SIX）			外基底段（SIX）
	后基底段（SX）			后基底段（SX）

（三）肺门解剖

肺有独特的双重血供。肺动脉干起源于右心室，右肺动脉走行于主动脉及上腔静脉的后方。左肺动脉走行于左主支气管的前方。来源于体循环的静脉血回流到右心室经肺动脉泵入双侧肺，经肺泡进行氧合。虽然肺循环血管较粗大，但压力并不高。支气管动脉由胸主动脉直接发出，其管径较细小，主要是气管、支气管树和脏胸膜的血液供应。

肺静脉回流由肺泡毛细血管网开始，经氧合动脉血左、右、上、下共 4 支肺静脉汇入左心房，由左心室泵入体循环。

1. 左肺门解剖（图 13-3～图 13-9）。

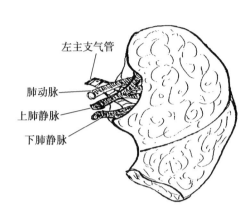

图 13-3　左肺门前解剖

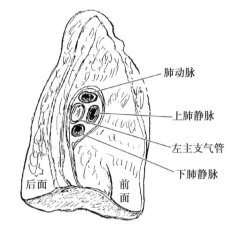

图 13-4　左肺门后解剖

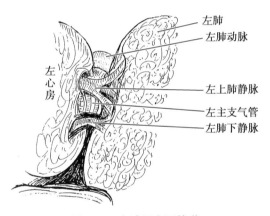

图 13-5　左肺门主要管道

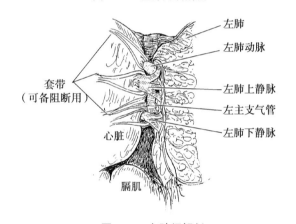

图 13-6　左肺门解剖

肺动脉在肺门的最上方，在游离下肺韧带时应注意下肺静脉和下肺韧带的毗邻关系。

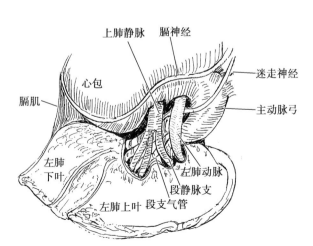

图 13-7　左肺门前侧解剖（侧卧位）

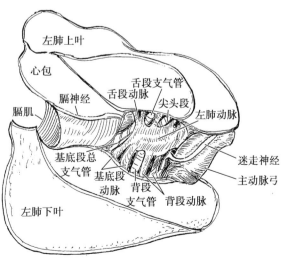

图 13-8　左肺门上、下肺裂深部解剖（侧卧位）

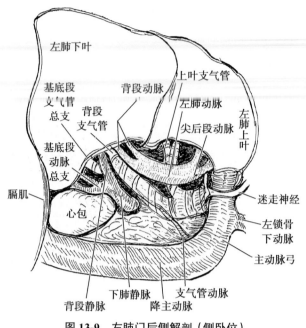

图 13-9　左肺门后侧解剖（侧卧位）

2. 右肺门解剖　右肺门前方有 2 个结构，肺动脉在上方，上肺静脉在下方；肺门后上方是右主支气管，最下方是下肺静脉（图 13-10～图 13-14）。

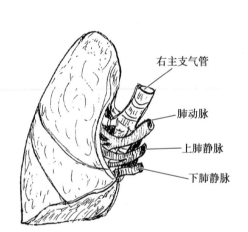

图 13-10　右肺门解剖、肺门管道位置

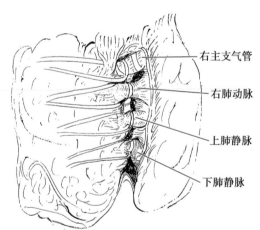

图 13-11　右肺门周围结构

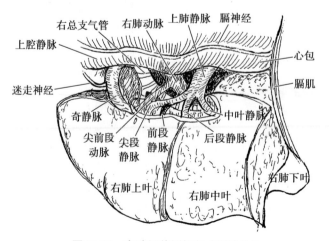

图 13-12　右肺门前侧解剖（侧卧位）

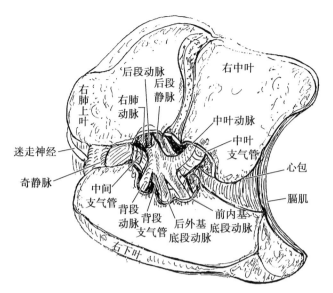

图 13-13　右肺上、中、下肺裂深部解剖（侧卧位）

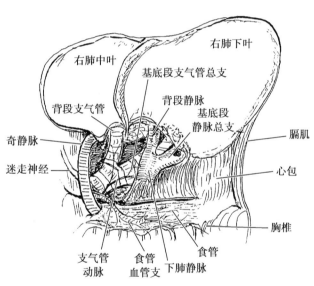

图 13-14　右肺门后侧解剖（侧卧位）

3. 肺的外层由脏胸膜覆盖。前后脏胸膜在肺下极融合形成肺下韧带，起连接并固定下肺叶的作用。下肺韧带起源于下肺静脉，沿纵隔胸膜延续至膈肌（图 13-15、图 13-16）。

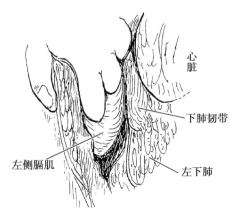

图 13-15　下肺韧带起源于下肺静脉，沿纵隔胸膜延续于膈顶部，与下肺相连

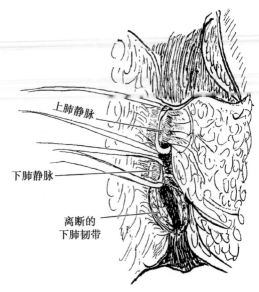

上肺静脉

下肺静脉

离断的
下肺韧带

图 13-16 游离下肺韧带时避免损伤下肺静脉

二、基本原则

1. 肺循环系统血流量大，但压力低。肺组织富含组织促凝血酶原激酶，因此，大多肺实质损伤出血可自行停止。需要外科处理的最常见原因是肺门或中央型肺损伤导致大出血。

2. 80%～85% 的穿透性损伤及 90% 以上的钝性肺损伤患者，可采取胸腔闭式引流和对症支持治疗。但胸腔闭式引流若发现有重度漏气，且引流后呼吸困难无明显改善，肺仍不能复张者，应行急诊剖胸探查术。若发现肺裂伤可予修补，尽可能多地保留肺存活组织。若裂伤极为严重无法修补或合并严重的肺挫伤，可行肺段、肺叶或全肺切除。

3. 创伤性肺损伤采取非解剖性肺切除较解剖性肺切除更可取。创伤性肺损伤后行全肺切除者死亡率较高。

4. 手术室特殊的器械，包括血管托盘、Duval 夹、Finochietto 牵开器、Allison 肺牵开器、胸骨锯或 Lebsche 刀等。

三、麻醉与体位

如果患者血流动力学情况允许，建议行双腔气管插管，术中维持低潮气量通气，降低气体栓塞的风险。患者取仰卧位，双上肢外展 90° 固定。备皮范围包括颈部、前胸壁，双侧胸壁和腹部，下达腹股沟。

四、手术切口

1. 胸骨正中切口　前胸部穿透伤怀疑心脏、大血管损伤时，应选择胸骨正中切口。该切口可以较好地显露心脏、前纵隔血管、双肺、中远端气管及左主支气管。与常规剖胸探查术相比，具有手术时间短、出血少、术后疼痛轻、呼吸道并发症少等优点。但胸骨正中切口无法显露后纵隔结构，不能为复苏性主动脉阻断提供手术入路，该技术操作详见第八章。

2. 前外侧切口　肺损伤首选前外侧切口，该技术操作详见第八章。

3. 蛤壳状切口　可疑双肺损伤，上纵隔血管损伤，或者需要行心肺复苏或主动脉阻断时，一般采用蛤壳状切口。将标准的前外侧切口向对侧延伸即为蛤壳状切口，该技术操作详见第八章。

五、术式选择

肺手术方式取决于患者肺损伤的部位和程度、肺伤道的形状和方向、血流动力学状况及外科医师的经验。手术方式包括肺损伤缝合止血、肺束切断术、肺楔形切除术、肺叶切除术和全肺切除术。随着肺切除范围的增大，术后患者的死亡率和并发症发生率升高。而且，术后死亡率与损伤的严重度和并发其他损伤无关。因此，创伤患者，非解剖性肺切除优于解剖性肺切除。

（一）肺修补术

1.肺修补术适用于较小的裂口或浅表性肺损伤。缝扎后发现有出血的血管及漏气的肺损伤创面后，用锥形针可吸收缝线8字形缝合修补肺裂伤（图13-17、图13-18）。左肺裂伤的边缘使用组织黏合剂促进创面止血，同时控制小的肺漏气。

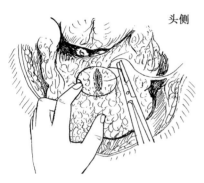

图 13-17　周围性肺裂伤用 8 字形缝合修补

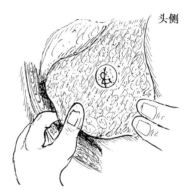

图 13-18　8 字形修补完成（圆圈处）

2.伴有出血漏气的穿透性深部肺裂伤，为了避免空气栓塞、肺内血肿、大量出血阻塞支气管或对侧肺支气管的风险，伤道的入口和出口不应缝合。这种情况下，应当行肺束切断术或肺段切除术。

（二）肺束切断术

1.肺束切断术适用于较深穿透性损伤伴出血或大量漏气的患者，但不适用于可疑肺门损伤，肺门损伤患者通常需要行肺叶切除术或全肺切除术。

2.用直线切割缝合器行肺束切断并敞开伤道。直视下缝合出血或漏气的肺创面，同时使用生物蛋白胶减少创面渗血及微小的漏气。然后用大锥形针、可吸收缝线8字形缝合关闭伤道（图13-19～图13-22）。

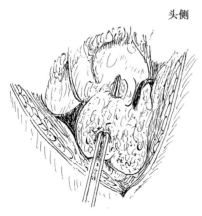

图 13-19　采用长平镊探测伤道情况

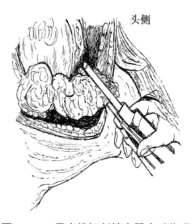

图 13-20　用直线切割缝合器穿过伤道

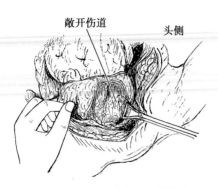

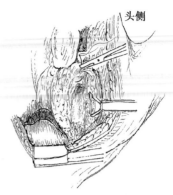

图 13-21　敞开肺束切断的伤道　　　　　　　　图 13-22　对出血漏气的创面行连续缝合

3. 有时患者肺组织损伤较重，肺束切断术可能阻断血供，导致局部缺血坏死和脓肿形成。因此，肺束切断的方向应尽可能与肺血管平行，同时，要对肺束切断术创面邻近的肺组织活性进行评估，尽可能地切除损伤坏死的肺组织（图 13-23）。

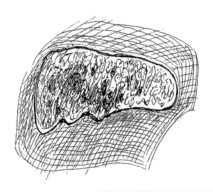

图 13-23　肺束切断术后缺血，切除坏死的肺组织
平行于肺血管走行方向行肺束切断术以防止并发症的发生。

（三）肺楔形切除术

肺楔形切除术适用于周围型损伤较大的肺组织，用直线切割缝合器楔形切除损伤的肺组织，缝合和 / 或使用组织黏合剂处理持续性出血或漏气部位即可。如果不能使用切割器，则可以将损伤的肺组织钳夹、切除，然后将切除缘行连续缝合即可（图 13-24～图 13-28）。由于单肺通气麻醉技术的进步以及各种各样缝合器的研制，使肺楔形切除术可代替肺段切除术。

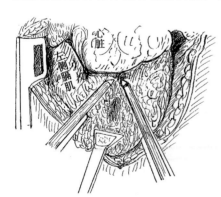

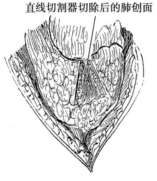

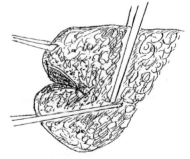

图 13-24　周围型肺损伤应用直线切割　　图 13-25　用直线切割缝合器　　图 13-26　常规肺楔形切除术在创面两侧
缝合器行肺切除术　　　　　行肺楔形切除术创面，　　　1～2cm 处，向肺中心斜向夹 2 把长血管钳，
如创面有渗血可缝扎止血　　在两钳间相遇。切除创伤肺组织后，
在血管钳近侧做褥式间断缝合

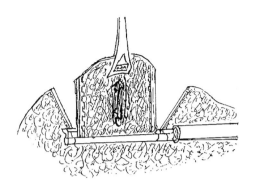
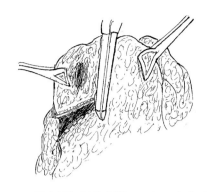

图 13-27　用直线切割缝合器行 U 形切除，U 形切除　　　图 13-28　用直线切割缝合器 V 形切除创伤肺组织
可保证创伤坏死组织或病灶的近侧缘被彻底切除

（四）非解剖性肺叶切除术

1. 应用指压法或血管阻断钳阻断肺门暂时控制出血后，游离肺门血管并检查肺门血管损伤情况。根据检查情况和受伤的部位决定行肺叶切除术或全肺切除术（图 13-29、图 13-30）。

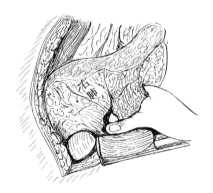
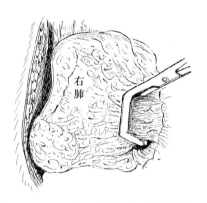

图 13-29　术者用指压法控制肺门出血　　　　　图 13-30　用血管阻断钳阻断肺门控制出血

2. 在创伤肺拟行肺叶切除时，很少使用解剖性肺叶切除，而被非解剖性肺叶切除代替。因前者即非解剖性肺叶切除可以尽可能地保留正常的肺组织结构（图 13-31～图 13-33）。行下肺叶切除时需要游离下肺韧带。

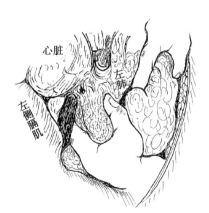
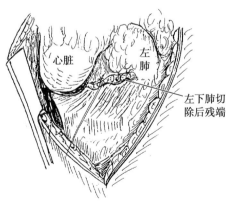
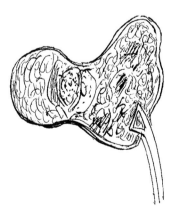

图 13-31　根据左肺门血管解剖决定　　图 13-32　非解剖性左下肺叶切除术后，　　图 13-33　切除的左下肺叶标本
　　行肺叶切除术或全肺切除术　　　必要时可缝合残端以便更好地控制出血，
　　　　　　　　　　　　　　　再检查残端有无出血及漏气等

3. 肺叶切除时最好应用支气管残端缝合器。在释放缝合器前，用两针固定线或用 Allis 钳（鼠齿钳）夹住支气管残端以防止残端回缩。释放缝合器后，将支气管残端间断缝合，同时充分结扎出血和漏气的部位。术中应避免阻断正常残余肺组织的血供。

4. 下肺叶切除术后，应避免残余上肺叶发生扭转。为了防止残余上肺叶发生扭转，可使用锥形针带 3-0 线缝合固定肺组织。如果下肺叶切除术后没有及时发现上肺叶扭转，将导致残余肺叶缺血坏死（图 13-34）。

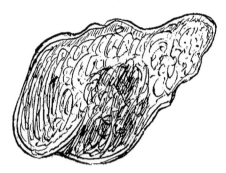

图 13-34 左下肺叶切除术后，残余的左上肺叶扭转缺血坏死（标本）

（五）全肺切除术

严重的肺门损伤无法修补或无法行肺叶切除的患者，全肺切除可能是必要的选择。

1. 肺门血管损伤伴活动大出血的患者，出现血流动力学不稳定，最快的方法是用指压法暂时控制肺门出血，然后用如上所述方法用血管钳阻断肺门。这是控制出血、防止空气栓塞和出血填塞正常支气管的最佳方法。但快速肺门阻断可导致血流动力学进一步恶化，引起急性右心衰竭。肺门阻断的另一种方法是松解下肺韧带后扭转肺门，即整个肺围绕肺门扭转 180°（图 13-35、图 13-36）。

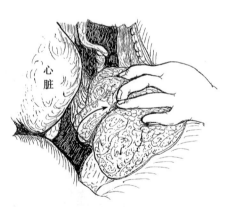

图 13-35 采取肺门扭转暂时控制肺门出血

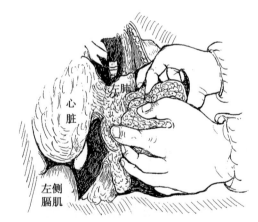

图 13-36 游离下肺韧带，抓住整个肺叶顺时针旋转 180°

2. 常规的全肺切除过程包括游离、结扎和离断肺门结构。然而这种方法耗时长，术者需要有熟练的技术和丰富的经验。失代偿创伤患者，用支气管残端缝合器一并处理肺门结构行解剖性全肺切除术也是一种可取的手术方式。

3. 使用支气管残端缝合器处理肺门结构可较快完成全肺切除。应该注意的是尽可能靠近气管隆嵴离断主支气管，以避免残端分泌物蓄积于过长的残留支气管中，从而降低发生支气管残端瘘的风险。游离下肺韧带，显露肺门后，用示指环绕整个肺门（图 13-37、图 13-38）。

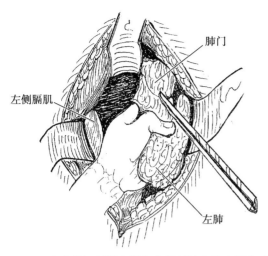

图 13-37　用直线切割缝合器行非解剖性左肺全切除术，显露肺门，使用示指环绕肺门根部

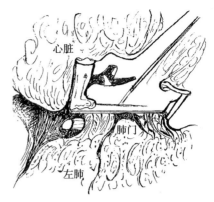

图 13-38　用直线切割缝合器阻断整个肺门结构

4. 释放钉仓缝合肺门所有结构，离钉仓约 0.5cm 处离断支气管及血管。在释放钉仓前，用 Allis 钳或用两个 8 字形缝合牵引离断残端的两个角，防止支气管残端在缝合器松开后回缩，同时以便于控制残端出血或漏气（图 13-39、图 13-40）。

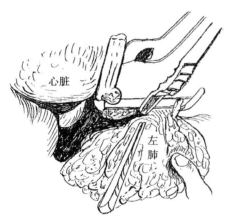

图 13-39　在距离钉仓约 0.5cm 处切断肺门结构，在释放直线切割缝合器前，缝合两根固定线或用 Allis 钳夹住肺门残端，避免残端回缩

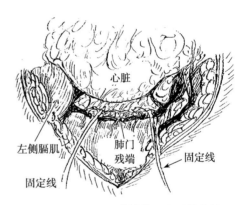

图 13-40　使用可吸收缝线 8 字形缝合处理创面的出血或漏气

5. 可用邻近组织如心包脂肪垫、壁胸膜、肋间肌缝合于肺门，以加固肺门残端。

六、手术并发症

1. 术中并发症

（1）肺血管损伤：术中误伤血管可造成大出血，甚至危及生命。损伤原因有解剖变异、粘连紧密、操作不当、手术野显露不良。一旦发生，应立即用手指或纱垫压迫血管破损处，然后小心地解剖血管的近端和远端。移去手指或纱垫，吸净积血，看清破口，用无损伤缝线连续缝合和褥式缝合。

（2）对侧气胸：多发生在有肺大疱的患者。气胸发生后，对侧肺通气越来越困难，最终出现呼吸功能不全，危及生命。术中一旦发现该并发症，应立即排空对侧胸膜腔的气体，放置胸腔闭式引流管。

（3）空气栓塞：为致死性并发症，可能发生于累及双侧支气管树和肺静脉的深部肺穿透伤或肺门损伤。如果缝合深部伤道的入口和出口，就给空气栓塞创造了良好的条件，因此，施术者应当避免此类做法。恰当的手术方式应该是行肺束切断术或肺组织切除术。当患者出现心律失常或心搏骤停时应怀疑空气栓塞。有时在冠状静脉内可以看见气泡（图 13-41）。当怀疑空气栓塞时，患者取头低足高位，抬高心尖，通过双侧心室抽吸气体。

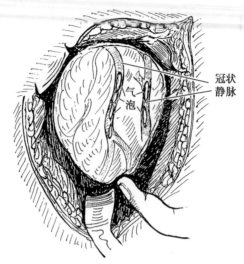

图 13-41 大量空气栓塞后在冠状静脉内可见气泡

（4）心律失常或心肌缺血：多发生于有心脏病的患者，一旦发现应对症处理。另外，术中不要过多地挤压心脏，避免心功能失常。

2. 术后早期并发症

（1）术后胸腔内出血：原因包括胸膜粘连离断处出血或渗血，一般多发生在手术野创面，胸顶部较多，肋间动脉或胸廓内动脉结扎不可靠或创面未发现以及肺的大血管损伤，大多数由结扎线松脱导致，失血凶猛，通常来不及抢救就死亡。

（2）右心衰竭：当大面积肺组织快速被切除后，大量回心血液分布到较小体积的肺实质，从而导致右心衰竭。此时应当采取精准的容量控制和血管活性药物进行支持治疗。

七、讨论

1. 只缝合深部的入口和出口可能导致空气栓塞，因此，应避免采用。适合的手术方式应是肺束切断术或肺叶切除术。

2. 肺束切断术或非解剖性肺切除术后，残余的肺可能出现缺血坏死。因此，平行于肺血管方向行肺束切断术或非解剖性肺切除术及确认残余肺的活性是非常重要的。

3. 用支气管残端缝合器行肺叶切除术或全肺切除术时，注意防止残端回缩，以免处理残端持续出血时较困难。如果支气管残端缝合器失灵，可能威胁患者的生命。因此，缝合两针固定线或用 Alles 钳（鼠齿钳）夹住支气管残端后再放松离去缝合器钉仓。

4. 创伤后解剖性肺叶切除术使用有限或不使用时，可采取非解剖性肺叶切除术，同时尽可能地保留有功能的肺组织。

5. 游离下肺韧带时有损伤下肺静脉的风险，小心仔细地游离下肺韧带半透明的部分即可。当切除大量肺组织后必须相应减少潮气量。同时，严格进行补液管理，防止并发右心衰竭。右心衰竭是术后死亡的主要原因。当切除主支气管时应尽量靠近气管隆嵴，避免分泌物聚集，以降低术后发生残端瘘的风险。

6. 肺切除术后，常规使用纤维支气管镜检查，吸出残余支气管和对侧支气管内的血性液体。

第十四章

胸部食管创伤

一、外科解剖

食管长约 25cm，始于 C_6 水平处，体表标志是环状软骨；止于膈肌裂孔下方 2~3cm 处，与 T_{11} 相对应。

1. 食管分为 3 个部分，即颈部、胸部和腹部。颈部食管起始部距上切牙约 15cm，长 6~8cm。胸部食管起始部距上切牙约 23cm，长约 15cm。腹部食管起始于膈肌裂孔处，距上切牙约 38cm，并向远端延伸 2~3cm，然后成为贲门部。

2. 食管有 3 个狭窄。第一个狭窄位于咽与食管交界处，距中切牙 15cm；第二个狭窄位于气管叉水平，左主支气管跨其前方，相当于胸骨角或 T_4~T_5 椎间盘水平，距中切牙 25cm；第三个狭窄位于食管通过食管裂孔处，相当于 T_{10} 水平，距中切牙 38cm（图 14-1）。

3. 胸部食管位于胸椎和颈长肌上。经气管、支气管分叉、左主支气管和左心房的后方。先于胸主动脉右侧向下走行，然后刚好在膈肌之上移行至主动脉前侧（图 14-2~图 14-4，见图 12-7）。

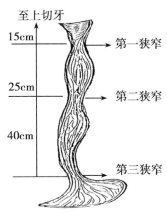

图 14-1　食管的 3 个狭窄

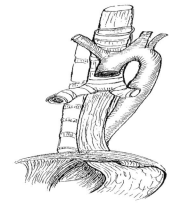

图 14-2　食管解剖及其与脊柱、气管和胸主动脉的关系

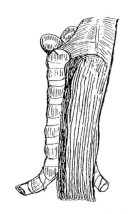

图 14-3　颈部胸部食管上段与喉和气管之间的解剖关系

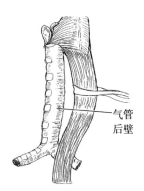

图 14-4　气管、食管后壁解剖

4. 奇静脉位于较低的胸椎体的前方、食管的右侧。在气管分叉水平，在上腔静脉进入心包前，奇静脉呈弓形向前汇入上腔静脉。半奇静脉从脊柱左侧跨越右侧，在跨越脊椎并流经主动脉前方、食管及胸导管的后方之后注入奇静脉。胸导管在跨越前，位于食管、主动脉和奇静脉之间；然后在气管分叉水平的下方，胸导管从右胸转入左胸，汇入左锁骨下静脉（图 14-5、图 14-6）。

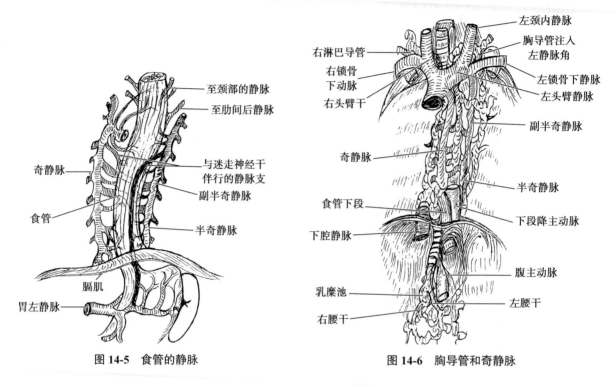

图 14-5　食管的静脉　　　　　　　　图 14-6　胸导管和奇静脉

5. 食管无浆膜层。食管动脉与静脉的血供和引流是节段性的。颈部食管的血管由甲状腺下动脉的分支提供。胸部食管上段的血供由甲状腺下动脉和直接来源于主动脉的食管气管前支动脉提供。食管中段和下段血供由直接来源于主动脉的支气管食管分支动脉提供。食管下段和腹内食管部分的血供由胃左动脉和左膈下动脉的小分支提供。

6. 食管的副交感神经支配主要是迷走神经。左、右喉返神经在气管食管沟中走行，发出分支同时进入气管、颈部及上段食管。迷走神经与交感神经链发出的纤维结合形成食管神经丛。迷走神经伴随食管走行，穿过膈肌，继续沿胃小弯分布。交感神经分布来自颈部和胸部交感神经链。

二、基本原则

食管穿孔或破裂不多见，常因不能早期诊断或误诊，处理不及时而危及生命，故病死率高。外伤性食管破损的原因包括：①医源性损伤致食管穿孔。主要发生于内镜检查、食管扩张术或食管置管术中。邻近食管的手术误伤也可发生，如颈段食管穿孔偶可在喉切除或甲状腺切除时发生，全肺切除可损伤中段食管，尤其是肺化脓性疾病。②外伤性食管穿孔。贯通伤和钝性伤，如刀伤或枪弹伤可直接造成食管穿孔，冲击伤也可造成食管穿孔，因穿孔引起气胸，呼吸道症状明显而易误诊为支气管肺破裂。国内有文献报道因轮胎爆炸，气浪冲击造成食管破裂引起死亡。在食管附近有外伤时应进行食管造影及内镜检查，但阴性检查结果不能排除食管穿孔。③异物性食管穿孔。X 线检查是诊断食管异物的主要方法，也是诊断食管穿孔的主要手段。食管外伤大都需要手术处理。

1. 大部分食管损伤可以通过直接缝合或有限的切除并一期吻合进行修复。在有大量软组织缺损或诊断延误的极少情况下，可能需要行食管切除，将胃上提或结肠上移的重建术。

2. 用可吸收缝线间断缝合一期修复食管损伤。一期修复或吻合应保证修复无张力，边缘无坏死，以及充分血液灌注。一期修复的重要技术原则包括：①清除所有受损、缺血、坏死或感染的组织；②在损伤处纵向切开食管肌层，切口的上下缘超过损伤范围，充分显露整个黏膜损伤范围，用可吸收缝线间断缝合一期修复黏膜；③用不可吸收缝线间断缝合修复肌层，避免食管腔狭窄；④用血供良好的相邻的组织瓣加强一期修复的食管，将引流管放置在邻近修复的位置；⑤要考虑胃造瘘管或空肠造瘘管以提供营养支持。

另外，需要备特殊手术器械，如普通胸部手术包（Allison 肺叶拉钩、Bethune 肋骨剪、Duval 肺叶钳、Daviolson 肩胛拉钩、Finochietto 拉钩），1 号 Penrose 引流管及胸腔引流管，头灯等。

三、麻醉与体位

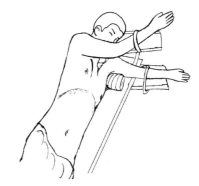

1. 麻醉 气管插管全身静脉麻醉。单肺通气对显露胸部食管至关重要。

2. 体位 胸部食管上段和中段损伤，患者采用左侧卧位（右侧朝上）（图 14-7）。胸部食管下段损伤，患者采用右侧卧位（左侧朝上）。腹内食管损伤，患者处于平卧状态，行剖腹手术。侧卧位应确保以下几点：①在腋窝下放置一个腋窝卷；②不能压阴茎和睾丸；③将衬垫放置在双膝关节之间。

图 14-7 右后外侧剖胸手术的患者体位

四、手术切口

手术切口的选择取决于损伤的部位。①颈部食管，沿胸锁乳突肌的标准行左侧颈部切口；②胸部食管上段和中段，在第 5 或第 6 肋间右后外侧行剖胸手术切口；③胸部食管下段，在第 7 或第 8 肋间的左后外侧行剖胸手术切口；④腹腔内食管，行剖腹手术。

五、标准后外侧剖胸手术

1. 确定肩胛骨的边界并对手术部位的皮肤做标记。后外侧剖胸手术的皮肤切口是沿腋前线开始向后延伸，越过肩胛尖端下方 1～2 横指，然后沿脊柱和肩胛骨内侧边界的正中间往头方向继续走行（图 14-8、图 14-9）。

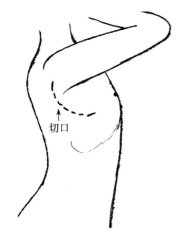

图 14-8 后外侧剖胸手术的皮肤切口是沿腋前线开始向后延伸

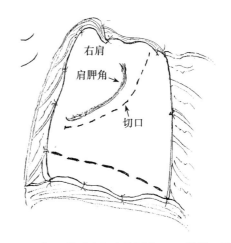

图 14-9 切口越过肩胛尖端下方 1～2 横指，然后沿脊柱和肩胛骨内侧边界的正中间往头向继续走行

2. 切开皮下组织，确定并切开背阔肌，可以保留其后的菱形肌。通过确定这两种肌群之间"空

三角"的位置，就可以避免切开菱形肌（图 14-10）。使用肩胛拉钩，通过触诊确定需要打开的肋间隙（图 14-11）。

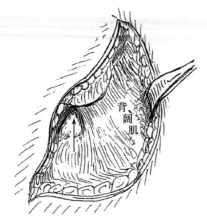

图 14-10　显露背阔肌，注意"空三角"（箭头），它将背阔肌与比较靠后的菱形肌分开

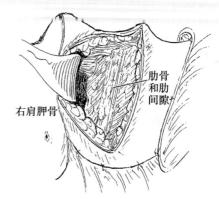

图 14-11　向头侧牵拉肩胛骨，以显露其下方的肋骨和肋间隙（肩胛骨的尖端通常在第 6 或第 7 肋间隙之上）

3. 从第 6 肋上缘选择插入位点切开肋间肌，可以避免损伤肋间神经和血管。因为肋间神经和血管均沿下肋缘走行（图 14-12、图 14-13）。

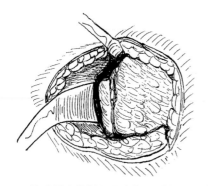

图 14-12　从肋骨上缘插入位点切开肋间肌，应避免切到位于肋骨下缘的肋间神经和血管

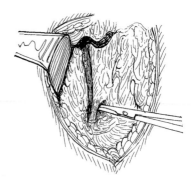

图 14-13　局部游离第 6 肋以备切除

4. 为了防止在置入 Finochietto 拉钩过程中可能导致肋骨骨折，可以用 Bethune 肋骨剪切除长约 2cm 的肋骨段。如果需要更大的显露空间，可行部分肋骨切除（图 14-14）。

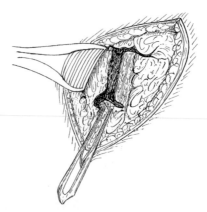

图 14-14　为了防止在置入 Finochietto 拉钩过程中导致肋骨骨折，可切除 2～3cm 的肋骨段，甚至可以部分切除肋骨以更好地显露手术野

六、显露胸部食管

1. 如上所述，通过右后外侧切口剖胸手术，显露胸部食管的上段和中段。切断下肺韧带后，将右肺向前收缩牵拉。显露纵隔胸膜，检查损伤的食管，并清除破碎和失活的组织。可以看到奇静脉越过食管，走向上腔静脉（图 14-15）。

2. 沿奇静脉的长轴方向，切开覆盖食管的后纵隔胸膜，如果需要更好地显露，可以结扎并切断奇静脉弓（图 14-16、图 14-17）。游离食管，并用 1 根 Penrose 引流管环绕食管，以便牵引显露（图 14-18）。

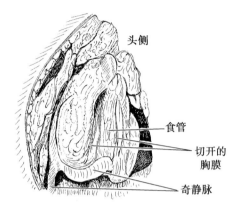

图 14-15 向前牵拉右肺后显露后纵隔。可见奇静脉越过食管，走向上腔静脉。切开覆盖食管的后纵隔胸膜

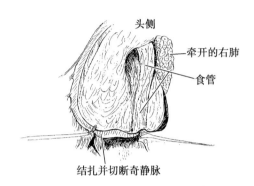

图 14-16 结扎并切断奇静脉弓，改善奇静脉覆盖部分食管的显露

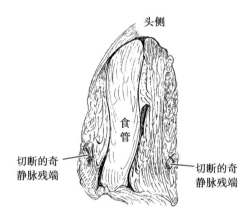

图 14-17 切断奇静脉后显露食管

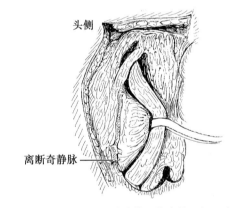

图 14-18 用 1 根 Penrose 引流管环绕食管以便于牵拉食管

3. 如前所述，通过左后外侧切口剖胸术，显露食管的下 1/3 段。切断下肺韧带，向前牵拉左肺。食管位于胸主动脉的右侧，放置鼻胃管后有助于对其触诊。切开食管上的纵隔胸膜，游离食管，并在食管上环绕 Penrose 引流管。

七、食管修复术

食管穿孔损伤治疗的成败取决于穿孔部位、裂口大小、确诊时间及治疗措施是否得当，穿孔时间超过 24 小时的患者，其死亡率比接受早期治疗的患者高 3 倍多。应根据具体情况制定食管穿孔治疗方案和选择手术方法。总的原则是：①清除污染来源；②修复可靠；③充分引流；④合理选用抗生素；⑤维持水、电解质平衡；⑥足够的肠内外营养。食管穿孔除少数破口小、症状轻微者外，均应及时手术治疗。

1. 确定损伤的部位，游离损伤部分食管及其上下部分。注意在游离时不要损伤食管，纵向切开食管肌层，充分显露食管黏膜损伤的程度（图 14-19～图 14-21）。

2. 用可吸收缝线间断缝合修复黏膜，用不可吸收缝线间断缝合修复肌层（图 14-22～图 14-25）。

3. 利用壁胸膜做一胸膜瓣，将其覆盖在修补好的食管损伤处（图 14-26）。

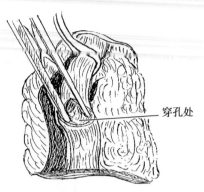

图 14-19　明确食管穿孔

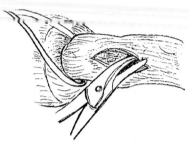

图 14-20　将食管裂口肌层向上、下端延长至暴露黏膜破口

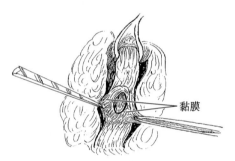

图 14-21　纵向切开食管肌层纤维，
充分显露食管黏膜损伤的程度

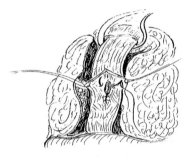

图 14-22　用可吸收缝线间断缝合修复黏膜

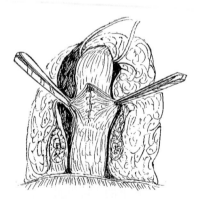

图 14-23　用镊子牵拉肌层完成黏膜层的修复

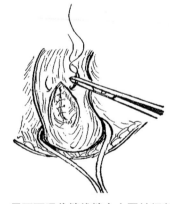

图 14-24　用不可吸收缝线缝合小圆针间断缝合肌层

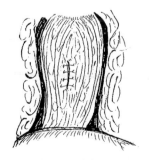

图 14-25　修复食管破裂完成，需注意的是缝针
不宜过密，打结不宜过紧，松紧要适度

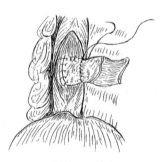

图 14-26　制作胸膜瓣覆盖于修补好的食管上，
将其缝合在食管上

4.有些组织可以用于加强或替代胸膜瓣，附带其神经血管束的肋间肌瓣可以通过邻近的肋间隙转入胸腔，覆盖于修补后的食管损伤处起额外加强作用（图 14-27、图 14-28）。另外，还可以用心包脂肪垫瓣及膈肌瓣，后者易于取用，尤其是食管下段的损伤（图 14-29～图 14-32）。

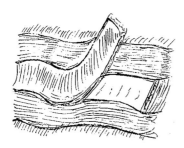
图 14-27　利用损伤部位邻近的肋间隙组织，制作附着血管束和神经束的肋间肌瓣

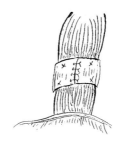
图 14-28　将肌瓣缝合覆盖在修补好的食管之上

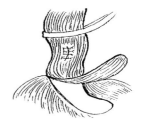
图 14-29　在相应部位切取膈肌瓣

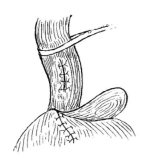
图 14-30　间断缝合膈肌

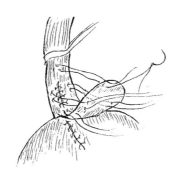
图 14-31　将切取的膈肌瓣覆盖在缝合修补的食管上并行缝合固定

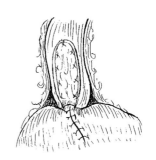
图 14-32　膈肌瓣覆盖缝合完成

5.使用标准的胸管对伤口进行冲洗并放置引流。如果术前没有放置胃管，可以引导鼻胃管通过修补部位进入胃内。注意放置胃管时避免损伤修复部位。

6.在行食管修复手术的同时，可以通过腹壁小切口插入经皮空肠穿刺造瘘置管，以便术后肠道供给营养。

八、显露和修复腹部食管

1.剖腹手术是修复腹部食管损伤的方法。经腹部正中或旁正中切口进腹（图 14-33）。

2.切断左三角韧带，牵拉肝脏，显露食管裂孔。切断胃短血管，游离胃食管的连接处，有助于增大损伤部位的显露空间。

3.清除污染物并彻底冲洗，找到食管破口，边缘稍加修剪。一期修复食管的破损，用不可吸收缝线间断缝合裂口，使食管裂孔仅容纳食管和 1 个指尖（图 14-34）。若破口在食管前壁，修补后必要时可将胃底上提以胃底浆膜层缝合覆盖（图 14-35）。若撕裂在食管后壁，可用胃底折叠术加强缝合（图 14-36～图 14-39）。

4.放置经皮空肠穿刺造瘘置管，以提供术后肠道营养（图 14-40）。

5.毁损性伤，可选择通过切开胃壁放置圆形吻合器切除并吻合。

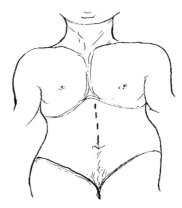
图 14-33　上腹部正中切口（虚线所示）

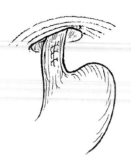

图 14-34　腹部食管破裂用不可
吸收缝线间断缝合

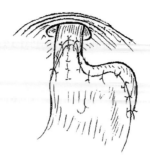

图 14-35　将胃底上提以胃底
浆膜层缝合覆盖

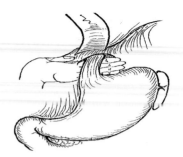

图 14-36　游离食管后壁

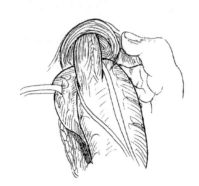

图 14-37　用 Allis 钳夹住胃底，用右手协同
将胃送到食管的右后方

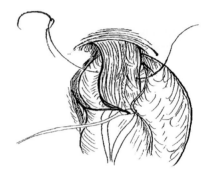

图 14-38　用不可吸收缝线间断缝合食管
两侧的胃浆肌层

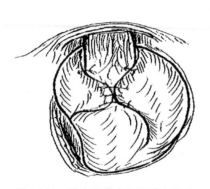

图 14-39　胃底折叠术加强缝合完成

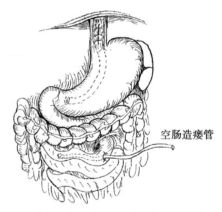

图 14-40　食管修复完成，同时行空肠穿刺造瘘置管，
以备供给肠道营养

九、食管穿孔的晚期手术

　　食管穿孔超过 24 小时，纵隔及胸膜腔常发生腐臭性感染及食管壁严重的炎性水肿，多难以完成一期缝合修补。应根据食管穿孔部位、严重程度及身体状况，采取相应的措施及手术以控制和减少污染来源，促进全身情况好转和穿孔食管的愈合。常用的手术方法包括补片修复食管穿孔术，颈部食管及胃造口术，全胸段食管切除术，颈、纵隔胸腔引流术，食管腔内置管术等。

　　1. 补片修补食管穿孔术　若破口在下胸部及腹部食管，可用膈肌瓣、胃底或带蒂空肠移植片修复破口，不必试图对拢缝合破口边缘，而是将补片或移植片盖在破口上，在四周缝合于正常的食管壁上（图 14-41～图 14-43）。游离一段长约 8cm 的带血管空肠袢，从结肠后引出，在肠系膜对侧切开肠管，去除黏膜层做成一空肠补片，从食管边缘缺损处腔内进针，引出间断褥式缝合的缝线，将空肠补片覆盖在缺损处，缝线在空肠浆肌层补片外结扎，将移植片的边缘缝合于正常食管壁上（图 14-44～图 14-48）。

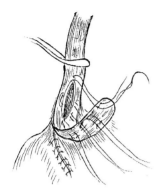

图 14-41　切取相应膈肌瓣，
从食管缺损腔内进针引出间断褥式
缝线，缝线穿过膈肌瓣

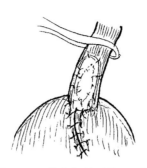

图 14-42　缝合打结后将膈肌瓣
覆盖在缺损上，再将膈肌瓣边缘
缝合在正常食管壁上

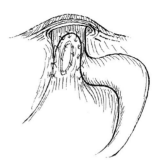

图 14-43　先用胃底补片修补缺损，
再行胃底折叠补片

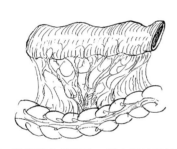

图 14-44　游离带血管蒂的一段空肠袢从结肠后引出

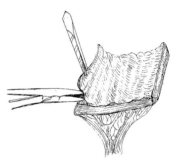

图 14-45　切开肠管去除黏膜层

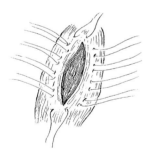

图 14-46　间断褥式缝合

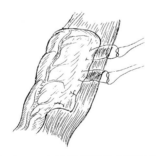

图 14-47　在缺损处覆盖空肠补片，
缝线在空肠浆肌层补片外结扎

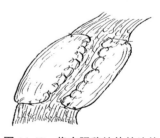

图 14-48　将空肠移植片的边缘
缝合在正常食管壁上

2. 颈、纵隔或胸腔引流术　颈部食管穿孔超过 24 小时或经非手术治疗出现发热、白细胞计数增多、颈部纵隔感染及脓肿形成的患者，应经颈部行手术引流（图 14-49、图 14-50）。

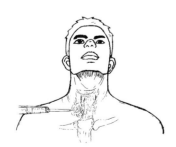

图 14-49　在切开引流前，先穿刺明确脓肿部位

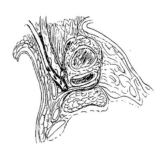

图 14-50　在脓肿上方放置烟卷引流，下方放置
双腔软胶管灌洗引流

3. 食管大部切除、外置和胃或空肠造口术 经胸腔闭式引流和 / 或抗生素应用仍难以控制的纵隔及胸腔感染，患者一般情况较好，能耐受开胸手术。还包括广泛而严重的食管损伤患者（图 14-51～图 14-53）。

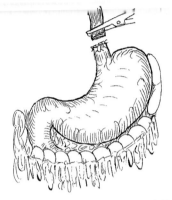

图 14-51 切开纵隔胸膜，游离全段食管，食管裂孔向下稍加游离，切断食管于贲门部缝合关闭

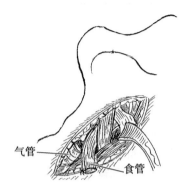

图 14-52 胸锁乳突肌前缘切口，将胸壁食管经颈部食管引出外置

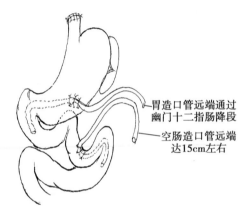

图 14-53 胃和空肠造口备减压引流及胃肠营养

4. 颈部食管造口及胃造口术 适用于严重胸腔感染、食管破口不能修复、一般情况差、不能耐受开胸手术者。手术行左胸乳突肌前缘切口，解剖颈部食管行食管造口。做上腹正中切口，缝合关闭贲门，同时行胃造口。该手术的目的是控制感染，因此胸腔闭式引流极为重要，而且要保持长期通畅。

5. 背部纵隔引流术 适用于胸段食管穿孔、感染局限于纵隔未破入胸腔者。根据 X 线、CT 或 B 超检查定位并行穿刺定位。做背部小切口切开皮肤及肌层，去除 4cm 左右的一段肋骨，将其胸膜推开暴露脓肿。切开吸出脓液，冲洗脓腔后，放置较粗的软胶管引流。笔者曾为 1 例 52 岁男性晚期食管癌患者行食管癌切除，胃与食管行端侧吻合，术后 3 天吻合口瘘，导致胸腔大量积脓，全身情况差，高热呛咳。做背部小切口引流出大量脓液，术后症状明显减轻。出院后随访术后 2 个月死亡。

6. 食管腔内置管术 晚期发现的食管穿孔，经剖胸探查不能修补者，可采用食管腔内置管治疗，主要包括以下 2 种方法。① Abbot 手术：开胸后清除所有污染及坏死组织，经食管破口放入 T 管由胸壁引出，使食管内容物外流，同时放置胸腔闭式引流管，并行胃造口减压，空肠造口（图 14-54）。②改良食管腔内置管术：可选用一段长约 60cm、内径小于 2cm、外径 2.0cm 的医用硅橡胶管，在其上方缚一小管，先放置鼻胃管于胃内。做上腹正中切口，于胃前壁造口并将预置的胃管引出，其远端缚 1 根粗丝线。经口腔拉出鼻管及粗丝线，去掉鼻胃管，连接食管腔内置管的远端，经口腔向胃内牵拉，即将导管经口置入食管及胃内。食管腔内置管远端经胃造口引出腹腔于腹壁固定，近端小管经鼻孔引出固定，导管胃内部分剪一超过 1/2 周径的创孔，用于口腔进食及胃造口进食。分别于腹部食管及颈部食管用可吸收缝线结扎。使食管腔与置管的医用硅胶管贴合（图 14-55）。这一方法不仅可以阻断污染物的来源，还有利于食管穿孔的愈合，而且还可早期经口或经胃造口进食。国内有报道 4 例，均在 6~8 周愈合，仅 1 例发生狭窄，经食管扩张好转。

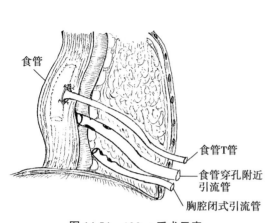

图 14-54　Abbot 手术示意

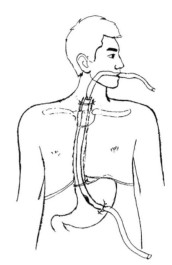

图 14-55　改良食管腔内置管术示意

十、讨论

食管穿孔治疗效果取决于穿孔部位、破口大小、治疗时间及治疗方式方法是否适当等。穿孔时间超过 24 小时者，死亡率比接受早期治疗的患者高 3 倍以上。因此，穿孔治疗的方案制订、手术方法的选择应根据具体情况而定。

1. 游离颈部食管时应注意保护喉返神经，勿损伤颈动脉及颈静脉。颈部食管吻合口瘘通常引起颈部脓肿或食管瘘，但很少危及患者生命。

2. 胸部食管吻合口瘘会引起严重的纵隔炎及脓肿，常危及患者的生命。吻合口瘘旦发生，应置胸腔引流，禁饮食及胃肠减压。小的瘘口经上述处理后可自行愈合。大的瘘口难以愈合，应按食管穿孔晚期处理。

3. 任何修补或吻合术都应该无张力且血供丰富。所有食管修复术，常规放置引流管至关重要。

4. 使用组织瓣加固食管修复，尤其是当合并有气管损伤时，有存在气管 - 食管瘘的风险；或合并血管损伤时，存在发生动脉 - 食管瘘的风险。以上情况尤应注意。

5. 当纵隔有严重化脓感染，组织炎性水肿明显时，游离食管要注意勿损伤周围组织、大血管和乳糜管，以免引起术后大出血及乳糜胸。

6. 颈部食管造口及胃造口术的目的是控制感染，因此胸腔闭式引流极为重要，且必须保持长期通畅。

第十五章

膈肌损伤

一、外科解剖

膈肌为胸腔与腹腔之间解剖学的肌腱分界。膈呈穹窿状，是参与呼吸的主要肌肉，故也是形成胸腔低压系统和腹腔高压系统的肌肉结构与器官。膈肌共分为3个部分，即胸骨部分、肋骨部分和腰椎部分。胸骨部分起自胸骨剑突及腹横肌的后面；肋骨部分起自第7~12肋的内面，为膈肌起点的最广大部分；腰椎部分以左、右膈脚起自 L_2~L_3 两侧及腰大肌上端的内侧弓状韧带和腰方肌上端的外侧弓状韧带。三部分肌肉纤维向中央集中止于中心腱（图15-1）。鉴于此解剖关系，这3部分肌肉常由于发育不正常而形成缺损或薄弱点，成为先天性膈疝的解剖学基础。

膈肌左、右半各受同侧来自第3~5脊神经支形成的膈神经支配。膈神经在距穿过膈肌点上方2~3cm处发出分支，即前干和后干。前干又发出胸骨支和前外侧支，前者伸向膈肌的胸骨部，后者走向腋前线。后干也发出2个主要分支，后外支横过中心腱向后延伸至腋后线，膈脚支向下走向膈脚和腰肋弓部（图15-2）。临床上，在做膈肌切口时头脑中一定要有清楚的膈神经主要分支图像，应尽可能做环形切口或放射状切口。

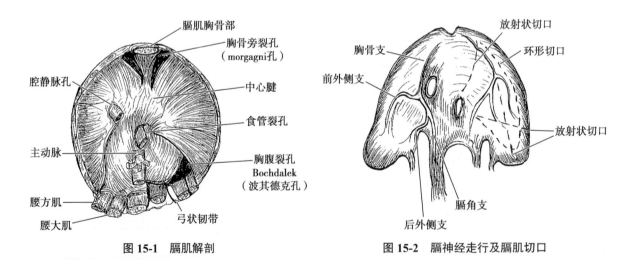

图 15-1 膈肌解剖 　　　　　　　图 15-2 膈神经走行及膈肌切口

膈肌有3个重要裂孔，包括主动脉裂孔，有主动脉、奇静脉和胸导管在此通过；食管裂孔，有食管和迷走神经通过；腔静脉孔，其内容纳下腔静脉。膈肌的动脉血供起源于膈动脉，其为主动脉的直接分支，直到离开主动脉裂孔，静脉回流直接进入下腔静脉。

膈肌在膈神经的支配下进行不自主节律运动及自主性运动。正常人平静呼吸时，膈上下移动1.0~2.5cm；用力深呼吸时，上下移动范围可达6~10cm。膈肌的总面积（250~270）cm²，每下降1cm，可增加胸廓容积250~270ml。

二、基本原则

1. 创伤性膈肌破裂在创伤中并不少见。近年来建筑、交通事故增多，创伤性膈肌破裂的发生率有增高趋势，并且膈肌损伤大多合并胸腔、腹腔及其他部位损伤。因此，严重的多发伤，尤其是胸腹部严重损伤，应警惕膈肌损伤。创伤性膈肌破裂的常见原因包括：①穿透性损伤，如子弹或刀刺伤等导致的膈肌破裂，常伴有邻近的器官损伤；②医源性损伤，如放置胸腔闭式引流管导致的膈肌损伤；③非穿透性的钝挫伤，如从高处跌下、交通事故等导致的膈肌破裂；④冲击伤，此种损伤导致的膈肌破裂虽罕见，但随着高科技战争的出现逐渐有所发生，应引起重视。

2. 膈肌破裂发生的部位。约90%的患者发生在左侧并导致创伤性膈疝，右侧创伤性膈疝较为少见，是由于肝脏位于右上腹，减弱了作用于膈肌暴力的缘故。锐性伤膈肌裂口较小，但钝性伤膈肌裂口较大（常为10～15cm），常位于左膈后侧。常见疝入胸腔的内脏器官依次为胃、脾、结肠、小肠和肝。

3. 膈肌破裂临床表现取决于创伤性质、合并伤程度、疝形成速度和疝内容物。按病情可分为急性型和陈旧型2种。①急性型：患者主要表现为下胸部、上腹部剧痛或隐痛，进食后加重，呕吐后减轻；有消化道症状，如恶心、呕吐、呕血及黑便等；有呼吸道症状；重症患者可有呼吸窘迫、休克和猝死。②陈旧型：患者可在伤后数天到数年发病。

4. 要作出单纯膈肌损伤的诊断颇具挑战性，因为该种损伤通常没有症状，影像学检查很难发现。未治疗的膈肌损伤将导致膈疝，其在伤后很长时间才有临床表现。膈疝通常发生在左侧膈肌，膈肌损伤均有膈疝风险。膈肌破裂不论是穿透性或非穿透性，一旦诊断确立应及时手术。

5. 任何介于乳头上部和肋弓下缘之间、涉及左侧胸腹区域的无症状穿透伤，都应在腹腔镜下进行评估，以排除膈肌损伤（图15-3）。

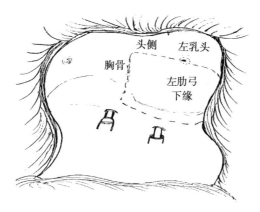

图15-3　任何介于乳头上部和肋弓下缘之间、涉及左侧胸腹区域的无症状穿透伤，
都应在腹腔镜下进行评估，以排除膈肌损伤

三、膈肌损伤修复

（一）腹腔镜修补术

1. 患者采用气管插管全身麻醉，取仰卧位。

2. 当腹腔镜插入腹腔后，患者应该采用头高足低位和侧卧位来改善左侧膈肌可见度。

3. 套管定位遵循一般腹腔镜手术三孔技术的基本原则，以允许进入膈肌损伤的可能区域。首先，标准的脐上套管可放入一个用于诊断及确认损伤的摄影机（图15-4）。一旦定位损伤，置入其他套管以最大程度地接近损伤处（图15-5～图15-8）。

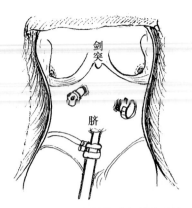

图 15-4　膈肌评估的诊断性腹腔镜
手术套管的位置

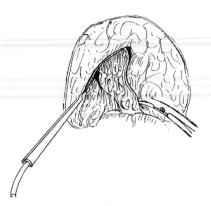

图 15-5　膈肌撕裂伴大网膜疝形成，
用大弯钳探查网膜囊后分离

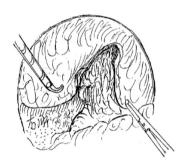

图 15-6　游离网膜囊将网膜
牵拉回腹腔

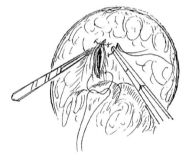

图 15-7　检查膈肌创口，用不可吸收
缝线全层间断缝合修补膈肌

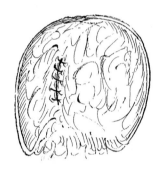

图 15-8　修补膈肌破损完成

（二）开腹修补术

1. 患者采用气管插管全身麻醉，取仰卧位，固定双臂。进入胸腔时，需要行下颌关节到膝关节的标准创伤皮肤消毒准备。

2. 标准正中剖腹手术切口用于膈肌修复，以便能够彻底探查其余腹腔脏器。慢性损伤，应考虑行剖胸探查术。在肋弓下缘上部向头侧牵拉是充分显露膈肌的关键。因此，尽可能应用固定牵开器，如 Bookwalter 牵开器。用 Allis 钳夹住膈肌伤口边缘向前拉，以充分显露进行修补。Allis 钳放置在裂口边缘的顶端对齐以便缝合，这对于位置难以接近的后侧膈肌损伤非常重要（图 15-9、图 15-10）。

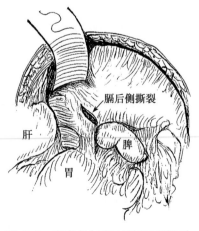

图 15-9　剖腹术中可见后侧膈肌撕裂，
修补困难，由于伤口位置深，显露困难

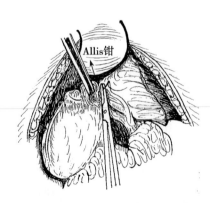

图 15-10　通过 Allis 钳夹住膈肌损伤处，
将其拉向脐部，充分显露膈肌便于缝闭

3.膈肌损伤可用间断缝合进行修补，使用 0 号或 1 号不可吸收丝线缝合。较大的损伤也可采用连续缝合（图 15-11）。

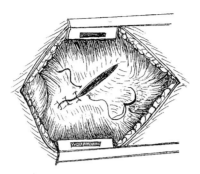

图 15-11　间断缝合膈肌破裂

4.高能量减速伤导致与胸壁相连的膈肌撕裂，这种情况下，膈肌需要缝合于胸壁上。必要时行同侧开胸手术，进行水平褥式缝合将其放置在肋骨周围以确保膈肌的标准位置。经典人工补片的使用在紧急情况下是不必要的，因为没有足够的时间发展为组织缺损和结构缺损。

5.确定关闭之前，经膈肌冲洗胸膜腔以减少污染，特别是伴有空腔脏器损伤时。

6.膈肌修补后应放置胸腔引流管。

（三）创伤性膈疝修补术

急性期常合并腹腔损伤，因此经腹的同时行膈肌修补和损伤脏器的处理。若怀疑胸腔脏器损伤，应另做胸部切口经胸处理。潜伏期的患者，应经胸行膈肌修补术。梗阻及绞窄期的患者，常需要腹腔联合径路手术处理。

1. 麻醉与体位　均采用气管插管全身静脉复合麻醉。经腹途径者采用仰卧位；经胸途径者采用侧卧位；胸腹联合途径者采用斜卧位。

2. 显露膈肌裂口及缝合裂口　经上腹正中切口进腹，待受损的腹腔脏器处理后以及胸腔内的脏器还纳后，向右下方牵拉左结肠、脾脏和胃，显露膈肌裂口，用不可吸收粗丝线间断褥式缝合膈肌裂口（图 15-12）。

3. 经左侧胸腔入路　经胸修补膈肌破裂时，由第 6 或第 7 肋间进胸腔，注意勿损伤患者胸腔的腹腔脏器（图 15-13）。

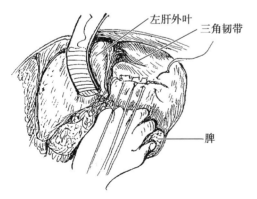

图 15-12　用粗丝线间断褥式缝合膈肌破损将其关闭

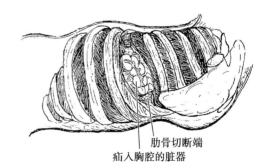

图 15-13　经第 6 或第 7 肋间进入胸腔

4. 分离粘连　患者胸腔的脏器常与肺、胸壁、膈肌粘连，此时应仔细将其分离（图 15-14）。

5. 修补膈肌裂口　将腹腔脏器游离和还纳后，用较粗的不可吸收丝线间断褥式缝合修补裂口（图 15-15）。在第 8 肋间放置引流管，然后关腹或关胸。

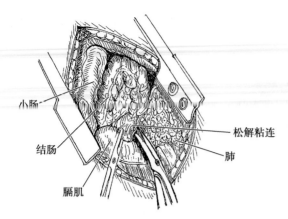

图 15-14 分离患者胸腔内脏器之间的粘连

小肠
结肠
膈肌
松解粘连
肺

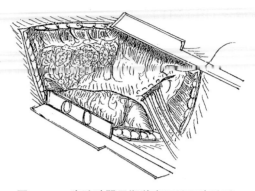

图 15-15 腹腔脏器早期游离还纳回腹腔后，
用粗丝线间断褥式缝合修补关闭膈肌破口

四、讨论

1. 膈肌损伤时，腹腔镜手术腹腔内注入气体有引起张力性气胸的风险。应密切监测血流动力学、血氧饱和度和吸气压力峰值。如果有任何张力性气胸的体征出现，释放腹腔内注入的气体，放置胸腔闭式引流管。

2. 由于通过膈肌缺损而进入胸腔的压力丢失，在某些情况下腹腔镜修补膈肌裂口会很困难。这类情况，最好应用 Allis 钳（鼠齿钳）夹住破口的边缘，然后行部分扭转能够封闭缺损，允许进行修补。

3. 若显露不良，后侧膈肌裂口的修补在剖腹手术操作中很难开展。因此通过夹住伤口边缘和将膈肌拉向剖腹手术切口的方法改善显露，有利于操作修补。

4. 存在腹腔内容物污染时，增加了积脓的风险，应通过膈肌缺损处冲洗胸腔，清除所有严重的污染。

5. 在心包下膈肌修补时，应将手术缝线置于直接可见的范围，以避免对心肌造成无意损伤。这种情况虽少见，但仍应引起重视。

6. 膈肌修补后，要放置胸腔引流管以便术后引流。

7. 急性期的患者，膈肌破裂的膈疝一时不危及生命，如遇特殊情况和危重的患者，应分清主次，先纠正创伤性休克及处理致命的合并伤，再行膈肌破裂修补术。无论选择何种手术入路，尤其是经胸入路，术中应经膈肌裂口仔细探查腹腔，防止漏诊其他脏器的损伤。膈肌破裂的急性期，一般都能对拢缝合。伤后时间过长的患者，撕裂膈肌的边缘常萎缩变薄，应尽量将裂口周围的膈肌，甚至腹横肌广泛游离，以求无张力和牢固对拢缝合，若仍不能满意地修补缺损，则用自体组织或人工材料片重建。

8. 术后主要并发症不能忽视　尽管膈肌破裂修补的效果一般较好，在成功修补后也很少复发，但仍有较高的死亡率（钝性损伤为 14%～22%；穿透性损伤为 2%～3%；第三期绞窄和肠坏死者高达 80%），其原因是膈肌破裂常伴有严重的合并伤和休克，以及对膈肌损伤未能及时认识及处理。笔者近年收治 1 例 50 岁男性患者，因患有食管癌在院外行食管癌切除胃与食管吻合术后约 1 年反复出现胸闷、气紧及恶心呕吐 1 周多，否认胸腹外伤史。胸部 X 线片及 CT 检查提示胸腔内有肠道存留。行剖胸手术，发现左膈肌裂口内疝入空肠并扭曲，伴肠缺血坏死改变。膈肌的残胃间隙有大网膜囊疝入胸腔。手术行肠切除、肠吻合，还纳肠管及网膜回腹腔。

由于膈肌裂口张力大，行膈肌人工材料网膜补片在残胃裂孔及膈肌裂口处。术后恢复顺利，半年后随访情况良好。

9. 术后注意并发症及处理。①术后针对患者的不同情况，继续抗休克，补充血容量，保持水、电解质和酸碱平衡。②针对患者的不同情况给予吸氧，必要时行机械辅助呼吸。保持呼吸道通畅。若为重症患者应行气管切开。③术后应连续心电监测，发现问题及时处理。鼓励患者排痰，使用适当的抗生素，积极预防肺部并发症。④保持胸腔、腹腔引流管畅通，若无感染者，术后2～3天拔除引流管。⑤膈肌破裂修补的结果普遍良好，修补成功后很少复发。但危重患者的病死率可达10%～30%，这与其他严重的复合伤有关，如大血管损伤大出血、心脏受损严重、肺挫伤、肝破裂及颅脑损伤等。

第十六章

双重危险的胸腹联合伤

一、概述

双重危险的胸腹联合伤，应该从哪里入手，是腹部还是胸部，通常难以确定。例如：胸腹部 X 线显示，子弹位于上腹部，但实际子弹是从左胸进入，穿越膈肌，然后进入并停留在上腹部，患者表现为左侧胸腔引流管有活动性出血，腹部逐渐出现膨胀，而且血压也在下降。不只是初学者无法确定从哪里开始处理，就连临床经验十分丰富的外科医师也会感到困惑。在创伤外科手术中，有些最艰难的诊治处理都发生在胸部和腹部的交界区。在外科死亡病例讨论会上可能会听说过胸腹部联合伤，然而在外科或创伤外科的教科书中查阅相关内容时，你会感到意外或吃惊，因为目前国内外主要的创伤外科教科书中没有关于胸腹联合伤的任何章节。有知名的学者认为，这是因为涉及胸腹部交界处有其解剖特殊性。

胸腹联合伤是指同一种致伤原因，造成胸部和腹部内脏及膈肌同时损伤（无膈肌损伤者称为胸腹复合伤，有膈肌损伤者为胸腹联合伤）。在临床上分为穿透性胸腹联合伤和闭合性胸腹联合伤 2 大类。

（一）穿透性胸腹联合伤

1. 伤情概述　穿透性胸腹联合伤由锐器或透射物引起，绝大多数是由胸部进入腹部，少数病例是由腹部进入胸部，可以同时引起胸部支气管、肺、心脏大血管、食管，以及腹腔空腔和实质脏器损伤，造成失血性休克和严重感染，常容易漏诊，死亡率较高。由于胸部和腹部内多脏器同时损伤，伤情多较危重。可在胸腹部见到伤口。呼吸系统功能障碍，常表现为呼吸困难，出现颈胸部皮下气肿、咯血、气促、发绀。循环系统功能障碍多由心血管、肝脾损伤出血导致，表现为血压下降、脉搏细弱或触不清、心音遥远或不清甚至昏迷。腹部可有压痛或反跳痛等腹膜刺激征表现。

2. 诊断及处理原则　早期正确诊断和及时救治是穿透性胸腹联合伤治疗成功与否的关键。伤口在胸部出现明显的腹部症状，或伤口在腹部出现明显的胸部症状，均提示有胸腹联合伤的可能。应注意询问致伤史、致伤器具和伤情，了解受伤时患者身体的姿势、致伤的方位、伤道的走向，以及可能损伤的脏器（图 16-1）。X 线及 B 超检查对胸腹联合伤有很高的实用价值。但勿因等待检查延误宝贵的救治时机。穿透性胸腹联合伤，一般首先应行紧急处理，如快速改善呼吸功能紊乱，失血性休克的输血、补液，胸腹壁伤口封闭等。

3. 手术时机　穿透性胸腹联合伤因伤情复杂且严重常难以接受系统全面的检查，应做简单易行快速具有即刻诊断价值的检查，以免延误救治时机。有手术指征者应立即手术，如血胸、腹腔大出血和空腔脏器破裂者，必须早期处理；怀疑心脏大血管损

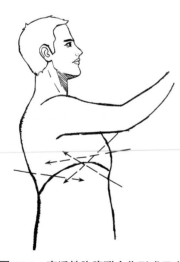

图 16-1　穿透性胸腹联合伤形成示意

伤、气管支气管损伤或食管损伤者。有膈肌破裂，腹腔脏器疝入胸腔并出现绞窄、嵌顿者应行急症手术治疗。手术的目的：①终止威胁生命的出血；②缝合破裂的脏器；③清理挫伤严重的组织；④整复疝入胸腔内的腹部脏器，修补破裂的膈肌；⑤闭合胸部伤口，解除呼吸功能障碍。由于穿透性胸腹联合伤是一种探查性手术，最好选用气管内双腔插管麻醉较为安全，对胸内手术更有利。手术体位与手术切口选择也直接影响手术效果。

4. 手术方法

（1）上腹正中切口探查：处理腹腔脏器的损伤，膈肌破裂腹腔器官疝入胸腔者，可将其还纳入腹腔后用粗丝线间断8字形缝合修补膈肌裂口，应注意保护膈神经不被误伤。开腹后积血多时应首先探查实质脏器，如肝、脾、胰腺等。有血凝块凝集处，常为脏器损伤所在，清除积血和凝血块后，即可发现其受伤情况并予以处理。还要注意空腔脏器穿孔，为避免漏诊，必须有序、系统地探查，一般由贲门部开始直至各段肠管，无论是火器伤还是锐器伤，在探查每一脏器时明确是穿透伤还是贯通伤，要仔细，不能疏漏。若发现血肿应切开血肿，清除积血和血块后再仔细探查是否有血肿内伤口或腹膜后脏器损伤。

（2）侧卧位、胸后外侧标准切口剖胸探查：部分学者认为，处理胸腹联合伤，内剖胸切口可以显露胸腹脏器，上腹脏器如胃、脾肝顶部和结肠左曲的损伤均能通过膈肌切口处理，故首选胸部切口。应首选探查处理心脏、大血管，其次为肺、气管、支气管、食管、胸导管和膈肌等系统全面的检查。探查胸内各脏器损伤并进行处理后，可能情况下通过膈肌切口处理腹腔脏器损伤，然后缝合修补膈肌裂口，常规关闭胸腔。

（3）仰卧位胸前外侧切口和腹部切口探查：两组手术人员可同时进行，无论是胸至腹还是腹至胸的穿透伤，都必有膈肌损伤，胸腔和腹腔双向探查容易发现不致遗漏。处理原则同上所述。

（4）胸导管损伤及膈肌损伤的手术：见第十章、第十五章。

（二）闭合性胸腹联合伤

1. 伤情概述　闭合性胸腹联合伤多由车祸、高处坠落和塌方挤压等导致。大量的腹腔脏器可经膈肌裂口疝入胸腔导致严重的呼吸循环功能障碍。临床表现为呼吸功能障碍，通气功能低下、换气功能障碍、缺氧及二氧化碳潴留造成不同程度的呼吸性酸中毒。循环系统功能障碍多由胸腹腔脏器损伤出血导致，表现为血压下降、脉搏弱或触不清、心音低钝或听不清，甚至昏迷。血常规、血清或尿淀粉酶测定仍是最常用的基本方法，可作为观察伤情变化的依据，按需要进行，但对指导抢救的价值不大。伤情未稳定前做X线检查原则上是不允许的。B超、胸腹腔穿刺抽吸及CT检查等有助于诊断。

2. 手术指征　闭合性胸腹联合伤，常并发心、肺、肝、脾等重要脏器的严重损伤，导致严重的休克和呼吸、循环功能障碍。有效、及时地救治和正确地处理不同脏器的损伤及严密监护，是提高救治率和减少并发症的关键。闭合性胸腹联合伤常合并其他部位损伤，且范围大而复杂，因此需要全面考虑，按伤情对生命威胁的大小，分轻重缓急合理有序地处理，可获得有效的治疗。

伤情严重者，时间就是生命，对其处理是否及时、准确、有效，关系到患者急救时的安危和预后。在准备手术的同时应该同步展开急救措施：①尽快纠正急性呼吸和循环功能障碍。主要解除呼吸困难或窒息，保持呼吸道通畅，解除心脏压塞，改善循环功能。两者都是抢救严重闭合性胸腹联合伤成功的首要问题和治疗的先决条件。②清除口腔及咽部黏液及血性分泌物、血块、呕吐物及杂物等。必要时行气管切开或气管插管，对昏迷或反应迟钝的患者非常重要。③若有血气胸及时放置闭式引流，排出积血和积气，解除肺和心脏大血管压力，使肺复张，以改善呼吸和循环功能。④抗休克。快速纠正休克状态。但对广泛的肺挫伤、心脏损伤或年龄较大且心功能不全者，应谨慎处理，以免因不适当的扩充血容量导致肺水肿或心力衰竭。为保证良好的静脉通道和监测中心静脉压，可采用颈内静脉或锁骨下静脉及大隐静脉穿刺置管。⑤术前准备。胸腹腔大出血的病例可以在抗休克的同时进行手术止血，但麻醉前应先放置胸腔闭式引流管，以避免麻醉时发生张力性气胸，影响呼吸和循环功能。无失血性休克的患者，应先输血补液，待血压、脉搏趋于稳定，有血气胸者放置胸腔闭式引流管及胃管。已明确需要行剖胸和剖腹探查术的病例，应选择气管内双腔插管麻醉为宜，既便于麻醉管理，又可间断进行健侧通气使患侧肺萎陷，从而便于手术操作。

3.手术时机 闭合性胸腹联合伤多严重而复杂，常伴有重要脏器损伤，因此，无论是剖胸还是剖腹都要掌握时机，胸、腹部都有指征者，可分两组人员同时进行，以免一组人员顾此失彼而影响手术效果。

4.手术方法

（1）剖胸探查：首先探查处理心脏、大血管的损伤，其次对气管、支气管、肺、纵隔、食管、胸导管进行探查和处理。经胸切口探查膈肌损伤或创伤性膈疝较为方便，如有腹腔脏器疝入，暂不还纳，应与腹部手术组协同处理，先检查疝入胸腔内的脏器有无破裂和血供障碍，初步处理待还纳腹腔后，再由腹部手术人员进一步观察和做必要的处理。

（2）剖腹探查：进入腹腔后，若有大量出血，先探查实质脏器和大血管，当发现有较多血块处时，提示可能为伤口所在部位，根据解剖形态结构先用手捏住该脏器的主要血管，迅速清除血块与积血，直视下进行止血。若发现有异味、炎性液体或纤维蛋白沉积较多，并有炎性充血和水肿，常为空腔脏器损伤处。若发现某一脏器经过膈肌伤口疝入胸腔，与胸部组协作，将疝入的脏器还纳腹腔，并在胸腹两组人员协同直视下修补膈肌裂口。为避免疏漏，在探查时应按系统有序进行，首先从胃贲门部开始，检查胃前后壁，然后依次检查十二指肠、小肠、结肠、直肠、肠系膜，肝、脾、胰、泌尿系统器官及女性生殖系统器官。

（3）洗和引流：胸、腹腔手术完成后，用温生理盐水或碘伏稀释后反复冲洗腹腔。放置胸腔闭式引流管。腹腔放置引流管，应根据伤情、手术部位及手术的类型选择为妥。

二、正确评估先行剖胸术还是先行剖腹术

（一）何谓胸腹部联合伤

人体胸腹部交界区临床上也有学者认为是胸腔内的腹，是一个特殊的解剖区域（图16-2、图16-3）。在体表的正前方，范围从肋缘延伸至乳头水平，侧方达第6肋间隙，背侧达肩胛骨下缘水平。这个解剖区域包括膈肌两侧的胸腔和腹部脏器。

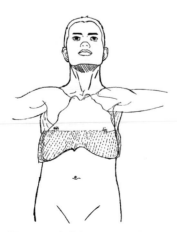

图 16-2　胸腹部交界区（前面观）

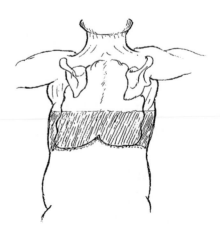

图 16-3　胸腹部交界区（背面观）

胸腹部交界区分 5 个腔隙：①左胸腔；②右胸腔；③纵隔；④腹腔上部；⑤腹膜后间隙上部。胸腹部交界区损伤时，当术者在任意腔隙操作时，另外的腔隙也可能会发生危险。这是由于术者及其手术组人员过于关注初始选择的手术腔隙，从而忽略了其他腔隙。还要记住的是，胸腹交界区的腹侧包含主动脉、下腔静脉和上消化道中最难显露的部分。因此，处理胸腹部创伤的外科医师要切记，胸腹部交界区有 5 个腔隙。

（二）战略战术的思考

在临床上约 2/3 的胸腹部交界区贯通伤患者，行胸腔闭式引流术后剖腹探查（或腹腔镜手术）可获得成功救治。约 1/3 的患者胸部和腹部需同时行手术处理，但这种胸腹部联合损伤的手术操作十分困难。

胸腹联合伤在临床上最常见的情况是多腔隙损伤，需要同时处理多个腔隙的出血。即使对于临床经验丰富的医师来说，也是非常有挑战性的。若患者出血源于单一部位，如肺或脾，会有多种解决方法进行有效处理。但若患者同时多处出血，就无法简单应对了。因为机体创伤增加，多源性出血导致失血速度更快，开放体腔迅速导致体温下降，与此同时术野需要进行多处手术操作，但却没有足够的时间，必须迅速决定将手术转换为损伤控制性手术。如何早期做出决策是关键。

笔者在 20 世纪 80 年代末曾救治 1 例 16 岁男性高中学生，该患者在枪击比赛时，不幸被运动步枪误伤，弹头从右侧腋中线第 8 肋间进，经左侧腋前线第 7 肋出（图 16-4）。笔者先行左胸腔闭式引流后，在气管插管全身麻醉下行上腹肋上斜向胸腹联合切口延伸到左弹道出口处（图 16-5）。进入胸腹腔后探查，腹腔肝破口约 2cm，不规则，有胆汁样出血，腹腔胆汁样积血约 600ml，先用大纱布垫填塞肝右间隙。Pringle 法有限性阻断第一肝门。即刻转向左胸腔，发现积血约 800ml，左肺下叶基底前段为弹道出口，胸壁肋骨粉碎性骨折，心包前下壁受损，切开心包 3cm 有少量血性液，心搏快，无心脏损伤。肺破口出血漏气处行贯穿 8 字形缝合，若仍有出血和漏气，改行肺段斜切除连续缝扎，可靠止血，无漏气，胸壁清除破碎组织及骨片，缝合止血。肺膨胀恢复。此时又转向腹腔，清除弹道口的破碎组织，用大圆针带粗丝线贯穿创底褥式缝合 2 针，止血可靠，去除肝门阻断带，弹道创口无出血。肝脏无明显肿胀。行胆总管切开减压引流。胆汁有血性液混合，用温热生理盐水反复冲洗出凝血小块直至干净后，胆总管只能容纳 18 号 T 管。清理腹腔、胸腔，调整放置胸腔闭式引流管。心包切口仅缝合 1 针。在膈神经后低位心包另切 3 个小口开放，以避免心包积液填塞心脏。关腹、关胸。术后 3 周拔除各管道，情况良好出院（现身体状况仍强健）。

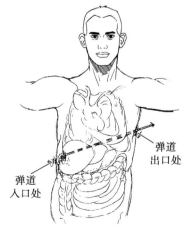

图 16-4　火器伤患者的弹道穿越胸腹部

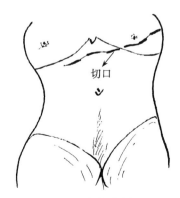

图 16-5　胸腹联合切口

分析子弹的弹道轨迹有助于早期做出采用损伤控制性手术的决定。子弹的轨迹穿破躯干中线是非常不利的征兆，因为人体主要的神经血管束（主动脉、下腔静脉、脊髓）均位于中线区域。此处损伤导致心脏、大血管损伤的风险很大，死亡率也很高。弹道轨迹穿破胸腹部中线并有低血压的患者，心脏损伤的可能性也很大，甚至在切开皮肤前就应该优先考虑进行损伤控制性手术。国外有学者将这种弹道轨迹穿破躯干中线的损伤称为体轴贯通伤。

在胸腹交界区的枪击伤中，子弹能提供主要的信息。这就是经验丰富的外科医师在处理贯通伤时要求患者拍胸腹部 X 线片的原因。如果可能的话，应在进手术室前完成这项检查。通过影像学检查在靠近子弹入口和出口的部位放置金属标记，有助于确定损伤的导向和引导手术从哪里入手。因此，每颗子弹都能提供重要的信息。

（三）保持战术的灵活性

1. 先处理胸腔还是腹腔　当决定先开腹还是先开胸时，你会面对创伤外科中的经典困境，就是无任何可以遵循的原则。即使有丰富的创伤外科经验，约 1/3 需要开胸、开腹的病例，手术都是从相对并不紧迫的腔隙开始，这主要是由胸腔闭式引流的引流量误导导致的。一些胸腔闭式引流实际上表现的是腹腔内出血，而出血是通过膈肌破裂口处进入胸腔。而其他患者如果胸腔闭式引流放置位置不当，扭曲或没有发挥作用时，会造成患者已经停止出血的假象。以下几点有助于决定从哪里入手：①密切注意胸腔闭式引流量，这有可能产生误导，应在整个手术过程中严密监测其变化；②插入胸腔闭式引流管后，应在急诊室拍胸部 X 线片，以确认胸腔引流管侧的积液是否真正引出；③密切关注心脏压塞，如患者出现低血压、心音低弱、颈静脉怒张即贝克三联征（Beck triad）提示有心脏压塞；④用超声快速诊断法进行检查，虽然有一定的限制，但尚可明确是否存在心脏压塞或腹部大量出血。根据以上几点基本可以决定优先从哪里入手。另外，值得注意的是右侧胸腹部交界区的贯通伤，最可能出血的是肝脏，先行剖腹探查是正确的决策。

国外有学者通过统计学表明，此类手术常从不存在主要出血的腔隙开始。应认识这个事实，并提高警惕，用战术的灵活性加以弥补。积极寻找横膈膜的另一侧可能发生变化的可疑线索。如：①无法解释的低血压；②对输液或输血的反应性低；③逐渐增加的气管插管的气道压力（血气胸的征兆）；④中心静脉压升高（心脏压塞的征兆）。若一半横膈膜逐渐突出并妨碍术野，可能不是好兆头。在术中要随时变更手术计划，迅速处理横膈膜另一侧可能面临出血的危险。鉴于上述情况，施术者要保持战术的灵活性。

2. 经横膈膜切开探查心包　如果在剖腹探查时怀疑心脏压塞，最快的处理方法是进行经横膈膜心包切开术。先离断结扎左三角韧带，游离肝左外叶，将肝左外叶翻向外侧，确认胃与食管交界前方的横膈膜中线位置（图 16-6），用 2 把 Allis 钳牵拉中线两侧，注意勿损伤膈下静脉。在 2 把 Allis 钳之间切开横膈膜及其上方的心包，直到确认从心包内溢出液体。如果液体清亮，用粗丝线关闭切口。如果为血性液，应行正中胸骨切开或左前方剖胸进一步处理（参见第九章）。

3. 横膈膜修补　胸腹部交界区的锐器伤，如果患者无症状，可用腹腔镜诊断横膈膜损伤。在探查左侧横膈膜或右侧横膈膜前部损伤时，选择腹腔镜是非常好的方法。如果创伤的胸腔闭式引流没有发挥作用，且横膈膜有破裂口导致胸腹腔相通时，腹部充气可能导致张力性气胸。因此，在腹腔充气前应将胸腹部同时消毒准备，并且准备胸腔闭式引流管插管包，随时进行胸腔闭式引流。

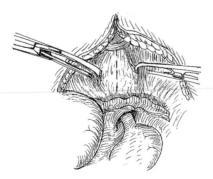

图 16-6　在胃食管交界前方的横膈膜中线位置切开横膈膜及心包（虚线所示切口）

在适量的气腹并且床头抬高的状态下，能较好地观察左侧横膈膜和右侧横膈膜的一部分，尤其是横膈膜右侧前部。如果发现横膈膜损伤，应进行剖腹探查，因为无法依靠腹腔镜排除空腔脏器损伤。也有临床经验丰富的学者，对创伤后数小时内仍无症状的患者，采用腹腔镜探查显露良好便于操作的部位行腹腔镜修补横膈膜。

修补急性横膈膜裂伤通常比较容易。如果胸部存在疝入的脏器，将其复位后检查有否穿孔。如果疝入脏器难以复位，可将横膈膜破裂稍切开以扩大切口，再将脏器复位。在准备缝合裂口时，用Allis钳夹持裂口边缘进行牵拉（图16-7）。在胸内用吸引器伸入胸腔和心包，观察吸引管流出液的性质，如吸引出许多血液和血凝块，应开胸进行直接处理。严重污染的胸腔，试图通过横膈膜缺损清洗半胸，国外学者称为锁眼外科手术（keyhole surgery），这种方法既不安全又不切实际，不做为宜。关闭横膈膜裂口应用较粗的不可吸收缝线，较短的裂口可连续缝合，较长的裂口既可采用单纯间断缝合，也可采用水平褥式缝合。每条缝线的尾端留足够长，然后牵拉缝线的尾端使横膈膜易于缝合，这也是重要的技术原则（图16-8）。横膈膜缺损的边缘呈外翻状态，缝合时牵拉上一针缝线尾端能使横膈膜对合良好。缝合边距大一些可防止胸腔侧的横膈膜血管出血。

如果横膈膜缺损很大，尤其是在严重钝性创伤中缺损太大而无法原位修补时，可用补片的方法解决（参见第十五章）。

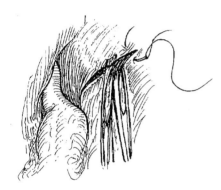

图16-7　用Allis钳夹牵拉缝合裂口

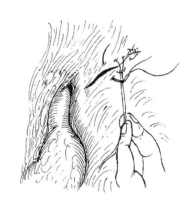

图16-8　牵拉缝线尾端使横膈膜易于缝合

三、讨论

1. 对于胸腹部交界区创伤的患者，美国有一幽默的学者言之："在决定游离肝脏前应该深思熟虑，如果轻举妄动，就会犯下如同吹走'潘多拉之盒'（Pandora box）一样的错误。"在右侧胸腹部交界区创伤的患者，开胸后发现从横膈膜内侧裂口流入大量暗红色血液，很可能是肝后下腔静脉或肝静脉损伤出血，从横膈膜缺损反流进入胸腔（图16-9）。这种情况下，开腹游离肝并从腹腔侧修补横膈膜裂口是致命的错误。在处理已经局限的肝后下腔静脉损伤时，游离肝脏可能失去对出血的限制，从而转变为无法控制的静脉大出血。术者定会追悔莫及。

正确的方法是不要游离肝脏，而且远离肝的裸区，应返回胸部，如图16-9所示，采用粗针粗线迅速闭锁横膈膜裂口。这种简单的方法能重新限制血肿，保持"潘多拉之盒"呈关闭状态，以防止灾难性

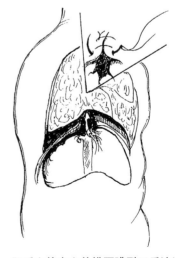

图16-9　肝后血管出血从横膈膜裂口反流进入胸腔

的大出血。因此，遇到这种态势，绝不能打开"潘多拉之盒"。

2. 胸腹联合伤常采用探查性手术，常见以下 2 种径路：①侧卧位，胸后外侧标准切口。对胸内脏器与膈肌的探查和处理较为满意，但对腹腔内脏器的探查处理实为不便，且有较大困难，如需将切口延长至腹部的胸腹联合切口，常需要切断肋弓，损伤太大，如果做腹部切口，需变换体位，不仅带来麻烦和不便，也延长了手术时间。②仰卧位，胸前外切口和腹部切口。胸腔或腹腔均可以显露，探查和操作均较方便，但有时对胸腔显露欠佳。而胸腔镜手术能够准确地判断是否损伤膈肌和腹腔脏器，为剖腹探查提供较确切的依据，在胸腹联合伤的诊断和治疗上有重大的意义。

3. 目前，胸腹联合伤手术路径的选择尚存争议，先行胸部路径或腹部路径意见不一。Waldschmidt 曾报道 84 例，其中 65 例施行早期剖腹探查，15 例剖胸探查，2 例胸腹联合探查。在 65 例剖腹探查的患者中，仅 1 例又做了剖胸手术；而在 15 例剖胸探查的患者中，有 7 例又做了剖腹手术。由此可见，优先选择腹部路径是有道理的。但有学者主张先经胸手术，其理由是胸腹部脏器损伤的患者，大多数可以从胸部切口修补，特别是修补膈肌更为方便。由于在胸腹联合伤的患者中，仅 65% 的患者有明显的腹肌紧张等腹膜刺激症状，故常给明确诊断带来困难。还有 14% 的患者，因诊断不明确而进行不必要的剖腹探查，而且有学者认为胸外伤后漏诊是膈肌损伤后并发脓胸的重要原因。部分学者建议用胸腔镜探查有无膈肌损伤后再决定是否行剖腹探查。

一般认为，如受伤部位在上腹部，或主要位于右上腹部，而胸部无明显症状、体征，可以先行剖腹探查处理腹腔脏器损伤；如果胸部创伤严重，伤口位于左侧下胸部或左上腹部，可以选择左侧剖胸切口，先探查胸内各脏器的损伤并进行处理，必要时再行腹部切口进行剖腹探查，处理腹腔脏器损伤；上腹部脏器损伤的胸腹部联合伤，仍应采取腹部或腹胸部两切口；如果胸部外伤和腹部外伤均很严重，必要时可以胸、腹腔两组人员同时进行手术。腹部外伤的主要危险是内出血和感染，一般不宜通过剖胸切口处理，而且常见的胸外伤采用胸腔闭式引流多能达到治疗目的。

手术中应注意清除异物，仔细探查予以摘除，必要时在术中可用 B 超或床旁 X 线协助检查，尤其是火器多弹伤者，以免遗漏。同时要防止感染，因为涉及胸腹腔联合伤治疗和预后的问题，对伤道的清创和胸腔、腹腔的无菌处理，以及术毕时的彻底冲洗与适当部位的引流是必要的，这些都是预防术后并发症的重要措施。

第十七章

胸腔镜在胸部创伤中的应用

一、概述

20世纪80年代，随着电视监视器的出现、Kopkins透镜的改进、微小摄像机的应用、光导纤维技术的成熟，1986年人类首次将微型摄像机与腹腔镜连接，可以让多个手术人员同时看到宽阔、清晰的手术野，极大地方便了手术操作和手术人员的配合。1987年3月，法国里昂的Phillppe Mocrret用电视腹腔镜为1例女性患者成功施行了世界首例电视腹腔镜胆囊切除术。电视腹腔镜胆囊切除术的成功，对于电视胸腔镜手术（video-assisted thoracic surgery，VATS）的开展，起了很大的推动作用。尽管电视腹腔镜比电视胸腔镜开展得早，但就体腔的解剖结构而言，胸膜腔更适合采取电视胸腔镜手术，这不仅是因为常规开胸手术的切口十分疼痛，更重要的是电视胸腔镜手术依靠双腔支气管插管、单肺选择性通气、术侧肺萎陷等技术不需要二氧化碳人工气胸就能提供一个足够大的操作空间使各种手术器械和内镜自由出入，胸腔因有肋骨的支持而不会塌陷。移动腔镜可以很容易地看清在常规开胸直视下也不容易看到胸腔顶部的细微结构。可以说，加上专门设计的VATS手术器械，为一系列诊断和治疗性VATS奠定了飞速发展的基础。1993年1月在美国得克萨斯州圣安东尼奥召开了首届世界胸腔镜外科学术会。

从1910年欧洲出现胸腔镜外科，到传入中国北京、上海、天津等大城市，用了几十年的时间。中华人民共和国成立后，传统的胸腔镜才得到进一步发展。除作为肺结核胸腔粘连带外，主要用于胸膜疾病的检查诊断。但是现代胸腔镜刚一出现，我国的胸科医师就接受并使用了这项技术。1992年10月28日中国人民解放军总医院为一例30岁男性患者成功施行了电视胸腔镜心包囊肿摘除术。1992年11月14日中国医科大学第一临床医学院在日本国立癌中心成毛韶夫博士的指导下，成功施行了国内首例胸腔镜肺切除手术。1992年11月10日至11月20日，George Bergi教授率领由6名专家组成的美国医学代表团访问了上海和北京，并在上海第二医科大学附属新华医院和北京医科大学第一附属医院示范电视胸腔镜肺叶切除术。进一步推动了国内VATS的发展。但与发达国家相比，差距还大，我们必须经过长期不断的努力，才能在仪器设备、技术水平和普及程度上赶上发达国家的水平。虽然VATS衍生的技术革命正朝着更深更广的范围拓展，但它所面临的问题也还有待逐步解决。

VATS现在已成为血流动力学稳定患者的切实选择，用于替代诊断性开胸术，或者作为伤情尚不足以开胸手术患者的治疗手段。胸腔镜下可进行胸壁的固定，选择性插管使患侧肺叶塌陷和建立单侧肺换气，无须CO_2注气和刺孔。使应用传统外科器械成为可能。这种诊断和治疗技术现已有明确的适应证，而且还被逐渐研究推广。一些研究发现，胸廓造口置管后的持续出血常来源于肋间血管或乳房内血管。胸腔镜可以明确出血部位，并通过热疗，夹闭或缝合止血。如果胸腔镜下无法治疗，明确血管活动性出血后可进行开胸手术。

凝固性血胸是指胸腔残留超过500ml的凝块物，发生于25%～30%血胸患者中，其中有些需要放置2根胸腔引流管。胸部创伤患者持续性凝固性血胸或长期血胸都会使脓胸和纤维粘连性胸腔的发生率增高，以前诊断成立后胸廓切开术是唯一的治疗手段，现在可在胸腔镜下抽吸凝固物和积血。早期清除残留有利于提高治疗成功率，特别是伤后 7～10 天，在此阶段成功率可达 90%，获得大多数学者认同。

在胸部穿透伤和心脏损伤的患者中，20% 没有心脏压塞或心脏损伤的症状、体征。文献报道胸腔镜下 10 例心包开窗术效果理想。Morales 等报道了 108 例心包开窗术，在完全无症状的患者中 30% 阳性，其灵敏度 100%，特异度为 96%，准确率为 97%，高于超声检查及剑突下开窗术。尽管有些研究者并不赞同，有学者与 Morales 等一样，认为胸腔镜心包开窗术是一种代替剑突下心包开窗术的好方法。优点在于微创，诊断准确而且同时可以检查整个胸腔。并可用于诊断主动脉或食管纵隔损伤。Reardon 等报道了 1 例创伤性胸壁肺病的胸腔镜修补术。也有报道胸腔镜成功取出了胸内异物，如线、子弹、手榴弹碎片、玻璃和子弹碎片等，所有这些都避免了胸廓切开术。

Villavicencio 等回顾了自 1910 年至今的发表的有关创伤治疗的文章，发现胸腔镜成功控制了82% 以上患者的出血，既避免开胸手术，又无术后并发症的发生。VATS 治愈了 86% 的创伤后脓胸患者，仅有 2 例出现并发症。用于治疗持续性或凝固性血胸的成功率为 90%，3 例术中并发症通过恢复，单侧肺换气得以纠正。Villavicencio 等提出，胸腔镜检查可为开胸手术确定切口的位置和范围，并且总结得出非电视胸腔镜和 VATS 可以安全有效地应用于创伤患者。

胸腹联合伤通常无明显临床表现而又可能危及胸腹脏器及横膈，其诊断和治疗均较困难。胸腹部是指上界为乳头和肩胛尖平面（相当于第 5 和第 7 肋间隙平面），下界为肋缘之间的区域。位于胸腔部的损伤可能会涉及胸腹腔内脏器或横膈是其主要问题。在所有穿透伤中，横膈损伤的概率为10%～15%，如果损伤位于前胸乳头以下则为 30%。尽管后胸损伤导致横膈穿透较少，但也有报道高达 27%。85% 横膈穿透伤伴有其他联合器官损伤。若损伤的横膈发生创伤性膈疝，则会引起相关并发症。Madden 等发现横膈破裂未被发现者有 20% 发生了疝内容物绞窄，病死率达 36%。很多胸腹联合伤的患者没有明显临床表现或腹部体格检查不能明确，必须排除横膈或其他脏器的损伤。由于横膈损伤，持续性胸腔负压，腹腔近压及网膜频繁嵌入缺损处，不管多小的横膈破裂也不能被认为是无害的。

关于应用何种微创方法诊断横膈损伤尚有争论，一些学者提议腹腔镜，认为胸腔镜无法诊断腹腔内损伤，并且随时间的延长胸膜粘连会增加胸腔镜检查的难度。Lvatury 认为腹腔镜是检查孤立且隐蔽的横膈损伤的首选方法，可减少 34% 的刺伤者和 60% 枪弹伤者的无意义开胸，但也存在腹腔镜引起张力性气胸的危险。Adanthwatite 应用腹腔镜诊断 8 例横膈撕裂，其中 6 例伴有膈疝。有部分学者提倡胸腔镜的优点在于：①将胸廓造口量管的开口作为进镜孔，避免腹腔破裂；②可对背侧的横膈行更准确检查，并利用常规器械修复损伤；③同时检查纵隔，在必要时可行心包开窗术；④同时可抽吸血胸及凝固性血胸。

综合各方面的研究结果，胸腔镜和腹腔镜是情况稳定的胸腹创伤者非常重要的诊治手段。采用胸腔镜检查伴有横膈损伤的胸腹联合伤较为合适。可修补损伤，然后可再行腹腔镜排除或治疗腹内脏器操作。Villavicencio 等建议有横膈损伤时应使用胸腔镜。

二、手术的基本技巧

（一）手术体位

患者的体位是根据病变部位和手术类型决定的。正确的体位可以使肺组织下垂，离开病灶，增加手术野显露以方便手术操作，常用的 VATS 手术体位主要包括以下几种。

1. 近侧卧位　与传统开胸手术相同，优点是一旦 VATS 无法进行时可马上转换成外侧切口常规开胸手术。不同点是皮肤消毒之前，应降低手术床的两端，升高中间胸腰区，使患者呈侧弯形，尽量让患者的肩、髋部位离开手术区，以加大肋间隙，便于胸腔镜和手术器械的进入与操作，正侧位适于绝大多数 VATS，包括肺、纵隔、心包食管和膈肌等部位的手术（图 17-1）。

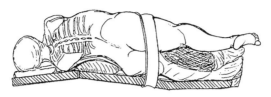

图 17-1　正侧位侧弯形体位

2. 平卧位患侧垫高　使患者的冠状面与手术床呈 45°（图 17-2）。此体位适于心肺功能不佳，不能侧卧位的肺楔形切除；前纵隔淋巴结活检以及心包开窗引流术；胸腺切除术；前纵隔肿瘤和囊肿的切除与活检术。

3. 俯卧位　俯卧后需要特殊的手术床架，较少使用。主要用于后纵隔肿瘤和囊肿的切除与活检，食管手术及胸椎手术（图 17-3）。

4. 俯卧侧位　患者取俯卧接近侧卧位，身体继续向前倾斜 30° 固定（图 17-4）。也可以通过摇放手术床来完成，适应证同俯卧位。

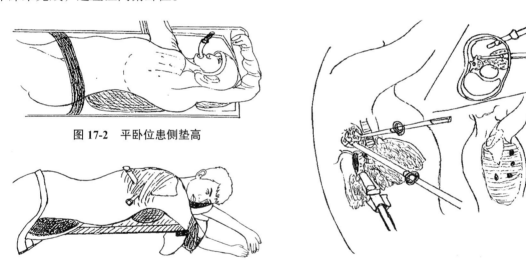

图 17-2　平卧位患侧垫高

图 17-3　俯卧位

图 17-4　俯卧侧位

5. 半坐卧位　平卧位后再将手术床连同患者的上半身抬高 30°~45°，双上肢张开固定，使双肺上叶下垂。适用于前上纵隔病灶的切除与活检，手多汗症的双侧交感神经切除。

（二）切口设计

手术切口的设计应根据手术类型和病变部位。总的原则如下。

1. 切口应与切除的病灶在一条直线上，因为胸腔镜和 VATS 手术器械大多是不能弯曲的，长而直的手术器械。胸腔镜和其他手术器械要从病灶的同侧进入胸膜腔，视觉和操作同一方向，呈三角形排列的 3 个切口或呈四边形排列的 4 个切口，均应与病灶呈倒锥状。胸腔镜与器械是倒状锥体的边。

2. 第一切口应根据胸部 X 线片所示膈肌位置确定，如膈肌位置高或不清楚时，应将切口上移，以防损伤膈肌及腹腔器官。第 2、3 切口的位置可参考胸腔镜探查结果而定。胸腔镜进口一般比手术器械进口距离病灶更远，几个切口之间的距离不能太近，以免器械间互相擦撞。在不影响 VATS 操作的情况下，切口尽量选择在常规开胸切口线上，一旦中转 VATS，可以延长 VATS 切口为常规开胸手术切口，以减少对患者的损伤（图 17-5）。

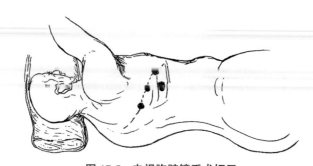

图 17-5　电视胸腔镜手术切口

电视胸腔镜手术切口尽量选择在常规开胸切口线上。

3. 进行 VATS 复杂操作（如肺叶切除等），必须先整取出大标本，在手术开始时即可在腹部（女性患者在乳腺）下做 4～6cm 小开胸切口，以便于放入常规开胸手术器械进行解剖分离、结扎、缝合。既节约了使用胸腔内直线切割缝合器的费用，又缩短了手术时间。如果术中发生出血，通过 4～6cm 的小切口也可控制，对手术的保护很有帮助。手背部切口应离开肋骨角 2cm 以上的距离。一方面防止损伤肋间神经干和肋间动脉，另一方面靠近脊柱进入手术器械，以免椎体的突出部分影响操作。

（三）操作技巧

1. 分离粘连　严重的胸膜粘连虽属 VATS 的禁忌证，但轻中度的胸膜粘连仍可分离。首先用手指紧贴胸膜分离一片粘连，使肺下移，置入胸腔镜在直视下分离粘连，扩大分离范围，疏松的胸膜粘连可用止血钳夹干纱布球推开，索条状的半链带应用钩形电刀灼断。电灼时要小心，不要损伤肺组织，以免肺脏漏气。不妨碍 VATS 操作的粘连不需要全部分离，以免延长手术时间增加损伤。血管丰富的粘连必需时可用直线切割缝合器切断或先用钛夹夹闭后灼断。电灼粘连带时，术者或第一助手用环钳下压肺组织，绷紧粘连带后电刀灼断，更方便于手术操作。

2. 解剖和游离　细心和循序渐进的操作，是解剖和游离的关键。在解剖和游离前，胸腔内要有的空间，即胸腔内的粘连分离到位，纤维素性粘连一般很容易，用普通环钳轻轻牵拉分离，较广泛的粘连要小心分离止血，电刀凝固出血点，分离范围以满足能解剖游离手术操作为度，过多游离将延长手术时间和增加相关并发症。

若有可能，应尽量学会双手操作，一只手牵引，另一只手进行组织分离，多数有经验的腔镜医师，有时都惯用钝吸引器头，可以进行安全且有效的边游离边吸引的快捷游离。使用电刀在分离时可同时切断组织并进行必要的止血。在解剖游离组织的过程中，如有较粗大的血管，估计电凝止血困难时，辅助小切口可容许使用普通直角钳等器械，保证钳夹快速游离，带线结扎的方法处理，必要时加缝扎止血可靠为止。

3. 结扎和缝合　与传统的手术结扎方法类似，唯一不同的是两条线必须从同一切口挤出，在体外先打一结后，线的两端交左手，一端缠绕在左手环指上用左手小指和环指夹紧，另一端用左手拇指和示指捏住（也可术者左手捏一端，第一助手捏另一端），术者右手用直角钳或推结器将线结推下至靠近结扎处，用直角钳夹住 1 根结扎线拉紧，如此反复数次完成体外打结（也可在体内打结）。

其他的结扎方法是事先用可吸收缝线先制作腔内结扎圈套，打 Roeder 滑结（图 17-6、图 17-7），装入腔内圈套引导器，然后滑下。多用于肺大疱结扎和直线切割缝合器切过后剩余未断的肺组织切除，结扎法可以节省一个直线切割缝合器钉匣。有时肺表面小损伤导致的出血、漏气也可用此法结扎。

内镜下缝合有一定难度,用常规长持针器和长胸科止血钳配合,用血撬针或 4-0 聚丙烯线大针缝合较容易完成,但血管缝线需用小针。

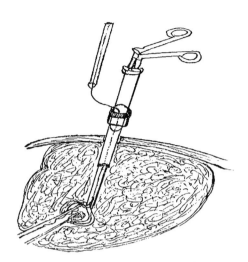

图 17-6　先制作腔内结扎圈套

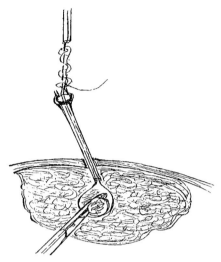

图 17-7　打 Roeder 滑结

4. 活检　壁胸膜、膈肌上的结节活检,可以用胸膜活检钳直接咬取或电凝切除(图 17-8、图 17-9)。纵隔肿物应先用电烧轻轻烧灼切开胸膜,小心分离肿物,若能完整切除更好,否则可先用长针进行穿刺抽吸,然后用胸膜活检钳咬取标本。用肺组织活检钳作为直线切割缝合器,以减少术后漏气(图 17-10、图 17-11)。

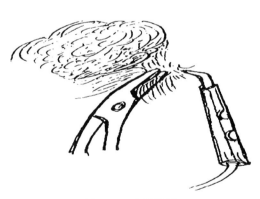

图 17-8　电凝胸膜

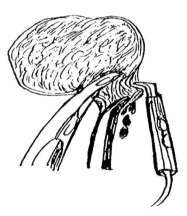

图 17-9　电凝切除壁胸膜结节

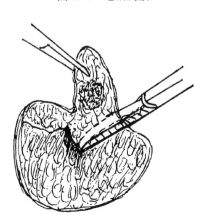

图 17-10　用肺组织活检钳作为直线切割缝合器

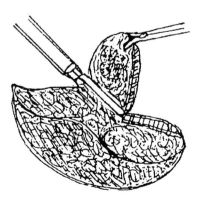

图 17-11　用直线切割缝合器楔形切除肺结节组织

5. 取出标本 干净的良性病变标本可以直接取出。恶性肿瘤、感染病灶或性质不明的病变切除之后应放入标本口袋中，然后从胸膜腔中取出，以防污染和肿瘤细胞种植（图17-12、图17-13）。

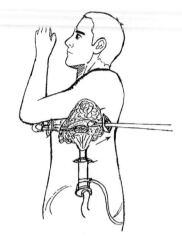
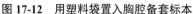
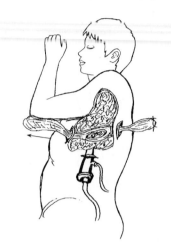

图17-12　用塑料袋置入胸腔备套标本　　　　　　图17-13　从胸腔内完整取出标本

6. 止血和分离 任何分离操作均需在清楚的视野下进行。将胸腔镜移近病灶，调校焦距，找准分离层面，用干纱布球、血管钳、L形电刀、剪刀等器械进行分离。遇到剥离层次不清时应尽快改变方向，原则是先易后难、先近后远。复杂操作留在后面处理。VATS止血困难，分离时要步步为营，小心止血。术者应双手持钳操作，万一发生大出血，操作者用左手压住出血点，右手选择不同的止血器械止血。电烧只用于微小血管出血止血，小血管可用血管夹止血，中等以上的血管止血应当使用直线切割缝合器或结扎、缝扎止血。若VATS下难以控制出血应改行开胸手术。

三、常见胸部创伤的诊断与治疗

胸部外伤的种类多，损伤的器官也不同，伤情轻重缓急各异。真正适合胸腔镜技术诊断治疗的胸外伤疾病并不多，特别是严重的复合胸外伤，如心脏、大血管、气管、支气管断裂伤等，常需要剖胸探查作出确切的诊断和进行及时有效的处理。因伤情复杂严重，情况紧急，医师没有充足的时间做准备，复杂视野相对局限，主要靠器械完成操作的胸腔镜手术。本节仅介绍几种常见的、简单的、适用于伤情轻的胸部创伤的胸腔镜诊治技术。较严重且复杂的胸部创伤至今以常规开胸手术作为首选的外科治疗方法。

（一）血气胸的诊断治疗

1. 手术适应证 ①中量血胸或出血量500ml以上，胸腔引流量大于200ml/h，经止血治疗情况下观察2～3小时出血量不减少或有减少但循环不稳定，出现休克或休克加重；②胸部X线片提示胸腔有凝血块但又不能引出者；③伤后已经形成凝固性血胸；④中到大量气胸，经胸腔穿刺或闭式引流气体不净或不减少者；⑤张力性气胸者。具备以上条件几点之一的，应用胸腔镜统一检查是直观可靠的诊断方法。

2. 术前准备 胸部创伤后血气胸的术前准备应根据伤情而定，如致伤原因、受伤部位、可能涉及的脏器等。若伤势严重，只做血常规、血型、血生化、配血、CT或X线检查、心脑电图等必要的检查准备。在病情允许的情况下，应做更进一步细致的术前有关准备，其他准备同常规开胸手术。但要注意的是胸腔闭式引流术在手术麻醉开始前完成。

3. 手术方法

（1）麻醉与体位：气管双腔插管全身复合麻醉。胸腔镜经观察孔入胸腔后，更改为肺单侧通气，术中注意血氧及生命体征的监测，肺功能差的老年患者，术中要间断双肺通气，以预防低氧血症和二氧化碳蓄积。患者的体位根据伤情而定，当病情不十分紧急或严重时，一般患侧向上，胸部垫高侧卧位；病情危重、循环不稳定时应尽量减少大幅度的体位变动，可采取患侧稍垫高的斜卧位。

（2）手术切口：切口的部位和数量应根据受伤部位而定。无论胸部穿透伤或闭合伤，原则上，损伤在上胸部，切口可选择第 4 或第 5 肋间腋中线作为胸腔镜插入的观察孔；损伤在下胸部时，选择第 6 或第 7 肋间腋中线处。而操作孔的切口选在上 1～2 个肋间或下 1～2 个肋间的前或后胸部。需要注意的是，几个切口位置应与受伤部位有一定距离，相互之间应构成接近三角形关系，可避免操作器械与腔镜碰撞，便于损伤处的观察处理。

（3）手术步骤：消毒，铺单与常规胸部手术相同。插入胸腔镜肋间处的小切口约 1.5cm，切开皮肤，用电刀切开皮下脂肪及肋间外肌，用手指钝性分离肋间内肌及胸腔，置入胸壁导管，插入胸腔镜，此时行单侧通气，待术侧肺萎陷后，在监视器下进行第 2 和第 3 个皮肤切口；这两个切口用于插入组织抓钳、吸引器及电凝器。迅速吸出胸膜腔积血，寻找出血部位，凝固性血块可用内镜钳夹碎后再吸血。出血来源常见于肋间血管、乳内血管、肺血管、椎旁血管、奇静脉、锁骨下血管或上腔静脉及主动脉等。止血方法包括电凝、金属夹闭和缝扎。压力低、出血慢的出血可用电凝止血，压力高、出血快的出血用胸腔镜下缝扎或金属夹夹闭损伤血管的两端进行止血。气胸的主要来源是气管、支气管及肺的裂伤，探查和寻找破口时，可向胸腔内注入一定量的生理盐水，术侧通气，稍加压一般都能发现。除气管和支气管破裂外，一般的肺裂伤可在胸腔镜下采用小针细线做褥式缝合修补术（图 17-14）。如肺裂伤范围大、较深，有肺组织失活时，可用直线切割缝合器切除坏死的肺组织（图 17-15、图 17-16），以达到闭合肺断裂面和止血的目的。

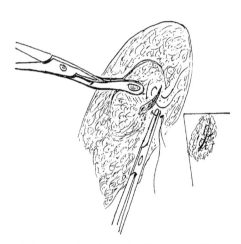

图 17-14　胸腔镜下褥式缝合修补肺裂伤

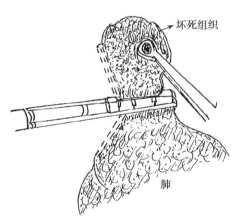

图 17-15　用直线切割缝合器两次切除坏死的肺组织

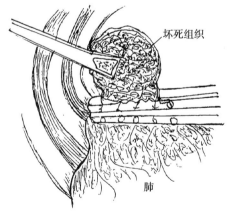

图 17-16　用直线切割缝合器一次切除坏死的肺组织

（二）膈肌破裂的诊断治疗

创伤性膈肌破裂在胸部创伤中并不少见，特别是在胸腹联合伤更是如此。其严重程度取决于膈肌破裂范围的大小，有无膈疝存在，若不早期诊断，及时手术治疗，将严重威胁患者的生命，同时增加了手术难度和治疗风险。Hedblom 报道 384 例膈肌损伤病例中，合并有膈疝者 41 例。Hood

报道 261 例膈肌破裂病例中，合并膈破裂者 35%，肝破裂者 9%，病死率为 18%。Sharma 综合 12 篇文献报道 435 例创伤性膈肌破裂病例中，病死率为 17%。Ochsner 报道为 14 例胸腹联合伤导致膈肌损伤的病例进行胸腔镜检查，证实 9 例存在膈肌破裂。Smith 报道为 10 例可疑膈肌破裂患者进行胸腔镜检查，发现 5 例膈肌破裂，其中 4 例经电视胸腔镜完成膈肌破裂修补术。

1. 胸腔手术的适应证　包括：①下胸部、上腹部钝性挫伤，怀疑膈肌破裂，不能明确或无法明确诊断者；②上腹部、下胸部创伤后，临床有呼吸困难、循环功能障碍、腹部阳性体征者；③有脑梗死症状，或同时有血气胸表现，但胸膜腔穿刺及腹腔穿刺结果阴性者；④胸部叩诊鼓音，可闻及肠鸣音，胸部 X 线片提示有膈肌破裂征象者；⑤下胸部穿透性或刀刺伤致膈肌破口较小，无膈疝和临床症状，诊断比较困难者；⑥经相关检查膈肌破裂诊断明确，病情平稳者，应首选胸腔镜手术。若膈肌撕裂范围大，疝内容物还纳困难，腹部有其他器官损伤需同时处理，应中转开胸或剖腹手术处理。

2. 术前准备　同血气胸。

3. 手术方法

（1）麻醉与体位：患者采用气管内双腔插管，全身静脉复合麻醉。通常取侧卧位，术中可根据胸内伤情调动手术床改变体位以满足操作需要。

（2）切口与手术步骤：观察孔切口应以便于观察膈肌全貌及胸腔镜探查有无其他脏器损伤的原则而设定，一般以腋中线第 5 肋间隙较为适宜。操作孔切口设 2～3 个，部位选择以便于肺的牵拉、裂口修补操作方便而定，多数学者选择腋前线锁骨中线第 4 或第 6 肋间隙，腋后线或肩胛下线第 7 或第 8 肋间。

（3）手术步骤：在预选定的位置做 1.0～1.5cm 的肋间切口，电刀切开皮下及胸壁肌肉，用手指或血管捅开肋间肌及胸膜进入胸膜腔，此时改为单侧肺通气，如有粘连先稍做分离后插入胸腔镜。另几个操作孔在电视胸腔镜引导下逐一切开。首先吸净积血和凝血块，全面探查胸腔内器官有无合并伤，有活动性出血时应立即止血，再全面仔细查看膈肌，确定破口的部位、大小及有无疝并存。

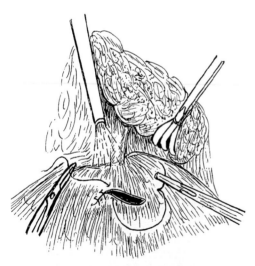

图 17-17　缝合修补膈肌裂口

（4）手术要点：①膈肌裂口边缘进行充分止血，电灼或缝扎均可；②中号圆针带粗丝线 8 字形全层缝合（图 17-17），张力大的部位加用 U 形缝合；③缝合的边距应掌握在 1.0cm 左右，间距以 0.6cm 左右为宜；④若有膈疝存在，应先回纳疝内容物再修补膈肌破口，并注意勿损伤膈下腹腔脏器；⑤疝内容物还纳困难，或有嵌顿或腹腔脏器损伤时，应辅以胸部小切口或开腹症胸腔镜的配合下探查腹腔，还纳疝内容物，修补裂口及其他切实可行的处理。清理手术野后关胸与常规开胸手术相同。经腹腔镜修补膈肌破裂，参见第十五章。

（三）胸导管损伤的治疗

1. 胸导管的解剖　胸导管是人体全身最大的淋巴管。在 L_1 前方由左、右腰干和肠干汇合而成。起始部膨大，称为乳糜池（cisterna chyli）。胸导管分为腹段、胸段、颈段，长度共 30～45cm。国内资料报道成人为 27～41cm，儿童为 9～21cm。与人体身长呈正相关。胸导管的走行，从乳糜池发出后，向上穿过主动脉裂孔，沿脊柱右前方，胸主动脉与奇静脉之间上行，至 T_5 高度经食管与脊柱之间向左侧斜行，然后沿脊柱左前方上行，经胸廓上口至颈根部。在左颈动脉和左颈内静脉后方转向内下方，注入左颈静脉角（图 17-18）。

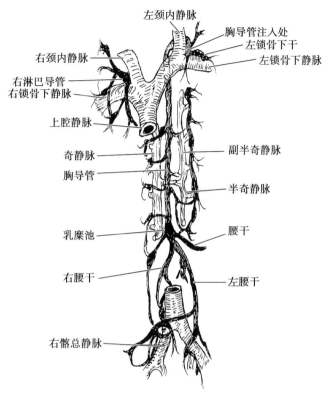

图 17-18　淋巴干和胸导管

2. 胸导管损伤的原因　包括：①开放性损伤。颈部、胸部刀刺伤、弹伤、弹片穿透伤可导致胸导管损伤，常由于合并其他严重损伤而易被掩盖，不能早期发现。②闭合性损伤。颈胸部钝性挫伤、冲击伤、挤压伤，锁骨、肋骨及脊柱骨折，甚至剧烈咳嗽也可导致胸导管损伤；③手术损伤。多由肿瘤或病变外侵或与邻近组织粘连致密，解剖分离时导致胸导管主干或分支损伤。例如，颈部淋巴结活检、锁骨上肿物切除术、心脏大血管手术、食管癌切除术、纵隔肿瘤修补术、贲门失弛缓症的 Helleri 手术等均可导致胸导管损伤引起乳糜胸。

3. 手术适应证　包括：①经严格的非手术治疗 3～5 天短期无明显效果者；②每天乳糜量较大穿刺或引流量 1 000ml 以上；或引流量每天 500ml 以上，但观察时间超过 7 天以上者；③老年体弱、不能配合非手术治疗但可以耐受手术治疗的患者。

4. 术前准备　包括：①积极有效的全身支持治疗，改善患者的全身营养情况，纠正水、电解质及酸碱失衡，以增强患者对手术的耐受性，提高手术的安全性；②术前 2～3 小时口服牛奶 200～300ml，也可术前 30～40 分钟经胃管注入含亚甲蓝的牛奶 100～200ml，促进乳糜液的产生，增加颜色的改变，以便于术中寻找胸导管破口处；③其他准备与常规开胸手术相同。

5. 手术方法

（1）麻醉与体位：患者采用导管内双腔插管，全身静脉复合麻醉。取侧卧位或斜卧位均可。原则上选择病变侧为手术入路侧，但是寻找和结扎胸导管以右侧胸部入路更为方便。

（2）手术切口：切口选择取决于胸导管损伤的部位。若主动脉以上胸导管损伤，选择腋中线第 5 肋间小切口作为插入胸腔镜的观察孔，另 2 个操作孔可选择在腋后线第 4 及腋前线第 2 或第 3 肋间。若胸导管损伤在主动脉弓下段，可将其中一个操作孔做 2～3cm 的适当延长。

（3）手术步骤：放入胸腔镜后，改为单侧肺通气，吸净胸腔内乳糜凝块，并用大量温热生理盐水反复冲洗胸腔，去除纤维素，将肺从前方牵拉，使后纵隔充分暴露，寻找损伤的胸导管。若此时不能发现胸导管破口，可沿奇静脉纵向剪开胸膜，在奇静脉与主动脉之间的脂肪组织内寻找白色半透明的胸导管，一般情况下容易辨认，当胸外伤胸导管有破口、导管不充盈时辨认困难。胸导管的处理方法通常有以下几种。①胸导管破口用钛夹夹闭（图 17-19）；②低位胸导管结扎，采用直角钳或推结器打结（图 17-20）；③做连同奇静脉在内的大块组织结扎或缝扎。

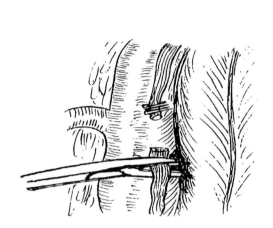 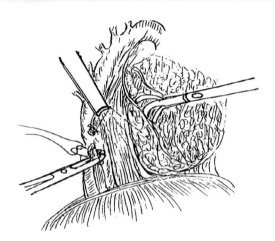

图 17-19　用钛夹夹闭胸导管破口　　　　　图 17-20　用直角钳带线行胸导管结扎

无论采用哪种方法处理胸导管，均应在结扎后冲洗吸净胸腔积液，探查和观察有无乳糜液漏出，以防术后乳糜胸复发。左侧胸导管损伤常发生在主动脉弓上，寻找和结扎导管比较困难，手术入路应优先选择左侧胸腔，术中需切开弓上三角纵隔胸膜，将食管稍做分离并向外牵拉，在锁骨下动脉后方寻找胸导管，结扎处理方法同前。

（四）食管外伤的诊断治疗

食管外伤是指由各种原因导致的食管破裂。如延迟治疗，可因严重的纵隔和胸膜腔感染，在短期内可导致死亡，其病死率高达 50% 以上。食管外伤破裂或穿孔的常见原因包括：①机械性损伤，又称医源性损伤，如食管镜探查，用探子或水囊扩张狭窄食管造成的食管破裂；②异物性损伤，如吞咽金属性异物、义齿、动物骨骼等；③创伤性损伤，如枪弹伤、刀伤、胸部钝性挫伤等。

1. 诊断要求　包括：①有明确的机械性、异物性及创伤性损伤的病史；②胸部 X 线及 CT 提示纵隔气肿、液气胸征象；③查体可发现颈部、胸部皮下气肿，张力性气胸的体征；④食管碘溶液造影对诊断有重要帮助，只要对比剂外渗食管腔外纵隔内或进入胸膜腔，食管破裂的诊断就可成立；⑤纤维食管镜对食管异物、食管破裂的诊断很有帮助；⑥胸腔镜探查既可诊断，又可治疗。

2. 手术适应证　包括：①有胸部外伤史，临床症状及探查不能确定食管破裂者；②食管破裂在 12 小时内仍有修复成功的可能者；③食管异物较大，估计经口取出困难或试行取出失败者；④食管异物已穿透食管壁抵达邻近大血管、气管等主要器官，强行经口取出会加重脏器损伤者；⑤除食管穿孔外，另有贲门失弛缓症或憩室等食管病变需同时治疗者；⑥虽食管破口较大，穿孔时间稍长，估计无修补希望，或经努力修复失败，决定中途做或改做食管颈部处置，食管胸部解剖游离及胸腔内感染的处理可在胸腔镜下完成者。

3. 术前评估　胸外科手术的高风险患者主要包括心、肺功能差的患者。临床研究表明，这类患者行胸腔镜手术的效果优于开胸手术。因此，此类患者比较适合胸腔镜手术，但手术风险仍要充分考虑。一般来说，过度肥胖的患者不适宜做胸腔镜手术，除套管长度难以达到胸腔外，器械操作和麻醉呼吸管理都非常困难。接受抗凝和非甾体抗炎药的患者是胸腔镜手术相对禁忌证，术中胸腔渗血过多会干扰手术野，使手术难以继续。

胸膜腔粘连是胸腔镜手术的相对禁忌证。胸腔粘连不但会延长手术时间，导致肺组织损伤，使出血较多，而且会增加手术并发症。因此术前胸部 X 线片显示有明显致密粘连者，不宜选用胸腔手术。

4. 术前准备　包括：①无论哪一类胸部外伤，只要高度怀疑或不能排除食管损伤，均应立即禁饮、禁食，以避免不必要的纵隔和胸腔感染；②要尽早行胃肠减压置胃管；③选择应用抗生素；④经中心静脉置管补充营养，纠正水、电解质及酸碱失衡失调；⑤其他准备与常规开胸手术相同；⑥除胸腔镜手术器械外，还应备好常规开胸手术的各种器械，以备术中遇困难中转开胸手术。

5. 手术方法

（1）麻醉与体位：采用双腔管气管插管，全身静脉复合麻醉。有张力性气胸存在者，先行胸腔闭式引流，然后再诱导麻醉插管，以防纵隔急剧移位发生心脏意外。体位通常采用术侧向上的标准侧卧位，少数病例术前估计修复失败，术中需要中转开胸做食管胃胸腔内吻合的可能时，可采用术侧垫高 60° 斜卧位，有利于胸前及上腹部切口完成胃游离及胸内吻合。

（2）手术切口：一般需 4 个 1.0～1.5cm 的小切口，观察孔放在第 7 肋间腋中线处，另 3 个操作孔可分别放位于第 6 肋间腋后线，第 3 及第 4 或第 5 肋间锁骨中线处。可根据手术需要对切口的部位数量进行增减。

（3）手术步骤：先做观察孔切口，皮下及肌肉层用电刀切开，改单侧肺通气，用手指或血管钳钝性捅破胸膜，插入胸腔镜，几个操作孔可在胸腔镜的引导下逐个完成。肋间血管损伤出血可电凝止血或缝扎止血，少量膜状或束带状粘连在内镜直视下分离切断，吸净胸腔内积血、渗液，全面探查胸腔内有无食管以外的其他脏器损伤。在寻找食管破口之前，经鼻腔，将胃管插入食管，注入亚甲蓝溶液，也可经口放入胃镜给予引导帮助寻找破口。找到食管破口后，确定破口的位置、大小，若能修补，应先切除破口边缘的失活组织，电凝止血，用 3-0 丝线或 4-0 可吸收缝线全层间断缝合食管裂口，再利用邻近组织包埋固定（图 17-21）。如遇操作困难时，可将便于操作的其中一个操作孔的切口延长 5～6cm。若修补已无可能，也可通过这一延长切口辅以上腹部正中切口，游离胃后经食管裂孔将胃送至胸腔做食管胃胸内吻合。修补或吻合完成后，用 1∶5 000 氯己定、生理盐水加甲硝唑彻底冲洗胸腔，放置引流管、清理手术野无渗血后，膨肺、逐次缝合切口，关胸。

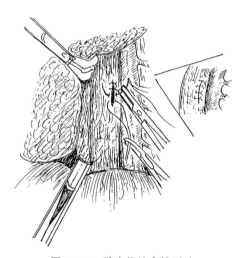

图 17-21　缝合修补食管裂孔

6. 术中并发症

（1）与麻醉有关的并发症：①CO_2 胸腔充气。早期采用传统肺萎陷方便内镜的操作。但该法使血液中 CO_2 增加易引起氧栓形成导致脑神经病变。此外，由于胸腔压力的增高压迫纵隔，中心静脉压升高，回心血量减少，心排血量减少使血压波动。自从双腔管气管插管问世后，CO_2 胸腔镜充气法很少使用，与之有关的并发症也相应减少。②双腔管气管插管。在插管时反复调节气管插管的位置，容易造成声带损伤和气管黏膜水肿。③单肺通气。单肺通气时一侧肺萎陷产生右向左分流可导致低氧血症等。手术医师应与麻醉医师充分配合，切不可在血氧不充足的情况下勉强手术，增加术后并发症。

（2）与胸腔镜手术有关的并发症：①显像系统因素。显像清晰度直接影响手术操作，术中对重要器官剥离时，要特别注意视野清晰度，否则可造成难以弥补的并发症。助手要随时提醒和注意术者剥离处的解剖位置。整个手术组的团队配合是减少手术中并发症的主要保障。②内镜缝合器因素。有文献报道，血管缝合器钉合不全可引起术中大出血。因此，有学者建议在缝合肺静脉或较粗的动脉时，切断血管前在中心端钳夹一把血管钳，在仔细检查满意后再取出血管钳。③电凝设备因素。电凝设备在胸腔镜手术中占据重要地位，但常用的单极电刀可对患者造成潜在危险。如在进行交感神经链切除时，可能导致脊髓损伤；在心脏附近使用电刀时有可能诱发心室颤动。因此，在脊髓附近最好选用双极电刀，在心脏附近使用时要做好除颤准备。④套管插入的损伤。无经验者常在插入套管时损伤肺脏、肋间神经及血管等，导致肺损伤漏气及出血等。另外，套管位置选择不当会使套管误入腹腔损伤肝脏。这与切口位置有关。另外，切口相距太近，会发生器械拥挤，互相"打架"，不利于显露和处理病变。⑤手术器械与操作技术因素。内镜手术是一种高技巧性手术，在有限的空间内操作各种新颖器械难免发生失误，尤其是在对内镜器械功能不甚熟悉的情况下易损害组织器官。有经验的学者选择使用传统的非手枪式细长器械，在夹持、剥离、烧灼等操作时均比较得心应手，很大程度上减少了器械导致的损害和并发症。如术中操作不当引起的并发症常影响术后恢复，掩盖了胸腔镜手术的优越性。常见的包括持续漏气、支气管胸膜瘘、肿瘤种植和术中术后大出血等。持续漏气的常见原因是剥离或牵拉时，缝合后针眼或缝钉处漏气。胸腔血管损伤大出血是致命"灾难"，较大的血管要结扎或缝扎止血。而无法在内镜下止血时，应果断开胸止血，切勿犹豫不决而延误救治。

7. 术后并发症及防治　胸腔镜手术后并发症与传统开胸手术引起的并发症是相同的，只是发生率较低而已。这些并发症可归为4大类：①心脏并发症；②肺脏并发症；③出血并发症；④其他并发症。在此不予详述。值得注意的是术后并发症与术前准备、术中操作密切相关，因此其预防措施与前两项相同。总之，术前认真、细心地评估，慎重地选择患者，术中仔细辨认解剖结构并小心防范各种可能的损伤，并在胸腔镜难以继续手术时，时中转开胸手术，将大大减少术后并发症的发生。

第十八章

腹部创伤概述

一、分类、病因及临床表现

1.腹部创伤的分类 腹部创伤无论在平时和战时都较多见，其发生率在平时占各种损伤的0.5%～2.0%，在文化较低落的边远地区发生率更高。腹部创伤按是否穿透腹壁、腹腔是否与外界相通可分为开放性和闭合性两大类。开放性创伤有腹膜破损者为穿透伤，多伴有内脏损伤；无腹膜破损者为非穿透伤，偶有内脏损伤。如创伤为投射物导致的有入口和出口的创伤称为贯通伤，投射物导致的有入口、无出口的创伤称为非贯通伤。闭合性创伤可能仅局限于腹壁，也可能同时合并内脏损伤。另外，由穿刺、内镜、灌肠、刮宫、腹部手术等各种诊疗手段导致的腹部损伤称为医源性损伤。腹部开放性损伤如涉及内脏，其诊断常常较为明确；闭合性损伤体表无伤口，要确定有无内脏损伤，有时较为困难，所以闭合性腹部损伤的临床诊断更为重要。

2.腹部创伤的病因 开放性损伤常由锐利的铁器、楔、火器弹及爆破物破片等利器导致，闭合性损伤常由高处坠落、碰撞冲击、挤压、拳脚棍棒等钝性暴力导致。无论开放性损伤还是闭合性损伤都可导致腹部内脏器损伤。在开放性损伤中常见的受损内脏依次是肝、小肠、胃、结肠、大血管等；在闭合性损伤中依次是脾、肾、小肠、肝、肠系膜等。胰腺、十二指肠、膈肌、直肠等由于解剖位置较深，损伤的发生率较低。

腹部损伤的严重程度、是否损伤内脏、损伤哪些内脏等情况，在很大程度上取决于暴力的强度、速度，着力的部位和作用力的方向等因素，同时还受解剖特点、内脏原有的病理情况和功能状态等内在因素的影响。例如，肝、脾组织结构脆弱，血供丰富，位置较固定，当受到暴力打击时容易破裂，尤其是原来已有病理情况者；上腹部受到挤压时，胃窦、十二指肠水平部或胰腺可被压在脊柱上而断裂；肠道的固定部分如空肠上段、回肠末端、粘连的肠段等比活动部分更易损伤；充盈的空腔脏器如饱餐后的胃及未排空即充盈的膀胱比排空者更易破裂。

3.临床表现 由于致伤原因及伤情的不同，腹部损伤后的临床表现差异很大，可从无明显的症状、体征到出现重度休克甚至濒死。

实质脏器如肝、脾、胰、肾等或大血管损伤主要表现为腹腔内或腹膜后出血。患者表现为面色苍白、脉搏加快，严重时脉搏微弱、血压不稳，甚至休克。肝破裂伴有较大肝内胆管断裂时，因有胆汁沾染腹膜；胰腺损伤若伴有胰管断裂，胰液溢入腹腔，可出现明显的腹痛和腹膜刺激征。体征最明显处即是损伤所在的区域。移动性浊音虽然是内出血的有力证据。但为时已晚，对早期的诊断帮助不大。肾损伤时可出现血尿。

空腔脏器如胃肠道、胆道、膀胱等破裂的主要临床表现是弥漫性腹膜炎；最为突出的是腹膜刺激征，其程度因空腔器官内容物的不同而异。胃液、胆汁、胰液的刺激性最强，肠液次之，血液最轻。患者可有气腹征，然后可因肠麻痹出现腹胀，严重时可发生感染性休克。腹膜后十二指肠破裂（十二指肠水平部）有时可出现睾丸疼痛、阴囊血肿和阴茎异常勃起等症状和体征。空腔脏器破裂处的出血量不大，除非合并有邻近较大血管的损伤。如果实质脏器和空腔脏器同时破裂者，则出血和腹膜炎表现可同时存在。

二、诊断及处置原则

详细地询问外伤史和仔细地进行体格检查是诊断腹部损伤的关键，但有时因伤情紧急，了解病史和体格检查常需与一些必要的急救措施同时进行。不论是开放性损伤还是闭合性损伤，应在已排除身体其他部位的合并伤（如颅脑、胸部、脊柱和四肢骨折等损伤）后，首先确定有无内脏损伤，再分析脏器损伤的性质、部位和严重程度，最根本的是要明确有无剖腹探查指征。开放性损伤在诊断时要慎重考虑是否为穿透伤。在诊断穿透伤时还应注意：①其入口或出口可能不在腹部，而在胸、肩、腰、臀或会阴部等部位；②有些腹壁切线伤虽未穿透腹膜，但并不能排除内脏损伤的可能；③穿透伤的入口和出口与伤道不一定为直线，因为受伤时的姿势与检查时可能不同，低速或已减速的投射物可能遇到阻力大的组织而转向；④伤口大小与伤情严重程度不一定成正比。腹部闭合性损伤在诊断时需要认真判断是否有内脏损伤，若不能及时确诊，可能贻误手术时机而导致严重后果。因此，要应用好腹部闭合性损伤的诊断思路。

（一）腹部闭合性损伤的诊断思路

1. 有无内脏损伤 多数患者根据临床表现即可确定有无内脏损伤，但仍有不少患者因早期就诊而腹内脏器损伤的体征尚不明显，或者单纯腹壁损伤伴软组织挫伤常难以判断。因此，需进行短时间的严密观察。值得注意的是，有些患者合并其他严重的损伤，掩盖了腹内脏器损伤的表现。例如，合并颅脑损伤时，由于意识障碍而不能提供腹部损伤的自觉症状；合并胸部损伤时，因明显的呼吸困难使注意力转移到胸部；合并长骨骨折时，骨折部的剧痛和运动障碍导致忽略了腹部情况。因此必须做到：①详细询问病史，包括受伤时间、地点、致病条件、伤情及变化和就诊前的救治处理等。②重视观察生命体征的变化，注意有无休克征象。③全面而有重点的体格检查，包括直肠指检。还应注意腹部以外部位有无损伤，尤其是火器伤或利器伤的入口虽不在腹部，但伤道都通向腹腔而导致腹部内脏损伤。④进行必要的实验室检查，如血、尿常规（包括尿淀粉酶）。通过上述检查如发现下列情况之一者，应考虑有内脏损伤：①早期出现休克征象者，尤其是出血性休克者；②有持续性或进行性加重的腹部剧痛伴恶心、呕吐等消化道症状者；③有明显腹膜刺激征者和移动性浊音者；④有便血、呕血或血尿者；⑤直肠指检发现前壁有压痛或波动感或指套血染者。

2. 哪些脏器损伤 首先确定是哪一类的脏器损伤，然后考虑具体脏器和损伤的程度。单纯的实质脏器损伤时，腹痛一般不严重，压痛和肌紧张也不明显。出血量多时可有腹胀和移动性浊音表现及休克征象。但肝、脾破裂出血因积血凝固，可出现固定性浊音。单纯空腔脏器破裂以腹膜炎为临床表现。有时肠壁的破口很小，可因黏膜外翻或肠内容物残渣阻塞破口暂时闭合而不发展为弥漫性腹膜炎。结肠破裂导致的腹膜炎虽然出现晚，但由于细菌较多，感染性休克常较重。

以下几点对确定哪一类脏器损伤有一定价值：①有恶心、呕吐、便血、腹胀者多为胃肠道损伤，再结合暴力撞击的部位、腹膜刺激征最明显的部位和程度，可确定损伤在胃、小肠的上、下段或结肠；②有排尿困难、血尿、外阴或会阴牵涉痛者，提示有泌尿系统损伤；③有膈面腹膜刺激症状表现同侧肩部牵涉痛者，提示上腹部脏器损伤，其中以肝和脾裂伤为多见；④有下位肋骨骨折者，注意肝或脾破裂的可能；⑤有骨盆骨折者，提示直肠、膀胱、尿道损伤的可能。

3. 是否有多发性脏器损伤 各种多发性损伤可能有以下几种情况：①腹腔内某一个脏器有多处损伤；②腹腔内有一个以上脏器受到损伤；③腹内脏器损伤伴有腹部以外的损伤；④腹部以外的损伤累及腹内脏器。无论是哪种情况，在诊断治疗中都要重视，注意不要漏诊，否则会导致严重的后果。

4. 诊断有困难时可采取以下措施

（1）诊断性腹腔穿刺术和腹腔灌洗术：其阳性率可达90%以上，对于判断腹腔内脏器有无损伤和哪类脏器损伤有很大的帮助（图18-1、图18-2）。诊断性腹腔灌洗术适用于穿刺未抽出血液，但又不能排除腹内脏器损伤者。

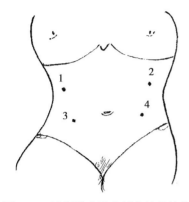

图18-1 诊断性腹腔穿刺术的进针点

1- 经脐水平线与右腋前线交点；2- 经脐水平线与左腋前线交点；
3- 右髂前上棘与脐连线中、外1/3交点；
4- 左髂前上棘与脐连线中、外1/3交点。

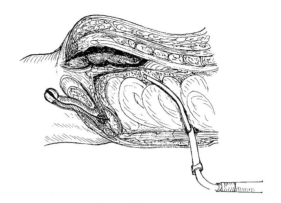

图18-2 诊断性腹腔穿刺抽液灌洗术

经置管内缓慢注入500～1 000ml无菌生理盐水，然后借虹吸作用使腹内灌洗液流回输液瓶中。取瓶中液在肉眼和显微镜下检查，必要时涂片，培养或测定淀粉酶含量。此方法对腹内少量出血者比一般诊断性穿刺术更为可靠。这一措施现在虽然在临床上因更先进的检查出现先进而较少应用，但这项基本的检查手段适合条件差的医院，也适用于生命体征较平稳而又不能排除腹内脏器损伤者。

（2）X线检查：腹腔脏器损伤难以确定，尤其伴有休克者不必再行此项检查，避免加重病情，延误治疗时间。若伤情允许，X线检查是有帮助的。最常用的是胸部、平卧腹部及骨盆X线片。

（3）CT检查：适用于病情稳定而又需明确诊断者。

（4）超声检查：具有安全、简便、无创、可重复等优点。

（5）诊断性腹腔镜检查：可用于一般情况良好但又不能明确诊断的腹内脏器损伤患者，可确认损伤器官有无活动性出血，使部分出血已停止者避免了不必要的剖腹探查。但需要注意，二氧化碳气腹可引起高碳酸血症和提高膈肌而影响呼吸，大静脉损伤时更有发生气体栓塞的危险。现在已有无气腹腹腔镜技术。

（二）腹部创伤的急救原则

1. 急救原则 腹部创伤急救时主要包括两个方面：一是合并伤严重，如果得不到及时救治，可在短时间内死亡；二是腹部肝、脾破裂和大血管损伤导致的严重失血性休克。基于上述情况，现简述以下几点急救原则。

（1）遵循三优先的原则：如发现有以下3种危及生命的情况，应根据不同原因予以优先处理，为腹部创伤的救治赢得宝贵的时间。①除腹部创伤外还伴有对生命威胁最大的损伤。对危急病例（如呼吸道阻塞或通气功能障碍），心肺复苏是压倒一切的任务，是首要的一环。②严重的休克。包括创伤性失血性休克和心源性休克。③进行性意识障碍或高位截瘫。急救的重点是休克复苏和止血。腹内脏器本身的损伤可发生威胁生命的大出血，故比空腔脏器更为紧急，而腹膜炎不至于在短期内发生生命危险。

（2）快速液体复苏：建立静脉通道是抢救创伤失血性休克至关重要的措施。静脉通道应首选上肢静脉、锁骨下静脉、颈静脉，一般不选用下肢静脉，输液时可能漏入腹腔达不到复苏的目的。一般建立2个以上通道。颈静脉或锁骨下静脉穿刺插管至上腔静脉，既可保持输液速度，又可监测中心静脉压。

（3）输液速度的量与质：及早、快速、足量的液体复苏是抢救成功的关键。有效的液体复苏，依赖于良好的静脉通道建立，同时需注意输液速度及输液量，以及晶体、胶体的比例等。当伤患者已处于明显休克状态时，估计失血量一般达1 500ml以上，因此，在保证供氧的同时，应快速输液并尽早输全血，要在代谢功能丧失之前迅速补充血容量。在血源困难的情况下，晶体溶液与胶体溶液的比例为4：1，但应将血红蛋白维持在50～60g/L，血细胞比容保持在0.20～0.25。在有条件的情况下，晶体溶液与胶体溶液的比例应为2：1，严重大出血时晶体溶液与胶体溶液的比例可为1：1，使血红蛋白和血细胞比容接近正常水平。

2. 剖腹手术迅速控制出血　腹部损伤大出血的抢救应分秒必争，伤后至确定性手术时间与病死率密切相关。有学者统计，伤后2小时获得正确的手术治疗，90%以上可望救治成功。腹腔实质脏器及大血管损伤导致的大出血，一边抗休克一边手术止血。空腔脏器损伤应积极抗休克。待血压上升至90mmHg时，脉压大于30mmHg，再进行手术，力争伤后3小时内使用抗生素，6～8小时行剖腹手术。

手术方式力求简单安全。切口应足够大，充分显露，进腹腔后应迅速查明出血部位，采用控制肝门或脾门、直接压迫等方法暂时控制出血，快速进行液体复苏。脾破裂的处理目前仍存在争议，多数学者主张2岁以下儿童脾破裂除应尽量保脾外，仍应行传统的脾切除术。肝破裂的处理，多数学者习惯双手对肝脏直接压迫，给予充分复苏后，采用Pringle法阻断肝门，热缺血时间为15～20分钟（笔者曾有一次阻断第一肝门60分钟完成不规则性肝切除及肝创面清除修补术，但仅限于无肝硬化且肝脏表面色泽红润的患者）。仔细检查破损的范围及程度，用手指或刀柄一边游离一边吸引失活的肝组织，直到正常肝实质。残留的血管及肝内胆管给予缝扎。肝动脉结扎虽有争论，但仍在继续应用。纱布填塞止血法由国外最先报道，但未引起关注，目前逐渐被重视，其目的是可迅速达到止血的目的，为实施其他救治措施赢得时间，可减少输血量，使伤情迅速恢复。填塞48～72小时再手术或逐渐拔除，生存率明显提高。腹腔大血管损伤患者多在半小时内陷入严重的休克，多由丧失手术时机导致死亡。剖腹后如发现大血管损伤，首先直接压迫止血，充分复苏后迅速显露损伤处则是成败的关键。若下腔静脉或腹主动脉损伤，可切开右侧腹膜并游离，将右半结肠、胃、十二指肠和胰头等向左侧翻转即可显露损伤处，根据损伤的情况予以处理。若肝后下腔静脉损伤或肝静脉损伤，应毫不犹豫地向上延长切口并劈开胸骨，迅速插入下腔静脉-右心耳分流管，才能提供一个相对的无血手术野，施行游离与修补。

3. 剖腹探查的要求和腹内脏器伤的处理要点

（1）剖腹探查的要求：在腹部，尤其是钝性创伤常造成腹内多脏器损伤，且伤情严重要求尽可能缩短手术时间，切不可满足于发现了某些脏器损伤而放松警惕，导致遗漏了其他脏器损伤，关于这类教训的报道屡见不鲜。例如，对膈肌的检查常被忽略，外伤性膈疝的回顾性总结几乎均有术中漏诊的教训。胰十二指肠也易被忽略，必须了解致伤机制。肝脾等实质脏器破裂是引起出血的主要原因，不能因发现脾破裂而忽视同时伴有肝破裂的可能。肠破裂不一定仅限于一处，必须做肠道的全面检查。

（2）腹内脏器伤的处理要点：①脾脏在腹部损伤中最为常见，近年来由于强调脾脏的免疫功能而提出保脾手术，从严重多发伤的特点考虑，抢救患者的生命是首要目的，手术时间要短，各种保脾手术较切脾术的难度大，所需的时间较长，因此不能过于强调保脾。儿童和青年人，若全身情况尚好，无其他严重损伤时可保留脾脏。②肝脏是腹内最大的实质脏器，损伤率高，损伤后发生失血性休克的概率也较高。较深的肝实质损伤缝合时切忌遗留死腔。严重的毁损性肝损伤根据不同情况可做不规则性肝切除。③腹内大血管损伤在探查破裂血管周围血肿前，应先控制该血管近、远端，避免在血管中盲目钳夹。腹主动脉破裂的患者在多数情况下未手术即死亡。若在术中发现有条件者可经股动脉插入 Fogarty 主动脉腔内阻塞导管控制出血，充分显露清创后予以修补或吻合。肠系膜上动脉损伤，应远离起始部结扎，必要时切除受累的肠管。肠系膜下动脉结扎一般不影响乙状结肠血供。门静脉损伤可根据损伤情况采用修补、自体静脉移植等手术，但若患者情况不佳，门静脉损伤又严重，不得已时可予以结扎，80% 以上的患者可以耐受，以后可逐渐得到周围侧支循环的血供而恢复。④胰十二指肠损伤应在充分游离后根据伤情处理（参见第三十二章）。结肠损伤处理做一期吻合或近端造口术取决于损伤部位、污染程度、合并伤情况和血流动力学的稳定性。由于结肠造口术的并发症发生率较高，有学者报道了外置修补术，即使手术失败也可形成祥式造口，若外置修补术成功则于 7～10 天将外置肠管回纳腹腔。笔者认为只要把握好肠外置修补术的指征，掌握手术要点，此方法是可取的。国外报道，除乙状结肠以下者外，所有结肠损伤均可做外置修补术，成功率达 60% 以上。外科医师对此方法评价不一，应根据情况而定。笔者认为，横结肠及乙状结肠根据损伤情况可采用将外置肠管回纳腹腔。

（3）腹部实质脏器及空腔脏器同时受损的处理：原则上是先处理出血性损伤，后处理穿透性损伤；穿透性损伤，应先处理污染重的损伤，后处理污染轻的损伤。

关腹前应彻底清理清除腹内残留的液体和异物，恢复腹内脏器的正常解剖关系。用生理盐水冲洗腹腔直至干净。根据需要选用放置烟卷引流、乳胶引流或双套管进行引流或负压吸引。腹壁切口污染较重者，皮下可放置乳胶引流片引流，或暂不缝合皮下皮肤组织，留作延期处理。

三、并发症的防治

腹部创伤常合并有多脏器伤，伤情严重，并发症多、病死率高。早期诊断、正确处理是减少并发症、降低病死率的关键。腹部创伤常见的并发症及防治如下。

（一）失血性休克

失血性休克多见于实质脏器及血管损伤，如肝、脾、肾及肠系膜血管及下腔静脉、腹主动脉大血管等损伤，伤后若患者出现面色苍白、脉率快、末梢循环差、四肢皮温低、血压低、脉压小，即应考虑腹腔出血。确诊后在抗休克的同时做急诊手术止血，以挽救生命。在血源困难时，抗休克以晶体溶液或血浆代用品为主。止血后应输全血，最好输接近失血量等量的血，使休克期平稳度过，以减少并发症的发生。

（二）腹腔感染

开放性腹部损伤，外界细菌随穿透物从创口进入腹腔；肠管破裂，肠道细菌及肠内容物进入腹腔；腹腔内出血，脏器破碎组织片及异物存留等，均易引起腹腔感染。因此，腹部创伤预防感染早期应注意以下几点：①当诊断明确宜及早行外科手术治疗，包括止血、修复或切除损伤脏器，恢复损伤脏器功能；②术中止血彻底，有顺序地检查各脏器，做到不漏诊、不漏治；③彻底清除腹腔内积血及血块、异物、失活组织碎片；④腹腔内用大量生理盐水冲洗，稀释细菌，清洁腹腔；⑤腹腔内多方位有效地放置引流管，使腹腔残余的污染物及渗出液排出体外；⑥抗休克除应用一般的晶体液外，还应给予一定量的胶体液，包括血浆及全血等，使休克期能平稳度过。另外，在术中、术后适量地应用广谱抗生素。

腹腔感染导致腹膜炎应切开引流，于腹腔低位多放置引流管，并使引流通畅。局限性脓肿，如肠间脓肿可在距腹壁处切开引流，脓腔置放双套管持续冲洗负压吸引，以利于脓腔尽早闭合。盆腔脓肿可从肛门内经直肠切开引流。膈下脓肿，若脓腔不大，可在 B 超引导下穿刺抽脓，即可在脓腔内放置引流管；若脓腔大，全身中毒症状重，需切开排脓。腹腔感染患者常伴有肠功能紊乱、腹胀、吸收功能差，应给予全身营养帮助患者度过全身中毒期。

（三）肠瘘与肠粘连肠梗阻

1. 肠瘘　是腹部创伤后的严重并发症，死亡率高，通常由肠管损伤后手术处理不当或术中漏诊漏治，或腹腔感染，腹壁伤口裂开肠管外露，肠壁水肿破溃穿孔导致。①肠瘘的预防：手术时应仔细探查肠管损伤，肠系膜缘血肿均应切开探查，严重的肠壁挫伤均应行肠壁修复或肠切除吻合。穿孔的肠管要视血供情况行切除或缝合。肠管损伤手术后彻底胃肠减压，结肠损伤术做近端结肠造口，确保吻合口愈合。清除腹腔积血及异物，充分引流，预防腹腔腹壁感染。②肠瘘的治疗：肠瘘多伴有腹腔感染，应及早扩开伤口，感染处充分引流。伤口处暴露的肠管，以凡士林纱布保护，勿使其再破溃。维持水、电解质平衡，给予全身静脉营养。部分瘘口由于全身营养状况改善，瘘口远端通畅，瘘口可以自然愈合。部分瘘口需要采取堵瘘的方法使其逐渐闭合，也有很多报道。但若瘘口大且远端因粘连不通畅，堵瘘不成功，则需要手术切除部分肠管再行吻合。

2. 肠粘连、肠梗阻　肠粘连常因腹腔感染、异物刺激，浆膜产生炎症渗出或腹腔积血机化形成粘连，易在粘连处产生梗阻。经保守治疗无效时，应行外科手术治疗。

3. 腹壁切口感染与腹壁疝　缝合切口时冲洗伤口，清除失活组织，放置引流条。伤口感染，拆除缝合线扩大引流，局部换药待其自愈或二期缝合。腹壁疝常由腹壁缺损或腹壁切口感染裂开，腹膜缩向两边，腹壁形成瘢痕愈合导致。1 年左右损伤小者可分离出腹膜直接缝合修复，缺损大者行补片修复。

4. 多器官功能衰竭　多器官功能衰竭是外科危重患者主要的死亡原因之一。大量研究表明，失血性休克能增加患者外源性和内源性感染的易感性，休克也易导致感染发生。两者的关系是双向性的，可互相渗透，互为因果，加上腹部创伤，常累及肠道，腹膜炎的发生率高。如果处理不当，腹腔脓毒症和毒血症又进一步加重了原有的损伤并增加了多器官功能衰竭的风险。因此，腹部创伤的患者在诊治上要早期诊断，重在预防。即处理好腹腔脏器破裂导致的失血和休克，以及空腔脏器破裂导致的严重腹腔感染。术后处理要注重呼吸支持、营养支持和代谢调理。伴有严重感染或脓毒血症时，抗生素的选用尤为重要。上述处理是预防和治疗多器官功能衰竭最重要的也是最基本的原则，不能忽视。

第十九章

腹部创伤手术基本原则

一、外科解剖

做腹部手术时，先要考虑腹壁切口的位置及其走行方向，理想的腹壁切口能充分显露手术视野，使手术能顺利进行，并可避免产生一些术后并发症。良好的腹部切口应满足 3 个要求，即易达性（accessibility）、可延长性（extensibility）及安全性（security）。因此，施行腹部手术时应熟知腹前侧壁的应用解剖。腹前外侧壁由腹外斜肌、腹内斜肌、腹横肌和腹直肌组成，前 3 种肌肉腱膜形成包含腹直肌的腹直肌腱（图 19-1）。在半环线以上，腹直肌前鞘由腹外斜肌腱膜和腹内斜肌腱膜前层构成；腹直肌后鞘由腹内斜肌腱膜后层和腹横肌腱膜构成。在半环线以下，腹外斜肌、腹内斜肌及腹横肌腱膜移行至腹直肌前面构成前鞘，而后面缺乏腹直肌后鞘（图 19-2）。

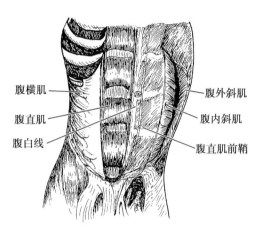

图 19-1 腹壁解剖（正面观）

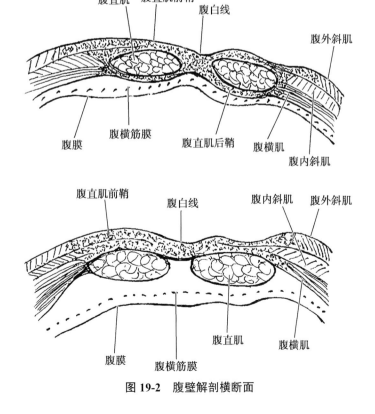

图 19-2 腹壁解剖横断面

半环线以下缺乏腹直肌后鞘白线是从剑突至耻骨联合的中线腱膜，并由此将左、右腹直肌分离，其最宽处在脐，便于进入腹腔。胚胎时期的脐动脉在出生后即闭塞形成脐侧韧带，脐静脉侧闭塞形成肝圆韧带（图 19-3）。

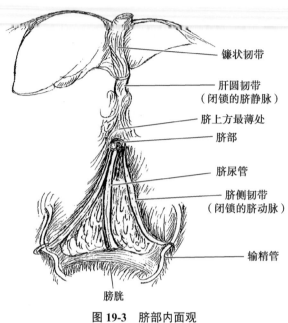

图 19-3　脐部内面观

脐上最薄最宽处便于进腹腔。

　　临床上常将腹前、侧壁用两条横线和两条直线划分为 9 个区。上横线通过双侧肋弓下缘最低点（相当于第 10 肋骨处）；下横线通过双侧髂嵴最高点；左、右两侧垂直线通过双侧锁骨及腹股沟韧带的中点。这样就将腹部分为上腹、左季肋、右季肋、脐、左腰、右腰、下腹、左髂、右髂等 9 个区（图 19-4）。

　　为了便于研究血管损伤，通常将腹膜后间隙分为 4 个血管分区（图 19-5）。Ⅰ 区：从主动脉裂孔至骶骨岬。该区域被分为结肠系膜上和结肠系膜下两部分。结肠系膜的上区域包括肾上腺动脉和其主要分支（腹腔干、肠系膜上动脉和肾动脉）、结肠系膜上的下腔静脉与其主要分支及肠系膜上静脉。结肠系膜下区域包括肾下主动脉和下腔静脉。Ⅱ 区：包括肾脏、结肠旁沟和肾血管。Ⅲ 区：包括盆腔腹膜后腔及髂血管。

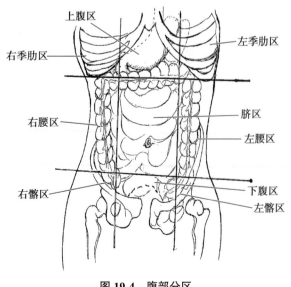

图 19-4　腹部分区

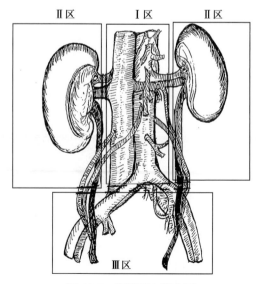

图 19-5　腹膜后血管分区

二、基本原则

腹部创伤使用的剖腹探查止血术有别于腹膜炎时的剖腹术。外科处理最优先的选择是止血，其次才是系统性探查术及修补其他非危及生命的损伤。

1. 在重要生理功能恶化，包括凝血功能障碍、低体温和酸中毒发生之前，应考虑损害控制。确定损害控制需要考虑损伤性质、合并伤、患者的生理状况、医院条件和外科医师技术等因素。

2. 是修复还是切除脾脏和肾脏等器官取决于损伤的严重程度及生理状态。若患者状态不稳定，即使是中毒损伤，也应行脾切除术和肾切除术。

3. 若损害控制性填塞未能止血，不要停止手术，从容地重新探查并寻找出血来源。在损害控制过程中腹部可能通过暂时性关闭技术，使其保持开放状态以避免腹腔高压症和腹腔间室综合征的发生。

4. 体位与皮肤准备。患者取仰卧固定位，手臂展开成 90°，若怀疑直肠和肛管损伤，则采用截石位。床的栏杆可自由活动并易于固定外科牵引器。患者需要行标准的创伤准备，范围从下颌关节至膝关节，侧方靠近床边。腹股沟区也需要包含，因为可能需要行大隐静脉移植。

5. 特殊手术器械。创伤的剖腹术需要基础的血管器械。Book walter 拉钩和其他固定性外科牵开器有助于显露视野，特别是解剖困难的区域。电热双容器封闭系统设备可提供必要的帮助。若行肠管切除时有助于分离肠系膜，该设备同样有助于肝切除术和脾切除术。

三、手术切口

腹部切口的方式很多，可分为直切口（纵切口）、横切口、斜切口和特殊切口（复杂切口，如左 L 形切口、右 L 形切口、胸腹联合切口）4 类（图 19-6）。

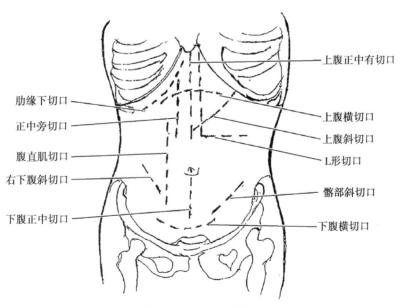

图 19-6 腹壁切口种类

1. 直切口是创伤患者完整的正中线标准切口（图 19-7～图 19-10）。也是腹部手术中最常用的切口。优点是切开缝合迅速、出血少、组织损伤少，并能按手术的需要向上、下及左、右延长，尤其适用于腹部外伤或诊断未定的剖腹探查术。穿透性损伤的切开长度取决于伤口位置及患者情况。切口需足够长，可提供合适的手术野并有助于完成剖腹探查。

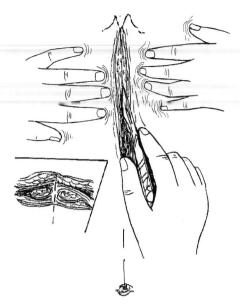

图 19-7　上腹正中切口

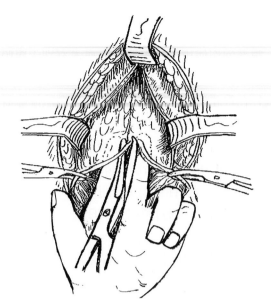

图 19-8　扩大腹膜切口

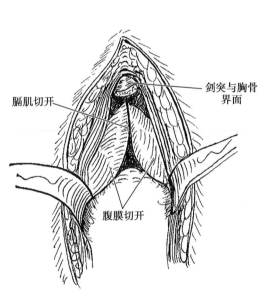

膈肌切开

剑突与胸骨
界面

腹膜切开

图 19-9　切除剑突并切开膈肌 4~5cm，
使膈肌下解剖结构更为接近

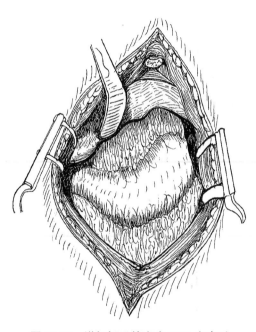

图 19-10　增加切口的宽度 50% 左右以
充分显露手术野

剑突至耻骨联合的切口并不适用于所有创伤性剖腹术，仅适用于血流动力学不稳定伴穿通伤及未知弹道伤存在的患者。

2. 低血压的患者需尽快进腹，不可因切口局部止血而浪费时间。锐性切开皮肤、皮下组织及白线。切开白线的最佳位置为脐上 2~3cm，该处腱膜最宽且可降低进入腹直鞘的风险。腹膜前脂肪清除后有助于腹膜打开并进入。打开腹膜后可以用手指在脐上方最薄点伸入腹腔（见图 19-3）。

3. 在一些复杂性肝后叶或肝主要静脉损伤以及脾、肝左叶、左下肺时，除标准的正中切口外还可增加右肋缘下切口，应行胸腹联合切口。标准的肋缘下切口在肋下缘下方 1~2cm 指宽处。需避免两切口间成锐角导致皮肤缺血坏死（图 19-11~图 19-14）。可切断腹直肌、腹外斜肌、腹内斜肌和腹横肌。

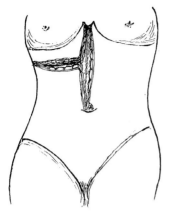

图 19-11　在标准的正中切口基础上增加右肋缘
下切口有助于显露肝脏、扩宽手术野

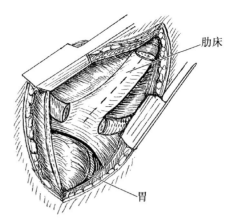

肋床

胃

图 19-12　经第 7 肋床进胸，切除一段肋骨

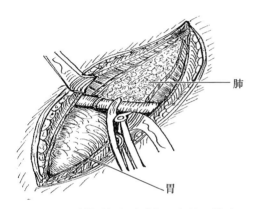

肺

胃

图 19-13　用肋骨剪切断胸腹切口相接处的肋弓，
并切除一小段肋软骨

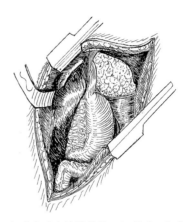

图 19-14　安放胸腔自持拉钩将膈肌从肋弓切断处循辐射
方向拉开直达食管裂孔，充分显露胸腔下及腹腔上区

4. 当出现严重肝损伤需要心房 - 下腔静脉分流或完全肝血流阻断时，可将正中切口延伸至胸骨处。胸骨中线劈开的技巧参见第八章。

四、探查腹腔

1. 进入腹腔后，首先应立刻控制所有可见的出血。方法包括直接填塞和压迫止血。盲目填塞 4 个腹膜后血管分区的效果不如针对性填塞。左上腹的刺伤，即便将所有角落都进行填塞也无任何效果。严重的出血无法填压控制时，可考虑在膈下 2 点钟方向膈肌角处分离钳夹膈下主动脉，该位置无血管存在。结肠系膜上血肿或出血时，则无法钳夹膈下主动脉。这时需要行左侧剖胸在膈上夹闭主动脉（剖胸见图 19-12～图 19-14）。另一种做法是在血管内安置主动脉阻塞球囊，在膈上方进行阻断。

2. 完整地将小肠取出有助于显露和探查，用温暖和湿润的纱垫包裹小肠。应探查穿透伤引起的血肿。只有稳定的肝后血肿例外，因为肝后血肿处理困难且操作的风险太大。无须探查钝性损伤造成的稳定性血肿。然而，应探查所有十二指肠旁血肿和进行性增大与破溃渗漏的血肿。在控制出血后，可系统探查腹腔，以发现和处置其他损伤。

3. 肠道需从十二指肠悬韧带探查至直肠。双手向胸部提起横结肠，十二指肠悬韧带位于横结肠底部的中心（图 19-15～图 19-19）。确保仔细检查小肠两侧及其系膜缘，不遗漏任何一处损伤。该方法特别适用于穿透伤，尤其是枪弹伤。取出小肠置于左侧或右侧，有助于仔细评估右结肠或左结肠。切开探查结肠壁脂肪内的血肿，以排除隐匿损伤。

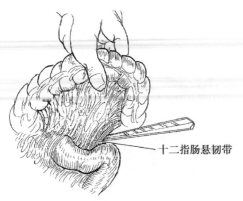

十二指肠悬韧带

图 19-15　提起横结肠显露十二指肠悬韧带即空肠起始处

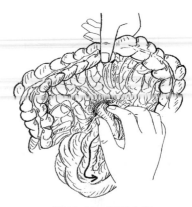

图 19-16　探查小肠

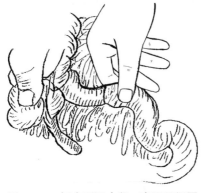

图 19-17　探查回肠末段、盲肠及阑尾

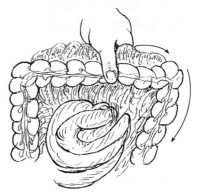

图 19-18　探查横结肠、降结肠及大网膜

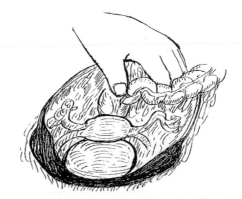

图 19-19　探查乙状结肠、直肠及子宫附件、膀胱等

4.将横结肠牵向盆腔，显露探查胃前壁和十二指肠（图 19-20、图 19-21）。

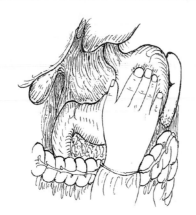

图 19-20　探查胃前壁

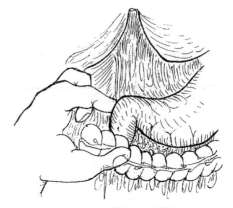

图 19-21　探查十二指肠

5. 分离胃结肠韧带，进入小网膜囊探查胃后壁和胰腺。必要时可分离十二指肠降部，以显露胰头（图 19-22、图 19-23）。

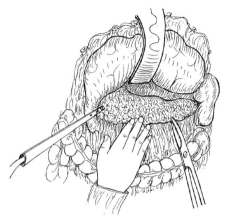

图 19-22　探查胃后壁和胰腺

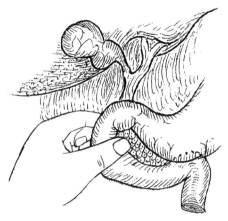

图 19-23　探查胰头

6. 通过视诊和触诊判断肝胆和脾脏是否损伤，将纱布垫放置在肝或脾后有助于探查（图 19-24～图 19-28）。切开所有空腔脏器的浆膜下血肿，探查以排除穿孔。

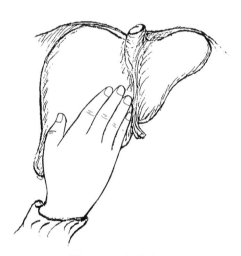

图 19-24　探查右肝

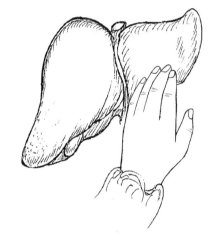

图 19-25　探查左肝外叶

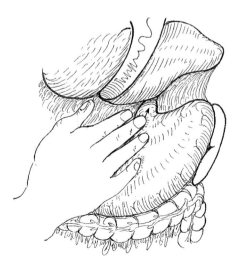

图 19-26　探查贲门食管裂孔部

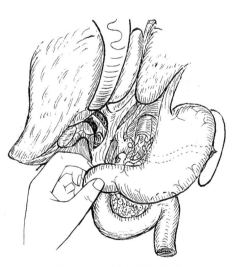

图 19-27　探查肝门部胆道

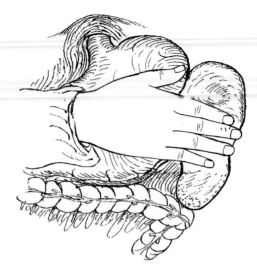

图 19-28　探查脾区

7. 通过视诊和触诊膈肌，判断是否有损伤。能触诊判断双肾是否存在积血，若考虑行肾切除术，则该步骤尤为重要。若有条件，应尽可能保护肾脏。

8. 在创伤患者中，行空腔脏器吻合时，用手工吻合和吻合器吻合，单层和双层吻合，连续缝合和间断缝合都具有相似的预后。在儿童患者中，最好采用单层吻合以避免吻合口狭窄。

9. 复杂的肝脏损伤和胰腺损伤，采用闭式引流最有引流效果。常规引流无良好作用。若患者有腹腔高压症和腹腔间室综合征的风险，可尝试暂时性关闭腹腔。在所有患者中，最好术后常规监测腹压。

五、讨论

1. 在手术过程中与麻醉团队充分沟通非常重要。在血流动力学不稳定的腹部穿透伤患者中避免建立下肢静脉通道，因为需要考虑髂静脉和下腔静脉损伤。手术医师应采用头灯，尤其是损伤位于困难的解剖部位时。

2. 在脐上 2～3cm 处切开白线，因为该处腱膜最宽最薄弱，有利于降低进入腹直肌鞘的风险。

3. 除稳定性腹膜后血肿外，穿透性伤造成的其他所有血肿，不论大小，都应进行探查。小肠多处穿孔中，在开始进行小肠修补前需要查找所有穿孔处。在多处穿孔区域，切除并吻合该段肠管要比多处修补更为安全。

4. 腹腔是否留置引流物，应视具体情况而定。若有下列情况者宜放置有效引流：①肝、胆、胰、十二指肠损伤者。②空腔脏器破裂修补后，有可能发生渗漏者。③有较大的裸露创面继续渗出者；④局部已形成脓肿，在采用引流物时，术后只需要短时间引流者，可选用烟卷引流。需要长时间引流（4～7 天）者，宜用乳胶管引流（现在有质量较好的引流管，但费用昂贵，术者要综合考虑）。估计引流物很多者，如肠瘘、胆瘘、胰瘘及脓腔，应放置双套管负压引流，必要时还加放 1 根细导尿管滴入生理盐水进行持续冲洗。引流物应选择适当的腹壁引出，妥善固定，防止脱出或掉入腹腔。⑤在复杂腹部创伤中，关闭腹壁后需监测膀胱压，避免发生腹腔高压症。⑥术后做好重症患者的监护工作。严密观察术后情况变化。要注意剖腹探查遗漏伤情或处理未达到预期目的，有疑点时要进行必要的检查予以证实或排除。管理好各种管道，使其充分发挥效能。要重视全身营养支持。

第二十章

腹部创伤剖腹探查术

一、基本原则

腹部创伤在平时或战时均常见。平时以闭合伤多见，战时则以开放伤为主。腹部创伤有时伤情严重，病情发展迅速，危及生命，需要及时而恰当的手术处理。

（一）剖腹探查手术适应证

1. 患者有内出血甚至有失血性休克的临床表现，腹腔穿刺有不凝血者。
2. 有腹膜炎症状，腹腔穿刺有肠道内容物，或 X 线检查有气腹征象者。
3. 诊断不明确，但经观察病情无好转，有加重表现者。
4. 为开放性损伤做腹壁清创时，发现创口与腹腔相通者。
5. 腹壁伤口有气体，胃肠道内容物或胆汁溢出者。
6. 从弹道方向或子弹、弹片存留位置，判断为涉及腹腔的贯通伤或盲管伤者。

（二）术前准备

1. 快速输液和输血，纠正水与电解质紊乱和低血容量。输液途径最好选用上肢静脉，因为若有下腔静脉系统的血管损伤，下肢静脉输液有加重内出血的可能。一般尽量争取在病情改善，收缩压在 90mmHg 后开始手术。若经快速输血 1 000ml 以上休克无好转，或好转后又迅速恶化，说明有严重内出血存在，应立即开腹，一边抗休克一边手术，切不可因抗休克而延误手术时机。
2. 留置导尿管，胃肠减压可减轻腹胀，有利于术中操作和术后肠麻痹的恢复。
3. 留置导尿管，保持膀胱呈排空状态，既便于手术进行，又可观察单位时间的尿量，对补充血容量和抗休克具有指导意义。

腹部创伤的患者，无论是开放性还是闭合性，术前均应使用抗生素。

（三）麻醉与体位

1. 由于患者可能面临休克的威胁，宜选用气管插管全身麻醉，既能充分供氧，又能防止手术中发生误吸。胸部有穿透伤或血胸、气胸者，在气管插管前应先做患侧胸腔闭式引流，否则正压呼吸时可发生张力性气胸。
2. 除有特殊需要外，一般采用平卧位。

二、剖腹探查基本原则

（一）手术步骤

1. 切口选择　①闭合性损伤，可按受伤部位和可能损伤的内脏选择切口。上、中或下腹部的旁正中切口或经腹直肌切口均为常用。在腹内伤情不明或疑有多脏器损伤时，可选用全长或半全长的正中切口，必要时增加横切口，甚至胸腹联合切口。②胸壁开放性损伤，原则上在伤口附近做正中、旁正中或腹直肌切口。尽量避免在原伤口做探查。

2.切开腹膜前观察其颜色,如腹膜呈紫蓝色,表明腹腔内有大量积血。切开腹膜时注意有无气体、血液、胃肠液或胆汁溢出,是否闻及臭气。进腹后迅速吸尽血液或积液,清除凝血块,使手术野清晰。腹腔内探查要求按顺序进行,避免遗漏。任何一个损伤的脏器被遗漏都是不可原谅的。操作要轻柔,避免来回翻动导致休克加重。

3.寻找出血来源,控制出血。一般情况下,腹腔内凝血块集中处是出血部位。①脾破裂出血凶猛,可用手指捏住脾蒂暂时止血(图20-1),同时快速输血,改善休克,然后将脾外置,切除。②肝破裂出血量大时,也可用左手拇、示两指捏住肝十二指肠韧带(Pringle法)控制出血(图20-2)。③小肠系膜血管损伤,也是常见的出血原因,探查时应将小肠外置,先后将其向两侧移动(图20-3)。使小肠系膜能充分显露,同时后腹膜也可显露无遗。④腹膜后大血管损伤出血,其势汹涌,应迅速用手指压迫止血。当后腹膜显露并有巨大血肿时(图20-4),应探查肾、输尿管和膀胱。如小肠系膜两层间有较大血肿,应切开一侧浆膜清除血块,处理破裂血管(图20-5、图20-6)。

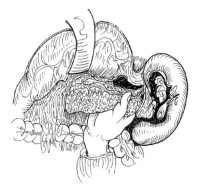

图20-1 若脾门破碎出血凶猛,术者右手捏住脾蒂控制出血

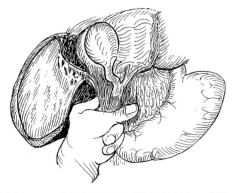

图20-2 术者左手拇、示指捏住肝十二指肠韧带内血管,控制肝创伤出血

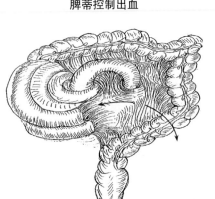

图20-3 将小肠外置,先后将其向两侧搬移

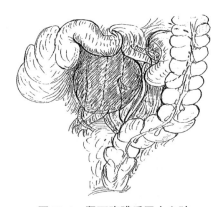

图20-4 肾下腹膜后巨大血肿

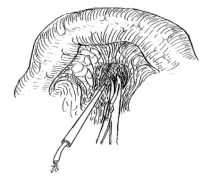

图20-5 清除小肠系膜血肿内血块,寻找破裂血管

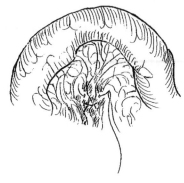

图20-6 缝扎破裂血管止血

4.一般渗液积聚。有纤维蛋白沉着和脓苔的部位多有穿孔的存在。发现穿孔后，立刻用肠钳控制两端肠管，以防肠液继续外溢。再由此分别向远近端探查其余的小肠。也可从十二指肠悬韧带或末段回肠开始，向另一端逐渐检查，详细观察肠管两侧（图20-7）。肠壁血肿可将肠壁穿孔掩盖，可用止血钳将血肿撑开检查（图20-8）。小肠系膜缘穿孔，常表现为肠壁与系膜交界处血肿，且极易因其血肿样的表现而被忽略，因此，遇此种情况仍应切开探查、正确处理（图20-9）。

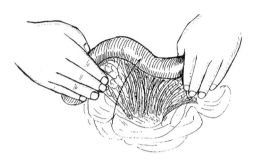

图 20-7　详细观察肠管两侧

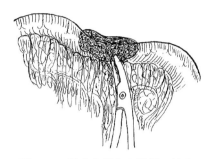

图 20-8　用止血钳将血肿撑开检查

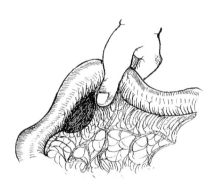

图 20-9　肠壁与系膜交界处血肿

5.从盲肠开始，向远端逐一检查至直肠。当遇到升结肠、降结肠侧方有腹膜后血肿时，需切开结肠旁沟的后腹膜，将结肠向内翻转，寻找有无结肠破裂。结肠左曲和结肠右曲固定，位置又深，不易检查，必要时可将其从后腹壁游离后再检查。

6.探查上腹部，先从贲门开始探查全胃。若有胃前壁穿孔，必须探查胃后壁，尤其是胃肠穿孔常为双数。再检查胆道和十二指肠。十二指肠腹膜外部分损伤很容易漏诊，不可疏忽（图20-10）。曾有文献报道1例腹部闭合损伤手术探查处理肠修补术后病情无好转，再次探查发现十二指肠水平部及横结肠系膜部有血肿，未予处理关腹，术后2天腹膜炎症状加重，第3次探查发现十二指肠水平部气泡及蓝色肠内容物溢出，切开发现十二指肠水平部破裂，行破口处修补及胃造口关腹。术后治疗无效死亡。应引以为戒。

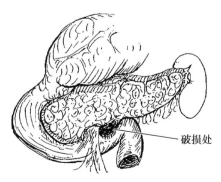

破损处

图 20-10　十二指肠腹膜外易被漏诊部位

凡遇十二指肠降部外侧有腹膜后血肿、水肿、气肿或有黄染者，常提示十二指肠降部破裂，应切开后腹膜，将十二指肠连同胰头翻起检查（图 20-11）；若横结肠系膜根部有血肿，也应将根部游离后检查。胰腺前面的检查包括 3 条路径：①切开肝胃韧带；②切开胃结肠韧带；③切开横结肠系膜。但没有解剖的特殊情况通常以切开胃结肠韧带为常用（图 20-12）。十二指肠损伤的处理参见第二十四章。

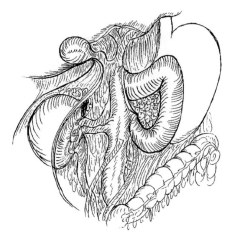
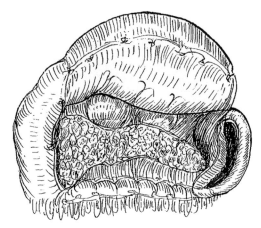

图 20-11　切开后腹膜、翻起十二指肠及胰头检查　　图 20-12　切开胃结肠韧带，将胃向上翻起检查胰腺前面

7.腹腔探查的顺序，术中可根据具体情况更改，但最终要完成全面的检查，才能掌握伤情，选择处理方法。必须避免发现一两处脏器损伤而疏忽了全面检查。脏器损伤的处理原则是先止血后修补。其细节参见有关章节。

（二）术后处理

1.做好患者的监护工作。继续严密观察病情。若休克尚未纠正，应继续抗休克治疗。注意防止及发现低氧血症。贫血严重者需补血，使血红蛋白达到 10g/L，血细胞比容不低于 0.30。

2.警惕剖腹探查遗漏伤情或所做处理未达到预期目的，若有疑点要进行必要的检查予以证实或排除。

3.多发伤的患者，要注意其他部位或系统伤情变化，以免延误重要的诊断和治疗。

4.注意并记录尿量、腹腔引流量及引流液性质。管理好各种管道，保持胃管、引流管、尿管的通畅，充分发挥作用。

5.维持水、电解质、酸碱平衡，必要时输液输血浆及白蛋白。若长时间不能恢复进食者，要重视全身营养支持。要重视选择应用抗生素。

6.根据不同的内脏损伤，做相应的术后处理。

三、讨论

1.腹部开放伤有以下几点值得注意：①投射物或其他锐器的入口不在腹部而在胸、肩、腰、臀、会阴等部位时，仍有穿透腹腔、损伤脏器的可能；②高速投射物未穿透腹膜的切线伤，也可因冲击效应引起腹内脏器损伤；③实际的伤道与连接贯通伤入口及出口直线不符，因此不能凭入口、出口的部位确定有无脏器损伤；④创口的大小并不意味着损伤程度的轻重，时有细小的高速投射物可以导致致命的内脏伤。

2.经各种检查仍不能确定是否应剖腹探查者，不可忽视应用腹腔镜探查，根据文献报道及笔者的临床经验，其诊断价值不亚于剖腹探查，且创伤小，还能进行简单的止血、修补等手术。但疑有膈肌破裂及大隐静脉损伤时，不能应用腹腔镜检查，以免引起气胸、气腹导致二氧化碳栓塞。

3. 如果没有腹腔内明显出血，则应对腹内脏器进行系统检查。探查顺序可不必强调千篇一律，但必须做到既不遗漏伤情，又不重复翻动挤压。也可根据开腹时初步所见决定探查顺序，如见到食物残渣先探查上消化道，见到粪便先探查下消化道，见到胆汁先探查肝外胆道及十二指肠，无论从上腹或下腹哪个脏器开始探查，最终都必须完成系统的检查，谨防遗漏隐蔽部位的损伤，如横膈、腹膜后的胰十二指肠损伤等。不要忘记空腔脏器破裂，应采集标本做细菌培养及药物敏感试验。

4. 实质脏器与空腔脏器同时损伤时，应先处理实质脏器损伤，后处理空腔脏器损伤，以便尽早控制出血，同时也减少污染。同样的理由，大血管与脏器同时受损，应先处理血管损伤再处理脏器损伤。

5. 特殊情况下的手术处理。开腹后发现积血很多，且继续有活动出血，又不易查明及控制时，可用大纱布垫压住出血部位，吸净积血并做好显露准备后，逐步撤出纱垫，初步找到并控制出血点，再继续解剖，决定对策。有时出血十分凶猛难以压迫控制，患者严重的休克，随时有生命危险，可用主动脉压迫器或卵圆钳夹持一个适当纱布球，在膈肌裂孔腹主动脉起始部施压，将主动脉压迫于脊柱表面而阻断其血流（图 20-13）。腹主动脉和下腔静脉严重损伤（横断伤、毁损伤、累及主要分支的损伤）时，患者几乎死于现场或运送途中或急诊室，失去救治机会。因此，在临床上处理的都是比较局限的损伤，而且以下腔静脉损伤为主（图 20-14）。

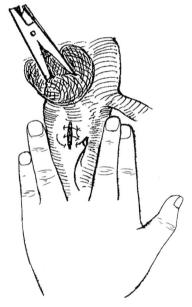
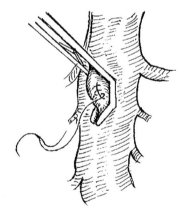

图 20-13　用纱布球压迫出血近端，出血远端用手指压迫，用无损伤线缝合修补血管破口处　　图 20-14　小的腔静脉破口，用心耳钳夹住破口，用无损伤线修补血管破口

6. 彻底清除腹腔内的积血、肠液、异物、组织碎片及食物残渣粪便等。放置引流物的位置要适当，以便达到充分的引流效果。引流物自腹壁引出腹腔留置的长短要合适，且不能扭曲，引出固定牢靠。缝合切口有张力者应做剪张缝合，切口污染严重者，皮下放置引流胶片。

第二十一章

急诊开腹术

在外科医师的培训中，大多数时间都是在手术室中进行的，在指导老师用直角钳、吸引器尖端或熟练的手指分开正确的组织层次后，年轻的住院医师手持电刀愉快地追踪潜在的出血点，他们仿佛作为术者在进行手术。手术中进行的组织切开、打结、放置牵开器及缝合肠管等，均为普通的外科手术。而创伤手术并非择期或限期手术的加速版本，它需要一套不同的外科操作技术，更重要的是不同的思维方式。本章主要阐述创伤外科手术技术，目的是阐述其与大家熟知的剖腹探查术之间差异。

一、手术步骤与入路

（一）手术步骤

所有的腹部创伤开腹手术，均要遵循同样的原则，采用同样的手术步骤（图 21-1）。在这个手术治疗流程中，术者关键是要选择好确定性手术还是损伤控制性手术。手术方式的确定越早，对患者就越有利。

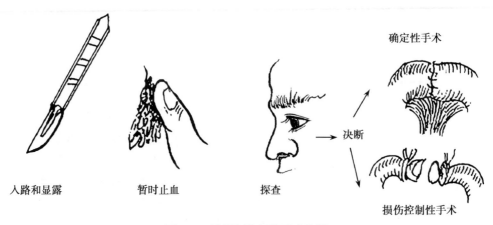

图 21-1　腹部创伤开腹手术步骤

（二）手术入路

手术入路采用正中长切口进入腹腔，不要慢条斯理，应沿中线快速进腹。可用手术刀直接切开皮肤和皮下组织。如果面对一位收缩压仅有 60mmHg 的患者，还手持电刀不紧不慢地电凝皮下出血，实为不智之举。低血压患者的外周血管处于收缩状态，在腹腔内持续快速出血的情况下，还在浪费时间处理切口的出血，这确实是愚昧的举措。

1. 切口从剑突下开始，绕脐达耻骨上方。有创伤临床经验的外科医师采用 3 次长而精准的刀法进入腹腔。第一刀切开皮肤和皮下组织（图 21-2），第二刀达腹白线（图 21-3），第三刀切开腹白线可看到腹膜外脂肪（图 21-4）。

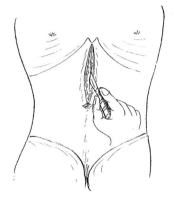

图 21-2　第一刀切开皮肤和
皮下组织

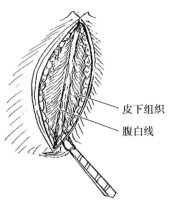

图 21-3　第二刀达腹白线

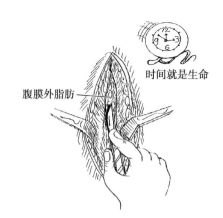

图 21-4　第三刀切开腹白线可看到
腹膜外脂肪

　　关键是在正中线切开，此处腹壁最薄弱而且能快速进入腹腔，有国外学者称为"获得中线"。中线的最好标志是腹直肌前鞘的纤维性融合，如果见到切口下方肌肉，应向内侧移动。关于这些解剖学知识很少有人重视。大多数人的脐下腹膜很薄或缺如，此处仅有很少的腹膜外脂肪，成为进入腹腔的理想之处。除择期手术外，不要采用 2 把钳子钳夹腹膜并切开小口让空气进入的烦琐方法，可简单地用手指插入脐上方的腹膜缺如处，则会发现此时已进入腹腔（图 21-5）。采用组织剪剪开腹膜及上方附着的腹膜外脂肪。用另一只手

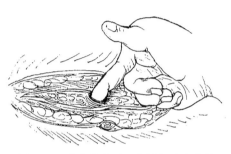

图 21-5　术者将右手示指插入脐上方的
腹膜缺如处

推开肠管防止被组织剪损伤。找到镰状韧带，将其结扎后切断，进入右上腹。此时已进入腹腔，准备操作。

　　2. 在急诊开腹手术中主要应注意避免医源性损伤，肝左外叶、小肠和膀胱分别位于切口的上部、后腹膜中部和下腹部，如果操作不慎可能损伤这 3 个器官。如果患者有骨盆骨折合并血肿形成，则应上腹部正中切开，小心地进入腹腔，在直视下向脐下延展。

　　3. 从既往的手术瘢痕进入腹腔的方法不仅费时，且不适用于低血压的患者。较安全的方法是在手术瘢痕旁边，粘连可能很轻的部位切开。即使切开进入腹腔时未发生损伤，仍可能面临肠管与前腹壁粘连的问题。如果粘连很严重而且多发，在麻醉医师不断对低血压患者进行输血的过程中，术者还在仔细松解粘连，则不妥。有经验的腹部创伤外科医师对有多个陈旧瘢痕的腹壁，创造性的解决方法是在双侧肋缘下切开，而并非采用腹部正中切口（图 21-6）。该切口又称双侧 Kocher 切口或弓状切口。该切口在开腹、关腹上都很费时，但正中切口需规避难以处理的粘连，相比而言，仍然可行。

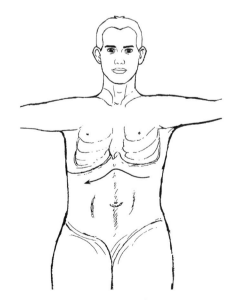

图 21-6　双侧肋缘下切口

二、进腹后操作与确认脏器损伤

（一）进入腹腔后操作

　　1. 进腹后首先看到的是在血液和凝血块间的肠管，首先应吸除积血并暂时止血，以把握病情的演变。此时最重要的操作

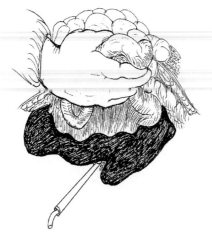

图 21-7　将脏器移出腹腔以便进一步操作

是将内脏移出腹腔（图 21-7）。迅速将小肠袢移出腹腔外，放置于术者的右侧上部。不要仅将大纱布置于腹腔内而又不将肠管移出腹腔外，这样是在浪费抢救时间。脏器移出后将腹腔内的出血区域变成可控的空间，使术者能进一步操作。迅速去除积血、紧急止血。

2. 根据损伤机制，即钝性或锐性创伤，选择暂时止血的方法。钝性创伤者，在腹腔内常用的填塞方法可发挥作用。手术助手用牵开器上拉腹壁，顺次在上下左右 4 个区域进行填塞。从右上腹部开始，左手放入右横膈膜下，肝右叶上方，将肝脏轻轻压向术者，将填塞的纱布垫置于术者及肝的上方，将手拿开，然后将纱布填塞至肝的下方（图 21-8）。填塞右结肠旁沟后，移向左侧。将手放在脾脏的上方，向右侧轻轻牵拉脾脏，将其纱布垫置放于脾和左膈下肝左外叶的上方（图 21-9）。也可在脾的内侧填塞，形成"三明治样"结构。然后移向左结肠旁沟及盆腔进行填塞，在这段操作期间，应将肠管一直放置于腹腔外。如果出血聚集在移出的肠管内，则出血源于肠系膜血管，应及时处理。在填塞止血的过程中，当用手牵拉和保护肝脾时，用手触摸明显的脏器损伤，并根据这种触感评价计划手术的次序。

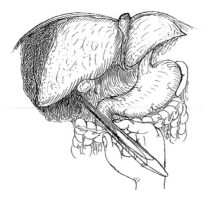

图 21-8　用纱布垫填塞右肝上、下方

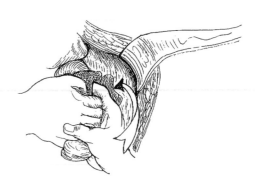

图 21-9　将纱布垫置于脾和肝左外叶上方

即使腹腔填塞无法控制主要动脉的出血，但填塞能为抢救赢得时间，并将腹腔分成几个区域有利于系统探查（系统的区域见图 19-5）。在钝性损伤中，填塞通常可以很好地发挥作用，因为最常见的出血是肝、脾和肠系膜。源于实质脏器的出血可通过局部加压控制，而肠系膜损伤的出血在移出肠袢中很容易发现。

3. 对于锐性腹部损伤的处理，最好是直奔出血来源。在肠管移出的状态下，迅速判断腹腔出血来源，有助于获取目标以避免盲目止血。出血的实质脏器或局限的腹膜后血肿进行填塞止血。用手压迫活动出血的血管，钳夹系膜出血。有些外科医师习惯像处理钝性损伤一样进行填塞止血。但要判明出血来源，再做针对性处理。大出血的患者，应考虑采用压迫主动脉止血。通过小网膜囊开窗压迫腹腔干上方腹主动脉是很安全的，与阻断钳阻断一样有效（图 21-10）。

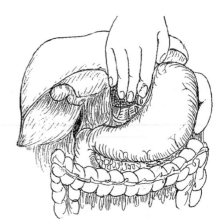

图 21-10　经小网膜囊开窗压迫腹腔干上方的腹主动脉

（二）确认腹腔脏器损伤

1. 当腹腔内主要出血得到控制时，应迅速探查腹腔，横结肠几乎横贯切口的中央，其系膜即将腹腔分隔为 2 个内脏区域（图 21-11）。横结肠系膜上区包括肝、胃和脾。横结肠下区包括小肠、结肠、膀胱和女性生殖系统器官等。

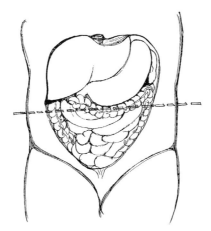

图 21-11　横结肠系膜将腹腔分隔为 2 个内脏区域

2. 应系统地探查腹腔，以确认损伤内脏。从哪里入手并不重要，只要按照一定的顺序将腹腔内脏器探查到位，这种探查的顺序应为常规性和可重复性的。从横结肠系膜下区开始探查，上翻横结肠，从小肠十二指肠悬韧带开始，至直肠，或从直肠反向至十二指肠悬韧带，仔细探查肠管有无损伤。

3. 主刀和助手的双手协调配合，翻动每部分肠袢并检查肠管两面，特别注意肠管系膜（图 21-12、图 21-13）。横结肠后壁，结肠右曲和结肠左曲是易于遗漏的损伤部位。如果发现肠管穿孔，用肠钳轻轻钳夹肠管防止肠内容物溢出。在发现结肠破口前可先闻及独特的臭味，不要忘记检查盆腔内的各个器官。

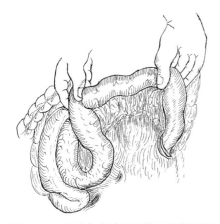

图 21-12　翻动每部分肠袢检查肠管两面

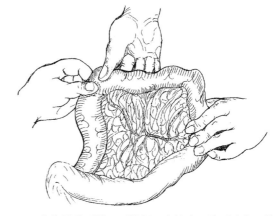

图 21-13　术者及助手的双手协调配合检查，特别注意肠管系膜

4. 将横结肠拉向下方。探查横结肠系膜上方的脏器（图 21-14）。触诊检查肝和胆囊，同时触诊右肾。然后从食管胃接合部至十二指肠整体检查胃。如整体检查十二指肠需要行 Kocher 操作至十二指肠悬韧带部分。触诊检查脾和左肾，注意检查横膈膜有否损伤，以及注意横膈膜的膨缩状况。有无气胸存在。然后探查小网膜囊，助手把持胃及横结肠，牵张大网膜，在大网膜左侧通常血管少，行钝性开窗，有助于检查胃后壁和胰体尾部（图 21-15）。运用这种方法，完成腹腔探查。但在其背侧的腹膜后间隙，作为独立的脏器腔隙，仍可能有潜藏的损伤。

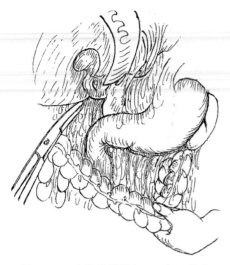

图 21-14　牵拉横结肠向下，便于检查上腹部脏器

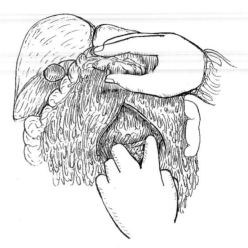

图 21-15　在大网膜左侧钝性开窗以探查胃后壁和胰体尾部

（三）探查腹膜后间隙

1. 为了更好地探查腹膜后间隙，应从腹腔脏器后方入路（图 21-16）。由于无法全部开放和探查腹膜后间隙，关键是通过向内侧（中轴线）翻转腹腔内脏器，有限地探查其背侧相关的腹膜后脏器损伤。

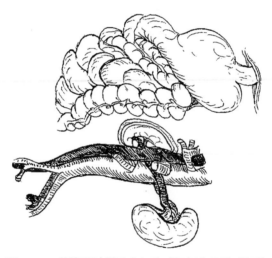

图 21-16　从腹腔脏器后方入路以便探查腹膜后间隙

2. 应根据临床所见，决定对怀疑损伤的腹膜后脏器进行探查。弹道的方向和腹膜后血肿的存在部位有助于判断损伤脏器。例如，探查发现十二指肠袢周围的血肿或出血，应游离十二指肠降部和胰头部；升结肠和降结肠的锐器损伤，应游离整个损伤的结肠，不仅检查结肠后壁，还要仔细检查邻近的输尿管，以避免漏诊。

三、腹腔脏器内侧翻转操作术

（一）左侧脏器的内侧翻转术（Mattox 操作）

腹膜后间隙最难显露的区域是结肠上区的中线区域，包括肾上腹主动脉及其分支。若想从前方直达肾上腹主动脉，就需要横断胃和胰腺，然后分开主动脉周围致密结缔组织和神经丛。Mattox 操作即将左侧腹腔脏器从腹后壁分离，并将其翻向右侧，从而显露腹主动脉。

1. 像左半结肠切除一样，从降结肠下段开始游离。将降结肠拉向术者即右侧，确认并切开 Toldt 筋膜（图 21-17、图 21-18）。迅速将降结肠从下方向结肠左曲游离，继续向上方游离直达脾外侧。

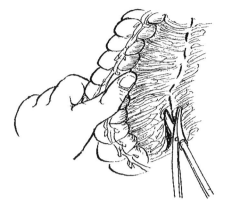

图 21-17　切开 Toldt 筋膜（降结肠外侧后腹膜）

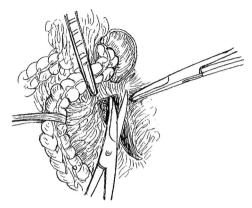

图 21-18　向结肠左曲游离以直达脾外侧

2. 上述操作可将脾、胰腺和左肾翻向内侧的正中线位置。当操作手在腹后壁肌肉上方的层次，从左侧脏器的后方、从下向上及内侧游离时，可显露腹膜后间隙（图 21-19）。多数患者在需要此种操作的情形下，腹膜后血肿已经进行了大部分游离。由于腹膜后血肿向外扩展，扩展的血肿将左侧脏器从后壁分离开，使操作容易且能迅速实现钝性分离。

3. 术者的手在脏器后方钝性分离时，如果指尖触及腹后壁肌肉时有抵抗感，说明游离位于正确的层次（图 21-20）。可继续向上游离翻转脏器达到膈肌裂孔水平，切断膈肌外侧，用手指钝性分离主动脉周围，可达主动脉 T_6 水平的高度。这一操作不开胸，且能简单又快速地控制近端主动脉。完整的 Mattox 操作可显露腹主动脉及其大部分分支，包括腹腔干、肠系膜上动脉、左肾动脉和左髂动脉。

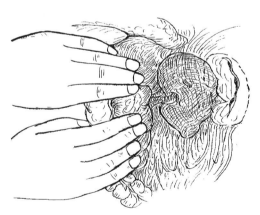

图 21-19　显露腹膜后间隙

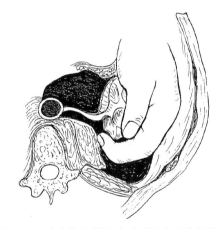

图 21-20　术者指尖触及腹后壁肌肉时有抵抗感，即游离位于正确的层次

4. 为显露腹主动脉或其腹侧动脉分支，可将左肾连同左侧其他脏器一同向内侧翻转。如果不翻转左肾而在其前方的层次游离，则仅能显露腹主动脉的前侧方，左肾动脉及静脉会妨碍操作，而且容易损伤左侧输尿管。如果目标是对左肾或左肾血管进行操作，则无须移动左肾。

5. 第一次或多次进行 Mattox 操作，会发现整齐的图谱与严峻的现实之间的差异。一旦阻断了近端的腹主动脉，主动脉犹如巨大腹膜后血肿中没有搏动的软管难以触及。更困难的是，在腹主动脉周围的厚层组织阻碍肾上腹主动脉的操作，必须分开才能进入主动脉周围层次。有学者建议从肾下主动脉层次进入，此处易于确认并能向上到达肾上主动脉段。在年轻的低血压创伤患者中，主动脉可能挛缩，且通常比预想更细。

要注意的是在迅速向内侧翻转的过程中常会损伤到脾，因此在完成操作时应仔细检查。另外，还有可能在游离左肾时撕裂左侧腰静脉，这支静脉从左肾静脉分出后在左肾静脉下方横过主动脉的左外侧区域，如果要在左肾血管的水平进行主动脉操作，最好能够识别腰静脉，将其结扎、切断，以避免在游离左肾时牵拉撕裂之。

（二）右侧脏器的内侧翻转术

通过 3 个步骤进行右侧脏器的翻转，以便能更好地显露腹膜后间隙。

1. 首先是经典的 Kocher 操作，游离十二指肠和胰头。先确认十二指肠后，在其外侧切开腹膜，用手在十二指肠和胰头后方钝性游离，将其上翻（图 21-21），并进一步游离十二指肠袢。其范围从上方胆总管至肠系膜上静脉。也许要游离结肠右曲，覆盖十二指肠袢的下方部分，然后可将十二指肠肠袢和胰头翻向中线，显露下腔静脉和右侧肾门（图 21-22）。注意勿损伤右侧睾丸静脉，右侧睾丸静脉在右侧肾门的下方进入下腔静脉。

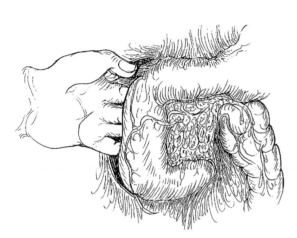

图 21-21 用手在十二指肠和胰头后方钝性分离，将其上翻

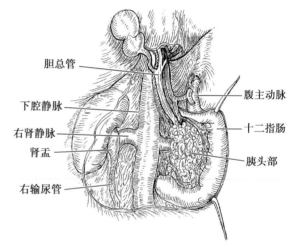

图 21-22 将十二指肠肠袢和胰头翻向中线，显露下腔静脉和右侧肾门等结构

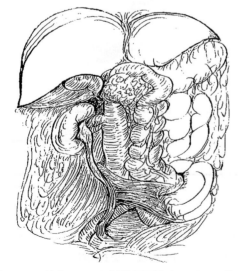

图 21-23 扩大 Kocher 操作显露整个肝后下腔静脉、右肾和肾门及右侧髂血管

2. 其次是扩大的 Kocher 操作，扩大的 Kocher 操作能更好地显露腹膜后间隙。完成 Kocher 操作后，将后腹壁腹膜切口延续切开至尾侧的 Toldt 白线，将靠右结肠完全游离并翻向内侧。扩大后的 Kocher 操作可显露整个肝后下腔静脉、右肾和肾门及右侧髂血管（图 21-23）。

3. 第三步是超大的 Kocher 操作。最大限度地显露右侧和中线区域的腹膜后结构。外科解剖学者称其为 Cattell-Braasch 操作，这是基于解剖学的观察，即小肠系膜与后腹壁呈短斜线融合（白线），从回盲部向头侧斜向到十二指肠悬韧带。为完成 Cattell-Braasch 操作，将切口围绕回盲部切口，将小肠拉向右侧和头侧，从回盲部内侧至十二指肠悬韧带斜向切开小肠系膜与后腹壁的融合线（图 21-24），该距离很短。此时可将小肠和右结肠移出腹腔，向上放置于前胸壁以获得良好显露。

Cattell-Braasch 操作从胆总管开始，止于十二指肠悬韧带，完成这一操作后可整体显露横结肠系膜下部的腹膜后组织，包括肾下主动脉和下腔静脉、双侧肾动脉和双侧髂血管（图 21-25）。Cattell-Braasch 操作还可显露十二指肠水平部和升部，以及肠系膜上血管，且显露的效果极佳。有着丰富创伤临床经验的学者建议，该术式虽然创伤大，但应仔细学习、理解和掌握它，因为这是处理某些腹腔脏器严重创伤的关键操作。

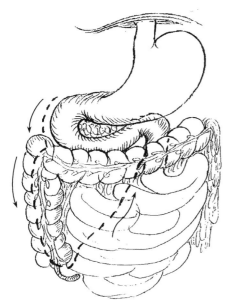 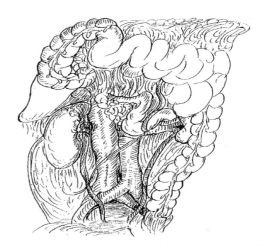

图 21-24　从回盲部内侧至十二指肠悬韧带斜向切开小肠系膜与后腹壁的融合线

图 21-25　显露横结肠系膜下部的腹膜后组织，包括肾下主动脉和下腔静脉、双侧肾动脉和双侧髂血管

右侧脏器内侧翻转应避免在肠系膜根部损伤肠系膜上静脉。一旦右结肠从腹膜连接处脱离，则右结肠仅靠系膜悬吊相连，在操作时无意牵拉会将右结肠静脉从肠系膜静脉撕裂，导致肠系膜根部意外出血。

四、手术方案选择

根据创伤的情况及术中探查所见，决定是进行确定性修补术还是损伤控制性手术（参见第一章）。

（一）需要中止手术的损伤模式

包括：①大血管和空腔脏器的复合性损伤；②肝脏的严重损伤；③肝合并脾重度损伤；④腹腔中心部的锐器损伤；⑤骨盆骨折伴扩展性盆腔血肿；⑥需要进行其他部位多发损伤的手术（头部、颈部和胸腔）。

（二）暂时性关腹

在进行损伤控制性手术后选择如何关腹，取决于个人的经验及医院的习惯，但无论采用何种方法，关键在于如何容纳肿胀的腹腔脏器和保护暴露的肠管。

1. 有学者（国外学者）喜欢采用真空填塞法进行暂时性关腹，非常迅速，可缩短手术时间，而且简单，无须缝合。在不损伤皮肤和筋膜的情况下保护肠管，并能吸引腹腔内液体。更重要的是这种方法在腹壁和肠管之间建立自然的隔离带，防止肠管和腹壁之间形成粘连，并有助于早期进行确定性关闭腹腔。真空填塞法基本上是用"三明治样"结构（图 21-26）。第一层是聚乙烯片，在腹腔脏器的表面展开，将边缘小心塞入肠管与腹壁之间。在其上方放置 2 块大盐纱垫，将其塞于腹壁下方，此放置的纱垫为"三明治"的中层，目的是吸收腹腔内液体。

2. 真空填塞法完成后，为了更加有效，还应进一步在盐纱垫的上方放置 2 根硅胶管，经下腹部两侧另做切口引出体外（图 21-27）。为便于护理，吸引管可连接 Y 形接头，接上引流吸引装置，完成真空填塞法的暂时性关腹步骤。

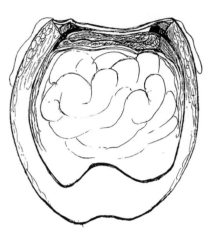

图 21-26　真空填塞法"三明治样"结构

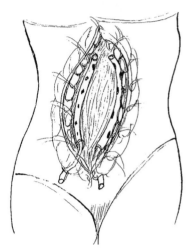

图 21-27　在盐纱垫上方放置 2 根硅胶管，
经下腹部另做切口引出后固定

3. 也可用柔软的空静脉输液袋进行暂时关腹，适用于在没有聚乙烯片的条件下应用。即剪开输液袋的接缝处，展开输液袋并消毒。用单股缝线将消毒后的输液袋连续缝合于切口皮肤上，保留筋膜以进行确定性关腹（图 21-28、图 21-29）。该方法虽然较真空填塞法稍耗时，但很便宜，节约了昂贵的耗材，且能无创性容纳腹腔脏器。

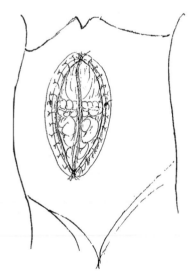

图 21-28　用单股缝线将消毒后的输液袋连续
缝合于切口皮肤上，保留筋膜，关腹

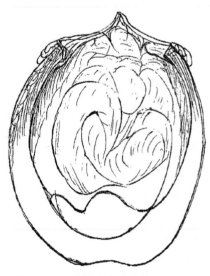

图 21-29　放置消毒输液袋展开所示

4. 腹部正中切口且稍有张力的关腹，正确的方法是用较大的缝针贯穿腹壁，尽量无张力缝合。多数学者采用较粗的单股缝线间断缝合腹壁全层。也有学者采用连续缝合。笔者惯用大针粗丝线全层间断缝合加减张缝合关闭腹腔（图21-30、图21-31）。值得注意的是如果将肿胀或扩张的肠管纳入腹腔后很难关腹，最好还是选择暂时性关腹。

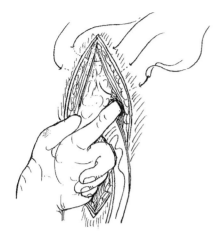

图 21-30　大针粗丝线全层间断缝合

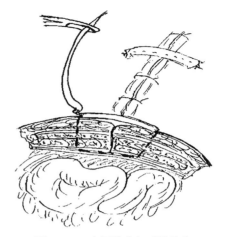

图 21-31　全层缝合加减张缝合

五、讨论

腹部创伤的患者，有时伤情严重，病情发展迅速，对生命威胁大，需要及时进行急诊手术处理。

1. 急诊手术适应证　包括：①有内出血或失血性休克表现者；②有腹膜炎表现，腹腔穿刺有不凝血或肠道内容物者；③X线检查有气腹，CT、B超检查腹腔有积液，患者有腹膜炎表现，不能排除脏器损伤者；④诊断不明确，经观察病情无好转甚至有加重者；⑤开放性损伤行腹壁清创时，发现伤口与腹腔相通者；⑥腹壁伤口有气体，胃肠道内容物或胆汁溢出者；⑦从弹道方向或子弹（弹片）存留位置，判断为涉及腹腔的贯通伤或盲管伤者；⑧在观察期经输液或输血出现休克表现，病情恶化者，说明有内出血，应立即开腹手术，一边抗休克一边手术探查，切不可因抗休克而延误治疗时间。

2. 手术操作要点　包括：①尽快采用三层切开和熟练的手指进腹腔，切口应远离瘢痕。②进腹腔后尽早将肠管移出腹腔外。钝性损伤者先用填塞止血法；锐性损伤者先移出肠管再直奔出血源。③分别探查横结肠系膜上区和横结肠系膜下区。确定腹膜后探查目标，进行有限的探查。④扩展的中心性血肿使腹膜后处于游离状态，在开放腹膜后腔时，用指尖确认背侧的肌肉进行操作。⑤分三步进行右侧脏器的内侧翻转。应注意每一步的操作程序，以获得良好的手术野。⑥ Cattell-Braasch 操作从胆总管开始，止于十二指肠悬韧带。⑦通过暂时性关腹容纳和保护肠管。

第二十二章

损伤控制性手术应用

损伤控制性外科手术（damage control surgery，DCS）的理念是基于对严重损伤后机体病理生理改变的认识而发展起来的。根据患者的全身状况、手术者技术、后续治疗条件等，为患者设计包括手术在内的最佳治疗方案，将患者的存活率和生存质量放在首位，而不仅是追求手术的成功率。

一、基本原则

1.损伤控制外科最初限于在手术室使用的外科操作，现在这个概念已经被逐渐延伸，涵盖包括允许低血压在内的损伤控制复苏概念、早期经验性成分输血、防治低体温和酸中毒。损伤控制外科可以用到绝大多数的解剖部位和结构中，包括颈部、胸部、腹部、血管损伤和骨折。

2.腹部损伤患者的病理生理特征是低体温、代谢性酸中毒和凝血障碍三联征。患者因大量失血、腹腔感染及腹腔高压等，均可引起全身组织低灌注细胞缺氧产生大量酸性代谢产物，导致代谢性酸中毒；腹部损伤开腹后引起大量热能逸散，大量输血、输液等抢救性治疗中忽视保温措施，可导致腹部损伤患者普遍存在低温的症状。低温对机体凝血过程的各个环节都有不良影响。大量输血输液的稀释反应导致血小板和凝血因子减少，与低体温和酸中毒起协同作用，加剧凝血障碍。这一恶性循环呈螺旋式恶化，最终导致机体生理耗竭，难以耐受手术创伤的二次打击。此时，如施行创伤大且复杂的手术可能获得成功，但将加重机体生理紊乱，增加复苏难度。

3.损伤控制外科是一种简化的手术过程，其目的是快速控制出血和感染，终止原本冗长的手术过程，减少手术应激，将更多的精力集中在患者的复苏上。伴随进行性生理功能衰竭，并有很高休克和死亡风险的患者，应当考虑行损伤控制外科救治。在生理复苏完成后，患者再次在手术室接受确定性的重建手术及相关腔隙的最终关闭手术。临床治疗 DCS 的程序通常分三步进行。

（1）第一步：首次简短的剖腹手术。术前应积极纠正患者的内环境失衡和凝血障碍，注意患者机体保温和加温。手术原则是以最小的手术创伤来解决面临的危及生命的主要问题，如结扎或填塞压迫腹腔出血，严重腹腔感染的引流，通过肠造口解除梗阻及腹腔敞开解除腹腔高压等。

（2）第二步：ICU复苏。此阶段治疗主要由重症监护医师承担，通常需要大量的医护资源。重点包括液体复苏、机械通气、复温、纠正酸中毒及凝血功能障碍。

（3）第三步：确定性手术。患者血流动力学稳定，体温复苏，无凝血功能障碍时可考虑行确定性手术。手术包括清除填塞物、消化道重建、恢复胃肠道连续性和腹壁完整性、腹腔冲洗引流等。

4.应用损伤控制的指征

（1）有凝血功能障碍，体温<35℃，酸中毒（碱缺失>15mmol/L）的濒危患者。

（2）创伤导致难以控制的出血，如复杂的肝创伤及腹膜后、纵隔、颈部的复杂血管损伤等。

（3）在条件差的手术环境中，如乡村或战场医院，或外科医师没有足够的技术和经验对创伤进行确定性处理。

（4）在患者进入濒临病危状态之前，尽早实施损伤控制措施可以使患者最大获益。应综合考虑损伤类型、患者生理状态、并发症等情况，以及可使用的医疗资源、外科医师的经验等。实施损伤控制措施的时机对于患者的预后至关重要。

（5）大多数腹部损伤患者可按常规外科处理，只有对生理潜能濒临或达到极限的患者，才采用DCS。外科医师应正确认识并掌握DCS指征，预先判断患者的损伤及生理状况，而不是在患者生理耗竭时才被迫实施。

二、损伤控制

（一）血管及四肢损伤控制

1. 由于血管损伤者的生理状况差，一般早期血管外科手术中的标准技术原则不适用于这样的患者。外科医师有多种损伤控制方法可以选择，包括暂时性腔内分流、结扎、球囊导管阻断及远端肢体截肢等。复杂的血管修复术包括血管吻合或移植物移植术，应在患者成功复苏及凝血功能障碍、低体温和酸中毒纠正后的病情稳定期再进行。

2. 四肢损伤控制技术包括外固定、血管夹闭或纱布填塞。

3. 具体的血管损伤控制技术有关细节在后面的有关章节讲述。

（二）胸部损伤控制

在胸部损伤中，非解剖性保留切除术、肺门夹闭、肺门扭转、后纵隔纱布填塞及暂时性胸壁关闭等都是胸部受损即胸部损伤控制可选择的技术。暂时性胸骨切口或剖胸切口的关闭在某些情况下是十分必要的，如有持续出血需要纱布填塞的患者，或对一些在ICU复苏过程中有很高的术后心脏停搏风险的患者。在这些情况下，立即进入胸腔进行心脏按压可能会挽救患者的生命。

肺部手术的损害控制技术细节参见第十三章。

（三）腹腔出血暂时性控制

1. 暂时性控制出血的措施包括使用纱布填塞出血部位（肝、腹膜后腔或盆腔），局部可给予止血药物，在某些情况下使用气囊压迫（如在肝或腹膜后腔穿透伤导致的出血），结扎损伤的主要静脉而不是修补。对损伤动脉进行暂时分流或将以上措施联合应用（参见第二十八章）。

2. 在主要出血部位行结扎术及非解剖性坏死肝切除术（不规则性肝切除术）后，如果仍有出血，为达到损伤控制的目的，可考虑用肝周纱布填塞术（参见第二十八章）。使用可吸收网片将肝进行包裹，在外部使用纱布紧密填塞（图22-1～图22-4）。网片可永久留在腹腔内，而纱布可在二次剖腹术中取出，一般不会导致出血。

3. 在控制少量出血时，局部使用止血药物通常非常有效，但对大量出血，止血药物几乎是无效的。

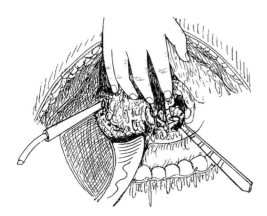

图22-1　严重肝损伤需要使用填塞进行损伤控制

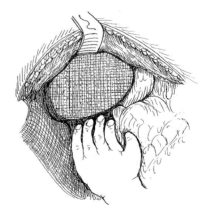

图22-2　在主要出血点结扎及不规则性坏死肝切除术后，使用可吸收网片将肝紧密包裹

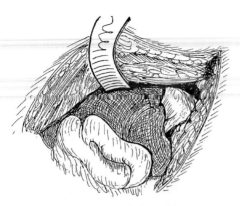

图 22-3　在网片外部使用纱布紧密填塞

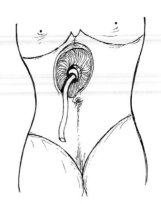

图 22-4　使用负压装置暂时关闭腹腔

（四）肠液溢出控制

最好使用结扎或缝合损伤肠管，而不进行重新吻合，以达到暂时控制肠内容物溢出的目的。确定性重建手术应在较晚期，通常在首次手术后 24～36 小时进行。但部分外科医师不支持这种术式，因为他们担心这种方式会形成闭袢，造成肠梗阻，导致细菌和毒素迁移，加重肠道缺血，尤其是对需要血管活性药物维持血压的患者。因此，这些学者认为只要有可能，就应在损伤控制性手术中行肠管重建术或造口转流术。

（五）暂时性腹腔关闭

发生腹腔高压症或腹腔间室综合征（abdominal compartment syndrome，ACS）的风险很高，因此在损伤控制性手术后，不应将腹部筋膜或皮肤缝合，而应行暂时性腹腔关闭（temporary abdominal closure，TAC）。应用 TAC 会影响患者的预后，包括生存率、并发症及确定性筋膜关腹的时间和成功率。理想的 TAC 应可以防止脏器膨出，主动清除腹腔内感染或毒性液体，尽可能地减少肠道气漏的出现，保持筋膜完整，减少腹壁回缩，便于再次手术，并且有助于实现早期确定性腹腔闭合。

近年来，已经有多种材料和技术被用于 TAC，其中包括 Bogota 袋、Wittmann 补片、可吸收合成网片及多种负压治疗技术。负压治疗技术的主要优势在于可以主动清除腹腔内污染或毒性液体。

1. Bogota 袋可以使用无菌 3L 袋或无菌的 X 线片封膜制作，制作完成后将其与筋膜或皮肤钉住或缝合。Bogota 袋可以防止腹腔内脏器的损伤，同时防止或治疗腹腔高压症或 ACS。但在某些情况下使用有限，如患者因腹腔出血行损伤控制性手术，且将在 24～48 小时行确定性关闭腹腔。Bogota 袋的主要缺点是无法有效清除腹腔内污染或含有毒素及多种细胞因子的液体，同时也无法保证腹壁完整（图 22-5、图 22-6）。

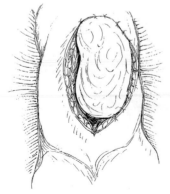

图 22-5　使用塑料薄膜（Bogota 袋）
　　　　　行暂时性腹腔关闭

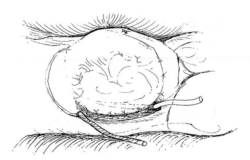

图 22-6　将引流管放置于腹膜下，但 Bogota 袋的主要缺点是
　　　　　无法有效清除腹腔内液，无法保持腹壁完整

2. 负压治疗技术革新了腹腔开放患者的管理，并且明显改变了患者的生存率、疾病状态及筋膜关闭的成功率。其中有三种负压治疗技术，即 Barker 真空封闭技术（Barker vacuum pack technique）、封闭负压引流技术（V.A.C.®，KCI，San Antonio，Texas）和 ABThera™（KCI，Antonio，Texas）。

（1）Barker 真空封闭技术：主要使用一张网状无黏性的聚乙烯网片，将其覆盖于肠管上、腹膜下，并将潮湿的手术巾或纱布覆盖于其上，再将 2 根硅胶引流管置于手术巾上，最后使用透明薄膜覆盖切口以保持其密闭性。2 根硅胶管的负压吸引压力为 100～150mmHg。这种负压装置应每 24～48 小时更换 1 次，每次更换时应当评估切口顶部及底部的筋膜情况，观察其是否可以无张力闭合。有学者在术后 24～48 小时使用该技术，随后改用 VAC 技术（图 22-7～图 22-9）。

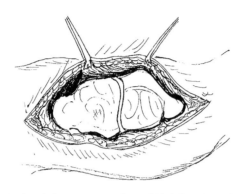

图 22-7　Barker 真空封闭技术。将一张网状无黏性的聚乙烯网片覆盖于肠管上腹膜下

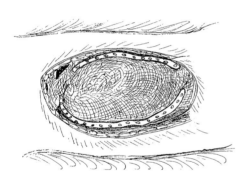

图 22-8　用潮湿的手术巾或纱布盖于聚乙烯网片上，用 2 根硅胶引流管置于手术巾或纱布上

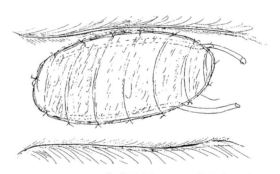

图 22-9　用透明薄膜覆盖切口以保持其密闭性，用 2 根硅胶管持续吸引

（2）V.A.C.® 腹部敷料系统（KCI）：是一种负压引流系统，它包括 1 块聚氨酯海绵，其上覆盖有无粘连的有孔保护膜、多根引流管、1 个收集罐和 1 个智能化电泵。这套系统能将筋膜边缘拉在一起，避免了肠管与其上侧的腹壁粘连，从而使随后的再次开腹探查或筋膜闭合腹壁更容易、更安全。此外，它还可以主动清除腹腔内的污染物或炎性液体（图 22-10、图 22-11）。

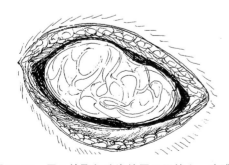

图 22-10　用 1 块聚氨酯海绵置于肠管上、腹膜下

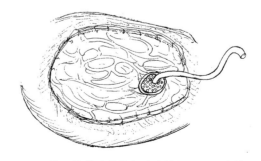

图 22-11　将 1 块带孔的聚氨酯海绵置于下层海绵之上，并贴上透明膜，使用引流管连接负压泵

（3）ABThera™（KCI）：是一种新型负压治疗装置。它主要包括 3 层结构，第一层为内脏保护层，该层使用带孔的聚丙烯网片包裹 1 块聚氨酯海绵及 6 个方向辐射状的海绵。这种保护层可以直接置于肠管上，并置于腹膜下，放置于结肠旁沟及盆腔。这层保护层不需要剪裁，但术者操作时认为确实需要裁剪时，必须将其从中间部位进行裁剪，取出并舍弃残余的海绵。可在造口或饲管部位剪开一条侧缝，从而保证其可完全包绕造口或饲管。第二层主要包括一部分带孔的海绵，根据腹腔内情况将其裁剪成合适的大小和形状后覆盖在保护层上，并置于腹膜下。第三层也是由与第二层相似的海绵构成，它覆盖于前一层之上，并填满筋膜边缘之间。使用一种半封闭的贴膜贴在该装置上，切除一小块贴膜与其下的海绵，使用连接装置和引流管道系统，通过这个缺损部位与负压治疗单元相连。负压吸引使海绵压缩，引流液由收集罐进行回收，并计算由腹腔内引流出的液体量，通常需要 2～3 天更换 1 次负压装置（图 22-12～图 22-15）。

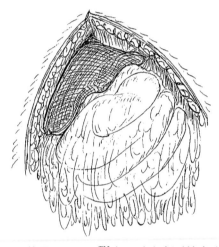

图 22-12　使用 ABThera™（KCI）行暂时性腹腔关闭；在肝周围使用纱布填塞治疗严重肝损伤

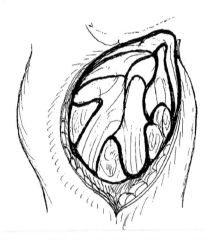

图 22-13　将内脏保护层置于肠管上、腹膜下

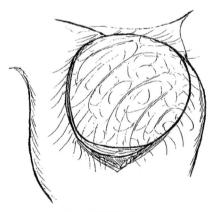

图 22-14　放置两层带孔海绵，一层置于腹膜下，另一层置于腹壁切口边缘之间，并用透明密闭贴膜进行封闭

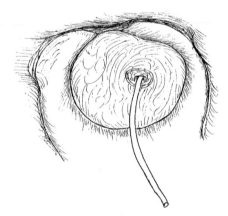

图 22-15　连接装置和引流管道系统

这 3 种主要的负压治疗装置各有其不同的运动机制，因此可能引起不同的预后结果。这三者最大的区别在于其预设负压的分配模式不同。而 ABThera™ 可以分配更均匀且更稳定的负压，因此可以更有效地去除腹腔内的液体。

（六）确定性筋膜闭合

早期确定性腹腔关闭可以明显减少与腹腔开放相关的各种并发症，但是在行腹腔关闭时要确定腹壁没有张力及没有腹内高压复发的风险。

大多数患者可以在最初手术后的数天内行早期筋膜关腹，如果所有的腹腔内填塞物被取出，腹腔内残余感染被清除，肠管水肿减轻，应考虑行筋膜关腹。部分患者因存在持续性肠管水肿及腹腔感染，不可行确定性筋膜关腹。在这种情况下，每次到手术室更换敷料时，应试行在筋膜缺损的顶部和底部给予间断缝合，逐渐合拢腹腔。

持续存在巨大筋膜缺损的患者，应考虑使用合成生物材料网片或薄膜，或自体组织移植联合腹壁层次分离技术行确定性腹壁重建术。

三、讨论

在患者濒危前就应该考虑早期损伤控制，进行损伤控制治疗的时机是决定患者预后至关重要的因素。

1. 介入性放射学是损伤控制的重要部分，因此行损伤控制治疗时，可考虑从手术室直接转入血管造影室，或在有条件环境及可能的情况下直接使用复合手术室进行治疗。损伤控制术后的持续性出血必须立刻在手术室内进行探查止血，不要认为是凝血功能障碍导致的出血。

2. 负压疗法。在患者凝血功能不全的情况下，应用高负压进行吸引可能会加重腹腔内出血。在这种情况下，可应用低负压吸引。如果在收集罐中观察到大量的血液被抽出，应立即停止使用负压疗法，并将患者送入手术室行开腹探查并控制出血。在极少数患者中，使用负压治疗装置行暂时性关腹的患者也会出现腹腔高压症（正常腹压 5～7mmHg，>12mmHg 为腹腔高压），≥20mmHg 伴有与腹腔高压有关的器官功能衰竭者为 ACS。因此在最初使用负压治疗装置后的数小时内应密切监测患者的膀胱压。测膀胱压是诊断 ACS 最常用的方法，易操作，可重复使用。即经尿道插入 Foley 导尿管，排空尿液后注入 100ml 生理盐水，连接测压器。以仰卧位耻骨联合处为零点，呼气时测压。测压时暂停使用呼吸机。

3. 所选择的用于 TAC 负压疗法的类型会影响患者的治疗和预后。在有出血的情况下应避免使用高负压吸引。在应用 ABThera™ 或其他负压时，确保海绵没有直接触及腺管，其目的是防止出现肠瘘。

第二十三章

胃损伤

一、外科解剖

1. 胃小弯由胃左动脉、胃右动脉供血，胃右动脉起源常有变异，一般情况下起源于肝固有动脉。从腹腔干发出的胃左动脉走行于肝胃韧带中，它在胃小弯与胃右动脉汇合前发出食管动脉。

2. 胃大弯由胃网膜左动脉、胃网膜右动脉供血。胃网膜右动脉是胃十二指肠的末端分支。胃网膜左动脉起自脾动脉并与胃网膜右动脉汇合。胃底由脾动脉远端发出的胃短动脉供血。

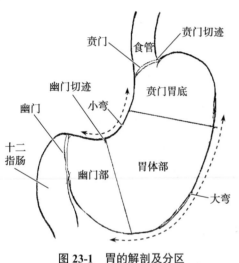

图 23-1　胃的解剖及分区

3. 静脉系统与动脉系统平行，胃静脉汇入门静脉，但胃网膜左静脉和胃短静脉先汇入脾静脉，最终汇入门静脉。

4. 胃角切迹约在胃小弯 2/3 处，是胃体与胃窦部分的标记。胃上端起自食管下括约肌，胃的出口是由增厚肌肉环形成的幽门。

5. 脾在胃底后外侧，胃在脾脏侧的中间形成压迹。胃短动脉走行于胃脾韧带内。胰腺体部的表面在胃的后下方。横结肠左半部分在胃的后下方，胃结肠韧带连接了胃大弯与横结肠的前上部。胃的解剖分区及血供见图 23-1～图 23-4。

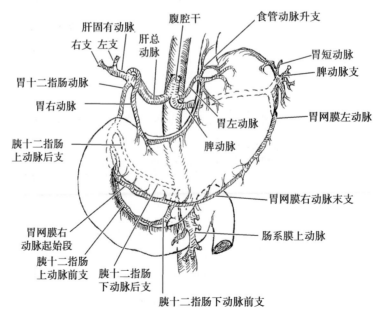

图 23-2　胃十二指肠的血管（前侧）

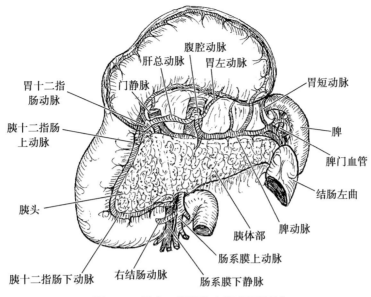

图 23-3　胃十二指肠的血管（后侧位）

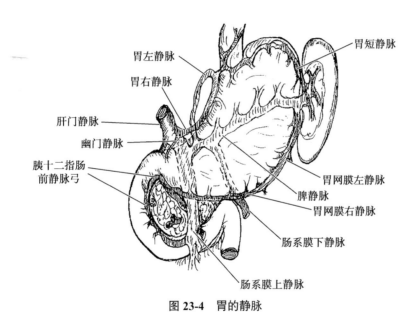

图 23-4　胃的静脉

二、基本原则

胃的活动大，胃壁较厚，而且有肋弓保护，一般情况下，胃破损不多见。发生胃损伤的主要原因是锐器穿透伤，也可在饱餐后上腹部受伤引起胃破裂。胃损伤时常伴有邻近脏器的损伤，可在探查中被确诊。胃的体积较大，因此除食管胃接合部及幽门损伤外，其余部位的损伤都可以做简单的单层或双层缝合，或者采用吻合器楔形切除损伤的部分胃。食管胃接合部及幽门损伤的处理有一定的难度。

患者有以下情况时应考虑行剖腹探查：①上腹部或腰部受伤后出现腹痛、呕吐等症状并有腹膜炎症状及体征者，患者常有呼吸、脉搏增快，甚至血压下降等休克表现。腰背部及肾区疼痛或出现水肿及皮下气肿，常提示十二指肠损伤。②胃管引流出血性液。③X 线检查示膈下游离气体。腹部B 超检查示腹腔有积液。④经积极输液抗休克处理后无好转，不能强调手术前必须明确诊断后再处理，应及早进行剖腹探查。

三、手术方法

(一)胃体部损伤修补术

1. 剖腹探查　患者采用气管插管全身麻醉,取平卧位。做上腹正中线切口或腹直肌旁切口。进入腹腔后注意腹腔内有无积血或积血的部位。胃壁损伤有活动性出血点,应立即钳夹及结扎止血,将腹腔积血吸净并清除血块。进一步检查有无其他脏器损伤,如有无肝脏、脾脏的严重损伤,应首先处理。若无其他严重损伤,应详细检查胃的各个部位。胃损伤常见于胃底及贲门。为了更好地显露及探查,应将切口延长向上超过剑突或将其切除。将肋弓及胸廓上提显露左膈下间隙、贲门及胃底部,必要时需要游离肝左外叶,以增加手术野显露(图 23-5)。若发现有损伤破裂应进行修补缝合。如胃底及贲门未发现损伤病变,应切开胃结肠韧带,将胃大弯翻转,探查胃后壁及胰腺。若发现胃后壁有破裂口应及时缝合修补(图 23-6)。

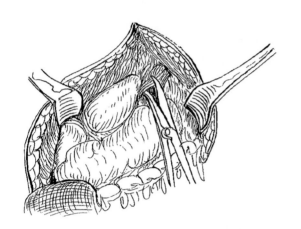

图 23-5　游离肝左外叶,以增加手术野显露

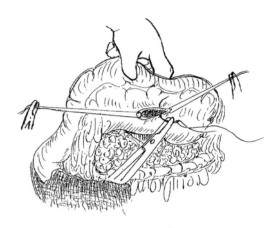

图 23-6　胃后壁破口修补

2. 胃损伤的缝合与修补　根据损伤及破裂的程度和范围采用不同的处理方法。胃壁浆肌层裂伤而黏膜尚完整,用不可吸收缝线做浆肌层间断缝合修补即可;若胃壁全层裂开较整齐,裂口的边缘及四周无严重挫伤,可以直接缝合。先做全层间断缝合,再加一层浆肌层缝合;胃壁裂口不整齐,四周组织挫伤严重或有组织坏死,应将这些组织切除、修整、结扎出血点,再行缝合修补。胃体及胃底部的裂口既可以纵向缝合,也可以横向缝合。由于胃腔大,一般不引起狭窄。若胃壁有局部严重挫伤,虽未破裂但有可能发生继发性坏死或穿孔者,应将挫伤严重的胃壁组织切除后再缝合(图 23-7)。

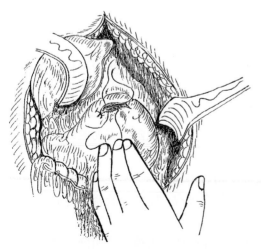

图 23-7　切除严重挫伤的胃壁组织后间断缝合

(二)远端食管损伤手术

头高足低位可更好地探查食管胃接合部的损伤。切开三角韧带,牵开肝左叶并切开肝胃韧带或小网膜即可显露食管胃接合部的内侧面。若要显露食管胃接合部的外侧面则要分离胃短动脉。用 Pemose 引流管环置在食管胃接合部以便于向尾侧牵拉。Bookwalter 拉钩或其他可调节的腹部拉钩或头灯均可以提供更好的视野。分离膈脚可以提供食管胃结合部头侧最大限度地显露(图 23-8~图 23-11)。用 3-0 可吸收缝线单层间断缝合

可以修补大多数简单的损伤，同时也可用网膜、胸膜、肌肉或胃缝合加固。较大的创伤可能需要局部切除并采用手工或吻合器重建。所有的失活组织均应被去除，可在胃前壁切开置入吻合器，吻合完成后以吻合器关闭切开处（图 23-12～图 23-14）。

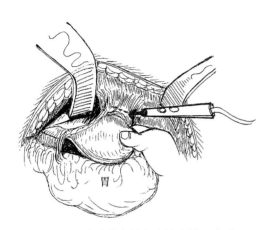

图 23-8 充分游离并向中线牵拉肝左叶，分离肝胃韧带以显露食管胃结合部

图示分离镰状韧带与左三角韧带，虚线处是分离左三角韧带。

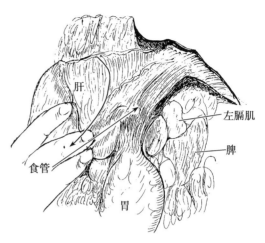

图 23-9 向中线施转肝左叶，分离肝胃韧带与胃短动脉以提供食管胃结合部的良好视野

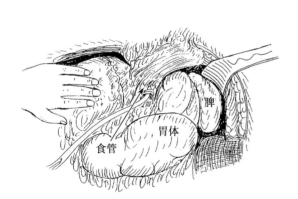

图 23-10 向下牵拉胃可见食管周围的血管穿入食管，可见食管胃结合部及食管

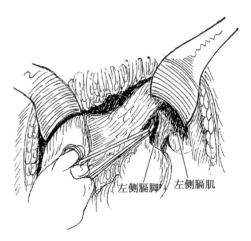

图 23-11 分离膈脚可以最大限度显露远端食管

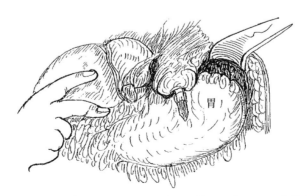

图 23-12 使用吻合器的食管胃吻合术；吻合器钉钻由损伤处置入食管并推向头侧，切除损伤的食管胃结合部，将钉钻由远端正常食管残端穿出

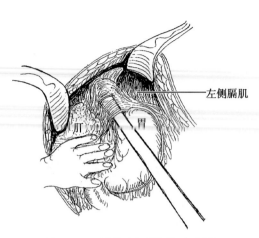

左侧膈肌

肛 胃

图 23-13　胃前壁切开置入吻合器

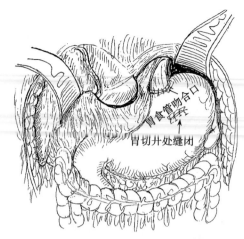

胃食管吻合口

胃切开处缝闭

图 23-14　管形吻合器形成新的食管胃结合部

（三）胃幽门部破裂口缝合

胃幽门部破口应采取纵切横缝的方法，以防手术后狭窄。若缝合时张力过大，应切开外侧十二指肠腹膜，使十二指肠降部松解游离，以减小胃缝合口的张力（图 23-15、图 23-16）。必要时还应做幽门成形术扩大幽门管，以防术后发生胃潴留（图 23-17、图 23-18）。若胃幽门管损伤广泛而又严重，局部修复困难，笔者的经验是应行远端胃部分切除（Billroth Ⅱ式或 Roux-en-Y 吻合术）（图 23-19、图 23-20）。

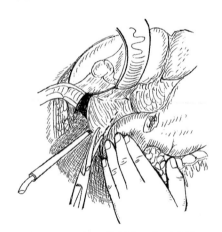

图 23-15　切开外侧十二指肠腹膜

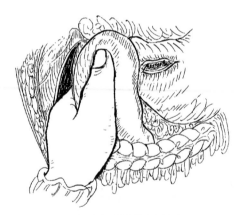

图 23-16　松解游离十二指肠降部，
以减小胃窦部损伤缝合的张力

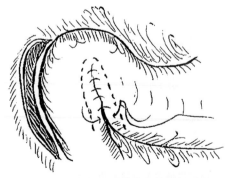

图 23-17　切开十二指肠降部外侧后腹膜，
缝合胃后壁外层

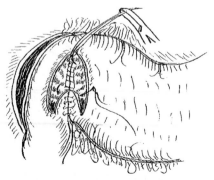

图 23-18　切开胃十二指肠后，
缝合胃后壁内层

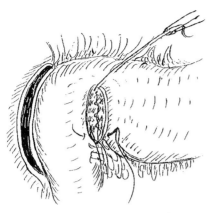

图 23-19　间断缝合胃前壁内层

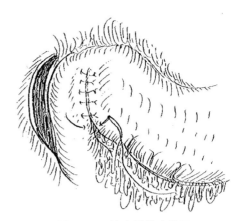

图 23-20　缝合胃前壁外层

四、讨论

1. 良好的手术野显露和照明可以避免遗漏创伤。在胃大弯或胃小弯的血肿都要打开探查，明确是否伴有穿孔，甚至在没有胃前壁损伤的情况下，胃后壁和大小弯处的损伤也容易被遗漏。

2. 过度牵拉胃壁可能会撕裂胃短血管，引起医源性损伤出血。

3. 胃损伤的重建方式包括 Billroth Ⅰ 式、Ⅱ 式或 Roux-en-Y 术式。如果行结肠后吻合，勿损伤中结肠血管，并且要缝闭空肠和结肠系膜裂隙以防止发生腹内疝。

第二十四章

十二指肠损伤

一、外科解剖

十二指肠位于右肾及右肾血管、右腰大肌、下腔静脉和腹主动脉的前面，即幽门与空肠之间，紧贴于胰头部的右侧，呈半球形（图 24-1）。十二指肠的长度约 25cm，是位置最固定的一段小肠，并且没有肠系膜。它在解剖学上分为 4 个部分。

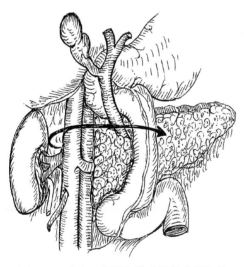

图 24-1 在十二指肠和胰头部的内侧旋转之后显露，十二指肠位于右肾和右肾血管、下腔静脉和腹主动脉的前面

1. 第一部分为上部，其走行方向向后，有腹膜覆盖，活动度较大，球部是十二指肠溃疡好发部位。其前半部位于腹膜内。球部向上与肝十二指肠韧带连接，其后缘与胃十二指肠动脉、胆总管和门静脉相关联。

2. 第二部分为降部，向下走行，其内侧面与胰头紧密相连，有胆总管与胰管开口在其内侧壁中点的乳头处，此点距幽门 8~12cm，有时在乳头的上方还有副胰管的开口。降部的后界是右肾、右肾血管和下腔静脉的内侧面。降部的前外侧有腹膜覆盖，后方为疏松的结缔组织与下腔静脉相邻。横结肠在此部前方通过。

3. 第三部分为水平部，该部完全处于腹膜后位，自降部转向内侧横行，从椎体右侧行至左侧，其上方与胰钩突相连，后方与下腔静脉和腹主动脉毗邻，肠系膜上动脉与肠系膜上静脉在十二指肠水平部前方跨过。

4. 第四部分为升部，其长度约 2.5cm，除最远端外主要位于腹膜后位，先上行到主动脉的左边，然后急转成锐角向前下在十二指肠悬韧带处与空肠相连。此处称为十二指肠空肠曲。从右膈脚处有纤维肌索带样组织与十二指肠空肠曲相连，称为十二指肠悬韧带（屈氏韧带）(图 24-2）。

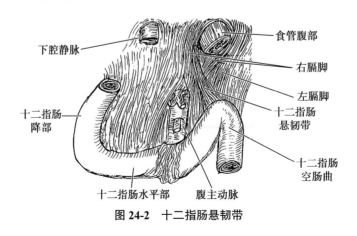

图 24-2 十二指肠悬韧带

5. 胆总管在肝十二指肠韧带内下降，进入十二指肠球部和胰头后，成为胰腺实质的一部分（胰腺段胆总管）。然后主胰管与胆总管汇合进入十二指肠降部的肝胰壶腹（Vater 壶腹）约 2cm。

6. 十二指肠血供与胰头部的血供紧密联系。胰头部的十二指肠降部血液供应来自胰十二指肠前动脉弓和后动脉弓（图 24-3）。这些动脉弓位于十二指肠 C 形环附近的胰腺表面。如果有学者在这个位置尝试分离这两个器官，通常会导致十二指肠缺血而失败。

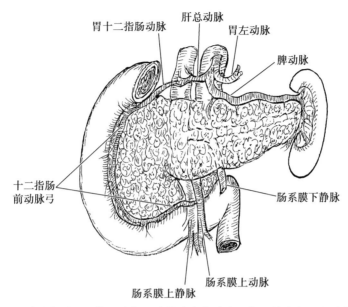

图 24-3　胰头部的十二指肠降部血液供应来自胰十二指肠前动脉弓和后动脉弓

二、基本原则

1. 剖腹手术中应仔细探查所有继发于钝性或穿透性创伤的十二指肠血肿，以排除隐匿的穿孔（图 24-4）。大多数十二指肠撕裂伤可以采用清创术和横向缝合修补。在行十二指肠降部切除和一期吻合时要谨慎，因为在移动和接近肝胰壶腹时损伤血管的风险较高。

2. 涉及十二指肠降部内侧面的损伤，从十二指肠外侧切开，再探查内侧壁效果更好。优点是可避免经胰头部切开十二指肠，降低十二指肠缺血和坏死的风险。

3. 不应常规行幽门旷置术，此术式主要用于修复难度大或缺乏血供的严重损伤患者。情况较复杂的胰十二指肠损伤，应首先考虑行损伤控制性手术和延迟重建。

4. 在行十二指肠修补术后应对腹腔行大范围的闭式引流，不能只将引流管简单地留置在修补部位。伤情复杂的十二指肠损伤者，通常应考虑通过空肠造口术进行远端肠内营养。

5. 合并胰头损伤的十二指肠严重毁损伤虽然不多见，但这类损伤大多需要行胰十二指肠切除术，这些病例应该遵循损害控制原则进行分期切除，然后行延迟重建。

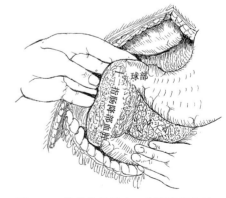

图 24-4　钝性伤导致十二指肠降部血肿，应仔细探查以排除隐匿的穿孔

6. 上腹部创伤行剖腹探查时，必须对十二指肠是否有损伤及其严重程度进行判断。若术中发现腹膜后血肿、游离气体和胆汁染色，应考虑腹膜后十二指肠破裂。大网膜或肠系膜根部皂化斑是合并胰腺损伤和胰腺炎的表现。凡具有上述特征者，应打开后腹膜，探查十二指肠及胰腺。

根据损伤的部位、范围及程度以及是否合并有胰腺损伤等，十二指肠损伤的修复方式有所不同。

三、手术方法

（一）单纯十二指肠破裂的手术方法

所有术中确定的十二指肠血肿必须进一步检查是否有隐匿穿孔。而且必须在血肿表面切开浆膜，清除血肿，血肿所在的十二指肠部位需进行全层检查以确定是否有损伤。大多数十二指肠撕裂可以自选清创和修复，应用 3-0 可吸收缝线进行全层连续缝合，再使用 3-0 可吸收缝线缝合外层的浆肌层，再横向修复两层。

1. 单纯缝合术或吻合术 游离结肠右曲，沿盲肠、升结肠外侧切开后腹，将右结肠向左翻开显露十二指肠（图 24-5）。切开十二指肠外侧腹膜（图 24-6），游离十二指肠后面及前面，将十二指肠降部向左侧翻开可显露十二指肠降部的后面，若有损伤及破裂可发现有血肿或十二指肠液（图 24-7）。单纯十二指肠破裂未影响胰腺、胆管及十二指肠乳头部者，可行单纯缝合修补。应先将破口做适当修剪，再用不可吸收细线做全层间断缝合加浆肌层缝合，缝合口应与十二指肠轴方向垂直，以防止术后发生肠腔狭窄。缝合后再分离一条带蒂的大网膜覆盖固定，腹膜后腔用生理盐水冲洗。为保证十二指肠缝合口愈合，应同时行胃造口置管术。导管应通过幽门管插入十二指肠，导管尖端应超过缝合处以下 8cm 以上，以便用于术后十二指肠持续减压。同时应做空肠吊置造口术，以便用于术后维持肠道营养。十二指肠缝合的外侧置乳胶管或双套管引流（图 24-8）。

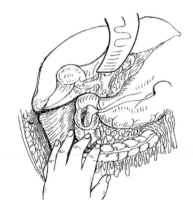

图 24-5 将右结肠向左翻开显露十二指肠

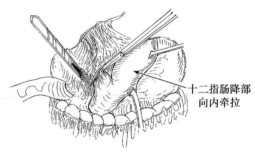

十二指肠降部
向内牵拉

图 24-6 用 Kocher 手法，锐性切开十二指肠的侧方
附着处，以显露十二指肠降部的外侧和后侧面

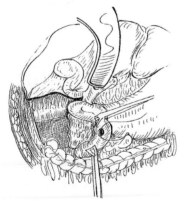

图 24-7 显露十二指肠后面，
发现破口缝合修补

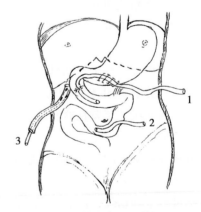

图 24-8 修补术后置管标记
1- 隧道式胃造口术；2- 空肠造口置管术；
3- 十二指肠缝合处外侧置放双套管引流。

2. 十二指肠破裂口置管造口术 十二指肠前壁小的破口采用 15 号左右的导尿管经破口插入，按顺肠管蠕动方向置入裂口以下的十二指肠腔内，破损处肠壁做荷包缝合固定导管，并用大网膜覆盖（图 24-9）。导管近端经右上腹壁切口引出固定。术后持续减压，一般术后 2～3 周拔除导管，导管置入处会自行愈合。

（二）十二指肠壁缺损的修补方法

十二指肠外伤引起的肠壁缺损，无论是锐器伤还是钝性挫伤或合并胰腺损伤，均属于严重的十二指肠损伤。这类损伤不宜行单纯的修补术。其原因包括：①由于解剖因素，十二指肠内侧与胰头紧密相连、固定，肠壁缺损后不容易拉拢对合。②十二指肠蠕动较强，其腔内压力较高，肠腔内有大量胆汁及胰液。腹膜后的裸区，肠壁无浆膜覆盖，缝合后容易发生吻合口瘘。③十二指肠壁的血液供应为末梢动脉，损伤后易引起肠壁供血不足。基于上述解剖生理因素，若行单纯修复极易发生吻合口破裂，造成严重后果。修补肠壁缺损的方法主要包括以下几种。

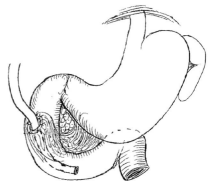

图 24-9　经破口处放置导尿管减压引流并用带蒂网膜覆盖置管处并固定

1. 小肠浆膜覆盖修补术　小肠浆膜的愈合能力强，有封闭内脏穿孔的作用，可用于缝合后用小肠浆膜覆盖加固。小肠浆膜覆盖修补术包括空肠袢式浆膜覆盖术和空肠 Y 形吻合覆盖术。

（1）空肠袢式浆膜覆盖术：先将十二指肠破口做初步的修整与缝合。将一段近端空肠袢通过横结肠系膜切口拖至结肠上方，将空肠袢一侧覆盖于十二指肠破口处表面，用不可吸收缝线将空肠袢与十二指肠壁做固定缝合。缝合处应在裂口四周，距离裂口有一定的距离，缝在健康的肠壁上。空肠袢的远端和近端之间再做侧侧吻合（图 24-10）。

（2）空肠 Y 形吻合覆盖术：在十二指肠悬韧带下 15～20cm 处横断空肠，远侧断端缝合关闭。将远端空肠系膜游离延长，于横结肠系膜上切开一小孔。经切开的系膜孔将远端空肠拖至横结肠上方，将空肠端的侧面覆盖于十二指肠缺损部，其四周用不可吸收缝线做浆肌层缝合固定。要求同空肠袢式浆膜覆盖术。再将空肠近端和远端做端侧吻合。空肠覆盖前，十二指肠缺损处可先做缝合也可不缝合（如张力大者不予缝合），效果基本无差别。Y 形空肠袢的活动度较大，可以覆盖修补十二指肠任何部位的缺损，包括十二指肠后壁的缺损（图 24-11）。

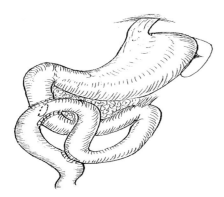
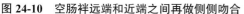

图 24-10　空肠袢远端和近端之间再做侧侧吻合

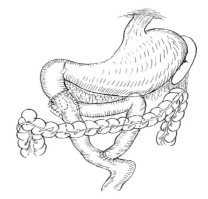

图 24-11　袢式覆盖法，将空肠近端与远端做端侧吻合

2. 十二指肠缺损处与空肠吻合术　十二指肠缺损处与空肠吻合术适用于十二指肠降部、水平部巨大缺损的处理。先将十二指肠缺损处进行修整，选择空肠上段的肠袢，通过横结肠系膜切口提至横结肠上方与十二指肠缺损处做侧侧吻合，也可采用空肠 Y 形肠袢经横结肠系膜切口提至横结肠上方与十二指肠缺损部吻合（图 24-12、图 24-13）。十二指肠水平部的横断伤也可采用此方法，将断端的远端缝合关闭，近端与空肠袢或 Y 形空肠袢吻合。

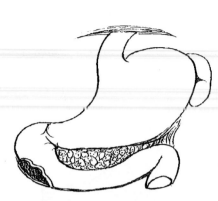

图 24-12 十二指肠降部巨大缺损

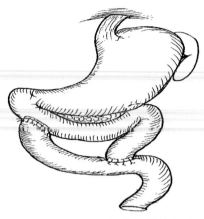

图 24-13 将空肠上段与巨大缺损处吻合，空肠近端与空肠远端行端侧吻合（Roux-en-Y 吻合术）

3. 小肠带蒂浆肌层片移植修补术 根据十二指肠缺损的大小切取回肠一小段，保留该段肠系膜血管，游离延长血管蒂，回肠做端端吻合。将带蒂的回肠段系膜对侧肠壁纵向切开剥离肠黏膜层，使其成为一带血管蒂的浆肌层片。于横结肠系膜上切一小口将带蒂浆肌层片置于缺损处修补缝合或先缝合缺损处，再用浆肌层片覆盖加强，周围缝合固定。注意用此法修补时，浆肌层片的面积应大于十二指肠缺损的面积，以防止愈合后浆肌层片收缩导致十二指肠狭窄（图 24-14～图 24-16）。

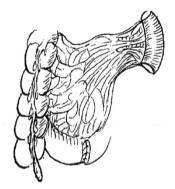

图 24-14 切取一小段带有肠系膜血管蒂的回肠段

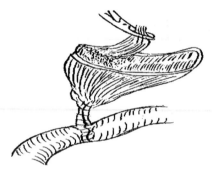

图 24-15 剥离肠黏膜使其成为带蒂的浆肌层片

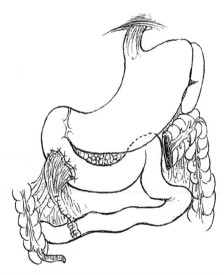

图 24-16 将带蒂的浆肌层片置于缺损的十二指肠壁上覆盖缝合固定

四、讨论

1. 所有术中确定的十二指肠血肿必须进一步检查是否有隐匿穿孔。如果横向闭合不能完全修复，且没有明显的管腔狭窄则可以纵向方式修复损伤。如果有严重狭窄，修复外还应行胃空肠吻合术。

2. 幽门旷置术应选择性用于十二指肠降部损伤、胰腺和十二指肠合并伤或其他不可靠的修复情况。

3. 在进行 Kocher 法和 Catteel-Braasch 法时，肠系膜上静脉及其分支很容易受到过度牵拉。在涉及十二指肠降部的修复时应注意识别和保护肝胰壶腹。十二指肠降部的分离可导致十二指肠缺血和坏死。

4. 在分离十二指肠悬韧带时要小心，以免损伤肠系膜上动脉和左侧肠系膜下静脉。十二指肠降部内侧面的损伤可以经侧方切开十二指肠以从腔内探查。

5. 复杂的损伤，应考虑肠造口置肠道营养管。修复术后应留置腹腔引流管，但不能直接放在手术部位，否则会影响十二指肠修复。

6. 由于解剖生理上的特点，十二指肠损伤手术并发症的发生率较高。一旦出现并发症，处理很困难。因此，术中应尽可能地采取一些预防并发症的措施，术后注意观察处理。常用的预防措施包括以下几种。

（1）充分的十二指肠减压：不论采用何种十二指肠修补或缝合术，术中必须放置十二指肠内减压管。术后应持续负压吸引减压，保持引流通畅。当合并严重胰腺损伤时，术中应行胆总管切开放置 T 管引流，术后保持胆汁引流通畅。

（2）放置腹腔引流管：手术完成时应在十二指肠缝合修补附近或腹膜后间隙放置引流管。可放置乳胶管或双套引流管。术后应维持 5~7 天。一旦发生十二指肠瘘，可以及早发现并进行冲洗吸引。

（3）营养及支持治疗：十二指肠损伤手术后恢复及禁食的时间较长，如出现并发症则恢复时间更长。在这期间维持足够的营养非常重要。根据患者的伤情及全身情况，可采用全肠外营养（total parenteral nutrition，TPN），提供足够的热量、蛋白质、维生素、电解质及微量元素；可减少胃肠道分泌，有利于愈合与恢复。损伤严重，应同时行空肠旷置造口术，术后早期可做肠减压，结肠功能恢复后开始行全肠内营养（total enteral nutrition，TEN）。每天经空肠造口灌饮、灌食。TEN 可以避免长时间应用 TPN 可能产生的并发症。

第二十五章

小肠损伤

一、外科解剖

(一) 位置与形态结构

空肠与回肠又称系膜小肠，盘曲迂回形成肠祥，周围有结肠的围绕，占据了结肠下区的大部空间。空肠起于十二指肠悬韧带，回肠止于回盲部即回盲瓣。小肠的 2/5 是空肠，其余是回肠。肠系膜是包绕肠道血供的反折腹膜，它将小肠固定在腹后壁。小肠系膜由左上腹延伸至右下腹，长约 15cm。

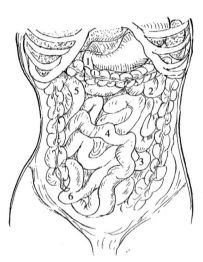

图 25-1　X 线检查中小肠祥分区
（图内的数字示小肠分组）

因此，空肠、回肠的位置常受体位、呼吸运动及邻近器官位置、大小等影响。空肠、回肠的长度与身高有关。在中国人的资料中，空肠、回肠约 410.5cm。空肠直径约 4cm，较粗，且管壁也较厚，呈浅红色；回肠的直径约 3.5cm，肠壁较薄，色较浅。

X 线检查时，通常将小肠祥按部位分为 6 组：①第 1 组为十二指肠，位于腹上位；②第 2 组为空肠上段，位于左腹的侧位；③第 3 组为空肠下段，位于左腹股沟位；④第 4 组为回肠上段，位于脐位；⑤第 5 组为回肠中段，位于右腹外侧位；⑥第 6 组为回肠下段，位于右腹股沟位、腹下位和盆腔（图 25-1）。

(二) 肠系膜

肠系膜由两层腹膜组成，呈扇形，小肠系膜每层之间主要有空、回肠的动静脉、淋巴管、淋巴路、神经及脂肪组织等。小肠系膜根长约 15cm。小肠系膜根部到空回肠系膜缘的距离约 20cm，但中份较长，近侧与远侧段的系膜较短（图 25-2）。空回肠与肠系膜相连的系膜缘处的肠壁与两层腹膜围成三角形腔隙，称为系膜三角（图 25-3）。此处肠壁无腹膜覆盖，损伤后不易愈合，易发生肠瘘。因此，在行小肠切除吻合术时，应注意妥善缝合肠壁。

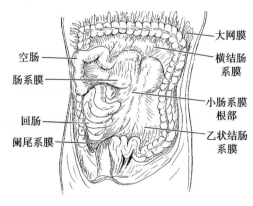

空肠
肠系膜
回肠
阑尾系膜

大网膜
横结肠系膜
小肠系膜根部
乙状结肠系膜

图 25-2　肠系膜

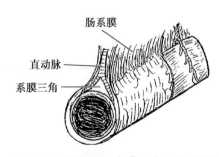

肠系膜
直动脉
系膜三角

图 25-3　肠壁与两层腹膜围成三角形腔隙

（三）血管

1. 动脉 空肠动脉和回肠动脉来自肠系膜上动脉，共 12~16 支，在肠系膜两层间置放射状走向肠管的系膜缘，行途中发出分支吻合形成动脉弓。近侧段多为 1~2 级动脉弓，远侧段多为 3~4 级动脉弓，至回肠末段弓数减少，由末段动脉弓发出直动脉分布到肠壁，直动脉之间缺少吻合（图 25-4）。当行肠切除吻合时，肠系膜再做扇形切除，系膜缘的肠壁应稍多切除一些，以保证吻合口对系膜缘有充足的血供，以避免术后因缺血坏死或愈合不良形成肠瘘。

2. 静脉 空肠静脉和回肠静脉与其同名动脉伴行，汇入肠系膜上静脉。肠系膜上静脉位于肠系膜上动脉的右侧稍前方，收集空肠、回肠、盲肠、阑尾及部分结肠等器官的血液，在胰颈部后方与脾静脉汇合形成肝门静脉（图 25-5）。

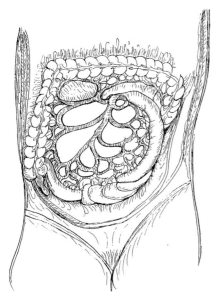

图 25-4 空肠和回肠动脉血供

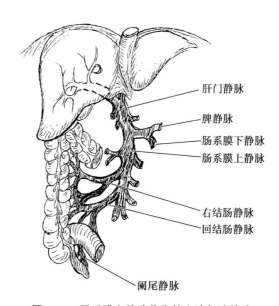

肝门静脉
脾静脉
肠系膜下静脉
肠系膜上静脉
右结肠静脉
回结肠静脉
阑尾静脉

图 25-5 肠系膜上静脉收集的血液与脾静脉汇合形成肝门静脉

二、基本原则

任何腹腔穿透伤都应考虑小肠损伤的可能，并且可能出现小肠多处损伤。钝性损伤后穿孔是腹部剪切性损伤或肠道受挤压形成闭襟性肠梗阻压力过高造成肠壁破裂导致的。在肠道的参照点（如十二指肠悬韧带或盲肠交界处）可形成牵拉伤。因此，必须从十二指肠悬韧带至回盲瓣依次检查全部小肠，同时要检查小肠全长，包括系膜。系膜性检查可以避免遗漏损伤。

1. 小肠是占腹腔容积最大的器官，不论在闭合性损伤或开放性损伤，它都最易受到损伤，发生率分别为 15%~20% 与 25%~30%。闭合性小肠损伤有以下几种情况：①中腹部受到暴力撞击时，小肠被迅速挤向脊柱，受挤压而破裂，这是最常见的一种损伤类型。②空肠近端系膜较短，由十二指肠悬韧带固定。末段回肠系膜也较短，有一些腹膜反折固定且与较固定的盲肠相连。某些肠段因病变或手术发生粘连，固定。这些肠段在直接或间接暴力下（如从高处坠落为间接暴力作用）容易撕裂甚至撕脱。③肠腔内压力骤增而使肠管破裂。④驾驶汽车时安全带也是造成肠损伤的一种原因。安全带使用不当，压迫腹部或滑移至腹部，当突然刹车时，可挤压小肠造成破裂。有腹壁疾病的患者，受到钝器损伤更易发生小肠破裂。

2. 小肠破裂后肠内容物进入腹腔，刺激腹膜而产生腹膜炎症状。也可因出血较多而有内出血症状。腹膜炎症状与腹腔穿刺阳性即可明确诊断。但有时合并其他器官损伤可掩盖小肠损伤症状。也可有部分病例在肠穿孔后数小时甚至 12 小时内尚无明确的腹膜炎症状，需要严密观察。小肠破裂未能及时作出诊断，可导致弥漫性腹膜炎，甚至肠外瘘。小肠损伤除肠破裂外，尚有浆膜层撕裂、肠壁或系膜血肿及肠系膜血管损伤等。

3. 小肠损伤后，患者可出现腹膜炎或内出血出现失血性休克。故术前应根据患者失血的程度、年龄和心脏情况，纠正水、电解质失衡，补充血容量。同时还应注意检查全身各部位，以免遗漏其他脏器的损伤。

三、手术方法

（一）剖腹探查切口选择和探查顺序

腹部正中切口是腹部创伤时最常用的切口，它可根据需要向上或向下延伸或延长横切口（图 25-6）。进入腹腔后先探查腹腔实质脏器，然后整个小肠都应仔细检查。肠祥血肿、肠系膜血肿、浆肌层损伤、肠管破裂都应逐一探查。全面了解损伤情况，然后考虑如何处理损伤部分。不宜发现一处损伤处理一处，以免因处理小肠上多个破损而浪费时间，造成手术时间冗长且影响损伤的愈合与诊疗效果。

空肠和回肠损伤可采用以下 3 种方法进行检查：①从十二指肠空肠曲（十二指肠悬韧带）开始向下探查。在直视下辨认空肠起始端的固定部分，由此向下循序检查肠管及其系膜，直达右下腹的末端回肠和盲肠。②以回盲部为起点向上循序检查直达十二指肠空肠曲。③以任何一段小肠作为起点（要有标记），由此分别向上和向下循序检查。在循序检查过程中既要避免肠祥长时间暴露在腹腔外，又要避免不必要的检查。因此检查要有序，边检查边将肠祥还纳腹腔。

（二）不同程度腹部损伤的手术处理方式

1. 止血和控制肠管内容物或尿液溢出 需要优先处理。肠管出血不多，但肠系膜可以大量出血。如果出血的血管缩到肠系膜内，只能看到系膜内的血肿。此时，与其浪费时间寻找出血的血管，不如压迫止血。通常助手用手压迫或用卵圆钳轻轻夹持损伤的系膜区域进行止血（图 25-7）。当系膜破裂、出血部位接近肠系膜根部时，需特别小心避免陷入误区。千万不要盲目地钳夹其

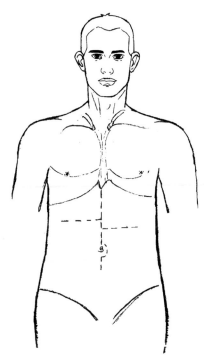

图 25-6 腹部损伤常采用的切口
（虚线所示）

主要分支。肠系膜上静脉近端分支的钝性撕裂造成肠系膜根部出血是典型例子，可由减速伤或过度牵拉右半结肠造成医源性损伤导致。此时，对于肠系膜根部的静脉出血或快速扩展的血肿，盲目钳夹可造成肠系膜上静脉横断而被迫结扎。正确的方法是将手伸入系膜后面，然后用拇指和示指捏住出血区域（图 25-8），先控制止血，再小心地打开浆膜，明确损伤部位，然后进行修补。减速损伤导致的钝性撕裂伤，需要修补肠系膜上静脉的侧壁损伤。用无损伤的肠钳可防止肠破裂口内容物溢出。胃和肠管的破口可以暂时缝合几针，以控制内容物溢出及黏膜出血。膀胱破裂，可先填充进行暂时控制。

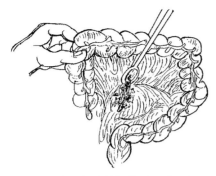

图 25-7　用卵圆钳夹持损伤的系膜进行止血

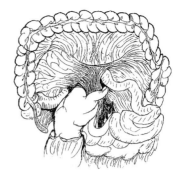

图 25-8　将手伸入腹膜后面，用拇指和
示指捏住出血的区域

2. 肠浆膜损伤与肠破裂修补术　若肠管有较大程度的浆膜撕裂，缝合修补困难，可将肠系膜上提覆盖浆膜缺损部，予以缝合固定（图 25-9、图 25-10）；若肠管单处全层破裂，可做横向全层及浆膜层缝合（图 25-11～图 25-13）。若为多处肠管小破口，应分别做修补缝合（图 25-14、图 25-15）。肠壁上有两个靠近的小破口时，可以相互剪通，修整为一个较大的破口，再按上法做横向缝合，这样可以减轻缝线反应，并且缝合整齐，操作迅速，可避免肠腔变窄（图 25-16～图 25-18）。

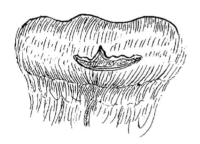

图 25-9　肠浆膜层破裂面积大，缝合修补困难

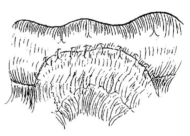

图 25-10　将肠系膜上提覆盖缺损处缝合固定

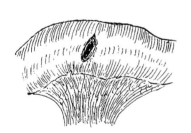

图 25-11　肠管全层破口

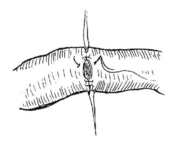

图 25-12　横向全层缝合

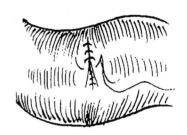

图 25-13　浆肌层缝合

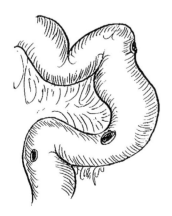

图 25-14　肠管多处小破口

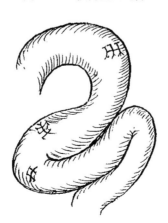

图 25-15　分别做修补缝合

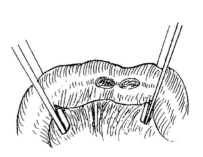

图 25-16　两个靠近的破口

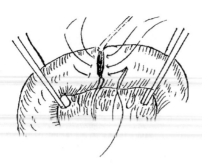

图 25-17　将两个破口修整为一个破口，
再进行全层间断缝合

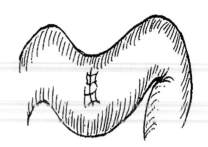

图 25-18　全层缝合闭锁后再行浆肌层
缝合加固

　　3. 肠破裂切除吻合术　若肠管损毁严重，肠壁缺损过大或较长的纵向损伤，若直线缝合预计会造成肠腔狭窄。多处破裂集中在一小段肠管或肠管有严重的挫伤并有血供障碍者（图 25-19、图 25-20），需行肠破裂切除吻合术。

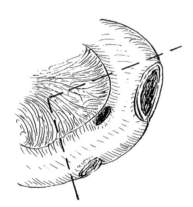

图 25-19　多处破裂集中在一小段肠管
（虚线示切除范围）

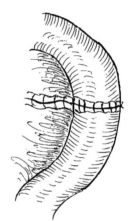

图 25-20　肠破裂切除吻合术

　　4. 肠系膜血管损伤形成肠段及肠系膜血肿手术　肠系膜血管损伤后形成血肿，并有肠壁挫伤肿胀、小肠血供障碍。应将受累的肠管及系膜切除、吻合，以免日后发生肠管缺血坏死。要注意血供障碍的范围，既保证肠段有足够的血供，又不要切除过多的小肠（图 25-21、图 25-22）。肠系膜较大的动脉分支损伤造成大面积小肠血供障碍，此时不要轻易做大段肠切除，应争取修补或吻合损伤动脉，恢复血供，不切除或少切除小肠。静脉的侧支循环比较丰富，一般可以结扎。

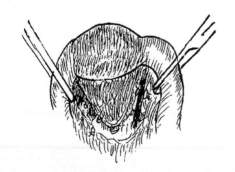

图 25-21　肠系膜血肿造成血供障碍并肠缺血坏死

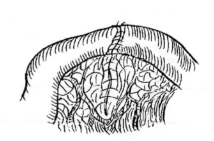

图 25-22　肠切除吻合术

　　5. 肠管的损伤控制性手术　防止肠道内容物溢出（兼有止血作用）的最快方法是采用单层连续缝合或用一个直线吻合器缝闭破口，虽不常用，但可采用。采用损伤控制性手术时，通常肠道存在多个破口，而且患者的状态和合并的损伤不允许术者仔细修补每一个破口。此时，需要采用快速而有效的方法控制肠内容物溢出，这里介绍最常用的方法，在有条件的医院及能承受费用的患者可使用。①在破裂的肠段的远、近端，用2个直线切割器切断肠管，或者用2条棉带结扎破口的远、近端而不切断（图25-23）。②合并肠系膜出血时，不能单纯地切除肠管，做肠吻合是最好的选择。处于极端状态的患者，必须切除很长一段肠管时，最快的选择是用直线切割器切断肠管与肠系膜，再在靠近肠管的部位横向切断系膜血管（图25-24）。如果切割线端仍出血，迅速应用单股缝线追加连续缝合止血。在进行损伤控制性手术中，要尽量避免肠造口，因术后腹胀，腹壁膨隆、肿胀，可导致造口回缩困难。上述方法的优势在于可以迅速控制肠内容物溢出。

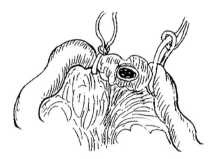

图 25-23 用棉带结扎破口的两端不切断

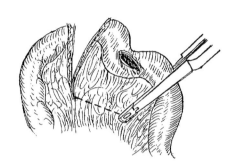

图 25-24 用直线切割器切断肠管和肠系膜，再楔形切断系膜血管

四、讨论

1. 易被遗漏的损伤 术者应特别注意在粗略探查时容易遗漏的5处肠管破裂口的位置（图25-25~图25-29），分别为食管胃结合部、十二指肠悬韧带、小肠系膜缘、横结肠后壁和腹膜反折以下的直肠。

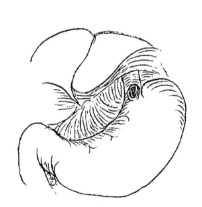

图 25-25 食管胃结合部

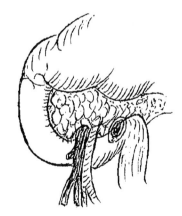

图 25-26 十二指肠悬韧带

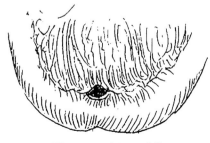

图 25-27 小肠系膜缘

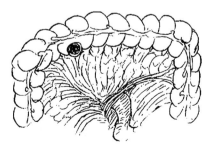

图 25-28 横结肠后壁

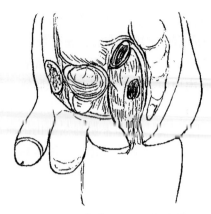

图 25-29　腹膜反折以下的直肠

当手术探查时遗漏了胃肠道的破口很快就会出现不良后果，因为胃肠是消化道中血供最丰富的器官，特别是胃。遗漏了外伤性穿孔，会在几小时内为进行止血而再次行开腹手术，胃会明显膨胀增加手术操作的难度。

2. 肠管破裂的修补　如肠壁破口巨大，特别是纵向裂口，而肠壁血供良好，挫伤不严重，系膜完整时，可以采取对合的缝合方法。即以纵行裂口的两端互相对合，以裂口两个边缘各自的中点为起点，将裂口边缘对合，做 V 形缝合，缝合后就形成一个内折肠祥，外表光洁，肠腔又有通路且畅通无阻，并可缩小肠壁以外的粗糙面，从而减少肠粘连形成，效果良好（图 25-30、图 25-31）。

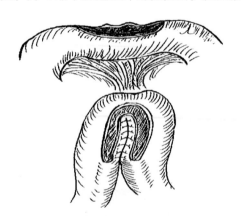

图 25-30　对于肠壁巨大缺损的处理：将裂口两端相互对合，做 V 形缝合

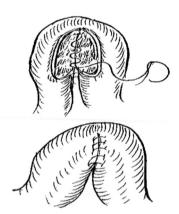

图 25-31　缝合完成后形成内折肠祥，外表光滑，肠腔畅通无阻

肠管破裂的修补应注意以下几点：①缝合后勿使肠腔狭窄；②缝合较大的破裂口横径时，避免缝合口的两端形成乳头样或口袋角样憩窦状突起；③破口靠近肠系膜时，即便很小也必须严密缝合，否则容易出现肠瘘。

肠管破裂的基本修复方法是修补，但遇到下列情况时应进行肠部分切除：①一个肠段有多个小的破口，逐个修补有可能影响肠管的通畅程度，并使手术时间冗长；②肠管破口巨大或挫伤严重甚至断裂；③肠系膜损伤严重造成血供障碍，可能发生肠段坏死；④肠管与肠系膜断离；⑤肠壁有较大的血肿。

3. 术中注意事项　包括：①破损的小肠行小肠切除吻合术以开放式操作和端端吻合术最为有利。大段小肠切除术切除的小肠不宜超过 1m，或至少保留 1m 的小肠，并争取保留回盲部，以免术后发生营养吸收障碍。②破损的肠道处理完毕后，损伤破裂的肠系膜和肠切除术后的缺损（缺口）必须缝合修补。凡有血栓形成的边缘系膜均需切除，然后再缝合修补。靠近肠管吻合处的系膜要缝合严密，但容易伤及肠系膜血管，因此缝合时要保证被吻合修补的肠管有良好的血液循环，以避免肠瘘和感染的发生。③肠损伤后腹腔易被肠液污染。开放性损伤的患者尚有创道及外源性污染，在关闭腹腔前，应常规检查一遍，观察止血是否完善，有无异物存留。清除腹内和潴留的肠内容物与血块后，冲洗腹腔，以减少腹内感染与粘连。④腹腔内放置引流是控制腹膜炎、减少术后并发症、缩短住院时间的有效措施。

4. 术后处理　术后应着重以下几方面：①继续控制休克，纠正低容量与维持水、电解质、酸碱平衡；②加强抗感染，合理选用抗生素；③损伤严重且预计胃肠功能障碍在 5～7 天仍存在，应注重肠外营养支持。

综上所述，无论钝性伤还是穿透伤引起的肠壁血肿都应切开探查。常见的遗漏是未探查小肠与系膜交界处的血肿。进行任何修补术或切除手术之前都应探查整个小肠，随后发现的穿孔可能会改变整个计划。如果存在多个小孔，整段切除优于多个小节切除或多个小口修补。拟行小肠大部切除时应至少保留 1m 的小肠，以避免发生术后短肠综合征。如果肠道水肿，采用手工缝合。损伤控制性手术中遗留的非连续性肠段存在缺血的可能，因此尽量在一期手术就完成肠道的吻合重建。

第二十六章

结肠损伤

一、外科解剖

（一）结肠外观

结肠长约 1.5cm，约为小肠的 1/4。结肠的外观有 4 个特征，易与小肠鉴别：①结肠带，是结肠壁纵肌层集聚而成的 3 条纵带，向盲肠端至乙状结肠和直肠交界处；②结肠袋，因结肠带较短，而结肠较长，引起肠壁皱缩成囊状；③脂肪垂（腹脂垂），是由结肠的脏腹膜以下脂肪组织集聚而成，沿结肠带分布最多；④肠腔较大，肠壁较薄（图 26-1）。

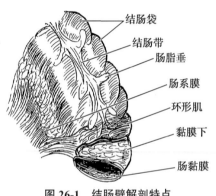

图 26-1　结肠壁解剖特点

（二）结肠分段

结肠分为升结肠、横结肠、降结肠及乙状结肠（图 26-2）。结肠的功能主要是吸收水分和储存粪便。吸收作用以右半结肠为主，因其内容物液体、半液体及软块样，故主要吸收水分、无机盐、气体、少量糖和其他水溶性物质，但不能吸收蛋白质和脂肪。左半结肠的内容物为软块、半软块或固体样，能吸收少量水分、盐和糖。当切除结肠后吸收水分的功能逐渐由回肠代替，故切除结肠的任何部分，甚至全部，也不至于造成永久性代谢障碍。

1. 升结肠　起自盲肠，上至肝右叶的下方，向左变成结肠右曲，移行于横结肠。升结肠的两侧及前面有腹膜覆盖，位置比较固定，但其后面以疏松结缔组织与腹膜后壁器官（右肾和输尿管）相隔。结肠右曲内侧稍上方有十二指肠降部，在行右半结肠或横结肠切除时，切勿损伤十二指肠，特别是分离严重的粘连时应特别小心。

2. 横结肠　从结肠右曲开始向左在脾下方即变成锐角形成结肠左曲。结肠左曲位置较高；上方以胰尾及脾相连接，在结肠切除时应注意保护脾、胰。同样，在脾破裂大出血及巨脾切除时，也应注意防止结肠左曲损伤。

3. 降结肠　自结肠左曲开始，向下至左髂嵴处与乙状结肠相接。降结肠与升结肠大致相同，前面和两侧有腹膜覆盖。由于升、降结肠的后面均在腹膜之外，故在

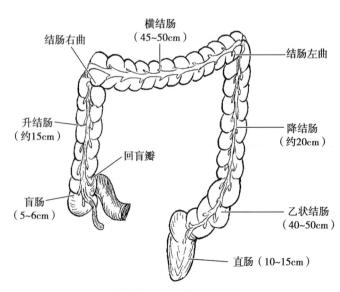

图 26-2　结肠的主要分段

腹膜外部分有血肿存在时，需游离结肠探查其腹膜外部分，以免遗漏而造成严重后果。

4. 乙状结肠　在左髂嵴处起自降结肠，至 S_3 上缘续于直肠。乙状结肠的系膜比较长，故活动性比较大，是发生肠扭转的原因之一。

（三）结肠血供

1. 右半结肠血供：来自肠系膜上动脉分出的中结肠动脉的右侧支、右结肠动脉和回结肠动脉（图 26-3）。25% 的患者无中结肠动脉，而由右结肠动脉的一支代替，有的患者有 2 条中结肠动脉。

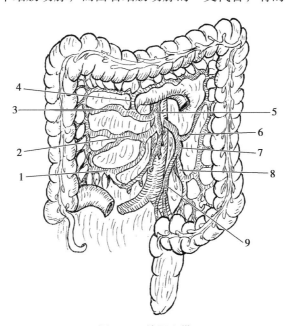

图 26-3　结肠血供

1- 回结肠动脉；2- 右结肠动脉；3- 中结肠动脉右支；4- 中结肠动脉；
5- 肠系膜上动脉；6- 左结肠动脉；7- 肠系膜下动脉；8- 乙状结肠动脉；9- 直肠上动脉。

2. 横结肠血供：来自肠系膜上动脉发出的中结肠动脉。

3. 左半结肠血供：来自肠系膜下动脉分出的左结肠动脉和乙状结肠动脉。有的左结肠动脉与中结肠动脉之间无吻合，也很少有边缘动脉，此处称为 Roilan 点，手术时应加以注意。结肠的静脉与动脉伴行，最终汇入门静脉。

二、基本原则

结肠损伤仅次于小肠损伤，几乎所有的结肠损伤都是腹部穿透伤的继发伤。结肠钝性伤仅占 3%～5%，直肠损伤占结肠直肠损伤 20% 以下。

1. 首先应控制出血再控制粪便污染　当确诊所有损伤后，可以进行手术修补。应用 Kocher 钳夹闭、缝合，或用吻合器关闭损伤处均可以阻止粪便污染。所有怀疑结肠损伤的患者应在术前使用覆盖厌氧菌与需氧菌的广谱抗生素。除非明确存在感染，否则术后 24 小时内应停止使用。所有非毁损性结肠损伤破口小，致伤后短时间者均可直接修补。而部分需要行肠切除的毁损性结肠损伤可以直接行肠吻合。只有在肠壁严重的水肿、组织不良、血供差的情况下考虑转流术。损毁性结肠损伤行肠切除吻合术后腹腔内感染的发生率很高。手工缝合更适用于水肿严重的肠壁，除此之外，可考虑吻合器吻合。

考虑损伤控制性手术中遗留的非连续性肠段有存在并发症的可能，因此尽量在一期手术就完成肠道的吻合。充分游离是评估结肠状态的关键，左、右半结肠可以沿 Toldt 间隙游离，可以游离断脾结肠韧带和肝结肠韧带。游离左、右半结肠时，需要找出输尿管的走行位置，并且做好特别的保护。游离结肠左曲时，不能过度牵拉，否则会导致脾包膜撕裂导致出血（图 26-4）。

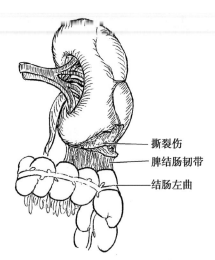

图 26-4　在游离结肠左曲、切开脾结肠韧带时，避免用力牵拉，过度牵拉结肠会造成脾包膜撕裂导致出血

撕裂伤
脾结肠韧带
结肠左曲

2. 切除破损结肠还是修补　结肠穿透伤可以做直接修补。简单创伤，可以采用单层或双层缝合，即在清创后采用全层可吸收缝线连续或间断内翻缝合；如果采用双层缝合，则在前缝合的基础上以间断浆肌层缝合加固。如果损伤超过 50% 肠管周径或肠段存在缺血则需切除肠段，采用手工缝合或吻合器吻合均可，但肠壁水肿较严重时还是采用手工缝合为宜。去浆膜化常发生在乙状结肠。肠壁肌层和浆膜层分离后，留下完整的肌管。修补时将黏膜层反折塞回，修剪浆膜层和肌层边缘，以单层间断缝合或连续缝合将两层重新固定复位。肠腔内的黏膜会自行重返，不会引起肠腔狭窄或梗阻。然而广泛的损伤特别是肠系膜损伤需要行肠切除术和肠吻合术。

3. 结肠损伤的治疗原则　包括：①外置造口术；②修补或切除吻合，近端可不造口；③修补或切除吻合，近端可加造口；④修补后外置，观察 7～10 天，如果伤处愈合，则可还纳于腹腔，如果修补处发生漏，则改为造口。至于如何选择手术适应证及术式，至今尚无统一意见。不管使用何种方法，都要避免肠腔内高压。清除腹腔内污染、适当应用抗生素、造口部附近不放置引流，以及手术切口延期缝合等因素与降低结肠损伤病死率和并发症发生率密切相关。

三、手术方法

（一）结肠穿孔缝合与盲肠造口术

患者为盲肠及升结肠较小的穿孔、腹腔污染不严重。周围肠壁正常，剪除破口边缘的坏死组织，用 1-0 不可吸收缝线做全层间断缝合，再全层缝合浆肌层，并利用脂肪垂及大网膜覆盖加强。

腹部穿透性损伤，应切开升结肠外侧的后腹膜，游离盲肠及升结肠，探查其后壁是否穿孔。为保证愈合良好，同时做盲肠造口减压（图 26-5～图 26-8）。

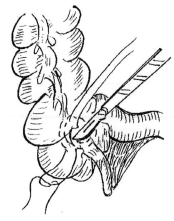

图 26-5　结肠带处做 2 个同心荷包，其中央做一小切口

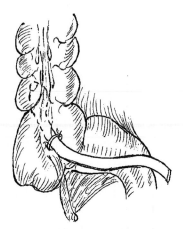

图 26-6　插入套管后结扎荷包缝合，注意松紧适度

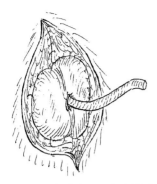

图 26-7 皮肤真皮层间断缝合

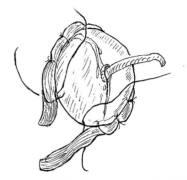

图 26-8 缝线结扎后用凡士林纱条覆盖

术后 24 小时内，可每 4 小时用生理盐水冲洗引流器，保证管腔通畅。造口管可于术后 2 周左右拔除。若有粪便流出，更换敷料，如结肠无梗阻，则瘘口可自行愈合。

（二）结肠破裂外置术及切除后造口术

1.彻底了解伤情，暂时控制破裂处阻止肠内容物溢出。清除腹腔内污染物。升结肠旁若有腹膜后血肿，应予打开，探查结肠后壁有无损伤。

2.视情况需要，将破裂的肠管通过单独腹壁切口外置（图 26-9），用 1 根稍硬胶管穿过系膜架在腹壁外，再用 1 根乳胶管与其两端连接成口形，以防滑脱移位。或将破裂肠段切除两端分别造口（图 26-10）。若破损在乙状结肠有毁损性的损伤，切除损伤段肠管，近端造口，远端封闭（图 26-11、图 26-12）。

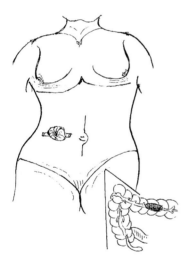

图 26-9 单独腹壁切口肠管外置造口

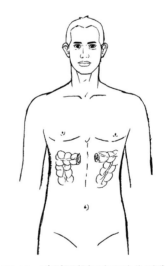

图 26-10 破裂肠段切除两端分别造口

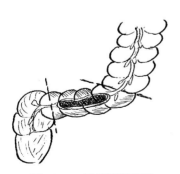

图 26-11 乙状结肠破裂

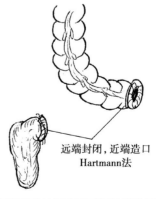

远端封闭，近端造口
Hartmann法

图 26-12 切除乙状结肠破损后行近端造口、远端封闭

3. 完成手术后，用大量生理盐水冲洗腹腔，彻底清除污染物。若腹腔及盆腔污染严重，应放置乳胶引流管或双套管以便术后冲洗和负压吸引，防止腹腔及盆腔脓肿形成。

（三）盲肠、升结肠损伤部分切除，一期吻合，近端造口术

1. 该术式适用于较广泛的盲肠及升结肠损伤或系膜血管损伤，影响肠壁血液循环者。理想的一期切除吻合有以下几点：①患者全身情况良好，无休克征象；②手术治疗在伤后 6～8 小时施行；③无严重的合并伤；④腹腔的污染不严重。

2. 用肠钳夹住损伤的肠壁，外加纱布垫包裹，以减少手术时对腹腔的污染，吸净腹腔内渗出液、粪便及血块等。以大量温生理盐水等渗液清洗腹腔后，进行手术处理。

3. 在升结肠的外侧切开后腹膜，钝性分离盲肠及升结肠并提至切口外，根据损伤的部位和程度，决定切除的范围。一般盲肠、升结肠损伤多做右半结肠切除术，回肠与横结肠做端端吻合术（图 26-13～图 26-15）。

4. 有学者对升结肠或盲肠损伤者，仅切除升结肠，将结肠右曲远端拖出造口，同时行回肠与横结肠端侧吻合（图 26-16）。但这种方法并不能增加保留肠段的有效长度与其功能，对吻合口的保护价值不是很大，因此不是理想的手术方法。

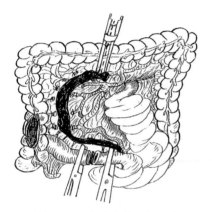

图 26-13 行右半结肠切除术
（离断回肠末段及横结肠中段）

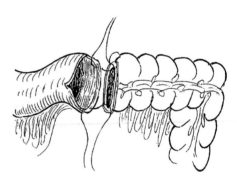

图 26-14 修剪回肠断端，使其管腔扩大与横结肠吻合端管腔相匹配

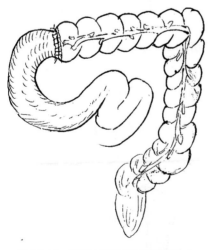

图 26-15 回肠与横结肠行端端吻合

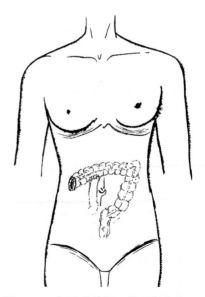

图 26-16 切除升结肠，结肠右曲造口，将回肠与横结肠端侧吻合

四、讨论

1.所有腹部损伤，在术中都要仔细探查腹腔，为防止遗漏要注意以下几点。

（1）视野良好，随时吸除腹腔内积血、消化道内容物或慢性渗出液。保证手术野清洁、清楚，尽量做到在直视下探查。麻醉不满意、手术野暴露不充分，常是术中漏诊的原因之一。

（2）腹腔探查应有步骤地进行，尽量做到一次而又确切的探查。特别要注意固定段结肠的探查。如对升结肠和降结肠有怀疑时，应切开腹膜探查后壁。结肠左曲位置较高且位置较深，也是结肠损伤易漏诊的部位。有伤道者应探查伤道全程。

（3）小的损伤，如结肠壁上有小血肿，均应做探查。据报道，结肠损伤者中约30%是因为局部小血肿未加注意而造成漏诊。腹腔内污染物的多少都不能完全反映有无结肠损伤，如患者在缺水、空腹、粪便干结等情况下，即使有穿孔，腹腔污染也可能不严重，因此，探查应十分仔细。

（4）破口周围不健康的肠壁，特别是爆炸伤，缝合前应剪除不健康的肠壁，直到有出血为止。手术结束时应充分冲洗腹腔。引流应可靠，引流管置于吻合口或修补部的附近，不可与缝合部直接接触。

2.结肠损伤部外置造术注意以下几点。

（1）肠袢上如有网膜应剥去并还纳腹腔，其血管在切除前均需仔细结扎。

（2）腹壁切口不可过小，以防止狭窄，一般为5～7cm，腹膜与结肠之间应有良好的固定。

（3）结肠左曲及降结肠损伤，由于结肠的位置深且固定，故应将外侧腹膜切开，充分游离结肠，使损伤的肠段外置后不致有张力。

（4）结肠的损伤处理。做一期吻合或远端造口术取决于损伤部位、污染程度、合并伤情况和血流动力学稳定性。由于结肠造口术并发症高，近年来外置修补术的报道增多，即使失败仍可形成袢式造口（图26-17、图26-18）。若外置修补成功在5～10天回纳于腹腔。除乙状结肠以下者外，均可行结肠损伤的外置修补。国外报道成功率达60%以上。有学者对此评价不一，应根据具体情况而定。

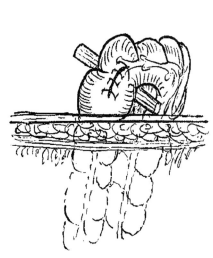

图 26-17　肠袢外置修补术

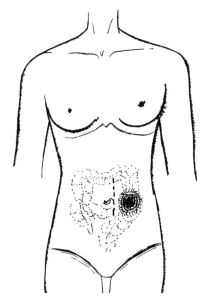

图 26-18　袢式造口（肠袢外置修补无效即形成袢式造口）

（5）右半结肠或横结肠损伤者行右半结肠切除并将回肠末端与横结肠吻合，这种吻合既安全又放心。左半结肠损伤的解决方法则备受争议，可采用结肠端端吻合，或者采用闭锁结肠远端、近端结肠造口（即 Hartman 手术）两种选择。没有肠道准备的左半结肠损伤，近年来也有学者行一期切除并吻合，但很多外科学者们进行过探讨，更有顶级学者否认这种术式的合理性。笔者同意在面对未经肠道准备的左半结肠损伤时，应采用切除及结肠造口术。年轻患者，一般情况较好，且能耐受吻合口瘘的孤立性结肠损伤者，可选择结肠部分切除和端端吻合。而全身情况不稳定、年老、身体状况差或进行过其他部位修补术，且存在吻合口瘘风险的患者，选择结肠一期吻合是不明智的。如左半结肠及左肾损伤同时修补，一方的吻合口瘘会直接影响另一方的修补结果。

综上所述，所有穿透伤引起的结肠周围血肿均应仔细检查。结肠左曲和结肠右曲的过高张力可能引起内脏包膜撕裂伤和出血。为保证受损伤肠壁的血供，最好沿斜线切开结肠，使断端的系膜侧长于系膜对侧。所有的穿透伤，特别是枪伤均需在修补前彻底清创。损毁性损伤，要求切除至血供良好的健康肠壁为止。即便结肠不容易发生狭窄，但仍应横向缝合结肠破口，以避免肠腔狭窄等并发症的发生。结肠左曲损伤在常规探查时不容易暴露，因此应充分游离结肠左曲以便更好地暴露和全面探查。

第二十七章

直肠、肛管损伤

一、外科解剖

1. 直肠 长 12～15cm，部分直肠为腹膜内位器官。上 1/3 直肠前侧面、中 1/3 直肠前面由腹膜覆盖，下 1/3 直肠完全在腹膜外。直肠的主要功能是排便，其下端是排便反射的主要发生部位。因此，施行直肠切除术时，应至少保留 5cm 的直肠。

2. 肛管和肛门 肛管长约 3cm，下端由肛门通往体外。肛管上段为移行扁平上皮，表面光滑；下段为鳞状细胞，含较多毛囊和皮脂腺。肛管参与排便功能（图 27-1、图 27-2）。

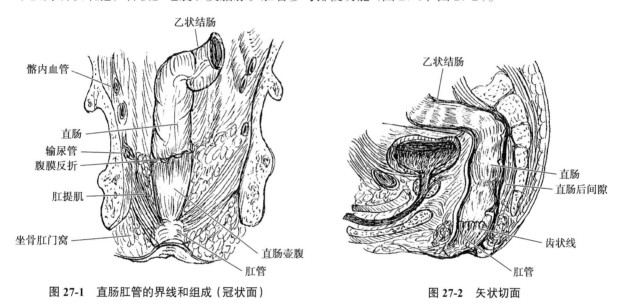

图 27-1　直肠肛管的界线和组成（冠状面）　　　　图 27-2　矢状切面

3. 直肠柱、肌瓣、隐窝和乳头 在直肠下端与肛管交界处，有 6～10 个纵向黏膜皱襞向肠腔内突出，称为直肠柱；直肠柱最下端的乳头状突起是肌乳头；每两个直肠柱下端间的半月形皱襞称为肌瓣；肌瓣与肌柱形成许多向上开口的袋状小窝称为隐窝或直肠窦，许多肛门腺开口于隐窝中（图 27-3）。

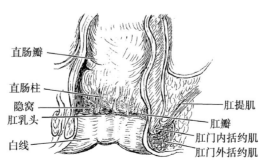

图 27-3　直肠柱、肛瓣、隐窝和肛乳头

4. 直肠、肛管的血供　直肠、肛管的血供非常丰富。来源于肠系膜下动脉的直肠上动脉为上 1/3 直肠提供血供；来源于髂内动脉的 2 根直肠中动脉为中 1/3 直肠提供血供；来源于阴部内动脉的直肠下动脉为下 1/3 直肠、肛门直肠交界处及肛管提供血供。直肠上静脉汇入肠系膜下静脉（门静脉系统），直肠中静脉与直肠下静脉入髂内静脉与阴部内静脉（体循环）（图 27-4）。

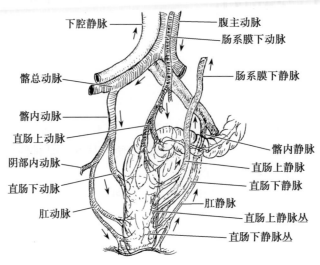

图 27-4　直肠、肛管的血供

二、基本原则

　　战时下腹部、臀部、会阴部及大腿上部等部位的贯通伤可能损伤直肠，损伤可能在腹膜反折以上或以下（即腹膜内或腹膜外）。直肠损伤常见于尖锐之物直接刺入或坐于尖锐之物上造成的戳伤；周围器官的手术，内镜检查或电刀等导致的损伤；骨盆骨折导致的骨刺伤；产妇分娩时的损伤等。直肠和肛管损伤的治疗原则是先抗休克，挽救患者的生命，然后尽早手术以防治感染和并发症。手术原则上都要做完全粪流转向的去功能性结肠造口，远侧肠道的内容物要彻底清除，并以大量生理盐水冲洗，然后关闭远侧肠端。凡疑有直肠损伤（无论腹膜内外）的情况都应积极行剖腹探查术。若已明确为直肠损伤，应采取下腹正中切口或左下腹直肌切口进入腹腔，然后按不同部位的伤情做不同的处理。

　　腹膜内位直肠损伤处理原则同结肠损伤。由于骨盆的保护，钝性伤后的腹膜外直肠损伤非常少见，但是可见于骨盆骨折继发损伤或由直肠内异物导致。大部分腹膜外直肠损伤由骨盆穿透伤导致。如果直肠指检发现血迹或 CT 上显示弹道影，应高度怀疑直肠损伤。这些患者可经乙状结肠镜或肛门镜检查确诊。如果怀疑腹腔内直肠损伤，可以行腹腔镜或开腹探查确诊。孤立的、非损毁性的、小的腹膜外直肠损伤可以经肛门修补，一般不需要行肠道转流。大的损毁性腹膜外损伤要立即修补，并行保护性肠造口术。一些大的创伤由于解剖位置特殊无法修补，有仅行肠造口而成功治愈的报道。正确施行的袢式结肠造口术可以达到粪便完全转流的目的，减少还纳时肠道重建的困难，应尽量避免行 Hartmann 式单腔结肠造口。Hartmann 手术仅用于直肠广泛损毁的患者。腹膜外直肠损伤是否必须行骶前引流和直肠末段冲洗，应根据伤情及术者经验抉择。

三、手术方法

　　1. 腹膜内直肠损伤　腹膜反折以上的直肠损伤，临床表现和处理原则与结肠损伤基本相同。除因内镜检查、电切、术中的直肠误伤可以直接缝合修补并于盆腔放置引流管外，战伤、直肠广泛伤及位置低、时间长、感染严重的直肠损伤，都应在损害的近侧（一般以乙状结肠双腔造口为宜）做去功能造口，远侧肠道用大量生理盐水冲洗，清除粪便后，必要时关闭远肠端，直肠破裂处剪去坏死组织后予以缝合，另于盆腔放置 2 根引流管（图 27-5、图 27-6）。

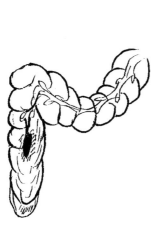

图 27-5　直肠上端损伤

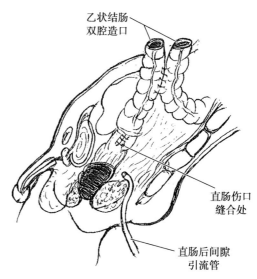

乙状结肠
双腔造口

直肠伤口
缝合处

直肠后间隙
引流管

图 27-6　腹内直肠损伤的处理

2. 腹膜外直肠损伤　腹膜反折以下直肠损伤处理较为复杂。可先剖腹探查，目的是明确伤情和施行乙状结肠造口。打开腹膜反折探查直肠，损伤部位较高者可直接缝合修补。若伴有膀胱、尿道或阴道损伤，应同时修补，并用血供好的组织（如网膜）将其与直肠修补处隔开，以降低日后形成内瘘的风险。若直肠破口在腹膜反折线附近，可先将直肠周围游离，尽可能地将直肠破口缝合做定位缝合，然后将盆腔腹膜缝于裂口的近侧直肠，使裂口位于腹膜外，并在腹膜外裂口附近放置负压引流，术后 5～7 天拔除。若破口小、位置低，且污染不重者可不修补。有些损伤无论从盆腔还是从骶尾部切口都难以满意暴露，则不必强求直接修补。但应当有上、下两个手术组合作，彻底清除流入直肠间隙的粪便，再冲洗盆腔和会阴骶尾部创口，确保腔隙不遗留污物，手术也不会有粪便从修补不完善或未经修补的损伤处继续溢出。需要在直肠后间隙（有时需要在直肠前、后间隙）放置乳胶管或双套管引流，另一端经肛门后方引出固定（图 27-7～图 27-9）。术后 5～7 天拔除引流管。待破口及伤口均痊愈后，选择时机再做二期结肠造口的关闭术。

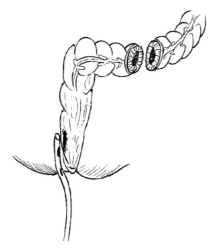

图 27-7　不修补直肠，仅在破损处放置引流管充分引流，行乙状结肠造口

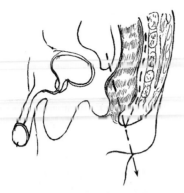
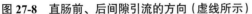

图 27-8　直肠前、后间隙引流的方向（虚线所示）

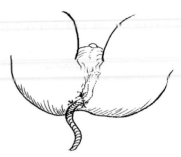

图 27-9　引流管从肛门后方引出固定

3. 肛门和肛管损伤　若仅有表浅的肛门肛管创伤，可不做结肠造口，但应彻底清创，尽量保存健康组织，肛门内、外括约肌应尽可能保存并分开修补，黏膜和周围组织给予缝合；但皮肤不应缝合或仅部分缝合，以利于术后引流。若有严重的损伤且位置较深，导致括约肌及直肠末段损伤，甚至有肠管缺损者，则应做乙状结肠的去功能造口术，远侧彻底冲洗干净后予以关闭。然后转到会阴，修补肛管及直肠，修复肛门括约肌和肛门，皮下放置引流。若有组织缺损，应尽可能将周围组织转移到缺损位，予以修复，尽可能地保护肛门直肠黏膜皮肤的完整，尤其是残余的肛门括约肌，应尽可能地修复，以保留肛门的功能。伤口愈合后关闭造口并定期扩张肛门和直肠，防止狭窄。若为广泛性组织缺损和坏死，完全不能修复，且患者情况又差时，则可考虑做会阴切除和永久性腹壁人工肛门。

四、讨论

1. 腹膜反折以上的直肠损伤，临床表现和处理原则与结肠损伤基本相同。腹膜反折以下、肛提肌以上的结肠损伤不引起腹膜炎，但血便则是最具特征性的表现，若未能及时诊断处理，将发生直肠周围的疏松间隙严重感染，可导致组织广泛坏死、败血症和感染性休克。

2. 处理结肠、直肠及肛管损伤者的方法，应因人而异，根据损伤的性质、发射物的速度、受伤部位的轻重、联合损伤的严重程度和数量，患者的情况和稳定性、损伤与手术的时间间隔等选择合适的治疗方法，可有效降低术后出现并发症的概率。

3. 若为腹膜外直肠严重损伤，应旷置损伤直肠并将粪便改道。这需要一定的程序，包括肠道（粪便）改道、修补肠管损伤、清除远端直肠残端及骶前引流等。以下几点操作使步骤趋向简单。

（1）采用直肠镜迅速确认损伤部位。如果暴露容易则应进行修补。如果怀疑直肠损伤，但无确切证据，可行远端结肠造口术，以旷置直肠。虽然暂时造口术带来一些治疗护理方面的麻烦，但遗漏低位直肠的损伤则可能致命。

（2）行乙状结肠造口术。在皮肤的恰当部位做乙状结肠造口，可完全旷置其远端的直肠。有些外科医师采用线型钉合器闭锁结肠造口稍远端的结肠，或者简单地用较粗的聚丙烯缝线结扎乙状结肠，并缝合固定于周围筋膜上。

（3）国外学者认为无须冲洗直肠残端及插入骶前引流，两者都是不必要的。笔者结合多年的临床经验，建议术者结合自己的经验及患者的状况，进行合理的选择。

（4）术者施行手术时，怀疑腹膜外直肠损伤的患者，应将患者置于膀胱截石位，以便行直肠镜或乙状结肠镜检查，并且可以经肛门行直肠损伤的修复手术。伴有腹内出血导致血流动力学不稳定的患者，采用剖腹探查腹腔止血损伤的肠管，更优于经肛门、直肠检查。

（5）施行结肠造口术，如采用标准的袢式结肠造口术，可以有效地转流粪便，此方法应作为腹膜外直肠损伤的首选方法。或者由腹外斜肌腱膜穿过结肠系膜以水平褥式缝合也能达到满意的粪便转流效果（图27-10）。

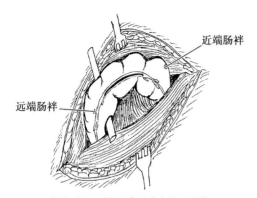

插在造口远端肠袢系膜中的塑料棒
形成"小桥"

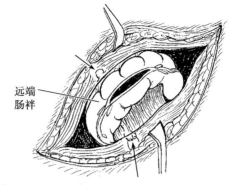

靠近造口远端肠袢腹外斜肌腱膜层穿过结肠系膜的
水平褥式缝合可以形成临时的"桥"（箭头指向处）

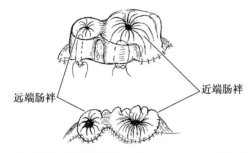

图27-10　完成的保护性袢式结肠造口术，可以达到完全粪便转流

（6）膀胱与髂血管伴发的损伤也较常见。为避免血管移植物感染或直肠膀胱瘘的形成，需尽量用网膜等血供良好的组织将修补处隔开。开放性骨盆骨折造成的复杂肛门直肠损伤需要紧急止血、伤口包扎及乙状结肠造口术。

综上所述，直肠上段在盆底腹膜反折之上，下段则在反折之下，它们损伤后的表现是不同的。若损伤在腹膜反折之上，其临床表现与结肠损伤基本相同。若损伤在反折之下，则将引起严重的直肠周围间隙感染，但并不表现为腹膜炎，诊断容易误诊或延误诊治时间。直肠会阴部损伤后应按损伤的部位和程度选择不同的术式。

第二十八章

肝损伤

一、外科解剖

　　肝脏是人体最大的实质脏器和消化腺。一般长（左右径）约 25cm，宽（前后径）15cm，上下径（厚）6cm，重 1 200～1 500g。血管丰富，结构复杂，受外界暴力易损伤而破裂出血。肝脏由肝实质和一系列管道结构组成。肝内有两个不同的管道系统，一个是格利森（Glisson）系统，另一个是肝静脉系统。前者含门静脉、肝动脉和肝胆管，三者被包裹在格利森鞘内，经肝脏面的肝门（第一肝门）出入肝实质内，它们不论在肝门附近或肝实质内都走行在一起。肝静脉系统即肝内血液的流出道，它的主干及基层支位于格利森系统的叶间裂或段间裂内，收集肝脏的回心血液，经肝脏后上方的腔静脉窝（第二肝门）注入下腔静脉。还有一些短小肝静脉注入肝后侧的下腔静脉（第三肝门）。

（一）肝脏表面解剖

　　外观可分为膈面和脏面，膈面光滑隆凸，大部分与横膈相依附，其上面有镰状韧带，前下缘于脐切迹处有肝圆韧带；镰状韧带向后上方延伸并向左、右伸展形成冠状韧带，冠状韧带又向左、右伸展形成左、右三角韧带，并附着于膈肌上。在左、右冠状韧带前后叶之间，有一部分肝面没有腹膜覆盖，称为肝裸区（图 28-1、图 28-2）。肝的脏面有 2 个纵沟和 1 个横沟，构成 H 形。

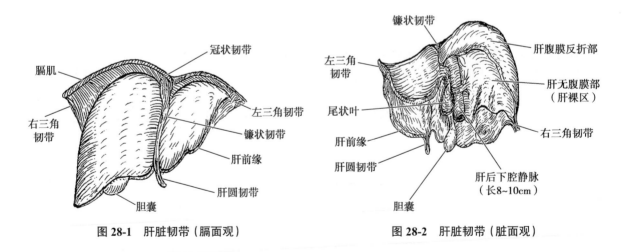

| 图 28-1　肝脏韧带（膈面观） | 图 28-2　肝脏韧带（脏面观） |

　　右纵沟由胆囊窝和腔静脉窝组成，其后上端为肝静脉进入下腔静脉处，即第二肝门所在；其后下端为肝短静脉汇入下腔静脉处，此处为第三肝门所在；左纵沟由脐静脉窝和静脉韧带组成；横沟连接两个纵沟，为第一肝门所在，在横沟右端伸向肝后方，常见一侧沟称为肝右切迹（图 28-3）。从这些沟的内容物中容易分离出门静脉、肝动脉和肝胆管的分支，同时这些沟又是肝脏分叶的脏面标志，故对肝脏手术有着重要的意义。

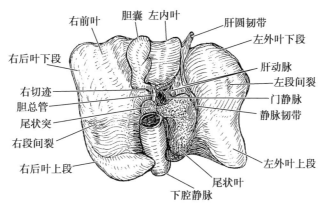

图 28-3　肝脏脏面结构

（二）肝脏的分叶、分段

现代肝脏外科手术的发展是适合在对肝脏外科手术解剖充分研究和正确认识基础之上的。早在17世纪之前，人们认为肝脏仅以镰状韧带为界，分为左、右两叶，施行肝部分切除，而不管其肝内的叶、段平面。自从采用肝内管道系统灌注法研究观察肝内血管、胆管的分布规律以来，对于肝脏的分叶、分段有了新的认识。肝脏有正中裂（Cantile 线）、左叶间裂、右裂间裂 3 个主裂；右段间裂、左段间裂 2 个段间裂，以及 1 个背裂［背裂位于尾状叶前方，将尾状叶与肝内叶和右前叶分开，起自于肝左、中、右静脉的出肝处（第二肝门），下至第一肝门，在肝上即形成一弧线］。这些肝裂将肝脏分为五叶四段，即左外叶、左内叶、右前叶、右后叶和尾状叶。左外叶和右后叶又分为上、下两段（图 28-4～图 28-6）。这种肝叶划分法，对于肝脏疾病的定位诊断和开展肝叶切除手术都具有重要意义。

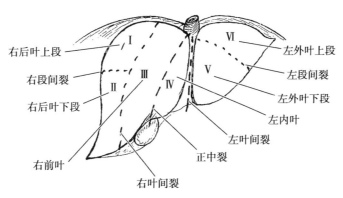

图 28-4　肝脏五叶四段分压（膈面观）

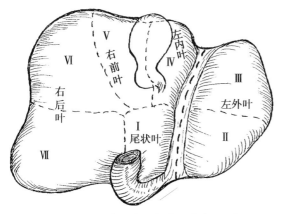

图 28-5　肝脏五叶四段分区（脏面观）

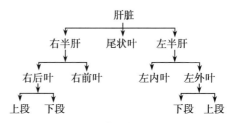

图 28-6　肝脏五叶四段划分法

临床上则以肝裂、门静脉及肝静脉在肝内分布为基础的 Couinaud 分段法，将肝脏分为 8 个典型的解剖部位（图 28-7、图 28-8）。部分国外学者认为该种分段法没有实际临床价值，在创伤治疗中，创伤治疗的决策取决于损伤的范围而非解剖学中的分段。国际肝胆胰学会（International Hepato-Pancreato-Biliary Association，IHPBA）于 2000 年通过了新的术语命名法，即肝脏分为两部分（左半肝和右半肝）、三级结构：半肝（或肝）、区、段。将对应的结构名称统　为左外区（左外叶）、左内区（左内叶）、右前区（右前叶）、右后区（右后叶）。肝中静脉走行于胆囊和下腔静脉的中间，临床上常将其作为肝右叶和肝左叶的分界线（即右半肝、左半肝的常用名）。

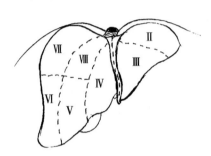

图 28-7　Couinaud 分段法（膈面观）

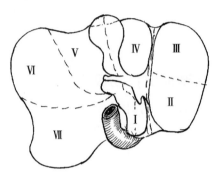

图 28-8　Couinaud 分段法（脏面观）

（三）肝脏的血管和胆管分布

肝脏的血供非常丰富，接受两套来源的血供。一是门静脉，主要来自胃肠和脾脏的血液；另一是腹腔动脉的分支肝动脉。门静脉与肝动脉进入肝脏后，反复分支，在肝小叶周围形成小叶间动脉和小叶间静脉进入肝血窦中，再经中央静脉汇入肝静脉。

肝蒂由肝十二指肠韧带及所包含的全部结构组成，但其中以门静脉、胆总管和肝动脉最为主要。肝切除术中需紧扎肝蒂，阻断肝门，达到控制出血的目的。

1. 第一肝门　门静脉、肝动脉和肝管的关系，通常是肝左、右管在前，肝左、右动脉居中，门静脉左、右支在后。这 3 种管道的分叉点或汇合点的关系为肝左、右管的汇合点最高，常埋在肝脏的横沟内；门静脉的分叉点次之；肝动脉的分叉点最低。肝固有动脉的分叉点不仅低而且显著偏右，手术时在肝外分离肝左、右动脉比较容易。在肝门处，门静脉、肝动脉和胆管分成相应的分支通过肝门处的横沟。肝右切迹、脐静脉窝分别进入左、右肝内。因此，在肝门处的横沟到左纵沟处可以分离出通向左半肝的所有血管和胆总管分支；从肝门处的横沟到肝右切迹可以分离出通向右半肝的所有血管和胆管分支（图 28-9、图 28-10）。

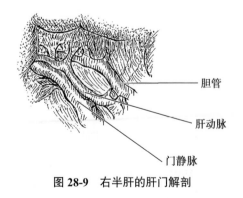

图 28-9　右半肝的肝门解剖

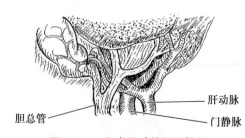

图 28-10　左半肝叶的肝门解剖

2. 第二肝门　在第二肝门处有肝左、肝中和肝右静脉，分别汇入下腔静脉。同时尚有少数左后上静脉即肝小静脉，右后上缘支肝小静脉及副肝中静脉单独开口于下腔静脉。因此，在第二肝门处，肝静脉开口可达 5 支或 6 支，故在暴露第二肝门时应充分仔细分离。肝左、肝中和肝右静脉在第二肝门 3cm 以内分别收纳肝脏的叶、段静脉支（图 28-11）。

3. 第三肝门　在腔静脉沟下部，肝右后下静脉和尾状叶静脉出肝处称第三肝门（图 28-12）。值得注意的是肝右后下静脉（又称副肝右静脉）占 20%～24%，行肝Ⅶ、Ⅷ段切除时，注意不要损伤到肝右后下静脉，否则可发生Ⅴ、Ⅵ段的肝血回流障碍。

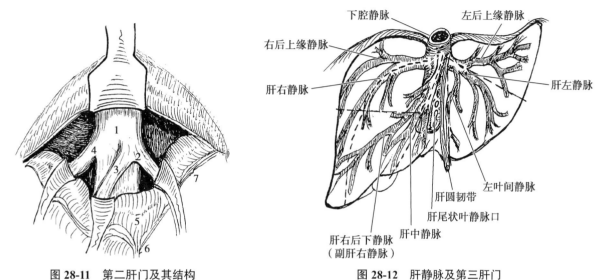

图 28-11　第二肝门及其结构
1- 下腔静脉；2- 肝左静脉；3- 肝中静脉；4- 肝右静脉；
5- 肝裸区；6- 镰状韧带；7- 左三角韧带前层。

图 28-12　肝静脉及第三肝门

4. 肝门静脉及肝动脉

（1）门静脉由肠系膜上静脉和脾静脉汇合而成，其汇合点位于胰头部和颈部交界的后方，相当于 L_2 水平。然后向右上方，经十二指肠上部之后到达肝十二指肠韧带内，在小网膜孔前方上升到肝门，分成门静脉左、右支入肝（图 28-13）。

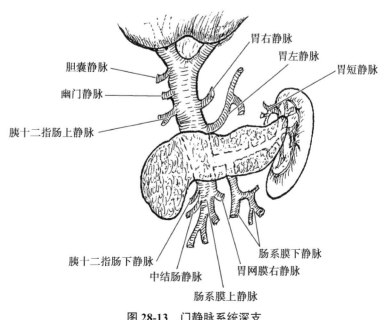

图 28-13　门静脉系统深支

（2）肝动脉由腹腔动脉发出后，贴网膜囊后壁，沿胰腺上缘向右行走，随即转向前上方，到达十二指肠球部上缘，先后分出胃右动脉和胃十二指肠动脉，以此为界，分支前的主干称为肝总动脉，分支后的主干称为肝固有动脉，在肝十二指肠韧带内与门静脉、胆总管并行（图28-14）。肝动脉在肝内的分支、分布和行径，基本上与门静脉一致，但要比后者不规则多。在肝门区肝动脉位置居浅层，手术时较易显露。虽然肝动脉约占肝血流的30%，但能给予肝50%的氧合作用，而门静脉提供约70%的肝血流量及50%的肝氧合作用。

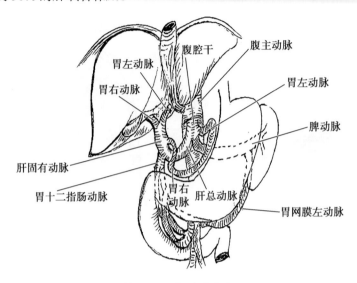

图 28-14　肝动脉分支

5. 肝静脉　肝后下腔静脉长8～10cm，部分嵌入肝实质。约70%的个体存在下腔静脉完全被肝包绕的情况。肝脏主要有3条静脉，即肝左静脉、肝中静脉、肝右静脉，肝静脉干的初始1～2cm分布于肝外，其余8～10cm嵌入肝内。约70%的患者在于靠近下腔静脉处，其中肝中静脉会与肝左静脉汇合一起汇入下腔静脉（图28-15）。肝中静脉走行于胆囊和下腔静脉之间（隔断线）的区域。沿镰状韧带的切肝操作需小心进行，以免损伤肝中静脉，影响肝左内叶的血供。

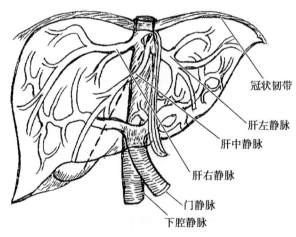

图 28-15　肝脏外科解剖

（四）膈下间隙

膈下间隙是指横膈之下、横结肠及其系膜以上的一个大间隙，肝脏居于其中（图28-16）。肝脏及其韧带将膈下区分为右前肝上间隙和右后肝上间隙，前者又被圆韧带和静脉韧带分为右肝下间隙和左肝下间隙，后者又被肝胃韧带分为左前肝下间隙和左后肝下间隙。这些间隙加上肝后上部冠状韧带前后叶之间的肝裸区，具有重要的临床意义，其中右肝上间隙和右肝下间隙为肝脏手术后膈下脓肿的好发部位。

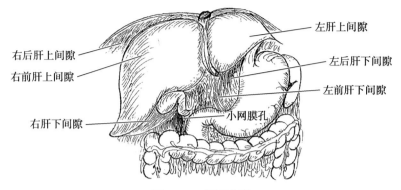

图 28-16　膈下间隙

二、基本原则

肝损伤可分为开放性损伤和闭合性损伤。前者多由锐器伤、枪弹伤和弹片伤等所致，其中霰弹猎枪造成的损伤较一般损伤严重。后者由于钝性外力，如打击、挤压、冲击伤和坠落等原因使肝脏受到直接或间接冲击导致损伤，腹壁并无破口与肝脏沟通。按病理形态分类，肝闭合性损伤又可分为肝包膜下血肿、肝破裂伴肝包膜撕裂（真性破裂）和肝中央破裂。此外，临床还有根据创伤轻重的分类法。如中山恒明的分类法（Ⅳ度分类法）：Ⅰ度，包膜撕裂肝实质伤；Ⅱ度，长<3cm，深<1cm 的轻度裂伤；Ⅲ度，长 5～10cm，深 1～4cm 的较大裂伤；Ⅳ度，伤口呈星芒状或粉碎状的爆裂伤。国内吴孟超等参照国内外学者意见提出如下肝外伤分级：Ⅰ级，肝实质裂伤深<1cm，范围小；Ⅱ级，裂伤深 1～3cm，范围局限性，含周围性穿透伤；Ⅲ级，裂伤深>3cm，范围广，含中央型穿透伤；Ⅳ级，肝叶离断、损毁，含巨大中央型血肿；Ⅴ级，肝门或肝内大血管或下腔静脉损伤。1994 年美国创伤协会提出如下肝外伤分级法：Ⅰ级，血肿即位于被膜下，<0%肝表面积；裂伤即包膜撕裂、实质裂伤<1cm。Ⅱ级，血肿即位于被膜下，10%～50%肝表面积，实质血肿直径<10cm；裂伤即实质裂伤深度 1～3cm，长度<10cm。Ⅲ级，血肿即位于被膜下，>50%的肝表面积或仍在继续扩大，被膜下或实质内血肿破裂，实质内血肿>10cm，或仍在继续扩大。肝实质裂伤深度>3cm。Ⅳ级，裂伤即实质破裂累及 25%～75%的肝叶或在单一肝叶内有 1～3 个 Couinaud 肝段受累。Ⅴ级，裂伤即实质破裂>75%肝叶或在单一肝叶超过 3 个 Couinaud 肝段受累；血管损伤即近肝静脉损伤，即肝后下腔静脉/主要肝静脉。Ⅵ级，血管损伤即肝撕脱。Ⅲ级或以下者如为多处伤，其损伤程度则增加 1 级。肝外伤的分级方法，尚无统一标准。目前认为按创伤轻重结合病理形态改变分级，多数学者认为中山恒明及吴孟超等参照国内外学者意见提出的肝外伤分级，简单实用，更有利于临床处理和判断预后。

肝脏接受双重血供，血供非常丰富，而且肝脏有产生和引流胆汁的功能，因此，肝损伤引起的后果十分严重，出血导致的失血性休克、胆汁外漏导致的胆汁性腹膜炎均可危及患者的生命。据统计，出血、感染及合并伤，在肝外伤死因中分别占前 3 位，其中大出血是肝损伤致死的主要原因。肝外伤一般都需要手术治疗，因此，肝外伤的手术时机选择十分重要，若不顾病情在伤后立即对休克患者进行手术将增加手术的危险性。但经大量输血等抗休克治疗仍不能纠正休克者，过于推迟手术时间也会导致失去手术时机。肝外伤的手术原则与一般创伤外科手术要求一致，应根据伤情对肝损伤进行清创、消灭死腔、缝合创缘和充分引流等。通常采用单纯缝合法、止血法、填充法、引流术和肝部分切除术等方法。

肝是最易受损伤的腹腔内实质器官，大部分肝损伤无须外科手术干预，介入下血管栓塞是高级别肝损伤非手术治疗的一种有效的辅助手段，尤其是增强 CT 证实患者有活动性的对比剂外渗。即使复杂肝损伤患者实施了填充等损伤控制性手术，血管栓塞仍可能是一种有效的辅助手段。损伤控制性手术彻底改变了复杂肝损伤的处理流程，每一个适宜的病例，都应尽早考虑实施该方案。填充法是对肝损伤实施损伤控制的主要方法。

稳定的肝内血肿一般不需要打开探查，但如果出现血肿持续扩大或渗血，并且单独使用填充的方法就能控制病情时，损伤控制性的填充技术就应作为手术治疗的首选方案。填充有效后即应停止手术，并将患者转入 ICU 进行持续有效的复苏。介入下血管栓塞可考虑使用，尤其在填充部位有肝实质受损的情况下。复苏有效的患者生理状态稳定时，可返回手术室进行填充物的取出。

在处理肝后损伤时，关键在于切断镰状韧带及冠状韧带，以便充分地暴露并游离肝脏，如果在肝脏前部进行压迫止血时，肝后部的出血加重。此种情况应考虑肝后下腔静脉或肝静脉有损伤的可能。因肝损伤而进行手术的患者中，约 80% 的患者通过相对简单的手术操作就可以控制病情，如局部使用止血制剂、电凝、清创缝合或引流等，约 20% 的患者，需要进行较为复杂的手术操作。能行介入下血管栓塞的复杂手术室是十分理想的治疗场所。具备标准的创伤开腹或开胸手术器械，包括脉管手术，为了显露肝后下腔静脉，常需要行正中胸骨切开，胸骨切开术的手术器械也应备齐。腹部手术应配备牵开器［如双极电垫脉管闭合系统（Liglure 设备）］、备外科头灯等。

患者采用气管插管全身麻醉，取侧卧位，上肢外展至 90°。皮肤消毒范围应包括胸部、腹部及腹股沟上、下半身体保温设备。初始切口应为腹中线剖腹切口，但这种切口对于肝后部和外侧暴露十分有限（图 28-17）。依据解剖分区及肝损伤的范围可能还需要额外的切口。

肝后外侧的损伤，为了获得更好的显露，可从原腹中线切口向右侧肋缘横向延长形成新的 T 形切口（图 28-18）。扩大了右上腹的显露范围，增加了肝后外侧的显露面积，可将纱布垫放置于肝后部与膈肌之间。

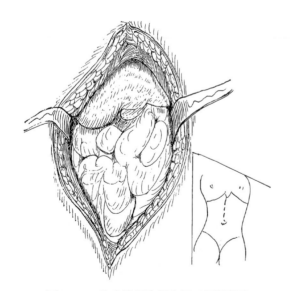

图 28-17　腹中线剖腹探查切口显露肝脏

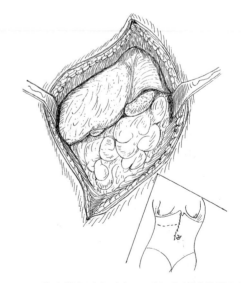

图 28-18　腹中线剖腹探查切口附加右侧肋缘横向切口

以下手术操作要通过近中胸骨切开术以获取入路（图 28-19），显露心包内的下腔静脉以进行全肝血流阻断或显露心脏放置心房 - 腔静脉转流装置。如果患者已进行了右侧剖胸术，通过联合剖胸和剖腹手术切口及袖式离断膈肌（以进行膈肌重造），可充分显露肝后部和肝后静脉的结构。严重肝损伤者，要及时确定是否能通过损害控制性填充控制病情，还需要尽量保留完整的腹壁和韧带，以确保填充有效。

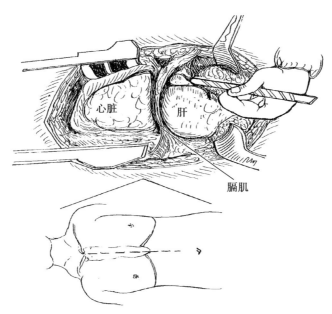

图 28-19 为了显露心包内的下腔静脉以进行全肝血流阻断或显露心脏放置心房 - 腔静脉转流装置，
需要在腹中线手术切口的基础上增加胸骨正中切开术以获取相应的手术入路

三、手术方法

（一）止血方法

进入腹腔后首先应评估肝损伤的严重程度及检查是否合并有其他脏器的损伤。开腹进入腹腔后，迅速检查肝的表面，同时用手探查镰状韧带，左、右侧肝的膈面，确认有无肝损伤，若有明显的肝损伤可以看到或触及。此时术者会有立即修补肝损伤的冲动，但请务必控制住这种冲动，若非需要紧急处理的损伤，在迅速评价和把握腹内整体损伤情况之前，止血是处理肝损伤出血的首要任务，有以下 4 种暂时止血的方法。

1. 手压止血法　手压止血是助手用手掌指紧握压迫创伤的肝（图 28-20），这是暂时控制破裂肝叶出血很好的方法。同时术者在压迫止血的手掌周围进行肝的游离操作。

2. Pringle 法　当手压迫止血法无效时，可先将无损伤血管钳穿过温氏孔，对肝门进行横向钳闭（Pringle 法），以减少入肝血流并控制出血，再将左手示指插入温氏孔联合拇指捏按肝门（图 28-21），其后可以用无损伤血管钳或 Rummel 止血带替代手部的操作。

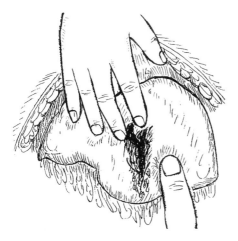

图 28-20　用手掌指压迫损伤部位可以暂时控制出血

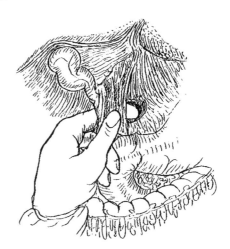

图 28-21　Pringle 法

3. 填塞止血法 在尚不明确肝是否为主要出血源时，暂时用纱垫填充是较好的止血方法，迅速用纱布垫3块，置于肝后及膈肌下，使肝向前向下移位，如果仍然不能达到暴露的需要，可离断镰状韧带及冠状韧带，使肝游离。为了快速完成此操作，可两指轻微向下按压镰状韧带处的肝，并离断此处无血管的韧带（图28-22）。在离断镰状韧带至后方时，需特别注意避免损伤第二肝门处的静脉。再将纱布"三明治样"填塞损伤肝叶的上方和下方，以达到止血的目的。

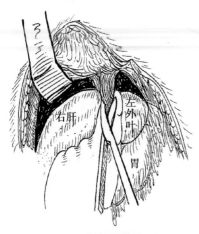

图 28-22 在离断镰状韧带时用两指轻微向下按压镰状韧带处的肝脏，并锐性离断此处无血管的韧带

有时暂时性止血措施无效，出血仍在继续。在去除技术性失误的原因，如填塞不充分或Pringle法操作有误等情况下，应考虑持续出血的以下3个原因：①填充无法控制动脉性出血，需要进行流入道的血流阻断（如Pringle法）。②虽然Pringle法阻断流入道血流，但肝的动脉性出血仍在持续，应考虑肝动脉的走行异常，应试行腹腔干以上动脉的阻断。③如果在肝背侧深部有大量的静脉血涌出，可能为肝后下腔静脉的损伤，如不能确定，可请麻醉医师暂时断开呼吸机，暂时停止呼吸，如果因胸膜腔内压降低导致出血减少，就可以怀疑。尽快切开镰状韧带，用钳夹牵拉将肝右叶小心地向左后方压迫。这种压迫可暂时控制止血，此时术者可以从容地考虑下一步操作。

4. 气囊压迫止血法 更靠近肝实质中央的创道进行创道切开探查，需要切除较多的肝组织，这将增加出血的风险，尤其是有凝血功能的患者。在这种情况下，替代创道切开探查的方法是损伤控制性地使用气囊式导管进行填塞压迫，用于食管静脉曲张的三腔双囊式导管、大号Foley导尿管或随机设计的外科手套制作的气囊均可使用。如果使用Foley导尿管，少数患者可能需要更加充分地填塞创道（图28-23）。一旦深部出血被控制，外周肝损伤应实施损伤控制性填塞，气囊需要保持在原位，直到患者的生理状况正常方可考虑再次进行手术探查拔除。此类患者应考虑实施术后血管造影。

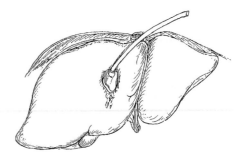

图 28-23 用气囊压迫肝实质中央锐器伤导致的出血

（二）肝裂伤修补术

1. 手术适应证 适用于：①单纯的肝实质较表浅裂伤；②分布在外周肝叶或肝段相距较远的多发性肝组织破坏较轻的裂伤；③肝包膜下血肿清除后肝实质单纯的裂伤。

2. 手术步骤

（1）控制出血和探查。进入腹腔后清除积血和血块，肝组织破口处仍有急剧出血，令助手紧握损伤肝的边缘，对准损伤肝表面，应用电凝对出血部位进行止血。应用全层吸引管头进行电凝操作效果更好（图28-24）。

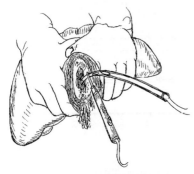

图 28-24 用手控法附加全层吸引管头电凝止血

（2）手控法电凝止血效果欠佳，可采用常温下肝门束带间歇阻断的方法控制肝动脉和门静脉，每次阻断时间一般为15～20分钟。如一次阻断不能完成操作，可放松阻断带，恢复血供5分钟左右后再行二次阻断，如此反复直至完成手术（图28-25、图28-26）。

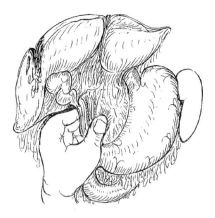

图 28-25　手指暂时控制肝门出血（Pringle 法）

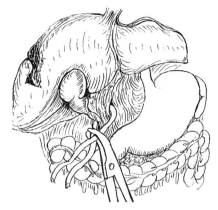

图 28-26　肝门束带间歇阻断控制出血

（3）浅表而规则的肝裂伤，应彻底清除裂口处凝血块和失活肝组织，根据有无活动性出血决定是否阻断肝门（图 28-27）。

（4）检查肝创缘，如有断裂的血管和胆管支，应用钳夹、1 号线结扎或缝扎。

（5）以 7 号或 10 号线将创缘连同被膜一起做间断缝合，缝线距创缘约 1.5cm，针距 1cm，缝线尽可能穿过裂口底部，勿留孔腔（图 28-28）。较深的肝裂伤，若裂口仍有出血（渗血）或周围组织脆弱不能直接缝合时，可在距创缘 1.5cm 处做与创缘平行的褥式缝合，而后在褥式缝合外侧间断缝合对拢伤口（图 28-29）。

（6）冲洗腹腔，肝下放置双套管引流，完成手术（图 28-30）。

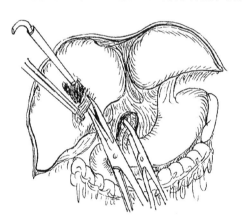

图 28-27　彻底清除失活的肝组织

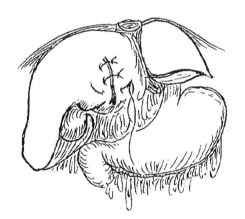

图 28-28　肝外伤间断缝合

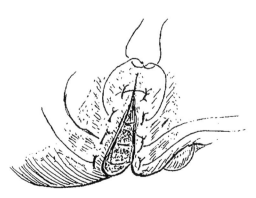

图 28-29　加固创缘抗张力缝合法

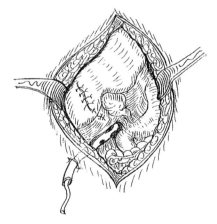

图 28-30　肝下放置双套管引流

（三）肝填塞缝合术

1. 手术适应证 适用于：①单纯肝挫裂伤，但裂口较深，单纯缝合不能止血者；②肝组织缺损较多，清除失活组织后遗留较大腔隙，对拢缝合困难者；③大量输血，导致凝血功能障碍，不适合做复杂的手术者；④两侧肝叶广泛性损伤，出血不能控制者；⑤伤情重不能耐受较大手术者；⑥受血源条件限制，不能开展肝脏复杂手术时。

2. 手术步骤

（1）开腹进入腹腔后，清除腹内积血和凝血块，检查受损部位和创伤程度，清除创缘失活的肝组织，仔细进行肝创缘止血。

（2）用大网膜或止血剂填塞加固缝合。将大网膜、明胶海绵或氧化纤维素填入肝组织缺损处，再进行缝合结扎（图28-31、图28-32）。这样处理可防止胆汁渗漏，一般采用大网膜较理想，它能较快地与肝裂口边缘愈合。

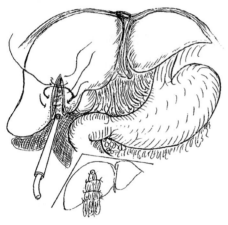

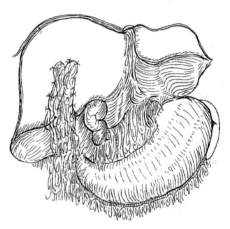

图28-31 用大网膜填塞加固缝合　　　　　　　　图28-32 大网膜填塞止血

（3）纱布填塞止血。肝严重损伤的患者，情况危急，已不允许采用其他方法处理时，可采用此法。即先将大网膜覆盖于创面，然后用干纱垫大块紧密填塞于肝破裂处压迫止血。另一端自腹壁另切口引出体外，固定于腹壁。肝损伤处放置双套管引流（图28-33、图28-34）。填塞的纱垫7～10天逐一全部取出。

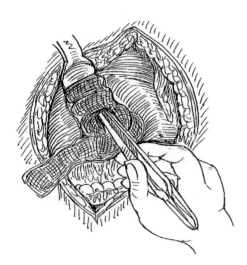

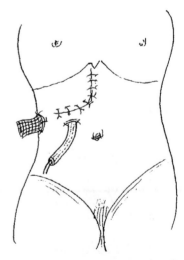

图28-33 纱布填塞止血　　　　　图28-34 纱布垫自腹壁另切口引出，腹腔双套管置于肝下引流，自腹壁另切口引出

（四）游离损伤的肝脏

1.除肝前部显露良好的损伤外，在修复前应先进行肝的游离操作，就像游离脾一样重要。游离肝左、右叶时，切断镰状韧带（图 28-35），沿横膈方向继续向上切开，以显露肝裸区部分的疏松结缔组织。然后切断左侧三角韧带，并继续切开前后的冠状韧带（图 28-36）。注意勿损伤膈下静脉而导致出血。

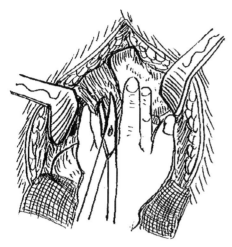

图 28-35　切断镰状韧带

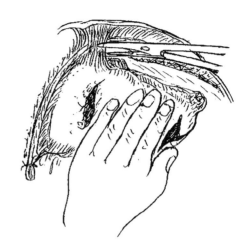

图 28-36　离断左冠状韧带

2.游离肝右叶时，要用左手把持右叶的后方，向内侧推压，此时可安全切开右侧三角韧带。然后切开冠状韧带后叶进行游离，最终将整个肝右叶翻向内侧（图 28-37）。游离肝脏要果敢，更要仔细操作。粗心的操作可导致肝静脉和下腔静脉损伤，而且靠近肝右静脉下方，流入下腔静脉的肝短静脉可能在不小心翻转肝脏时从下腔静脉撕脱，导致大出血。

3.游离肝叶既要胆大，又要慎重和仔细。要注意游离肝脏时的致命错误。在肝破裂的深部或其后方有大量静脉血涌出时，提示肝后下腔静脉损伤的可能性很大。在这种情况下游离肝脏无疑会引发灾难。术者根本无法控制，而在意识到错误之前，患者就会因难以控制的大出血而死亡。因此，当怀疑肝后下腔静脉损伤时千万不要游离肝脏。

（五）结扎血管的肝切除术

1.有经验的外科医师，行肝切除是控制深部出血的有用的方法。当看到来自深部裂伤的动脉性出血时，与其试图缝闭裂口，不如扩大创口去寻找隐藏的动脉出血

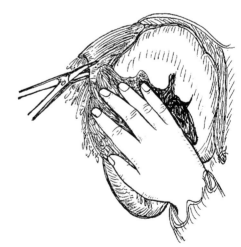

图 28-37　将肝右叶翻向内侧

源。应用 Pringle 法控制肝之后，用电刀切开肝被膜扩大切口，然后用手指或阻断钳钝性金属器具破坏肝实质，即展开深部的损伤部位，用窄条拉钩确保视野。用这种方法将肝实质用手破坏，以显露血管或胆管等管状结构，可用结扎、缝扎或全层止血钳夹后切断，逐渐进展到深部的出血源进行止血。有明显出血的血管均采用缝扎等处理，可防止结扎线滑脱（图 28-38）。如果用全层止血夹，对每个管状结构均行双重钳夹防止滑脱，有时肝内的较大静脉需要应用 5-0 血管缝合线进行侧壁缝补。

2.结扎血管的肝切除术在实际操作中，远非书中理论描述的那样简单，会导致大量出血，而且

耗时长并可能导致较大的肝内胆管或血管的医源性损伤，只有在已经掌握患者的基础情况及患者能耐受额外出血等情况下才能应用。如果对肝创伤的治疗经验不足，可选择更为简单的肝缝合术。切记结扎血管的肝切除术，说起来容易做起来难。

3. 在完成手指破坏法肝切除术和血管结扎处理后，肝创面遗留很大的孔腔，可采用大网膜填塞，适用于肝深部裂伤缝合术，有助于止血。如果患者情况允许或时间充裕，沿无血管区将大网膜从横结肠游离，通常利用右侧较好的部分，将其纵向切断至胃大弯侧，翻转网膜向上填充至损伤的肝脏，将其缝合数针松弛地固定于肝实质上。另一种方法是将带蒂大网膜紧紧充填于肝裂口中，然后在大网膜上方松散缝合以对合损伤的肝（图 28-39）。也有学者采用大网膜进行填充肝挫伤的巨大缺损而不采用大块盐纱布垫等其他压迫材料。

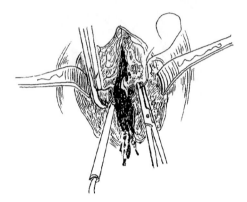

图 28-38　缝合结扎出血明显的血管

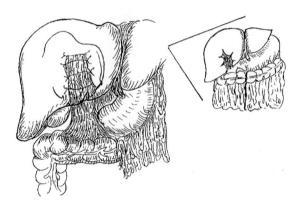

图 28-39　将带蒂大网膜紧紧填充于肝裂口中，再松散缝合以对合损伤的肝

（六）不规则肝切除术

肝切除术是指按解剖分叶行规则性肝段切除术，因其止血彻底，流行于 20 世纪 60～70 年代。近年来在急诊条件下行肝切除术，病死率高达 43%～59%。Smith 收集 20 世纪 70 年代后期 5 082 例肝外伤资料，其中 7.5% 的病例行肝切除术，但切除术后病死率为 52.5%。因此，目前多数学者主张行不规则肝切除术，是指清除外伤造成的失去活力或脱落、毁损的肝组织碎块及部分肝叶、肝段，并直接在创面上止血。

1. 手术适应证　适用于：①当肝脏某部分有严重挫裂伤或损伤肝内较大的血管，不能用一般的手术方法止血者；②肝左叶或肝右叶的实质大块毁损者；③局部肝组织创伤后缺血坏死或肝组织血管不规则破碎者（星状破裂）；④为显露和修补肝后腔静脉所必须者；⑤术中其他止血方法失败者。

2. 手术步骤

（1）开腹后立即用手指捏住肝十二指肠韧带，暂时阻断肝脏血供，然后用肝门控制带结扎肝蒂，清除积血，探查确定损伤肝的切除范围，将肝周韧带迅速游离。

（2）如果肝叶大部分受损且出血很多，最好的办法是进行切除性清创术。让助手用手指挤压预定切除部位周围的正常肝实质。将电刀开到最大，在损伤部位稍外侧的正常肝组织划定切除术。必须在损伤组织的外侧切除，此处的血管尚未回缩入肝内，方便缝扎止血。绝对不要在损伤部分切除，这是进行切除性清创术的关键所在。

（3）采用手指破坏法（手指"捻面包"法），沿预定切除线结扎，切断断面上的血管。分离过程中遇到的管状组织都要仔细结扎。有时外伤的肝组织和正常的肝组织之间有少许的肝组织（肝桥）相连，这类患者只要用手指钝性折断"肝桥"，并妥善止血即可。切除性清创最简单的例子是紧贴镰状韧带左侧切除肝左外叶进行切除性清创（图 28-40～图 28-42）。

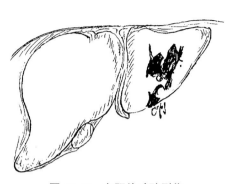

图 28-40 左肝外叶碎裂伤

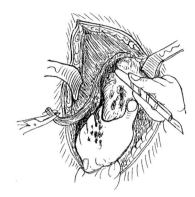

图 28-41 紧贴镰状韧带行清创性左外叶切除术

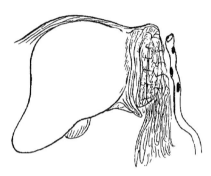

图 28-42 肝断面彻底止血后，用带蒂网膜覆盖肝断面，再缝合固定，放置引流管

（4）右肝严重碎裂造成大量失活组织的患者，在考虑肝脏解剖图特点的基础上，尽量保存正常的肝组织。此时的创口难以对拢缝合，不必勉强，将创口周边能缝合对拢的尽量缝合，剩下的部分裸露创面仔细缝扎止血后，放置适当引流即可（图 28-43、图 28-44）。也可用带蒂网膜覆盖于创面。

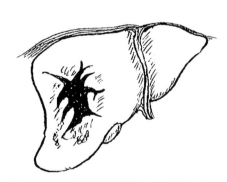

图 28-43 右肝严重碎裂造成大量失活组织

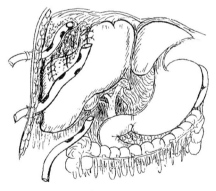

图 28-44 行肝裂伤部分缝合，充分引流

（七）近肝静脉损伤的手术

近肝静脉损伤是指肝静脉主干与肝后下腔静脉发生的损伤。由于肝后区解剖部位特殊，处理困难，迄今近肝静脉损伤仍是肝脏外科领域中最棘手的问题之一。此类损伤少见，在肝外伤中仅占10%，但非常严重，病死率很高。尽管随着院前救治的进展，使越来越多的危重伤者能够进到急诊室，但近肝静脉的病死率仍高达60%～100%（平均83%）。近肝静脉损伤可引起致命性大出血，这些大静脉壁薄，而且有的部分被肝组织包绕，手术与修补均很困难，加之肝后的解剖位置深在，不易暴露，若行直视下的手术操作反而导致更剧烈的出血，并有发生空气栓塞的危险，若行盲目止血，则可能加重损伤。在西方国家，除枪伤外，钝性损伤病死率高于肝穿透伤，其原因主要为钝性肝损

伤伴近肝静脉损伤。在国内严重钝性肝损伤患者合并近肝静脉损伤者不少见。据资料分析，肝右静脉损伤占 85% 左右，肝中静脉损伤次之，肝左静脉损伤的发生率很低。肝后下腔静脉损伤多由肝静脉主干的撕裂伤累及导致。由于部位深和出血凶猛，探查时常难以明确伤情。阻断第一肝门后出血不减少，翻动肝脏时出血加剧，但将破裂的肝脏挤向后上方可使出血减少，这是诊断此类损伤的主要线索。处理十分困难，关键是必须先控制出血，才能进行相应的处理，这个虽有简繁下____的多种控制出血的方法，但没有一种能适合所有的伤情，只能根据具体情况、术者的经验和手术设备情况进行选择。

1. 直接指压控制法　是处理近肝静脉损伤时常用且简单有效的方法。若术中控制肝门止血无效或上下牵拉肝脏时出血立即发生，则提示近肝静脉损伤，此时，先行肝后填塞止血，但大的损伤止血填塞无效，仅为准备行其他手术前的辅助止血措施。不过少数情况下在破裂肝底部能看到静脉破口并能用手指压迫止血，待改善显露后即可用无损伤侧壁钳（Satinsky 钳）夹住破口，然后用 6-0 不可吸收聚丙烯线连续缝合修补，再处理肝裂伤。若静脉破口小不用上 Satinsky 钳，直接手指压迫修补即可（图 28-45）。这种方法最简单但使用机会不多。若第二肝门出血剧烈，填塞后，尽快采用胸腹联合切口，剪开膈肌达下腔静脉，充分暴露第二肝门和肝裸区，在直视下控制大血管的裂口，可用 Satinsky 钳夹住腔静脉裂口（图 28-46），缝合裂口，若伴有肝叶严重挫裂伤者可切除相应肝叶。近年来采用右肋缘下切口，指压控制血管裂口并修补获得成功。

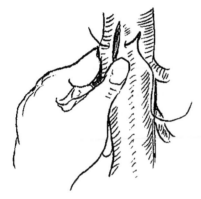

图 28-45　手指压迫控制缝合法

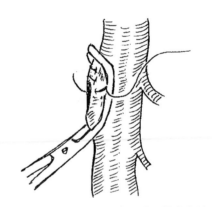

图 28-46　Satinsky 钳夹住破口缝合修补

2. 间接指压控制法　阻断第一肝门，同时令一助手用手指紧贴膈下（如已开胸则在膈上），将下腔静脉挤向内后方（图 28-47）。另一助手同法将肝下下腔静脉挤向脊柱（图 28-48）。即可从该两处阻断下腔静脉，即时出血减少，迅速通过肝破裂口找到下腔静脉损伤处，无损钳夹修补。此法比第1 种方法适用范围广，快捷和无须特殊设备器材是其优点。

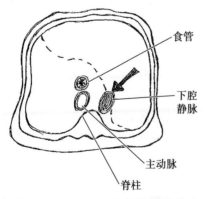

图 28-47　在横膈平面，将下腔静脉挤向内后方

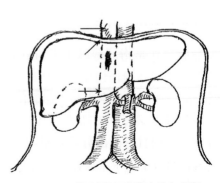

图 28-48　将肝下下腔静脉挤向脊柱

3. 网膜填塞法 由于静脉破裂，大多是肝实质裂伤的直接延续（图 28-49），且下腔静脉和肝静脉主干的压力不高，有时可通过直接填入带蒂网膜，将裂口挤拢缝合的方法止血（图 28-50）。此法适用于静脉裂口不大，挤拢肝脏裂口出血明显减少的患者。

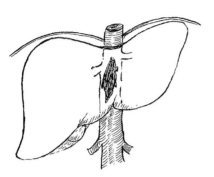

图 28-49 肝实质裂伤损伤下腔静脉

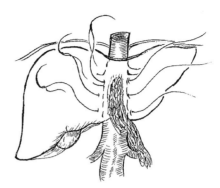

图 28-50 网膜填塞法缝合

4. 下腔静脉 - 右心房置管分流法 切开心包，经右心耳戳孔插入粗 Foley 导尿管（预定留置右心房处，事先做好侧孔）至胃静脉开口上方，用止血带将心包内下腔静脉勒紧到导管上，用生理盐水充盈管的气囊，同时阻断第一肝门（图 28-51），或从肝下下腔静脉切开向上置入导管到右心房，在导管末端需要用一缝线系住以便导管能顺利取出。用止血带从肝上（膈上或膈下）及肝下勒紧下腔静脉于导管上，同时阻断第一肝门（图 28-52）。

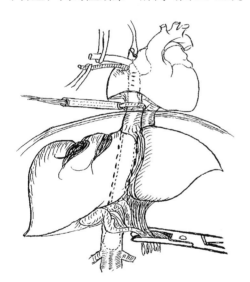

图 28-51 从右心房置管进入下腔静脉分流

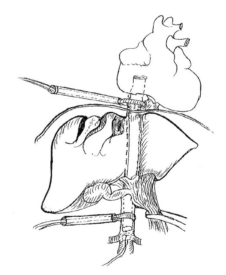

图 28-52 从肝下下腔静脉置管到右心房进行分流

出血停止后，通过肝脏裂口或切除破碎的一侧肝组织，显露下腔静脉裂口，用 Satinsky 钳夹住静脉破口后，用 6-0 不可吸收缝线缝合修补（图 28-53）。分流法在控制出血的同时，能维持下腔静脉和胃静脉的回流，对血流动力学影响较小，理论上是合理的，但手术操作复杂，创伤性较大，实际效果并不理想，患者大多死于手术中或手术后早期，因此应用价值有限，尤其不能用于条件受限或基层医院，而此类危重伤患者一般不能转院。

5. 全肝血流阻断法 相继阻断膈肌段主动脉，第一肝门及上、下端下腔静脉（图 28-54），在无血的情况下，显露、修补破损的静脉，同时处理肝静脉。总阻断时间越短越好，但不应超过 30 分钟，恢复血流时，按相反顺序逐一撤除阻断钳或阻断带，此法对患者打击也相当大，当选择直接指压控制法、间接指压控制法和网膜填塞法等简单的方法不能有效止血时，选用本法也是有一定可行性的。

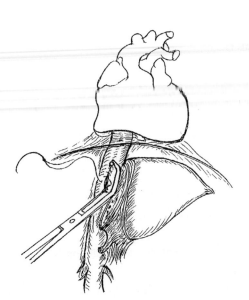
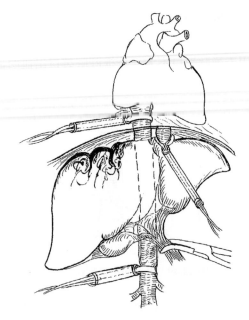
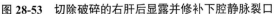

图 28-53　切除破碎的右肝后显露并修补下腔静脉裂口　　　　　　**图 28-54　全肝血流阻断法**

四、讨论

进入腹腔后首先应评估肝损伤的严重程度及检查是否合并其他脏器损伤，严重肝损伤患者需尽早确定是否能够通过损伤控制性填塞控制病情，还需要尽量保留完整的腹壁和韧带以确保填塞的有效性。充分显露肝脏是处理严重肝损伤的关键。

1. 肝裂伤缝合术　　肝裂伤缝合术是肝外伤的基本术式，绝大部分肝外伤可以通过清创、止血、缝合和引流获得痊愈。①进腹探查时，若肝表面无明显损伤，应考虑中央破裂的可能。用手轻触摸肝脏，在凹陷或变软组织进行局部或胆总管穿刺，如有血液即可证实。②肝裂伤断面显露出来的尚未离断的血管和肝内胆管，应予以钳断并结扎，以免断端回缩后结扎困难，造成出血或胆漏。③由于肝组织的脆弱，结扎缝合时应缓慢拉紧，以免缝线割离肝脏。若创口较大，缝合时有张力或创缘出血不易控制，可行加固创缘减张缝合。④如有较大的肝内胆管损伤，为了防止胆漏或胆汁性腹膜炎，在处理创面时要仔细寻找并将其修补，同时应切开胆总管留置 T 管引流，以降低胆管内压力。

2. 肝损伤填塞术　　用纱布垫填塞是处理肝损伤时的一种简便、快速的方法，是大多数情况下有效的止血方法，虽然可达到止血目的，但它们是不可吸收的异物，刺激性大，更由于压迫邻近组织，易造成局部缺血、坏死和粘连或感染、继发出血等。因此，用纱布垫填塞并非十分必要。但笔者认为必要时可考虑使用。通常利大于弊。创口填塞最好取带蒂网膜作为填塞材料，它不仅能消灭死腔，还可使新生血管长入缺血的肝组织以建立侧支循环。在做填塞止血之前，应彻底清除失活的肝组织，尽量减少术后感染因素。

3. 肝清创部分切除术

（1）如果肝叶大部分受损出血很多，最好的方法是进行切除性清创术。将电刀调到很大，在损伤部位稍外侧的正常组织划定切除线，必须在损伤组织的外侧切除，因此处血管未回缩，便于结扎处理，切勿在损伤部分进行切除，这是进行切除性清创术的关键所在。

（2）行肝切除时必须要有良好的显露，Ⅷ段肝组织损伤，伴肝右静脉损伤者，可考虑做胸腹联合切口。

（3）肝创面止血困难者，需要结扎肝动脉或门静脉分支。肝动脉结扎术并不常用，但仍然是一项有用的技术（笔者处理较重的肝损伤时，90%左右均行肝固有动脉结扎）。患者有明显的肝硬化或肝脏各支持的韧带已被切断者，要慎用肝动脉结扎。根据出血的部位及试行阻断结扎动脉后的止血效果决定结扎肝动脉平面（部位），选择结扎肝总动脉、肝固有动脉或一侧的动脉，显得更加重要（图28-55）。结扎肝总动脉最安全，但止血效果差，双侧出血需要结扎肝固有动脉，但对肝功能影响较大，结扎肝左或肝右动脉对结扎的一侧肝损伤止血效果最肯定，对肝脏的功能影响也较小。结扎肝动脉对功能影响明显，可表现为低蛋白、低血糖、转氨酶升高及凝血酶原时间延长，有肝功能储备不足的患者尤为明显，因此有明显肝硬化者慎用肝动脉结扎止血。

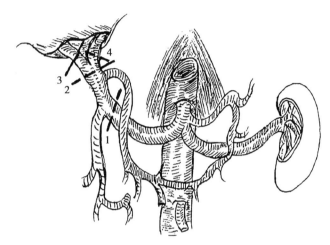

图 28-55 虚线示在不同的平面结扎肝动脉
1-肝总动脉；2-肝固有动脉；3-肝右动脉；4-肝左动脉。

（4）肝实质失活或者无法用缝合及肝周填塞控制的持续性出血，可实施非解剖性肝切除及不规则性肝切除术（肝外伤清创性肝切除）（图28-56），清除肝碎裂的失活组织后，其断面内的血管或胆管分支应仔细缝扎或使用双极电热脉管闭合系统在无明显出血或渗血后，肝切缘可行间断8字形缝合拉拢（图28-57），条件适当时肝断面缝合处可覆盖网膜。

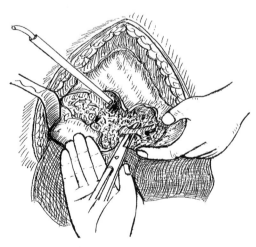

图 28-56 肝右叶的Ⅳ级严重伤，实施非解剖性肝切除术，将主要血管及胆管逐一离断结扎

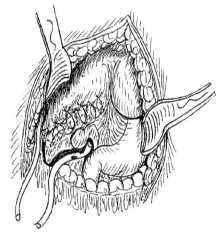

图 28-57 非解剖性切除部分肝右叶后，切除后的创缘行间断8字形缝合拉拢右肝，肝下放置引流管（以负压引流管为宜）

（5）为控制肝深部撕裂伤的出血，可以直接修剪缝扎主要的出血点，在局部裂口内使用止血制剂，然后再使用0号丝线，大号钝尖肝针深层无张力8字形缝合修补肝破碎裂口（图28-58、图28-59）。

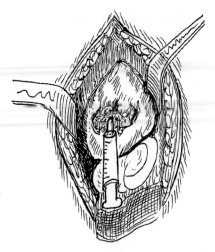

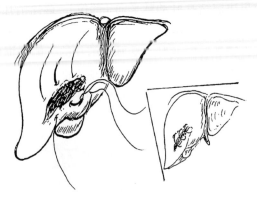

图 28-58　清除肝破碎失活组织后，缝合前在
破口内注入适量的止血制剂

图 28-59　深层肝裂伤无张力 8 字形
缝合以控制出血

（6）大范围的肝实质损伤，通常是由严重的钝性暴力或高能量的枪弹伤导致，此类伤情进行深层缝合通常无效，在这种情况下，可用其他方法进行止血，包括肝周填塞、肝切除、肝动脉结扎、全肝血流阻断和右心房 - 下腔静脉转流等，生理功能严重紊乱、伤情复杂的患者，通常不能很快选择确定性的止血方法，此时应尽早实施损伤控制性观念进行肝周填塞，填充技术非常重要。完整的肝韧带能增加填塞的有效性，不宜常规离断。也可使用局部止血产品，但填塞主要还是依赖纱布垫。怀疑肝后静脉出血，应向后压迫，使其压力传递到下腔静脉，而不是在肝后放置填塞，为了避免再次手术移出纱布垫时导致包膜处的肝表面出血，可在包膜撕裂处的表面、填塞物下方放置一层可吸收性生物网片。在移除填塞物后，该网片可以永久保留（图 28-60、图 28-61）。这种方法降低了移除纱布所造成的再出血风险。

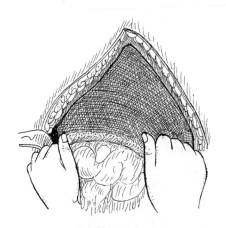

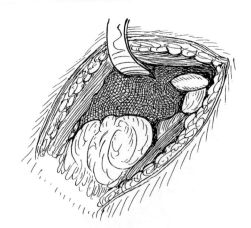

图 28-60　用可吸收性生物片放置于肝表面、
填塞纱布的下方

图 28-61　纱布填塞覆盖于肝周生物网片上，
待伤情稳定后移除纱布，将网片留存

4. 近肝静脉损伤的手术

（1）肝后下腔静脉和肝静脉是低压系统，封闭和填塞常能奏效，因此最好的策略不是试图修补，而是封闭创伤。肝后下腔静脉损伤导致的大出血，通常是在正常封闭该系统的解剖结构遭受破坏的基础上发生，这些解剖结构由围绕肝裸区、悬吊肝的韧带（即右三角韧带、冠状韧带），以及右侧横膈膜和肝后下腔静脉构成。

（2）肝损伤的深部、背侧或其周围出现汹涌的静脉出血时，应考虑肝后下腔静脉或肝静脉损伤。

这种损伤不常见，但通常短时间就可导致严重后果，患者常因大出血死于手术台上，技艺高超的外科医师也常有回天乏术的挫折感。

（3）肝后下腔静脉是腹腔中最难显露的血管，在无法控制出血前很难显露及评价损伤的程度，经典方法是右心房-下腔静脉分流图示（图28-51～图28-54）。但在实践操作中很少用到。因为即使经验丰富的外科医师，采用右心房-下腔静脉分流术，也常以失败告终。

（4）肝后下腔静脉损伤常规处理方法是：①不要处理局限的腹膜后血肿，不要试图游离肝和切开腹膜后血肿，应先处理其他损伤。②如果汹涌的出血来自肝深部的实质裂口，要填堵出血的裂口。③如果出血来自肝后方，首先要确认出血是否真正来自肝后方排除出血来自肝下方的情况。肝下下腔静脉（肾旁节段和肾上节段的下腔静脉）可显露进行直接修补。虽然手术很难，但止血操作是可行的。④在胸腹部贯通伤的患者，如果有右侧膈肌裂口出血并流向胸腔，可能掩盖肝后下腔静脉损伤。闭锁裂孔，不要游离肝。⑤如果右三角韧带或冠状韧带已破裂，应该迅速对该部位进行填塞止血。如果部分韧带破裂，可在填塞的基础上进行这些封闭结构的修补（修补肝周主要韧带）。如果固定韧带受伤严重，多伴有严重肝损伤，通常在填塞止血之前死亡。

复杂的肝后下腔静脉损伤，如果没有其他更好的方法，可考虑右心房-下腔静脉转流术，但操作复杂、耗时较长，除抗休克治疗不能中断外，麻醉和呼吸的管理十分重要。只有在非常特定条件下，即需两组非常熟练的外科梯队，同时进行胸腔和腹腔的操作，有必需的设备，而且开始操作时，出血必须得到暂时控制，即便手术获得成功，也不能完全阻止出血。手术团队的经验和实施分流术的时机是决定手术结果的重要因素。在患者恶化为凝血功能障碍和严重的低体温之前需尽早考虑是否实施转流术。

第二十九章

肝外胆管损伤

一、外科解剖

肝外胆管由肝左、右管，肝总管，胆囊和胆总管组成。

（一）胆囊

胆囊是呈梨形的囊状器官，长 10～15cm，宽 3～5cm，容量 40～60ml，可储存和浓缩胆汁。在正常情况下，它借疏松结缔组织附着于肝脏面的胆囊窝内，其下面覆以腹膜，通过疏松结缔组织容易将胆囊从肝剥下，但胆囊炎症时，粘连重，常不易分开。胆囊的上方为肝，下后方为十二指肠及横结肠，左为幽门管四部（图 29-1）。体部位于底与颈之间，伸缩性较大，颈部弯曲且细，位置较深，其起始部较膨大，形成 Hartmam 囊（Hartmam 袋），胆囊结石多停留于此囊中。胆囊管长 2.5～4.0cm，一端连于胆囊颈，另一端成锐角与肝总管汇合为胆总管。胆囊的变异不多见，偶有双胆囊、中隔胆囊、二裂胆囊、憩室胆囊，肝内胆囊和系膜胆囊等。胆囊的动脉称为胆囊动脉，常于胆囊三角（Calot 三角）内起自肝右动脉。胆囊三角由胆囊管、肝总管和肝下面三者组成（图 29-2）。在施行胆囊切除及胆管手术时，胆囊三角有重要的临床意义。

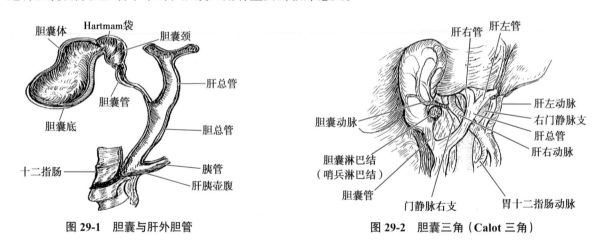

图 29-1　胆囊与肝外胆管　　　　　　　图 29-2　胆囊三角（Calot 三角）

（二）肝管、肝总管

1. 肝管　肝右管、肝左管在肝门处汇合成肝总管。肝右管起自肝门的后上方，较短粗，长 0.8～1cm。肝右管与肝总管之间的角度较大，约 150°。肝左管横部位置较浅，横行肝门左半，长 2.5～4.0cm，与肝总管之间的角度较小，约 90°。

2. 肝总管　长约 3cm，直径 0.4～0.6cm。其上端由肝左管、肝右管合成，下端与胆囊管汇合成胆总管。肝总管的前方有时有肝后动脉或胆囊动脉越过，在施行肝和胆道手术时应注意。

（三）胆总管

胆总管的长度取决于胆囊管汇入肝总管部位的高低，一般长 7～8cm，直径 0.6～0.8cm，若其直径大于 1cm，可视为病理状态（胆总管下端梗阻等）。胆总管壁具有大量弹性纤维组织，因此结石等梗阻时可扩张至相当粗的程度（有时可达肠管粗细）而不破，仅在结石压迫引起肠壁缺血坏死时才导致穿孔。

胆总管的分段与毗邻关系：①十二指肠上段（第一段）长约 2cm；②十二指肠后段（第二段）长约 1.5cm；③胰腺段（第三段）长约 3cm；④十二指肠壁内段（第四段）长约 1.1cm（图 29-3）。

（四）肝管与对应门静脉支的位置关系

49% 的左外下段肝管经肝门静脉左支矢状部左份深面上行至角部深面，与左外上段肝管汇合成左外叶肝管。肝左管主要引流左半肝的胆汁，右前叶肝管由右前上、下端肝管汇合而成，大部分走行于肝门静脉右前支根部左侧或深面。右后叶肝管由右后上、下端肝管汇合而成，大部分位于肝门静脉右

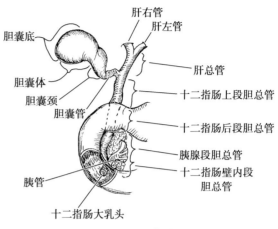

图 29-3 胆总管的分段

后支上方，肝门静脉右支分叉处或肝门静脉右前支起始部深面，至肝门静脉右支的前上方与右前叶肝管合成肝右管。肝右管主要引流右半肝的胆汁。尾状叶肝管可汇入肝左管、肝右管或肝左、右管汇合处，但以汇入肝左管为主（图 29-4）。尾状叶胆汁的这种混合性引流特点，导致肝门区胆管癌常侵袭尾状叶，故该区胆管癌的根治应考虑切除尾状叶。

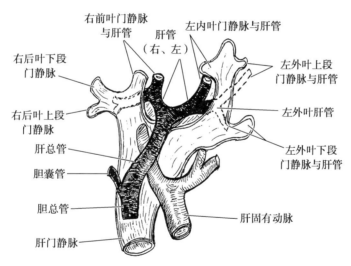

图 29-4 肝管与对应门静脉支的位置关系

二、基本原则

肝外胆管损伤按致伤原因大致分为创伤性胆管损伤和医源性胆管损伤，后者占绝大多数。本章仅介绍创伤后的首次手术及有关注意事项，关于术后胆管狭窄的处理方法不在本章讨论，请参阅有关文献专著。

（一）创伤性胆管损伤

创伤性胆管损伤少见，常发生于交通事故、坠落伤、挤压伤、锐器刺伤等，多为复合伤，如肝内胆管损伤多伴有肝外伤，肝外胆管损伤多伴有十二指肠、胰腺损伤等。

（二）医源性胆管损伤

因腹部手术、介入、穿刺治疗等导致的胆管损伤，绝大多数发生于胆囊切除术，少数发生于胆道探查术、胃大部切除术、肝切除术，也可发生于十二指肠手术、胰腺手术、肝动脉栓塞及动脉结扎术（肝外伤结扎止血）。肝移植可并发胆管缺血性损伤，肝癌射频消融可导致胆道热损伤等。胆囊切除术导致的胆管损伤，最常见的部位是胆囊管与肝总管汇合处。

1. 损伤原因

（1）解剖变异：肝外胆管最常见的变异是胆囊管汇入胆总管的位置，胆囊管可在肝门部高位汇入肝总管，仅 25% 肝左、右管缺如，肝右前叶和右后叶胆管可直接汇入肝左管，胆囊管可能紧贴肝总管并行一段距离后低位汇入肝总管。有时胆囊管很短，术中极易将胆总管误认为胆囊管结扎切断。若术中对这些异常解剖辨认困难，可行术中胆道造影。肝动脉变异也常见，发生率超过 20%，最常见的是肝右动脉起自肠系膜上动脉。该变异血管走行于门静脉右侧、胆总管后外侧，在胆囊颈处紧贴胆囊管，在处理胆囊管时容易发生损伤，若损伤该血管造成术中出血，慌忙采用钳夹或缝扎，则会导致胆总管损伤。另外，副肝管也是常见的解剖变异，出现率达 20%。发生副肝管损伤的概率取决于其在肝外开口的高低，开口越低，越容易损伤，开口于胆囊者，则肯定被切断，因此在解剖胆囊三角时，对辨认不清的管道结构不能轻易切断（图 29-5～图 29-11）。

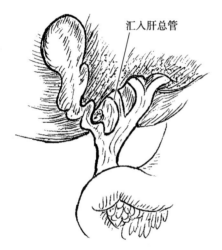

图 29-5 副肝管汇入肝总管

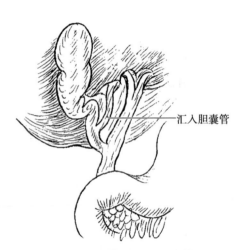

图 29-6 副肝管汇入胆囊管

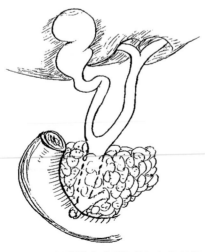

图 29-7 胆囊管在球后下缘汇入肝总管

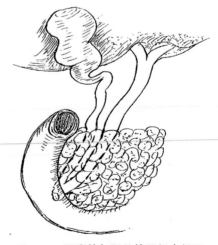

图 29-8 胆囊管与胆总管平行走行至近十二指肠乳头处汇合

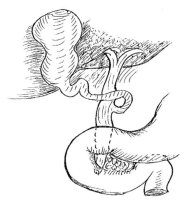

图 29-9　胆囊管经前方至左侧汇入肝总管

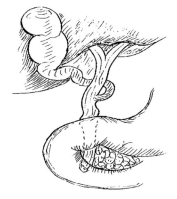

图 29-10　胆囊管经后方至左侧汇入肝总管

（2）病理改变：炎症病理因素导致肝门解剖严重异常改变，增加手术难度。如急性胆管炎可导致肝门区和胆囊三角严重水肿粘连、组织脆弱。慢性胆囊炎可导致胆囊三角纤维化、胆囊萎缩致密粘连。此时若强行解剖，很容易导致胆管损伤。这种情况下，胆囊部分切除是最安全、最明智的选择，若为腹腔镜手术应果断中转开腹。

（3）技术因素：技术失误是发生胆管损伤的主要原因，常见的情况是将肝总管或胆总管误认为是胆囊管处理，无论是开腹胆囊切除术，还是腹腔镜胆囊切除术均可发生。为此有学者主张术中常规经胆囊管插管行术中胆道造影，或术中清楚地显露胆囊管与肝总管的汇合

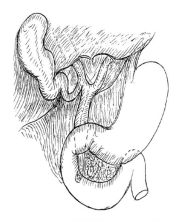

图 29-11　胆囊管汇入肝右管

处，以避免胆管损伤。但国内外有丰富经验的肝胆外科医师认为，在绝大多数情况下，这种预防措施是没有必要的，而且上述解剖过程本身就容易导致胆管误伤。当胆囊三角呈致密纤维状时，不要强行分离，行胆囊部分切除才是安全、明智的选择。

2. 处理原则　包括：①肝损伤通常伴有胆道系统损伤，但与出血相比，胆汁漏无须优先处理。如何进行胆道系统损伤的损伤控制性手术或确定性修补术，破裂的胆囊可以修补、引流或切除。根本的解决方式是进行胆囊切除术。但有凝血功能障碍时，从损伤的肝上摘除胆囊并非明智的选择，此时用可吸收缝线对破裂部位进行单纯缝合，或采用胆囊引流管从破损部位插入胆囊，外加荷包缝合固定进行外引流更为合适。②胆总管损伤以恢复胆管的完整与畅通为目的。手术时机的选择原则上尽可能在最短时间内进行，术中发现胆管损伤应即刻修补，术后近期发现也应尽早手术处理，若并发腹膜炎，则需行腹部及胆管引流，待炎症控制 3 个月后再手术处理。③新鲜胆管损伤可直接修补或重建，陈旧性损伤已形成瘢痕狭窄者，可根据损伤部位和范围进行修复、成形、重建。为防止再狭窄，应避免在胆管瘢痕上进行缝合。需要用正常管壁，并尽量使胆管吻合口无张力；宜用可吸收无创缝线，如 4-0 或 5-0 可吸收缝线。④胆肠吻合一般不需要放置 T 管，而胆管修补或对端吻合则需要 T 管支撑、引流，从胆管另开口引出。

三、手术方法

（一）创伤性胆管损伤

1. 胆囊破裂修补引流术　腹部闭合伤导致胆囊破裂几乎都伴有肝挫裂伤、胆囊破裂，应根据胆囊的情况进行处理。若破裂伤口不严重，可行修补加插入引流管道胆囊外加荷包缝合固定（图 29-12～图 29-14）。若胆囊破裂重，应切除胆囊。

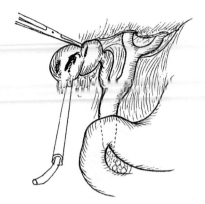

图 29-12　胆囊底及胆囊体处破损 3 处

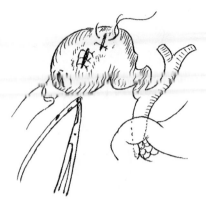

图 29-13　间断缝合修补胆囊破口

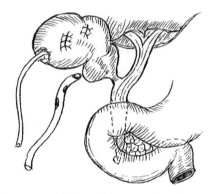

图 29-14　在胆囊底部破口处置入适当引流管，缝合，注入生理盐水冲洗不漏水后在肝下放置引流管

2. 胆总管损伤修补术

（1）外伤导致胆总管破裂者，应在裂口上方或下方另做切口置入 T 管，确保 T 管两端的长度超过裂口长度以便于支撑，再进行修补，切忌利用裂口放入 T 管，以免日后形成狭窄（图 29-15）。T 管应留置半年以上，胆管纤细者，留置时间应更长。

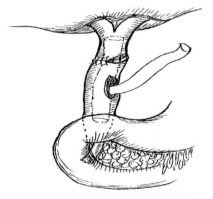

图 29-15　置入 T 管，修补胆总管

（2）胆总管完全断裂，多发生在胆总管进入十二指肠后方处，十二指肠后段胆总管，其远端常缩入下方不易寻觅，需要剪开十二指肠外侧腹膜，将十二指肠降部翻向内侧在肠和胰腺之间寻找。若找不到可切开十二指肠，经 Vater 壶腹插入胆道探条作为引导便能找到，断裂两端修整后置入 T 管支架做对拢吻合（图 29-16～图 29-19）。T 管应放置 9～12 个月。若有胆管缺损、对合困难，不能勉强吻合。可缝闭远端断端，做胆总管（或肝总管）空肠 Roux-en-Y 吻合。若因伤情困难严重或技术力量不足无法一期完成者，可行胆总管内置管引流，待 3～4 个月后再做修复性手术。

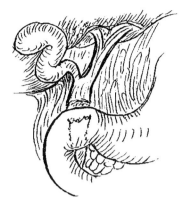

图 29-16　十二指肠后段胆总管损伤

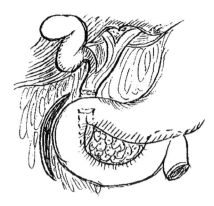

图 29-17　剪开十二指肠外侧腹膜（Kocher 切口）

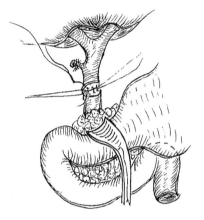

图 29-18　对断裂的胆总管行端端吻合术

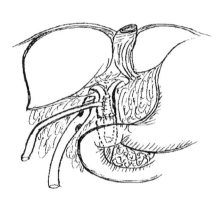

图 29-19　从破口上方剪开胆总管，放置 T 管超过破口，修补破口

（二）医源性胆管损伤

1. 缝合修复术　术中发现的胆道损伤，修复术可根据损伤的范围及局部病理改变选择，较小的胆管损伤，若无组织缺损伤者，可行创缘对拢缝合，选择合适的 T 管引流即可；胆管壁纵向长度不超过 1cm 的缺损伤，也考虑用 5-0 可吸收缝线做横向间断缝合，选用合适的 T 管引流。T 管应在损伤的上方或下方，正常管壁另切口引出，并在上、下方各缝 1 针，以避免胆汁或 T 管滑出，同时需行十二指肠 Kocher 切口以显露胆管，并且减小修复处缝线张力（图 29-20、图 29-21）。

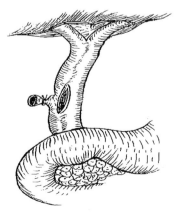

图 29-20　胆管壁纵向损伤

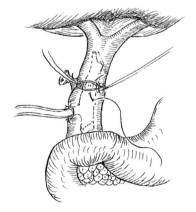

图 29-21　横向间断缝合，在损伤处下方放置 T 管，其上臂超过缺损修复处

2. 补片修复术　较大的缺损胆管侧壁损伤，则不宜直接缝合修复，否则日后会发生胆管狭窄，这时选择大隐静脉补片（图 29-22、图 29-23），或血液循环组成的组织覆盖胆管缺损进行修复。常用修补材料包括胃的浆肌瓣、肝圆韧带、空肠浆膜面等。

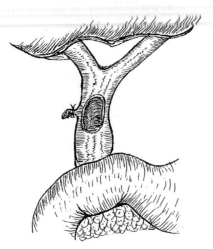

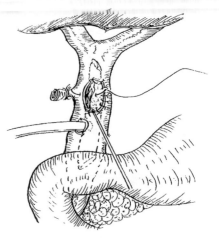

图 29-22　胆囊管汇合处胆管缺损较大

图 29-23　将大隐静脉修剪成适当的补片后（取片应比破口略大）用 5-0 可吸收缝线间断缝合修补，T 管上臂应超越补片处

3. 胆管端端吻合修复术　胆管横断若创缘整齐，且胆管损伤不超过 1cm 时可选择此手术式（图 29-24、图 29-25）。该术式要求吻合胆管远近端管径相似，准确地将黏膜对黏膜缝合，缝合口不能有张力，为此要做充分的十二指肠 Kocher 切口，T 管忌过粗。理论上胆管端端吻合术保留了括约肌功能，更符合生理要求，但该术式技术要求高，除要求远近端管腔直径相似外，管腔长度缺失不能超过 1cm，能符合上述条件者方可行胆管端端吻合术，否则日后吻合口狭窄的发生率很高，常需再次手术，且胆管横断伤上存在断端血供问题。故有国内外学者主张手术中发现胆管横断伤，采用胆管空肠 Roux-en-Y 更为合适。

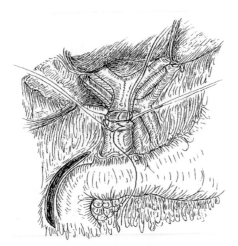

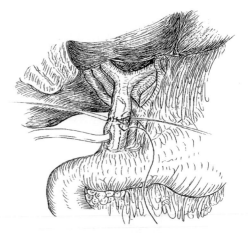

图 29-24　采取胆总管端端吻合术修补前壁（十二指肠外侧缘 Kocher 切口以减少缝合张力）

图 29-25　胆管端端吻合术缝合前壁

4. Roux-en-Y 空肠袢修复术　超过 1cm 有组织缺损的情况，用 5-0 可吸收合成缝线将空肠浆肌层与损伤的胆管壁间断缝合，此时一定不要直接缝合损伤的边缘，应缝在稍离创缘的胆管壁上，T 管经空肠腔引出体外。同样方法缝合损伤的另一侧，一般术后 6 个月后拔除 T 管。T 管拔除后，胆

管与空肠留下 1 个永久性瘘口（胆汁必经之路）。此术式类似于胆管与空肠侧侧吻合术（图 29-26～图 29-28）。

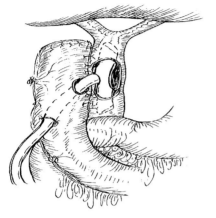

图 29-26　Roux-en-Y 空肠袢修复术

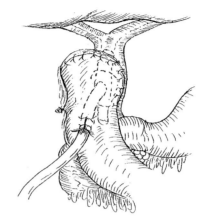

图 29-27　空肠浆肌层与损伤的胆管壁间断缝合

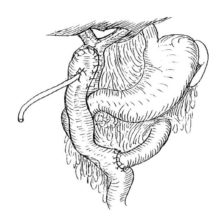

图 29-28　Roux-en-Y 空肠袢修复胆管完成

四、讨论

1. 创伤性胆管损伤

（1）有学者建议，较小裂口的胆囊损伤用可吸收缝线修补，但也有学者认为，最好还是施行胆囊切除。笔者认为应根据术中伤情及具体情况选择合适的手术方法，原则上应尽可能保留胆囊，尤其是年轻患者。

（2）胆总管的损伤控制性手术就是外引流。如果需要紧急终止手术，只引流胆道的近端并引出腹壁即可。全身状况很差的患者，结扎或夹闭胆总管远端也属于损伤控制性手术，但需要二期复杂的重建手术，如果无法确认胆总管的破口，单纯引流肝肾隐窝（Morison 囊）处即可，后期可通过内镜逆行胰胆管造影（endoscopic retrograde cholangiao pancreatography，ERCP）进行胆管支架处理。如果可明确看到胆总管破裂口，且胆总管足以容纳 T 管，插入 T 管是解决问题的良好选择。笔者曾遇 1 例 70 余岁的胆囊切除术患者（既往有门 - 奇断流手术史），术者在清理手术野时发现肝门部有胆汁溢出，未寻找到胆管，笔者上手术再次探查，可疑近端肝管断裂，由于粘连致密，无法游离肝门部、清晰显露胆管断端，当时明智的选择是放置引流结束手术，待二期手术重建。但术中病情尚稳定，笔者采用了罕见的手术方式，即用空肠端罩在以胆汁溢出为中心的肝门部间断缝合空肠残端于肝门周围组织上，距"肝门吻合"的空肠袢 15cm 处插入适当引流管达胆汁溢出残端肝管处，即空肠与肝门 Roux-en-Y 吻合完成（图 29-29）。术后恢复良好，3 周后拔管，3 个月及 6 个月后随访良好，也有国外学者认为大多数年轻的创伤患者，因胆总管细小，脆弱，插入 T 管，可能导致术后胆总管狭窄。

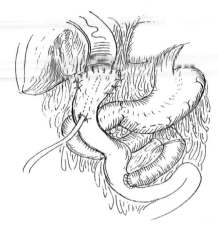

图 29-29　空肠与肝门 Roux-en-Y 吻合术

（3）肝外胆管的一期确定性修补由创伤程度决定。①单纯的裂伤，即部分断裂可采用可吸收缝线缝合和外引流，如果胆总管可容纳 T 管，为预防远期狭窄，应另行胆总管切开插管，而不能通过破裂部位插入。胆总管的损伤很难修复，主要是由于创伤多见于青壮年，其胆总管的直径很细，勉强实施修补后胆道狭窄发生率很高。②完全性或断裂的胆总管，最佳的手术方式选择无疑是 Roux-en-Y 胆肠吻合术。不完全的胆总管横断可以尝试修复，通过胆总管切开将可容纳的 T 管置入修补处的胆总管下方支撑，这样可以降低术后发生胆总管狭窄的风险。③濒死的患者，急诊手术条件下已没有胆总管重建的机会。这些患者可以结扎胆总管损伤的远端，为了给后期患者的存活创造条件，可在损伤胆管近端放置外引流管进行胆汁体外引流，待患者状态稳定后进行胆肠吻合重建。总之，胆总管损伤控制性手术就是外引流。

2. 医源性胆管损伤　上腹部手术尤其是胆囊切除术，即使是有多年胆道手术经验的医师，也不应该掉以轻心，一旦损伤后应强调及时发现，即当场发现，早期给予合理的手术治疗，以求得较好的结果。早期的处理包括：①胆总管、肝总管、肝右管被缝扎或钳夹，应立即解除，若有管壁缺损伤应修复或修补；②若术中发现胆管壁撕裂，应在修复时或修复后端端吻合；③若胆总管或肝总管被切断，当远近端已找到并无张力时，应端端缝合，当有张力时，可将十二指肠外侧腹膜剪开，将十二指肠支充分游离，可顺利完成胆管端端吻合；④有时胆管切断后未被注意，刚完成胆囊切除等其他操作，发现手术野胆汁外溢和断裂，近端胆管较易发现，而远端胆管可能因胰头十二指肠位置固定而回缩，反复探寻未能找到，端端吻合已不可能，此时，应合理应用近端胆管完成 Roux-en-Y 空肠袢的端侧吻合术。

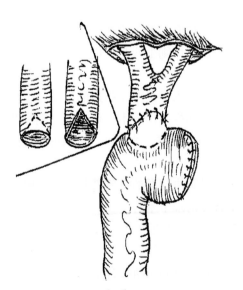

图 29-30　在近端胆管开口处行楔形切除术，再做胆管空肠吻合术

正常人的肝外胆管内径仅有 5～7mm，这种情况下的胆肠吻合在技术上要求很高。为了避免吻合口狭窄这一最严重的并发症，还可以在近端胆管做成形切开及楔形切除一部分开口处的前壁，以扩大胆管周径，相应扩大吻合口，以降低术后瘢痕狭窄的风险（图 29-30）。

胆管端端吻合是修复胆总管损伤的理想手术，胆管空肠吻合这些修复或重建手术，都应进行支撑引流，这是防止术后吻合口狭窄的一个重要措施（图29-31、图29-32）。胆管修复成功的关键因素主要是：①治疗要早，力争在并发症发生以前进行；②胆管与胆管的吻合要做到黏膜对黏膜；③缝合口要够大，且没有张力；④用于完成吻合的组织必须血供良好；⑤必要的吻合口支撑引流；⑥引流肝下间隙，以避免渗漏与感染的发生。

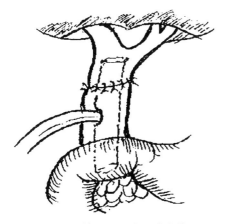
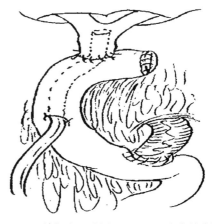

图 29-31　胆管端端吻合后的支撑引流　　　图 29-32　胆总管与空肠端侧 Roux-en-Y 吻合的支撑引流

胆管损伤的修复受到国内外有关学者的重视，并进行了大量的研究总结，积累了很多经验。近年来的研究表明，胆管与胆管吻合口或胆肠吻合口内放置支撑管，能抑制吻合口内瘢痕增生。如果再支撑，6个月以内拔管，支撑管的内压解除，会再次引起吻合口瘢痕增生。Pitt指出，支撑时间6~9个月的优良率为88%，1~3个月为81%，小于1个月者为60%。支撑9个月以后，成纤维细胞增殖已受到显著抑制，因此，拔除吻合口支撑引流管后，将不再引起增生导致狭窄。

第三十章

脾脏损伤

一、外科解剖

1. 脾脏的位置与体表投影　脾位于左季肋区的肋弓深处。其体表投影为脾后上端（上极）平左侧第 9 肋的上缘，距后正中线 4～5cm；脾下端（下极）平左侧第 11 肋，其长轴与左侧第 10 肋平行（图 30-1）。脾与膈相贴，在胃左侧与左胃前方。胰尾与脾门在解剖位置上紧紧相邻，因此脾切除术及结扎脾蒂时易于损伤。

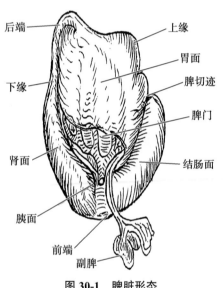

图 30-1　脾脏形态

2. 脾脏形态　脾脏是人体最大的淋巴器官，颜色暗红，质地柔软，外有纤维性结缔组织被膜包裹。脾脏的外形不规则，可呈三角形、长圆形或圆形，有时甚至分叶，称为分叶脾。脾脏分为膈、脏两面，前、后两端和上、下两缘（图 30-2）。膈面平滑、凸隆，脏面凹陷，有脾血管、淋巴管和神经等出入，称为脾门，出入脾门的结构总称为脾蒂。

3. 脾段　脾脏由 2～5 个独立的脾段组成（构成），其中以 4 段最常见，即上极段、上中段、下中段、下极段（图 30-3）。每个脾段由脾动脉进入脾门的 1 个分支所供应，并各有 1 条静脉引流该段的血液，相邻的脾段由段间静脉相连。这为外科手术中的部分脾切除或脾段切除提供了解剖学基础。

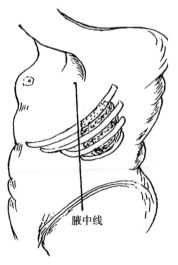

图 30-2　脾脏位置

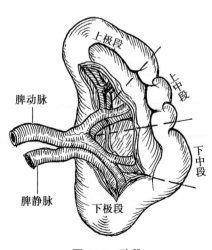

图 30-3　脾段

4. 脾脏韧带　脾脏由 4 条韧带固定。①胃脾韧带：连接脾门与胃大弯上部，其内含有胃短动、静脉及胃网膜左动、静脉；②脾肾韧带：为脾门后外侧腹膜与左肾前方后腹膜相连形成的韧带；③膈脾韧带：连接脾上极后缘及背侧膈肌；④脾结肠韧带：使脾下极与结肠左曲相连（图 30-4、图 30-5）。胃脾韧带是上述 4 条韧带中唯一含有血管的韧带。其中包含 5～7 条起源于脾动脉远端的胃短动脉进入胃大弯。过度牵拉结肠左曲或胃脾韧带很容易撕破脾包膜，导致非常棘手的出血（图 30-6～图 30-11）。在门静脉高压症脾充血肿大时，膈脾韧带与脾肾韧带常为侧支循环的起始之处，不仅血管丛生，甚至有粗大的静脉深藏于血管丛中，门静脉高压的脾大行脾切除时应特别注意。

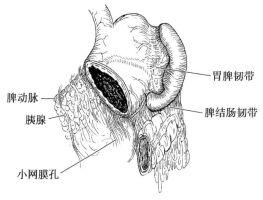

图 30-4　脾脏的解剖关系（大体解剖）

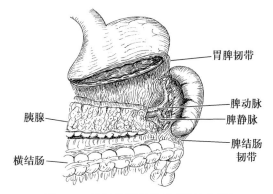

图 30-5　脾脏的解剖关系（脾的血管）

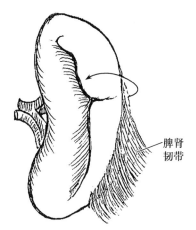

图 30-6　脾向内侧翻转（箭头所示）可显露膈脾韧带与脾肾韧带

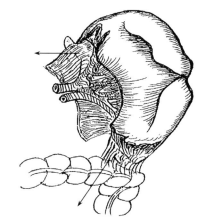

图 30-7　脾、胃或结肠的不适当牵拉可导致脾包膜的撕裂与出血

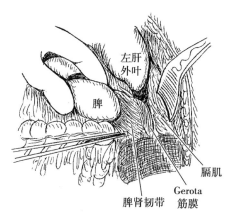

图 30-8　将脾向内翻转后显露脾肾韧带

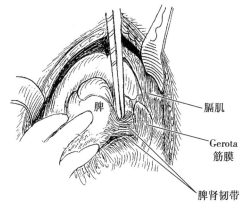

图 30-9　脾肾韧带始于左肾前表面的 Gerota 筋膜，并延伸至脾门

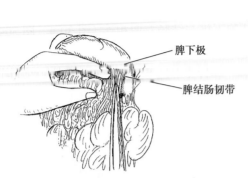

图 30-10 脾结肠韧带连接脾下极与结肠左曲，其间无血管结构，过度牵拉可能撕裂脾包膜导致出血

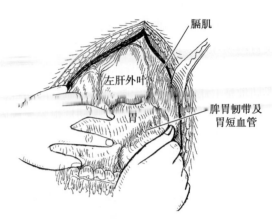

图 30-11 将胃与脾分别向内侧与外侧牵拉后可显露胃脾韧带与胃短血管

脾的活动度取决于上述血管韧带的解剖结构。脾韧带较短或组织结构致密的患者，脾游离难度较大，术中应仔细分离以避免进一步损伤脾脏。脾门包含脾脏的动脉与静脉血管，通常与胰尾的解剖关系密切，而两者间的解剖间隙有明显的个体化差异。

脾动脉为腹腔干分支，沿胰腺上缘行向脾，并与脾门处形成脾上极与下极血管分支，而此处的脾动脉分支变异较多，70%的人脾动脉在距脾5～10cm处发出多条分支，形成分散式或海蛇样分布，其余30%的人在脾动脉距离脾1～2cm处形成简单的分支结构。脾静脉在脾动脉后下方与之伴行，汇集肠系膜下静脉的血液后，与肠系膜上静脉共同形成门静脉。

二、基本原则

1. 腹部钝挫伤后出现脾损伤的患者，约80%可接受非手术治疗，但目前有学者认为经B超探查证实有较大的脾包膜下积血仍需积极手术，尤其是不能排除合并其他脏器的损伤者。行非手术治疗的患者血流动力学需平稳，包括血红蛋白的稳定，并且没有腹膜炎体征。创伤负荷较重、凝血功能紊乱或合并严重创伤的腹腔损伤患者，针对脾损伤采取非手术治疗并非明智之举。血管栓塞是重度脾损伤患者可选择的非手术治疗方法，尤其是增强CT提示有活动性对比剂外渗的患者，脾破裂伴有失血性休克，应在输血、输液积极抗休克治疗的同时，进行急诊手术。国外有学者强调所有急诊行脾切除的患者，均应在出院前接种疫苗。

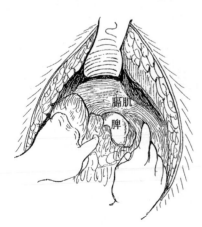

图 30-12 向手术台右侧观察，可见脾位于左季肋区深处，如果脾位置较深或靠后，将增加显露难度

2. 特殊手术器械标准的创伤剖腹器械，包括血管器械、可固定的腹部自动牵开器（如Bookwalter拉钩）、双极电热血管闭合装置（ligasure设备）。选择尝试保脾手术的患者，需准备由可吸收材料制成的或自制的预成型皮网兜。

3. 切口与显露

（1）患者采用气管插管全身麻醉，取仰卧位，手臂外展，消毒区域由乳头至耻骨联合。首选上腹正中切口，向剑突下逐层切开进腹。

（2）进入腹腔后，经常会遇到腹腔内大量积血，应迅速清除积血并用大纱垫填塞左上腹部，暂时控制出血。随后充分显露手术区域，探查脾损伤情况，迅速制定手术方案。手术时可沿脾表面轻柔地将手滑向脾后外侧，并轻微向内侧及下方适度牵拉脾脏。将3～4块大纱垫置于左膈肌下方、脾后方，以更好地显露手术野（图30-12～

图 30-14）。术者显露手术野时，牵拉一定要轻柔、适度，因为胃或结肠左曲的不适当牵拉或脾过度内旋很容易导致质地脆弱的脾包膜撕裂，加重出血，而降低保留脾脏的可能性。脾破裂出血量较大时，术者可通过左手示指与中指压迫脾门，或者直视下压迫脾实质控制出血；也可采用血管钳钳夹脾门，但应注意避免损伤胰尾。不过脾损伤仅需简单修补，游离脾并无必要。而且，在一些情况下，游离脾脏还可能加重脾脏的损伤。

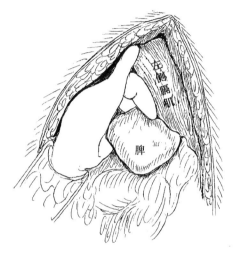

图 30-13　术者左手置于脾后外侧，将脾脏向内侧与下方适度牵拉，以便填塞大纱布

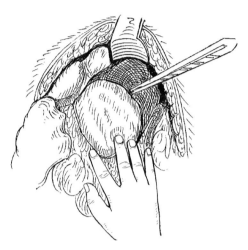

图 30-14　将大纱垫填塞于脾后方及左膈肌下方，使脾保持向下并内旋的位置，更好地显露手术野

三、手术方法

（一）脾切除术

外伤性脾破裂时脾多较小，且无粘连。探查证实为脾破裂后，应立即左手握住脾蒂，吸出血液，移除血块。托出脾脏，填塞纱布垫 2～3 块于左膈下脾窝部，压迫止血，以防止脾再滑入腹腔，便于操作（图 30-15、图 30-16）。

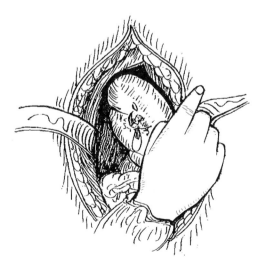

图 30-15　托出脾脏

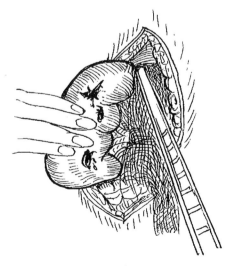

图 30-16　将纱布垫填入左膈下脾窝部

清理腹腔积血后，取出纱布垫，再游离脾脏，常用的方法有以下 2 种：①膈下脾窝重新填入纱布垫，使脾脏显露于切口处利于控制，显露手术野，分离粘连及离断的脾结肠韧带。可靠结扎或缝

扎，用2～3把大止血钳钳夹脾蒂（笔者惯用1～2把），在靠近脾门的2把钳之间或钳外切断脾蒂，移去脾脏，脾断端先用7号或10号缝线结扎，再分别结扎或缝扎动脉、静脉及其分支（图30-17～图30-19）。②分开或剪开脾脏后方的腹膜-胃脾韧带，将脾脏翻向内侧，以右手握住脾蒂及胰腺尾部，阻断脾脏血流（图30-20、图30-21）。分别处理脾动、静脉。近端用4号缝线分别双重结扎，切除脾脏（图30-22、图30-23）。

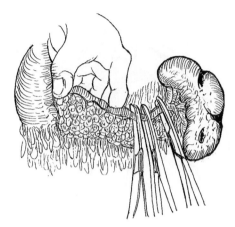

图30-17 "三钳法"处理脾蒂

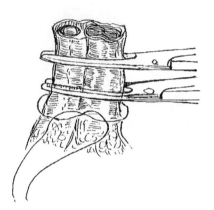

图30-18 10号缝线在两钳后结扎

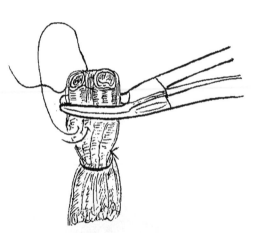

图30-19 7号或10号缝线分别缝扎脾动、静脉

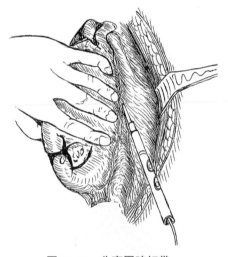

图30-20 分离胃脾韧带

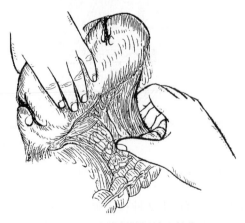

图30-21 用手指控制脾血管出血

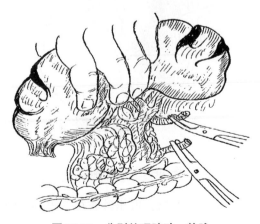

图30-22 分别处理脾动、静脉

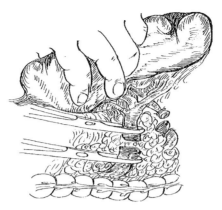

图 30-23 切断结扎脾静脉

（二）脾修补术

脾修补方法包括粘贴压迫、网膜填塞和裂伤缝合修补术等，其中以脾裂伤缝合修补术应用最多，最能保留脾的生理功能。具体手术方法如下。

1. 局部应用凝血物质，适用于脾被膜或浅表组织撕脱伤，以及局部渗血。用吸收性明胶海绵、止血纱条或氧化纤维素纱粘贴于被膜损伤处，以吸水纱布覆盖在外，并略加压，10～15分钟出血停止后，轻轻移除盐水纱布，防止牵拉带起止血纱，以留下凝血物质（图 30-24、图 30-25）。

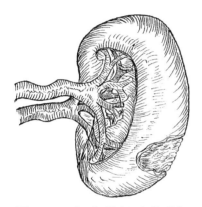

图 30-24 脾下极浅表组织撕脱伤

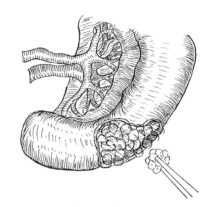

图 30-25 用可吸收止血纱粘贴于被膜撕脱损伤处

2. 远离脾门的浅表裂伤可直接缝合，一般用间断褥式缝合，因脾脏易碎裂，缝合时要注意针的弯度进针，通过被膜结扎时，均匀用力，避免撕裂（图 30-26～图 30-28）。

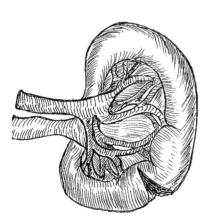

图 30-26 单纯脾下极撕裂伤

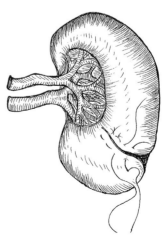

图 30-27 直接缝合破损伤口

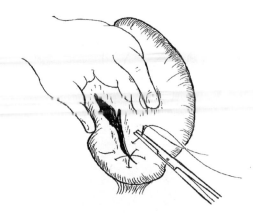

图 30-28　术者用左手压迫脾损伤处控制出血，右手完成缝合修补术

3. 深裂口的两侧边缘分别做褥式缝合处理，以 4 号或 7 号丝线，或用无创缝合针线缝合（图 30-29）。脾裂伤修补后观察 10～15 分钟，如果有出血再行有效处理，若无出血，则将网膜游离缘缝合固定于裂伤缝合处，使其与创缘愈着。有的深裂伤止血后也可用大网膜填塞（图 30-30）。

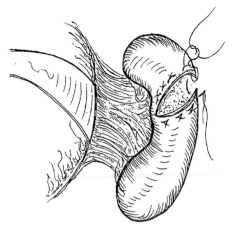

图 30-29　创口两侧缘分别做褥式缝合处理

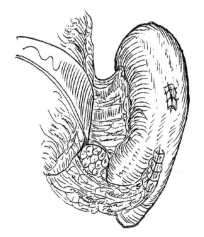

图 30-30　深裂伤止血后取带蒂网膜填塞缝合固定

（三）脾部分切除术

在靠近脾门处分离结扎相关脾叶、脾段血管，松开肠钳后脾即出现紫色缺血区，可用电刀标示界线，于血流良好侧，用无创缝合针，7 号丝线做 U 形缝合，其下垫可吸收止血明胶海绵，以手指、刀柄或钳夹法，钝性切除缺血失活的脾组织（图 30-31、图 30-32）。

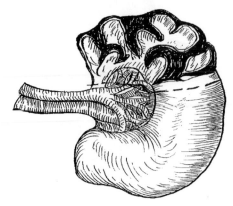

图 30-31　切除缺血失活的脾上极组织

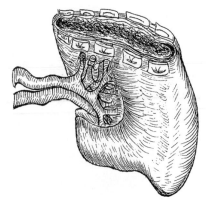

图 30-32　脾断面的处理（褥式缝合加垫片）

脾下极粉碎破裂时，将脾托到切口外后，首先控制损伤创面出血，然后游离和结扎韧带内血管，钳夹切断，结扎，近端血管双重结扎。终止脾下极动脉供血后，脾下极表面血色变暗，界限分明，可行脾下极规则性或不规则性切除术（图 30-33）。

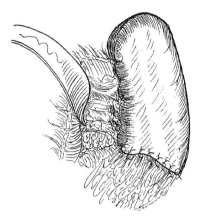

图 30-33　不规则性脾下极切除，用网膜覆盖脾断面

（四）脾网兜脾修补术

多发的放射状脾损伤或大范围的脾脏包膜撕裂病例，采用由可吸收材料制成的脾网兜用于保留脾脏手术。豆形的脾网兜有成品供应。术者也可通过可吸收材料自制网兜。脾网兜可配合使用止血材料（图 30-34）。

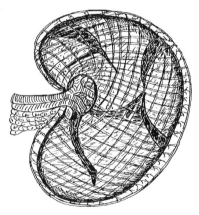

图 30-34　脾网兜脾修补术

（五）自体脾移植

脾损伤临床已开展了多种保留脾脏技术，因此行全脾切除术的病例有逐年减少的趋势，全脾切除术的手术指征也相对从严掌握；即使做全脾切除术，在条件许可的情况下也可以做自体脾移植。

1. 常规的外伤性脾切除术后仔细清理检查手术野，处理脾床粗糙面上的出血点和渗血创面，尤其是脾肾韧带和膈脾韧带的断面，应在缝扎止血的同时将后腹膜对合关闭，消灭所有的粗糙面，再次检查脾蒂、胰尾部、胃大弯和后腹膜处，并行腹腔冲洗，直至冲洗液清亮后置多孔引流管于脾窝处并引出体外。

2. 制作脾块　术者或助手先将切除的损伤脾脏放在盛有注射用生理盐水的无菌弯盘中，多次洗净后，去除脾被膜和创面上的碎块，取较健全的脾髓质，用手术刀先切成 $1.0cm \times 1.0cm \times 0.5cm$ 等大的脾块，置于生理盐水中备用。

3. 移植脾块　在患者生命体征平稳的前提下，将大网膜平铺在腹壁上，从网膜中动脉与后动脉之间剪开并结扎止血，右侧小部分网膜用于覆盖手术切口部，左侧大部分网膜用于移植脾块。使大网膜拉向脾窝处时无张力，可将左侧网膜从横结肠向左游离8~10cm，以便展开大网膜，在网膜中央植入20~30个小脾块（图30-35、图30-36）。在网膜左右各植入20~30个小脾块，将网膜远端翻转覆盖在脾块上（图30-37、图30-38）。左右两侧脾块相互重叠，若植入40~60块，可按双层法。植入的小脾块间距以0.3~0.4cm为宜，以保持网膜及其小血管与脾块表面积最广泛的接触，小脾块间距适当可使存活过程中坏死量最少。将包裹的脾块放在原脾窝处，用4号丝线固定于侧腹壁，以防网膜血管扭转和移植的脾块落入腹腔中（图30-39）。将右侧小部分大网膜覆盖于切口下，关腹。

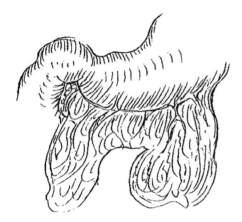

图 30-35　将网膜分成左大右小的两部分

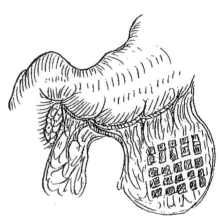

图 30-36　单层法网膜内脾块移植

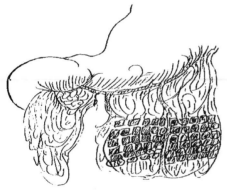

图 30-37　双层法网膜内小脾块移植

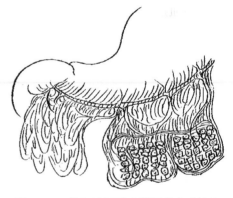

图 30-38　将远端网膜翻转覆盖在脾块上

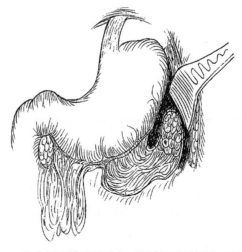

图 30-39　将左侧网膜重置形成两层脾块移植固定于原脾窝处

四、讨论

外伤性脾破裂导致急性出血，开腹后需要立即控制脾蒂止血，一般不先做脾动脉结扎，除原有脾脏疾病、脾明显巨大者外。少数病例脾主动脉分支高或为双脾动脉，若发现脾动脉很小，应寻找主干或双脾动脉分别结扎。若遇脾动脉于胰尾后下方，应游离胰尾下缘，将胰尾部向上翻转，显露和结扎脾动脉。若遇脾血管破裂大出血，术者应用左手示指和中指分别压在血管出血部位，待吸净血液后，将两指逐渐向两侧移动，找出血管损伤处，钳夹缝扎止血。若出血的血管部位已形成血肿，寻找困难时可在血管损伤的远近端各贯穿缝合 1 针，快速打结多能控制住大出血。脾破裂后腹腔常有大量出血，如其他腹内脏器损伤、污染及溶血时，应收集用以自身输血。脾切除术后，应仔细探查其他腹内脏器有无损伤，并妥善处理。较常见的合并伤是肝右叶或结肠左曲损伤、左胸肋弓骨折及左下肺挫伤。

脾修补术后发现腹腔内仍有活动性出血时，应仔细探查脾门附近和膈脾韧带的脾组织，因该部位的裂伤易被遗漏；也可能是其他腹内脏器裂伤导致，需要正确判断，切勿轻率决定切除修补好的脾脏。

若发现脾脏缝合修补后脾的血液循环障碍，如出现脾脏缩小、颜色变紫、张力减退等现象，说明脾动脉供血受阻，或见脾脏充血变大、颜色暗红、张力增加等，则表明脾静脉回流受阻。上述情况的出现，有可能是在缝合脾修补时结扎了脾动脉或脾静脉的主干，或因脾的侧支循环欠佳。此时，即使脾脏已修补好，也应果断行全脾切除术。补救的办法是行网膜内自体脾块移植。若发现仅是脾的部分血液循环障碍，也可以采用脾部分切除术。

脾部分切除多用于脾外伤后，但也有用于脾良性病变者，尤其是儿童和青少年病例。其目的是降低脾切除后败血症（post splenectomy sepsis，PSS）的发病率和保留脾脏的免疫功能。脾部分切除的脾组织不宜超过半脾，残留的脾组织最好不低于原体积的 30%～50%，使保留的脾组织有良好的血供，才能有效保留脾功能。关于失活组织的切除，因脾组织松软脆弱，多主张钝性切除，有的外科医师采用锐性切除，使切面平整，更能显露需要缝扎的血管。为此，应根据各自的经验和具体情况选择。

不规则性脾部分切除局限于脾门以外的任何部位，如脾上极、下极或肋膈面，脾裂伤深而长且部分脾组织已失活，未伤及脾脏多个叶或段（图 30-40），均应将较大的失活脾组织切除，尽量保较多的血液循环良好的脾组织，然后做脾缝合修补术（图 30-41）。若在脾部分切除术中，发现残脾不足正常脾的 1/4 或 1/3 时（图 30-42），应附加网膜内自体脾块移植，因为残脾过少时，术后脾功能常欠佳。有动物实验和临床应用结果表明，附加小脾块植入网膜袋内（图 30-43），移植物能够成活并有脾功能。

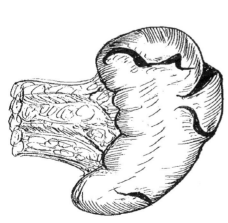

图 30-40　脾脏多个叶、段损伤

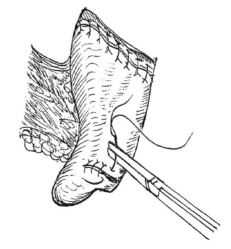

图 30-41　先行不规则性脾部分切除，再行脾下极修补术

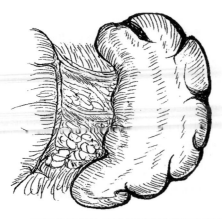
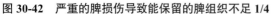
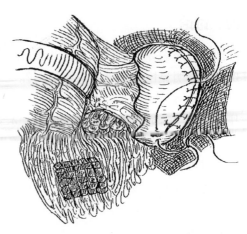

图 30-42　严重的脾损伤导致能保留的脾组织不足 1/4　　　图 30-43　脾大部分切除术附加自体脾块移植术

脾部分切除术的要点：①无论是规则性或不规则性脾部分切除术，均应首先控制脾蒂，以减少创面出血，然后清创脾的失活组织；②在清创或部分切除时，多保留脾的包膜组织，以便于缝合时两侧包膜相对合；③若遇残脾断面粗大血管大出血，钳夹后应行缝扎止血；④缝合残脾创面时，应自内向外采用垂直和平行褥式缝合法，脾实质内不留死腔；⑤为防止间断缝合包膜时撕裂脾组织，必要时可将带蒂大网膜或明胶海绵覆盖在创面表面，结扎缝线力量适度，待仔细探查无大出血后，将残脾固定在原脾窝，置管关腹。

综上所述，严重脾撕裂伤合并创伤性颅脑损伤或凝血功能紊乱的患者，通常不推荐采用外科手术治疗。如果脾损伤适合单纯修补、脾网兜保脾或脾部分切除术，生命平稳的患者实施保脾手术是一种合理的选择。生命体征不稳定或凝血功能紊乱的患者，则应首选脾切除术。

损伤位置较深或复杂的脾撕裂伤可尝试脾修补术，或放置脾网兜，或实施脾部分切除术，脾部分切除术的前提条件是要充分游离脾。游离脾有助于显露，但操作不当可能加重脾损伤。

脾切除术中结扎胃短血管应尽量靠近脾，以避免损伤胃大弯胃壁。胃短血管长度极短导致没有操作空间的患者，可于远端保留少量、菲薄的脾组织。如果术中怀疑胃壁组织损伤，可用 Lembert 法加固缝合。脾切除术中应尽量贴近脾结扎离断脾血管，以免损伤胰尾。如果需要连同胰腺边缘组织一起切除时，胰腺残端应仔细缝合结扎或采用双极电热血管闭合装置处理，以防止胰瘘或胰腺上缘动脉出血。

脾切除术后最常见的出血部位包括靠近胰腺尾部组织的胰腺上缘动脉及胃大弯侧胃短血管汇入处。严重的脾损伤可导致假性动脉瘤或动静脉瘘形成。

谨记，行脾切除术的患者应在出院前接种疫苗。

第三十一章

胰腺损伤

一、外科解剖

胰腺位于腹上区和左季肋区，横置于 L_1~L_2 水平前方，横向位于十二指肠和脾门之间。其体表投影为下缘平脐上 5cm，上缘约相当于脐上 10cm 处。胰腺位于网膜囊后面，形成胰床的大部分，除胰尾外均属于腹膜外位器官。胰右侧端较低，被十二指肠包绕，左侧端较高，靠近脾门，通常将胰腺分为头、颈、体、尾 4 部分，其间无明显的界线（图 31-1、图 31-2）。

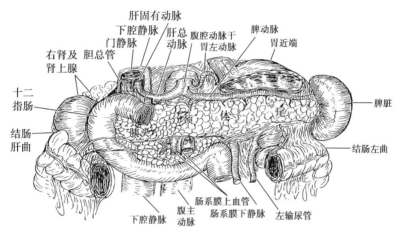

图 31-1 胰腺前面的邻近器官

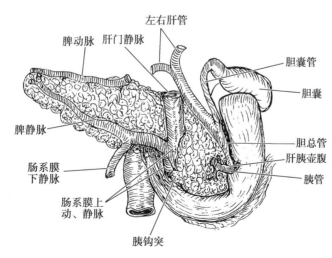

图 31-2 胰腺的后面观

胰头位于肠系膜上静脉及门静脉左缘及十二指肠降部之间。钩突包绕肠系膜上血管，并延伸到其左侧，紧贴胰十二指肠起始部分。胰体位于肾上腹主动脉和左肾血管的前方，紧贴脾动静脉。

主胰管（Wirsung 管）横贯并引流全程胰腺，开口于幽门以下约 8cm 处的肝胰壶腹。副胰管（Santorini 管）是主胰管上方的分支，在胰颈部水平以上，与主胰管分别开口于十二指肠，距离肝胰壶腹 2～3cm（图 31-3）。胰腺有双重血供，分别来自腹腔干和肠系膜上动脉（图 31-4、图 31-5）。

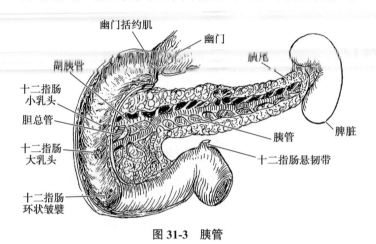

图 31-3　胰管

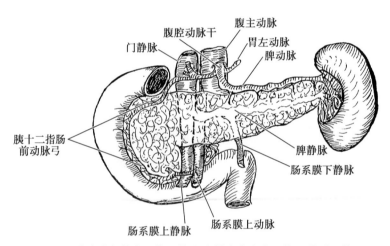

图 31-4　胰头毗邻的十二指肠的血液供应来自十二指肠前后血管弓

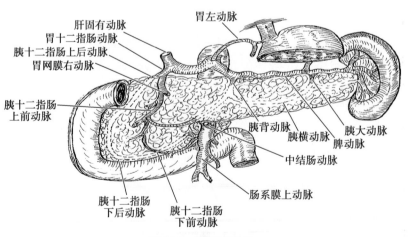

图 31-5　胰腺的动脉

胰腺的静脉沿胰腺上缘的上后方，脾动脉的下方从左到右走行，它不像脾动脉走行弯曲。脾静脉在胰颈部的后方成直角汇入肠系膜上静脉，形成肝门静脉。肠系膜下静脉穿过胰体的后方与脾静脉汇合（图 31-6）。肝门静脉由肠系膜上静脉和脾静脉汇合形成，位于下腔静脉的前方和胰颈部的后方（图 31-7）。胆总管沿十二指肠上部后方下行，位于门静脉前方，在胰头的后方走行段常有胰腺组织覆盖，最后在十二指肠降部汇入肝胰壶腹（见图 29-1、图 29-3）。

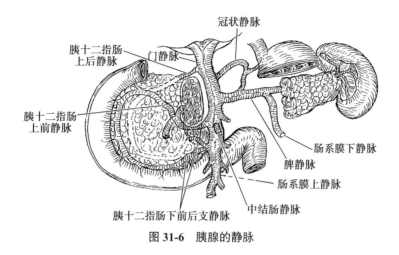

图 31-6　胰腺的静脉

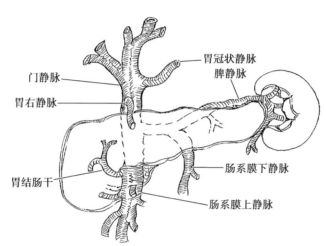

图 31-7　门静脉的分支

二、基本原则

胰腺损伤有不同程度和多种损伤形式：①单纯挫伤，包膜完整；②胰腺包膜破裂但无主胰管损伤断裂；③主胰管断裂；④胰十二指肠复合伤。胰腺损伤有较高的死亡率，除伤情严重和合并伤之外，一个重要原因是诊断困难，常延误治疗，不但术前诊断困难，手术中也可能遗漏。除根据致伤方式、损伤部位、腹部体征进行胰腺损伤的诊断外，血清淀粉酶升高也是胰腺损伤的佐证。上腹部CT 可以较好地诊断腹内脏器损伤，但也可能出现假象，手术前 CT 检查为阴性者，手术中也应对胰腺进行探查，特别是在一些肝、脾外伤性破裂的患者，在治疗外伤性肝破裂时，遗漏胰腺损伤未做处理而导致严重并发症，在临床上仍有发生。

胰腺损伤手术方法很多，尚未有哪一种手术适用于所有损伤，因此手术方式应根据具体情况选择，从最简单的置放引流到复杂的胰十二指肠切除术。胰腺损伤在临床上并不是很常见，因此难以通过大量的临床实践评定各种不同的手术方法的确实价值。有些手术方法可能只适用于少数的病例。胰腺损伤手术治疗的目的是降低病死率和手术并发症的发生率。胰腺损伤的轻重程度不一，文献资料常难以对不同手术进行恰当的比较。有的文献报道的病例伤情较轻，治疗效果也较好；而一些病例因伤情较重，病死率也较高。另外，胰腺损伤临床资料总结大多包括多年来积累的病例，其结果并不完全反映当前的情况。栾竞新统计国内资料显示，胰腺损伤的病死率为 15.4%～18.2%。Jones 分析近 40 年的胰腺损伤 500 例，穿透伤病死率为 22%，闭合伤病死率为 19%。另有文献报道 1 462 例，胰腺穿透伤病死率为 19%，闭合伤病死率为 16%，总病死率为 18%。Graham 治疗 448 例胰腺损伤，总病死率为 16.3%。胰腺伤合并十二指肠损伤时则病死率明显增高（参见第三十二章）。

是否存在胰管损伤是决定胰腺损伤处理方法的关键。胰腺挫伤和不伴胰管损伤的胰撕裂伤，放置引流管进行封闭式负压外引流即可。相反，几乎所有的胰管横断伤均需要进行胰腺修补手术甚至行胰腺切除术。在外科手术中，胰腺分为远端胰腺和近端胰腺 2 部分。远端胰腺由肠系膜上血管左侧的所有胰腺组织（胰体或胰尾）构成，而近端胰腺由肠系膜上血管右侧的所有组织（胰头和胰颈）构成。伴有胰管损伤的远端胰腺损伤，应选择远端胰腺切除术（胰体尾切除术）。伤情稳定的患者，可以选择保留脾的胰体尾切除术。但是，需要注意的是严重合并伤或血流动力学不稳定的患者，应在胰体尾切除的同时切除脾脏，因为这样更容易、更快捷。胰体尾切除术几乎不会出现永久性的糖尿病或胰腺外分泌功能不全。术后早期可出现一个高血糖周期，但它通常会自愈。涉及胰头的损伤，如果胰管完整性不能被证实，应考虑专门放置胰腺引流管，由于胰头根治切除术的并发症发生率和病死率较高，该术式应尽量避免。不要过多考虑在胰头侧方游离十二指肠显露胰头，因为这样会导致十二指肠缺血，由于手术复杂性及较高的术后并发症发生率和病死率，应慎重选择胰十二指肠切除术。该术式仅适用于严重的胰十二指肠联合伤。胰腺损伤后采取非手术治疗的病例，采用内镜逆行胰胆管造影（endoscopic retrograde cholangiaopancreatography，ERCP）或磁共振胰胆管造影（magnetic resonance cholangiopancreatography，MRCP）评估胰胆管的完整性是很重要的。此外，其中一些病例在行 ERCP 的同时可以完成胰胆管支架置入治疗。合并胰胆管损伤的胰腺伤如果漏诊，将导致严重的并发症，包括胰腺炎、胰源性腹水、胰腺假性囊肿、胰腺脓肿及邻近血管受侵蚀后发生危及生命的出血。不伴有胰管损伤的胰腺损伤很少导致严重后果，一般不需要手术治疗。

胰腺损伤伴有休克的患者，应积极进行抗休克处理，使患者血流动力学稳定以便施行手术。迅速了解伤情并做必要的探查，诊断未明确时，可行血清及尿淀粉酶测定、腹膜腔穿刺抽液、胸部 X 线片、上腹部 B 超或 CT 等。若有胰腺损伤或腹膜后组织结构损伤者，应从上肢静脉内输血及输液，避免大隐静脉输液，因有可能合并下腔静脉及其属支损伤。在积极抗休克治疗下若血压不能稳定并有内出血表现，多为胰腺以外的大血管损伤，此时应紧急手术止血；有时，出血也可来自实质脏器损伤，如肝、脾破裂，胰腺损伤大量出血者较少见。在胰腺外伤行剖腹手术时应做好对其他脏器伤和大血管损伤的紧急处理准备。

三、显露及胰腺损伤处理

（一）显露

一般患者采用气管插管全身麻醉。取仰卧位。多采用长的腹正中切口，从剑突下方至脐下 3cm 左右，若需要重点处理左侧或侧腹腔内的损伤，切口可向下方延伸，以获得充分显露。

1. 当发现有以下情况时，应探查胰腺：①小网膜囊内血肿或血性液积聚及胰腺周围脂肪组织坏死；②胃穿透性伤；③横结肠系膜根部水肿、凝血块、血肿；④十二指肠壁血肿及外侧腹膜后血肿、积气，胆汁染色；⑤腹膜后血肿。

2. 胰腺的显露最主要采取小网膜路径：提起胃大弯，将胃向上（即向患者的头侧）牵拉，将胃向骨盆牵拉，一般从左侧打开胃结肠韧带，因为此处的韧带通常较薄而且透明（图 31-8、图 31-9）。

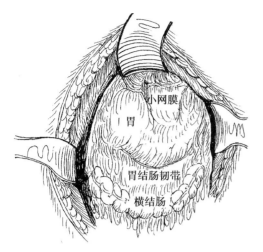

图 31-8　绝大部分胰腺可以通过离断胃结肠韧带的
小网膜路径进行显露

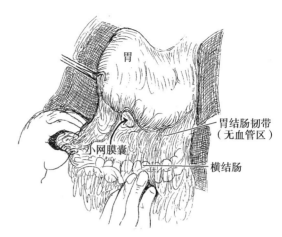

图 31-9　打开小网膜囊，将横结肠向骨盆牵拉，
将胃向上牵拉，从左侧无血管区打开胃结肠韧带

　　双极电凝血管闭合器系统（ligasure 装置）可替代传统的方式，安全并快速地用于血管结扎和离断。打开胃结肠韧带后就可以进入小网膜囊，继续分离胰腺和胃后壁之间的所有粘连组织。经小网膜路径可显露胰体和胰尾的前、上、下表面（图 31-10、图 31-11）。

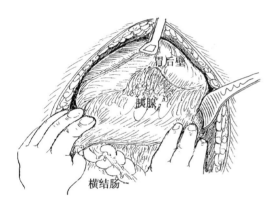

图 31-10　进入小网膜囊后，分离胃后壁与
胰腺之间的所有粘连组织

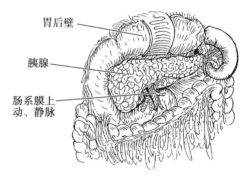

图 31-11　打开小网膜囊及分离胰腺和胃后壁之间的
粘连组织后，胰体和胰尾完全显露

　　胰腺的后方可以通过切开胰下缘腹膜并轻柔向上牵拉胰腺进行显露。需要仔细探查远端胰腺后方的患者，可以将胰尾和脾游离并作为一个整体向内侧牵开进行显露（图 31-12、图 31-13）。

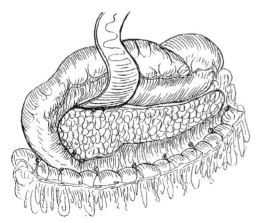

图 31-12　切开胃结肠韧带，显露并探查胰腺

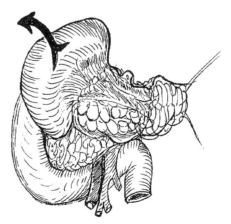

图 31-13　将脾及胰尾向内侧翻起，显露胰尾后进行探查

胰头和钩突可以通过扩大 Kocher 切口进行显露（图 31-14、图 31-15）。游离结肠右曲后将其向内下方牵拉，此处可显露十二指肠降部和水平部，切开十二指肠侧腹膜，钝性分离十二指肠降部和水平部、胰头，将其整体从腹膜后游离并向左侧翻转。这种显露方式可以探查并触诊胰头和钩突的前、后表面的情况。

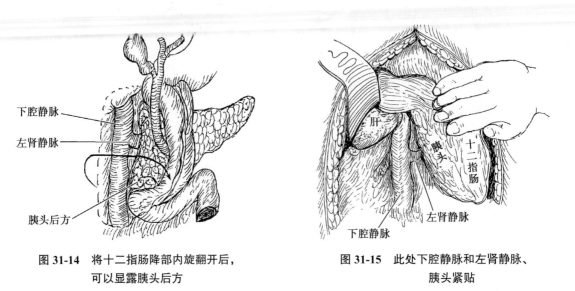

图 31-14　将十二指肠降部内旋翻开后，可以显露胰头后方

图 31-15　此处下腔静脉和左肾静脉、胰头紧贴

合并血管损伤的穿透伤患者，肠系膜上血管或门静脉损伤较为常见，而且止血十分困难。在这种情况下，若有条件，可用切割缝合器离断胰颈以达到显露血管的目的。可以游离胰颈的后方和门静脉、肠系膜上血管之间的无血管区，解剖出一个隧道后才能使用切割缝合器（图 31-16、图 31-17）。为了避免出血，该步骤应在无血管区中线进行仔细操作。因此胰周血肿的病例应探查并评估胰管的完整性。也有外科学者认为，不伴有合并伤的孤立性胰头血肿，不应做过多处理，因为该区域的胰管在胰腺实质的位置较为深在，如进行手术操作，就会采用如胰十二指肠切除术这种大范围的切除方式。这类患者应该在术后采用 MRCP 或 ERCP 进行评估。如果评估发现有胰管损伤，可以考虑行 ERCP 支架置入进行治疗。正常胰管术中不容易看到。如果使用放大镜及术中使用促胰液素有利于术中发现较小的胰管损伤。

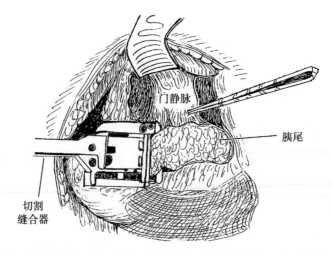

图 31-16　显露肠系膜上血管和门静脉，使用切割缝合器离断胰颈，切割缝合器的一个臂应放置于游离胰颈的后方和门静脉、肠系膜上血管之间的无血管区

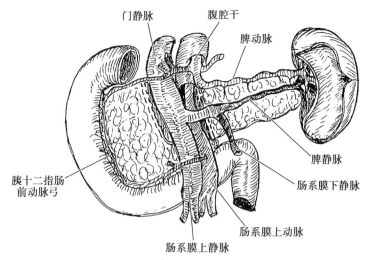

图 31-17 切割缝合器离断胰颈后显露肠系膜上血管和门静脉

在创伤救治中，术中放射学检查或术中内镜下造影的方法很少采用。

（二）胰腺损伤处理

1. 胰腺挫伤引流术 若为小范围的胰腺挫伤，可在挫伤处剪开胰腺被膜，以降低被膜张力。若无明显渗血，仅做局部引流即可（图 31-18、图 31-19）。

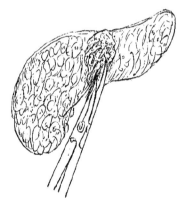

图 31-18 剪开胰腺挫伤肿胀的被膜

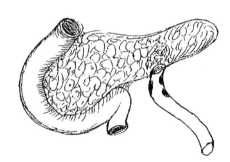

图 31-19 在胰腺挫伤处放置引流管

2. 胰腺挫裂伤缝合修补术

（1）浅表的胰腺裂伤如无胰管损伤，可清创后对拢缝合或褥式缝合。方法是经敞开小网膜囊充分暴露胰腺后，在裂伤两缘，用不可吸收缝线做间断褥式缝合，以达到止血及控制胰液渗漏的目的，然后再在褥式缝合的外侧，用不可吸收缝线加做间断 8 字形缝合（图 31-20）。

（2）任何胰腺裂伤，特别是位于胰腺的中央部，均应查明有无胰管破裂。同时应检查胰腺后壁的包膜是否完整。正常情况下由于胰管细小，外伤后胰液分泌受抑制，当胰管破裂位于胰腺深部时，术中难以发现。有学者建议，术中静脉内注入促胰液素，观察有无胰液流出。也有学者主张切开十二指肠，经大乳头从胰管插管注入亚甲蓝溶液，观察有无染料外漏。总

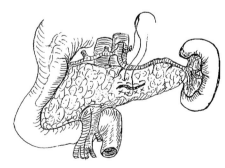

图 31-20 胰腺裂伤缝合

之术中需要仔细观察有无胰管破裂。

（3）所有的胰腺裂伤不管从表面看是否表浅，均应充分引流。引流管应直接放置于裂伤处，在充分引流下，即使胰管破裂，也不致造成严重后果（图31-21）。但引流物应从距离最近的腹壁切口引出，避免直接通过主要切口，因若有胰液渗漏，易导致伤口的消化及裂开。

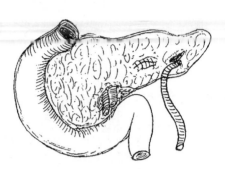

图 31-21　引流管直接放置于裂伤处

3. 胰腺部分切除术

（1）胰体尾部严重的破裂或断裂伤，胰尾部严重伤合并脾破裂者，行远端胰腺及脾切除术，即切开胰腺下缘之腹膜，钝性分离胰腺背面的腹膜后间隙，也可以将胰体游离并向前提起（图31-22）。若胰腺裂伤处仍有出血，以心耳钳在裂伤近端约2cm处夹止血，结扎出血的血管。在胰腺断裂处切断胰腺，找到胰管切断结扎；若同时做脾切除，先在切缘的近端切断、结扎脾动静脉，然后常规切除脾脏，连同胰体尾一并切除（图31-23）。胰腺断端的处理，在距断端1.0～1.5cm处，用不可吸收缝线做间断褥式缝合，再用丝线做8字形缝合断端，并用邻近的网膜或系膜组织覆盖固定（图31-24）。

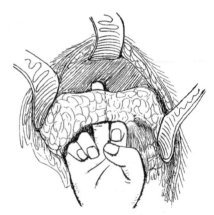

图 31-22　钝性分离胰腺背面的腹膜后间隙，并将胰体部向前提起

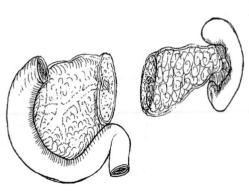

图 31-23　连同胰体尾一并切除脾脏

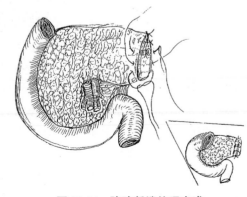

图 31-24　胰腺断端处理完成

（2）若为单纯胰腺体尾损伤，而脾脏和脾蒂并无损伤时，也可单纯切除胰腺体尾部而保留脾脏；若大网膜上的血管弓和胃短动静脉仍保存完整，可将胰腺体尾部连同脾动脉、脾静脉切除但保留脾脏，并不影响脾脏的血供和回流。但在腹部创伤时，患者的伤情严重或伴有多脏器损伤，因此不宜花费过长时间保留脾脏。

（3）若腹部创伤同时伴有胰头挫伤或挫裂伤，由于组织炎症水肿，有可能对主胰管及其开口处造成压迫导致胰管内压力增高，此时不宜简单缝合闭锁胰腺断面，而应行胰腺空肠 Roux-en-Y 吻合术以防止胰瘘（图 31-25）。

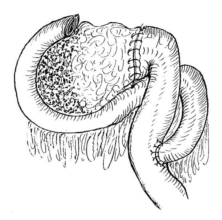

图 31-25　胰腺空肠 Roux-en-Y 吻合术

（4）若胰腺近端及肠系膜上静脉右侧严重破裂或断裂，远端体积较大，最好将其保留。因为胰岛分布是胰体尾多，胰头少，胰体尾大部切除可能引发糖尿病。可将胰腺断裂近端封闭，远端与空肠吻合（图 31-26）。若胰头、肝胰壶腹也有损伤，为保证近端胰液流出通畅而不发生胰瘘，2 个断端同时吻合是可取的（图 31-27）。

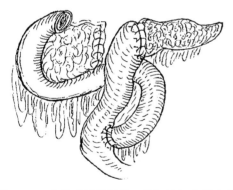

图 31-26　将胰腺近端封闭，其远端与空肠吻合

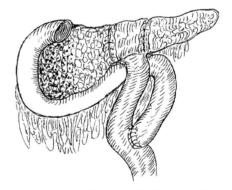

图 31-27　胰腺断裂，2 个断端同时与空肠吻合

（5）胰腺破裂伴主胰管损伤者，若发生在远端，宜做胰体尾切除术，若发生在近段（头颈部），则应慎重考虑。尽量不做胰大部切除术。有学者主张胰管吻合术，为此要在胰管内置入细导管作为支架，一端通过乳头进入十二指肠，再穿出肠壁和腹壁做体外引流。除操作烦琐外，胰管一般纤细壁薄，创伤时又常有部分缺失，胰管吻合术很难满意完成。有学者认为比较实际可行的是清创、止血后行"盖板式"空肠吻合术，但要注意的是"盖板式"吻合只适用于胰腺并未断裂者，即破裂的背面胰腺组织是完好的，因为"盖板"只能盖住胰腺的前面（图 31-28、图 31-29）。若后方组织已受累，应将胰腺切断，清创后行胰腺断端空肠吻合术（图 31-30）。以上各种手术均要在缝合术吻合口旁放置双导管引流。

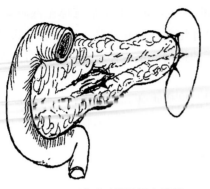

图 31-28　胰腺破损累及主胰管

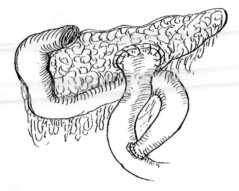

图 31-29　空肠胰腺"盖板式"Roux-en-Y 吻合术

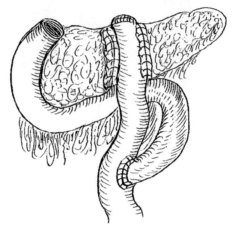

图 31-30　缝闭近端胰腺，远端胰腺与空肠行端侧 Roux-en-Y 吻合术

四、讨论

由于胰腺解剖位置深而隐蔽，胰腺损伤早期不易被发现，甚至在手术探查时也有漏诊可能。胰腺损伤后常并发胰液漏或胰瘘，因胰液腐蚀性强，又影响消化功能，故胰腺损伤病死率高达 20% 左右，高度怀疑或诊断为胰腺损伤，凡有明显腹膜刺激征者，应立即手术治疗。

1.怀疑有胰腺伤可能者，应探查胰腺。不伴胰管损伤的胰腺损伤，最适合的处理方式是对失活组织进行保守性清创术、止血及封闭式外引流。可对胰腺包膜进行修补，虽然这种处理方式被认为可能导致增加发生胰腺假性囊肿的风险而存在争议（笔者建议有肿大张力高尚未破裂的胰腺损伤，可适当剪开被膜，不但有利于外引流，还可能降低胰腺假性囊肿的发生率）。弥漫性出血，可以使用局部止血药物及组织胶。

2.胰腺严重挫裂伤或断裂伤者，手术中较易确诊，但损伤范围不大者可能漏诊。凡在手术探查时发现胰腺附近后腹膜有血肿、积气、积液、胆汁者，应将此处切开，包括切断胃结肠韧带或按 Kocher 法掀起十二指肠等探查胰的背侧和腹侧，以查清胰腺损伤。手术目的是止血、合理切除胰腺、控制胰腺外分泌、处理合并伤及充分引流。胰腺部分破裂而主胰管未断者，可用丝线做褥式缝合修补。胰颈、体、尾的严重挫裂伤或断裂伤，宜做胰腺近端缝合、远端切除术，胰腺有足够的功能储备，不会发生内、外分泌功能不足。胰腺头部严重挫裂或断裂，为了保全胰腺功能，可能结扎头端主胰管、封闭头端胰体断裂处，并行远端与空肠行 Roux-en-Y 吻合术。

3.肠系膜上血管左侧的胰腺损伤最适合的处理方式是远端胰腺切除，通常同时一并切除脾脏。在充分游离胰腺后，可用切割缝合器或直线缝合器，在邻近损伤部位的正常胰腺组织处切除胰腺。

如果在断面见到胰管的断端，则应使用不可吸收缝线 8 字形缝合。脾动、静脉也同样使用不可吸收缝线逐个行 8 字形缝合（图 31-31）。通过往脾方向游离胰腺远端的路径完成胰脾切除术。若术中情况良好，可选择保留脾脏，尤其是儿童。

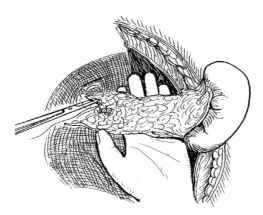

图 31-31 胰管破损及缝扎脾动、静脉破损

4. 范围扩大到胰颈部右侧的胰腺切除，术后患者可能会出现糖尿病和胰腺外分泌功能不足。距离十二指肠壁至少 1cm 保留胰腺组织十分重要。这样可维持十二指肠的血供，避免发生肠壁缺血坏死。有部分病例，在完成损伤组织清创后，远端胰腺可以得到保留，可行胰腺断端与空肠 Roux-en-Y 吻合，若胰腺水肿明显而断端相对较大，与空肠端端吻合不相匹配，应采用空肠与胰腺端侧吻合术（图 31-30）。术中应放置封闭式负压引流。

5. 胰头损伤采取复杂的手术方式，术后的并发症发生率和病死率通常较高。若患者血流动力学不稳定或合并重要脏器损伤及外科医师对处理这些创伤缺乏经验，最安全的选择是止血和放置持续外引流。一些处理困难的持续性出血病例，务必采用损伤控制性填塞法并暂时性关腹。胰头或合并严重十二指肠损伤病例，需要更复杂的手术方式，如胰十二指肠切除术等。手术方式的选择取决于患者血流动力学状况、胰腺损伤的位置（胰头颈部和胰体尾部）及外科医师的经验。凝血功能障碍和生理功能损害的病例，可分 2 个阶段采用损伤控制性手术和确定性手术完成处置。第一阶段，采取损伤控制性手术，控制出血及消化道漏。第二阶段，在血流动力学恢复稳定，纠正凝血障碍及低体温后的 24～48 小时采用确定性的胰十二指肠切除术（Wipple 手术），应同时行空肠造口术，以防术后一旦出现吻合口瘘，可以经空肠营养管完成胃肠道内营养补给。

6. 各类胰腺手术之后，充分而有效的腹腔引流及胰周引流是保证手术效果和预防术后并发症（腹水、继发出血、感染和胰瘘）的主要措施。术后务必保持引流管通畅，不能过早取出，可同时使用烟卷引流和双套管负压引流。烟卷引流可在术后 3～5 天拔除，而胶管引流应维持 10 天以上，因为有些胰瘘在 1 周后方才逐渐出现，如果发现胰瘘应保证引流通畅，一般多在 4～6 周自愈。有时需要维持甚至 3 个月以上，但较少需再次手术。

7. 不伴胰管损伤的胰腺损伤，很少发生严重问题，且不需要手术治疗。远端胰腺切除术（胰体尾切除术）很少导致永久性糖尿病或胰腺外分泌功能不足。在十二指肠环的内侧游离胰头将导致十二指肠缺血及坏死。为保护胰十二指肠血管弓，应至少保留距离十二指肠壁 1cm 的胰腺组织。在分离胰颈部与肠系膜上血管和门静脉之间的间隙时，应在胰颈部正下方的中线处进行分离操作，这个区域没有血管。胰头的单发伤，如果不能确定胰管完整性是否破坏，可仅放置胰腺引流管负压引流。由于高并发症发生率和病死率，应避免采用根治性手术。术后可以用 MRCP 或 ERCP 评估胰管的完整性。合并有胰管损伤的病例，可在 ERCP 的同时放置胰管支架。

第三十二章

胰十二指肠联合伤

一、外科解剖

参见第二十四章和第三十一章。

二、基本原则

1. 当胰腺伤合并有十二指肠伤时，病死率明显增高。有学者报道 68 例胰十二指肠联合伤，手术病死率为 26.4%。Camphell 报道 39 例胰十二指肠联合伤，采用胃幽门排外手术方法治疗，病死率降至 9%。

2. 积极抗休克处理，使患者血流动力学稳定，以便施行手术。要迅速了解伤情并做必要的检查，诊断尚未明确时应进行血清及尿淀粉酶测定及腹腔穿刺液、上腹 B 超、CT 检查。

3. 积极抗休克治疗下剖腹探查时，应做好对其他脏器伤和大血管损伤的处理准备。

4. 胰十二指肠联合伤的伤情比较多样，可自简单的十二指肠穿孔至严重的胰头十二指肠损毁伤。此时，合并腹膜后血管伤及肠管伤者较常见。胰十二指肠联合伤的手术治疗原则包括：①修复十二指肠穿孔和胰头损伤（裂伤）；②外引流胆汁；③消化道改造；④有严重损毁伤者行胰十二指肠切除术。

5. 十二指肠降部与胰头紧密相连，严重创伤时常导致胰头及壶腹、末段胆总管和胰管等重要结构损伤，是十二指肠和胰腺创伤中最难处理的一种类型。随着腹部创伤外科技术水平的进步，以及复苏和麻醉技术的进步，对此类创伤进行比较细致的修复重建手术的能力有所提高，尽量避免采用可能影响日后生存质量的胰十二指肠切除术。

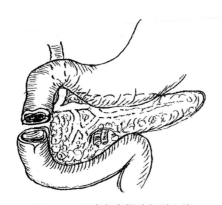

图 32-1　肝胰壶腹紧贴断裂上缘

三、手术方法

1. 十二指肠在肝胰壶腹附近破裂或断裂，肝胰壶腹紧贴断裂上缘，若直接缝合或吻合，势必伤及乳头，宜先行常规的乳头成形术，将胰胆管开口尽量上移以增大胆胰开口的边缘空间，再缝合或吻合十二指肠（图 32-1～图 32-3）。

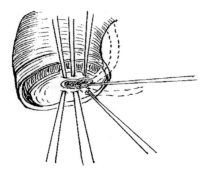

图 32-2　乳头成形术

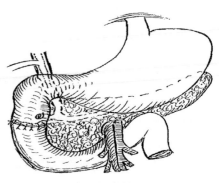

图 32-3　行十二指肠端端吻合术、胆总管 T 管引流术

2.十二指肠乳头撕脱伤，若为钝性损伤，强大的暴力有时可将肝脏挤向上方，从固定于后腹壁的十二指肠连同乳头将胆总管撕脱下来。此时若胆管、胰管未断裂，可以修补十二指肠裂口，而将乳头植入上提的空肠行 Roux-en-Y 吻合术（图 32-4、图 32-5）。

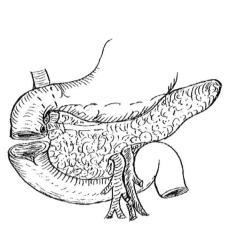

图 32-4　十二指肠乳头撕脱伤

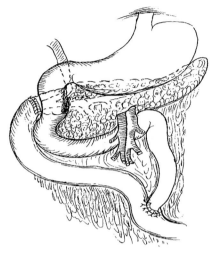

图 32-5　行十二指肠缝合、乳头空肠
Roux-en-Y 吻合术

3.十二指肠和胰头破裂伴胆总管下段断裂，但胰管尚未累及时可缝合修补十二指肠和胰头，将胆总管与空肠行 Roux-en-Y 吻合术（图 32-6、图 32-7）。

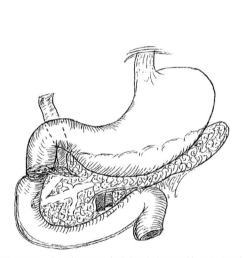

图 32-6　十二指肠和胰头断裂伴胆总管下段断裂

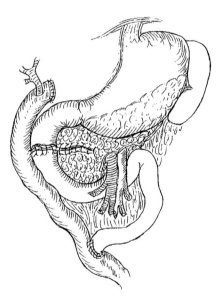

图 32-7　修补十二指肠及胰头后另行胆总管
空肠 Roux-en-Y 吻合术

4.十二指肠降部多处破裂，无法修补，但胰头尚完好或仅轻微受损者，可切除该段十二指肠而保留乳头，上提一段空肠与十二指肠降部（或胃）做端端 Roux-en-Y 吻合，并将乳头植入该段空肠（图 32-8、图 32-9）。

5.十二指肠降部毁损，胰头脱离十二指肠，但胰头本身尚完整者，找到其下段（端）开口，确认胰管无损伤后，将十二指肠壶腹部断端环绕支撑管间断缝合于周围胰头组织上，形成新的"乳头"。切除严重毁损的十二指肠，上提一段空肠与十二指肠上部（或胃）做端端 Roux-en-Y 吻合，并在该段空肠壁做戳孔，将新"乳头"连同支撑管插入肠腔，周围缝合固定（图 32-10～图 32-12）。

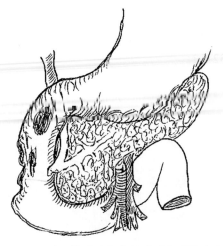

图 32-8　十二指肠降部多处破裂未累及胰头

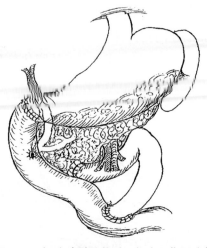

图 32-9　切除破裂肠段后，行十二指肠降部空肠 Roux-en-Y 吻合及乳头植入术

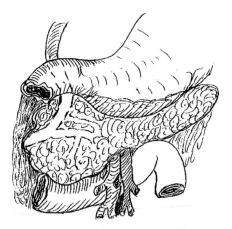

图 32-10　十二指肠降部毁损

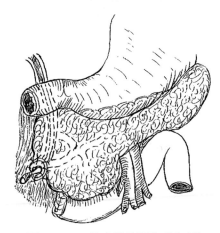

图 32-11　环绕支撑管再造"乳头"

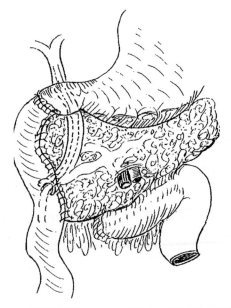

图 32-12　十二指肠空肠 Roux-en-Y 吻合，并将新乳头植入空肠内

6. 十二指肠降部和胰头从前方破裂，累及十二指肠 Vater 壶腹及末端胆管、胰管，局部无法修

复，但后侧壁未破损者，可利用一段空肠的断端或侧面开口，与破裂口周围组织吻合制成"盖板式"Roux-en-Y 吻合（图 32-13、图 32-14）。

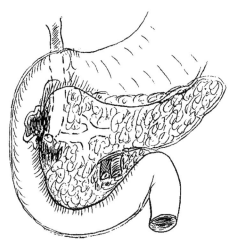

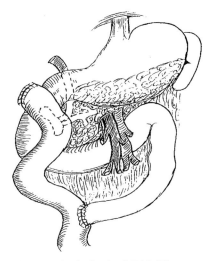

图 32-13　十二指肠和胰头从前方破裂累及壶腹　　　图 32-14　空肠侧面与破裂口行"盖板式"Roux-en-Y 吻合

7. 胰十二指肠联合伤，十二指肠降部严重损伤重建术后，发生吻合口破裂的概率更高，对肠管减压要求更高，为降低吻合口瘘的发生率，保证愈合，必要时附加肠道改道手术。常用的手术方法有以下几种。

（1）十二指肠憩室化手术：十二指肠憩室化手术是指胰十二指肠联合伤时，修复胰头十二指肠破裂后，做 Billroth Ⅱ式胃切除及胃空肠吻合术，使食物的流通途径改变，术后十二指肠犹如胃肠道的一个"憩室"，手术内容如下。①胃部分切除胃空肠吻合；②迷走神经干切除术；③缝合十二指肠及胰头的破裂；④十二指肠造口；⑤胆总管或胆囊造口（图 32-15）。

十二指肠憩室化手术效果肯定，但操作烦琐、创伤性大，而且永久性改道不符合生理特点，可影响患者日后的生存质量，手术的病死率高达约 30%，一般用于较严重的胰十二指肠联合伤。

（2）幽门排外术：又称幽门旷置术。1982 年 Cogbill 首次开展改良憩室化手术，该手术同样需行消化道改道，但只是暂时性的，故免除迷走神经切断术，方法简单。手术内容如下。①缝合胰头及十二指肠破裂；②在胃窦部位做一切口，显露幽门并用组织钳夹持、提起，连续或荷包缝合；③然后用胃窦切口行胃空肠吻合；④行胃肠吻合口输出袢空肠造口置管肠内营养（图 32-16～图 32-18）。

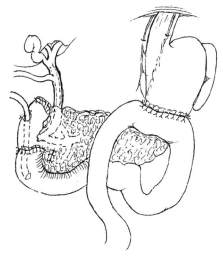

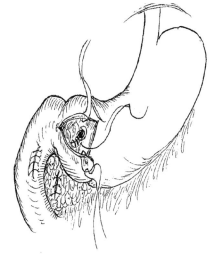

图 32-15　十二指肠憩室化手术　　　　　　　　　图 32-16　经胃窦部切口缝闭幽门

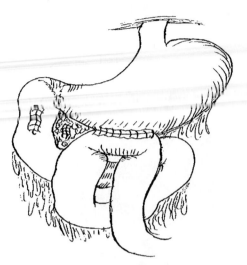
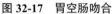

图 32-17　胃空肠吻合

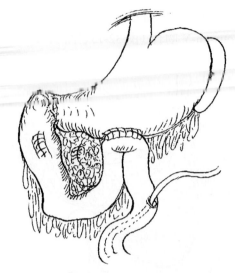

图 32-18　在空肠输出袢造口置管行肠内营养

　　幽门排外术用可吸收缝线关闭幽门，胃内容物经胃空肠吻合转流，以后缝线被吸收后，幽门自行开放，避免做胃切除和迷走神经切断，手术创伤较轻。Moore 报道本法治疗胰十二指肠联合伤 34 例，总病死率下降 9%。Vaughan 观察 100 例患者，全部病例手术后幽门可以重新开放，100 例患者中有 3 例发生边缘性溃疡。也有学者将幽门游离 1 周，用胃肠缝合器钉合（图 32-19）。临床观察和研究发现，无论用何种方法和何种材料（可吸收缝线、不可吸收缝线或金属钉夹）缝闭幽门，幽门都会在 3 周左右重新开放，恢复食糜正常运行通道。因此有些学者主张无须作为通常吻合，以简化步骤及避免存在 2 个排出道，导致胃肠运行障碍等并发症。笔者同意另外一些学者主张的采用封闭幽门后再行胃肠吻合以保证术后恢复及减少并发症发生的观点，采用封闭幽门后行胃肠吻合，以保证术后恢复及减少并发症的发生，但笔者主张在胃肠吻合口下 15～20cm 处再行输出袢与输入袢侧侧吻合（图 32-20）。以减少输出袢的压力，避免相关并发症的发生。

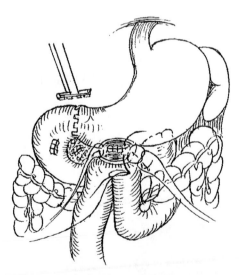

图 32-19　用缝合器将幽门钉合（不切断）

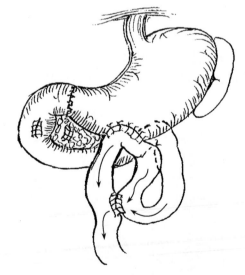

图 32-20　输入袢与输出袢侧侧吻合（Braun 法）

　　（3）保留幽门的十二指肠空肠吻合术：该术式是基于十二指肠损伤多发生在十二指肠降部和水平部，波及十二指肠上部者较少，参照保留幽门胰十二指肠切除术的方式，在幽门下 2cm 切断十二指肠上部，行 Roux-en-Y 空肠十二指肠吻合术。手术内容如下。①缝合胰腺、十二指肠裂伤；②幽门下 2cm 横断十二指肠上部；③缝合关闭十二指肠远端；④游离 Roux-en-Y 空肠袢；⑤十二指肠空肠袢端侧吻合；⑥胃造口（图 32-21）。

保留幽门的十二指肠空肠吻合术，有利于术后发生胰瘘时进行处理，胰十二指肠联合伤术后胰瘘的发生率很高，约为 25%，故该手术有一定优点。

（4）胰十二指肠切除术：胰十二指肠联合伤时，行胰十二指肠切除术的术后并发症发生率和病死率均很高，故一般应避免采用此复杂手术。但胰十二指肠切除术有时是挽救患者生命的唯一手段。其手术适应证如下。①胰头部损伤大出血不能控制者；②胰头部毁损伤者；③十二指肠毁损伤无法修复者。胰十二指肠切除术消化道重建的常用方法如下。

1）Whipple 手术：在胰管与空肠端侧吻合，胆总管与空肠端侧吻合及空肠胃吻合方式上，不同学者之间有一定的差别（图 32-22～图 32-25）。

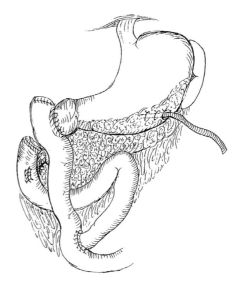

图 32-21　保留幽门的十二指肠空肠吻合术

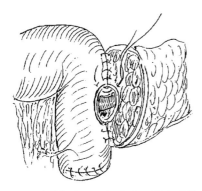

图 32-22　胰管与空肠端侧吻合，缝合胰管前壁

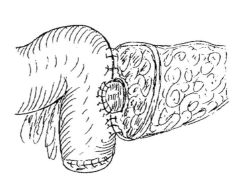

图 32-23　胰管吻合完毕

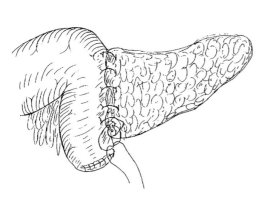

图 32-24　缝合空肠浆肌层与胰管前壁

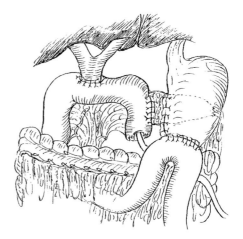

图 32-25　胰十二指肠切除术后消化道
重建（Whipple 手术）

2）Child 手术：手术步骤与 Whipple 手术相同，其区别要点是胰腺与空肠的吻合，而不是胰管空肠吻合。因此手术操作上比较容易，在理想情况下可以减少胰瘘的发生（图 32-26～图 32-29）。

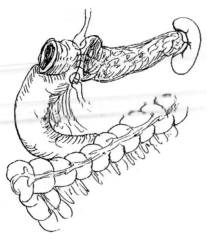

图 32-26　将胰腺背面距离断端 2cm 处
与空肠切缘 2cm 处相对应间断缝合

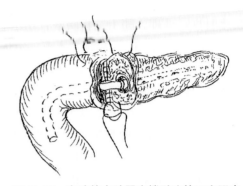

图 32-27　在胰管内放置支撑引流管至空肠内

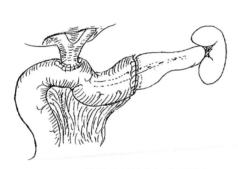

图 32-28　将胰腺断端套入空肠端内

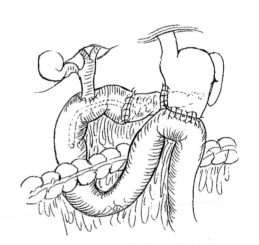

图 32-29　胰十二指肠切除术后消化道重建（Child 手术）

　　3）保留幽门的胰十二指肠切除术：主要区别是保留幽门及十二指肠球部，术后营养状态较好。
胰管空肠吻合或胰空肠吻合及胆管空肠吻合方法同 Whipple 手术或 Child 手术。胃肠道重建的顺序一
般是胰、胆、十二指肠空肠吻合或十二指肠空肠、胆、胰与空肠端侧吻合，空肠袢可经结肠前或结
肠后（图 32-30、图 32-31）。

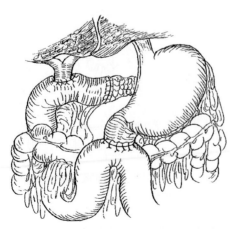

图 32-30　保留幽门的胰十二指肠切除术
（胰空肠端套入吻合术）

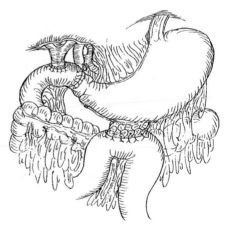

图 32-31　保留幽门的胰十二指肠切除术
（胰空肠端侧吻合术）

四、讨论

1. 胰十二指肠联合伤有较高的病死率，除伤情严重和合并伤外，一个主要原因是诊断困难，常延误治疗，不但手术前诊断困难，手术中也可能遗漏。除根据致伤方式、损伤部位、腹部体征进行胰腺损伤的诊断外，血清淀粉酶升高也是胰腺损伤的佐证。胰十二指肠联合伤的手术方法很多，尚未有哪种手术能适用于所有伤情，故手术方式应根据具体情况选择，从最简单的放置引流管到复杂的胰十二指肠切除术。近年来由于交通管理、建筑安全防范及社会法治建设等不断进步，胰腺损伤在临床上并不是很常见，尚难通过大量的临床实践，以评定各种不同的手术方法的确实价值，有些手术方法只适用于少数病例。

2. 胰腺外伤的手术治疗目的是降低病死率和手术并发症发生率。胰腺损伤的轻重程度不一，文献资料少，难以对不同手术进行恰当的比较，有的资料因伤情较轻，治疗效果也较好；而一些病例因伤情较重，病死率也较高。另外，胰腺损伤临床资料总结大多包括多年来积累的病例，其结果并不完全反映当前的情况。胰腺损伤的发生率约占腹部闭合性损伤的2%，并且在多数情况下合并于其他脏器损伤，特别是在穿透性损伤时更是如此。因此胰腺损伤通常是在诊断为其他脏器损伤行剖腹探查术时才被发现。闭合性腹部损伤时，有时可能只是单独的胰腺损伤，甚至是胰腺横断伤，而不伴有其他腹内脏器的严重损伤。Frey分析文献中的1 066例胰腺伤，其中38%合并肝外伤，20%合并脾外伤，其他合并十二指肠、结肠或肾外伤者占12%～16%。因此在对肝、脾、胃等常见腹内脏器伤施行手术时，均应注意探查是否合并胰腺损伤。相反，诊断胰腺损伤施行手术时也必须注意探查这些脏器。胰腺损伤本身一般并无大量出血，故手术时若遇到大量出血，说明合并胰腺周围的大血管损伤，需立即处理。当遇到胰腺外脏器的合并伤，如脏器破裂、出血、穿孔等情况下，一般胰腺损伤应最后处理。首先应止血，修复脏器的裂伤和缝合胃肠道的穿孔等。

3. 当发现有胰头部裂伤、十二指肠壁血肿、后腹膜血肿时，必须将结肠右曲分离，向下方推开显露胰头、钩突、十二指肠降部和水平部，切开十二指肠外侧后腹膜（Kocher切口），游离翻转十二指肠和胰头，仔细检查右肾、十二指肠、腹膜后血管等结构有无破损。十二指肠破损多见于十二指肠降部，其次为十二指肠水平部和十二指肠空肠曲处。有时破损不止一处，并且穿孔常发生在十二指肠后侧壁位于腹膜外，若不将十二指肠充分游离，伤处无法发现。胰头十二指肠损伤是胰腺损伤的严重情况，病死率最高，胰头和十二指肠在解剖上是一个整体结构，因此胰头十二指肠损伤通常归于胰腺损伤。胰十二指肠联合伤严重者，重点是选择合适的手术方式，手术细节因伤情的具体情况而异，即"战备决定成败，细节据伤情而行"。

4. 胰腺伤的处理原则如下。①保存正常的胰腺组织；②可能时尽量修复胰腺裂伤；③行胰十二指肠切除术应十分慎重；④所有的胰十二指肠联合伤手术均需充分引流；⑤胰十二指肠联合伤可选择幽门排外术或选用较保守的手术；⑥若有多器官损伤，胰腺的修复一般均可放在最后；⑦若术中患者情况不佳，任何胰腺损伤（甚至胰腺横断伤）均可以先用引流方法来处理；⑧胰腺引流应引出腹腔，避免经过主要切口，以减少切口感染和裂开等并发症。

5. 术中要注意胰腺损伤手术方法的选择，应在综合分析伤情、损伤部位及可能保存多少胰腺组织和胰腺功能后慎重决定。判明以下损伤类型对选择手术方法有重要意义：①无主胰管破裂的浅表性胰腺损伤；②肠系膜上血管左侧的胰腺断裂伤；③胰十二指肠联合伤。手术原则首先是降低病死率和术后严重并发症的发生率，其次才是保存胰腺功能。故手术方法的选择必须有利于减少胰瘘的发生，伤情严重需要行胰十二指肠切除术者术后处理甚为复杂，并发症多，病死率高。

6. 胰十二指肠联合伤的手术治疗原则包括修复胰头裂伤、胆汁引流、消化道重建。严重损毁伤者行胰十二指肠切除术。常用的手术方法包括十二指肠憩室化手术、幽门排外术、保留幽门的十二指肠空肠吻合术、胰十二指肠切除术，上述方法根据伤情及术者经验进行选择。十二指肠憩室化手术效果肯定，但操作烦琐、创伤不小，而且永久性完全改道不符合生理特点，影响日后生活。近年来，多数学者采用幽门排外术代替憩室化手术，认为效果更好、简便易行、创伤小。保留幽门的十二指肠空肠吻合术，有利于术后发生胰瘘时进行处理。

7. 胰十二指肠联合伤行胰十二指肠切除术，术后并发症发生率和病死率均很高，故一般应避免采用此类复杂手术，但有时是挽救患者生命的唯一手术方法。手术方法包括 Whipple 手术、Child 手术及保留幽门的胰十二指肠切除术。Whipple 手术与 Child 手术的主要不同点是 Whipple 手术胰管空肠吻合，关于消化道重建各位学者安排有所不同，一般是胰、胆、胃肠吻合，结肠前或后。近年来，陈孝平院士创新的"U 形缝合胰肠吻合术三针缝合法"，简便疗效好，术后并发症少，值得学者们采用。保留幽门的胰十二指肠切除术手术时间缩短，十二指肠与空肠的吻合较胃残端与空肠的吻合更简便易行，吻合口溃疡、吻合口瘘及出血的发生减少。保留了胃窦与幽门，有利于促胃液素的分泌、胃排空功能的维持、幽门防反流功能等。改善了传统胰十二指肠切除术后的营养问题并降低了其他并发症的发生率，因此逐渐被国内外学者广泛采用。

8. 术后处理。所有的胰十二指肠联合伤手术都应放置充分的引流，持续负压引流时间在 2 周以上。经胃肠道进食的时间宜晚。术后 3 周内主要采用全肠外营养（total parenteral nutrition，TPN）维持营养，若合并胰瘘或十二指肠瘘则 TPN 时间需更长。术后腹腔内感染发生率高，应注意。术后出现高热，引流管内出现浓稠的黄白色脓液，胰瘘多无须手术处理，用生理盐水持续灌溉，24 小时体温即可下降，灌洗原则上以引流液清亮为准。术后并发胃轻瘫，可持续数周，最长者可达 3 个月，处理原则是胃肠减压，有胃造口置管者行有效减压引流，维持营养，后期将胃管（或造口管）定时夹闭开放，以锻炼胃功能。发生胃轻瘫的原因多与吻合口瘘，尤其是胰肠吻合口瘘引起胃周围炎症，造成胃运动麻痹有关，部分病例发病原因不清，因此一旦发生胃轻瘫应积极有效处理和耐心等待。

第三十三章

泌尿系统损伤

一、外科解剖

泌尿系统由肾脏、输尿管、膀胱及尿道4部分组成（图33-1）。它的主要功能是排出机体内溶于水的代谢产物，机体在新陈代谢中产生的废物，如尿素、尿酸和多余水分等，由循环系统送至肾脏，在肾内形成尿液，再经排尿管道排出体外。

1. 肾脏 左、右肾脏都有类似的肌肉环境，膈肌覆盖每个肾脏的上后方，肾脏的下部2/3后方内侧为腰大肌，外侧为腰方肌。正常成年男性平均长约10cm，宽5cm，厚4cm，重量为134～148g。一般女性略小于男性，右肾内侧与十二指肠相邻，右肾下段位于结肠右曲的后方。左肾前外有胰尾、脾血管和脾。肾周筋膜包绕肾脏，肾周筋膜可有效防止血液、尿液外渗。肾外侧缘凸隆，内侧中部凹陷，是肾血管、淋巴管、神经和肾盂出入的部位，称为肾门（renal hilum）。肾门长2～3cm，宽1.4～2.5cm，出入肾门的结构合称肾蒂（renal pedicle）。

肾动脉和肾静脉从肠系膜上动脉下方的腹主动脉和下腔静脉发出，在 L_2 水平，肾静脉位于肾动脉前面，肾盂和输尿管位于血管后面（图33-2、图33-3）

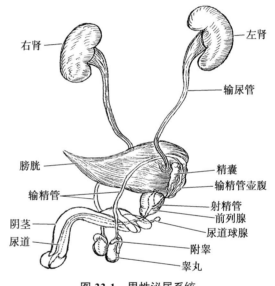

图33-1 男性泌尿系统

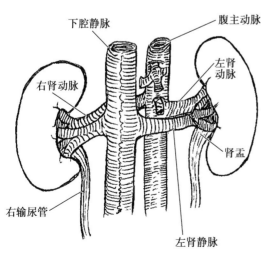

图33-2 肾血管、肾盂、输尿管的发出走行与肾门的关系（前面观）

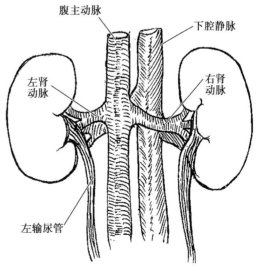

图33-3 肾血管、肾盂、输尿管的发出走行与肾门的关系（后面观）

右肾动脉从下腔静脉及肾静脉后方进入右肾。左肾动脉直接从腹主动脉进入左肾。每个肾动脉进入肾脏时分支为 5 个节段动脉。右肾静脉长为 2～4cm，无分支直接进入下腔静脉。由于缺乏分支，若结扎右肾静脉后回流障碍，易导致肾贫血性梗死。左肾静脉长为 6～10cm，位于肠系膜上动脉后面及主动脉前面，肾上腺静脉从上方，性腺静脉从下方，腰静脉从后方汇入肾静脉（图 33-4）。

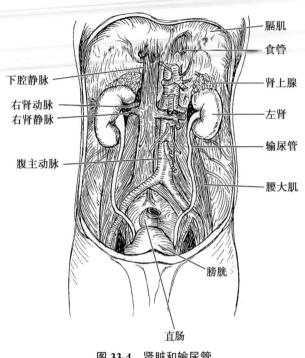

图 33-4　肾脏和输尿管

2. 输尿管　输尿管为腹膜外位器官，男性长约 26cm，女性长约 25cm，全程粗细不均，有 3 个生理性狭窄。①第 1 个狭窄在肾盂与输尿管移行处直径约为 0.2cm；②第 2 个狭窄在跨越髂血管处直径约 0.3cm。非狭窄部的直径可达 0.6cm；③第 3 个狭窄在进入膀胱壁处。狭窄部是尿路结石易嵌顿处。输尿管变异很少。输尿管在肾动脉后面，并且沿腰大肌前面边缘走行，生殖血管跨过输尿管前。输尿管于髂总动脉分支处跨过。

3. 膀胱　腹膜覆盖在膀胱上部，在精囊水平（在男性中）膀胱后下壁与直肠之间为腹膜会阴筋膜。膀胱颈部对应耻骨联合中点 3～4cm 处。膀胱是储存尿液的肌性囊状器官，其大小、形状和位置均随尿液充盈的程度而变化。膀胱的容量一般在正常成人为 300～500ml，最大可容纳 800ml。女性膀胱容量较男性小（图 33-5）。膀胱充盈时呈卵圆形，膀胱尖上升至耻骨联合以上，这时腹前壁反折向膀胱的腹膜也随之上移，膀胱的下外侧面直接与腹前壁相贴（图 33-6、图 33-7）。

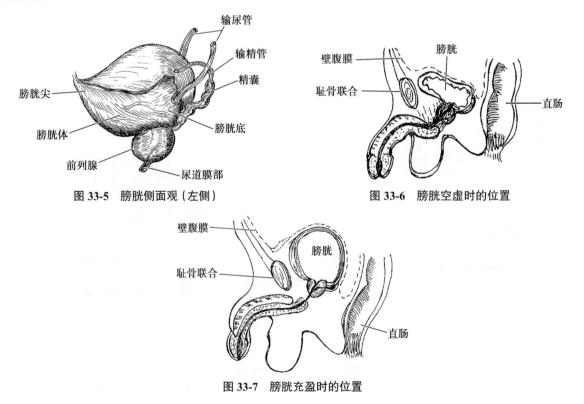

图 33-5　膀胱侧面观（左侧）

图 33-6　膀胱空虚时的位置

图 33-7　膀胱充盈时的位置

二、肾脏损伤

（一）基本原则

在生命体征稳定的患者中，绝大多数钝性和穿透性肾损伤可以采用非手术治疗。肾筋膜可有效地包裹出血和尿液外渗。CT 在肾损伤程度及位置判断上有重要意义。CT 延迟显像可准确评估肾盂集合系统损伤及输尿管损伤。如果无法完善影像学检查，需进行剖腹探查术，可通过触诊判断双侧肾脏的情况。

在手术中，如果患者生命体征平稳，无活动性出血，血肿无进行性增大，无肾门血管损伤的情况下，不应打开肾周筋膜，因为它增加了肾出血的可能性；当面对大出血或肾损伤严重的患者，为挽救患者生命需行肾切除。最常见肾切除原因为创伤情况下不可控制的大出血。如果条件允许，应在探查肾脏前对肾蒂血管进行控制，以减少肾出血的可能。

肾脏损伤有多种类型，临床上以闭合性肾损伤多见，由于损伤原因和程度不同，有时多种类型的肾损伤同时存在，根据损伤的程度将闭合性损伤分为以下几种病理类型（图 33-8～图 33-13）。

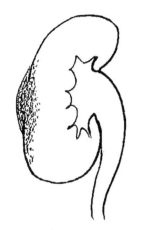

图 33-8　肾挫伤致肾瘀斑及包膜下血肿

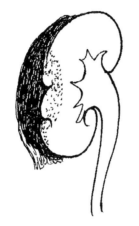

图 33-9　肾部分裂伤浅表性及肾周围血肿

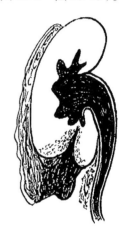

图 33-10　肾实质全层裂伤，肾周围血肿、血尿和尿外渗

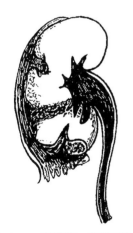

图 33-11　肾横断，肾碎裂伤

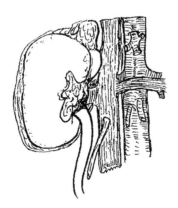

图 33-12　肾蒂血管断裂

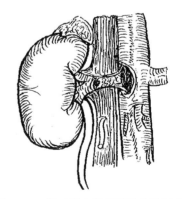

图 33-13　肾动脉内膜断裂及血栓形成

（二）手术切口与显露

1. 采用气管插管全身麻醉，标准创伤剖腹探查体位为仰卧位，双臂外展 90°。标准腹部创伤手术切口为腹中线切口（图 33-14）。拟保留肾脏的手术，可首先控制肾蒂血管，然后再打开肾周筋膜，这样可增加保留肾的机会。危重患者拟行肾切除术，可直接打开肾周筋膜，手术更快捷。

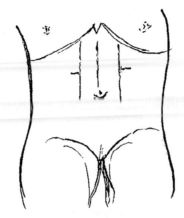

图 33-14　腹中线切口

2.腹腔探查后，将结肠向内推移，在结肠外缘旁将后侧壁腹膜切开，可直接分离肾蒂或切开周围筋膜，分离肾周脂肪后再处理肾蒂（图 33-15、图 33-16）。

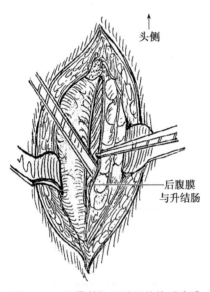

图 33-15　显露并切开结肠外缘后腹膜

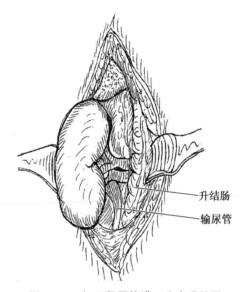

图 33-16　切开肾周筋膜，分离升结肠

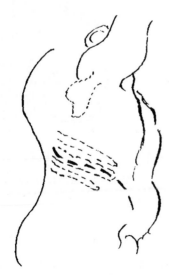

图 33-17　胸腹联合切口

3.若有胸下部损伤，应行经胸腹联合切口。患者取侧卧位，病肾侧在上，从 T_{10} 棘突旁 1cm 处开始，沿第 11 肋骨向前延伸至同侧腹直肌外缘（图 33-17）。经第 11 肋间先切一小口，将示指伸入切口并时放时堵，使患者逐渐适应气胸，切开胸膜后肺即萎陷（图 33-18）。切开膈肌用胸腔自动拉钩将切口撑开，用温盐水纱布保护肺脏，按皮肤切口方向切开膈肌和下面的腹膜（图 33-19）。若做右侧手术，用拉钩将肝脏向外上拉开，将十二指肠推向内侧，即可完全显露右肾。若做左侧手术，则将脾、胃推向内侧即可显露左肾。

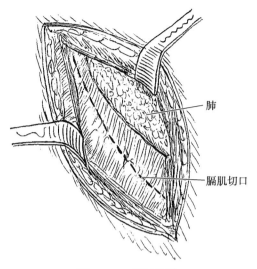

图 33-18 切开胸腔

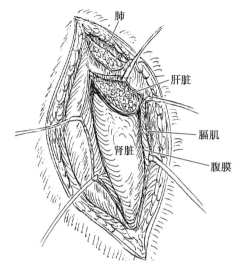

图 33-19 切开膈肌、腹膜，显露肾脏

（三）近端肾血管控制

1. 左肾和右肾近端血管可以通过腹膜后腹主动脉切口直接控制。将横结肠系膜朝向胸部向前和向上牵开。用湿纱布将小肠包裹向上牵开，并向右牵开十二指肠悬韧带，显露肠系膜根部和下面的血管。在后腹膜腹主动脉旁，肠系膜下静脉正下方切开。沿腹主动脉向上方小心游离，直至发现跨过腹主动脉前方的左肾静脉。左肾静脉安置血管阻断带，游离和牵开左肾静脉后，可在其后方游离左肾动脉（图 33-20）。

2. 血管控制后，沿 Toldt 筋膜线切开后腹膜，将左结肠向内翻转显露肾脏。垂直切开前方 Gerota 筋膜显露肾脏（图 33-21、图 33-22）。

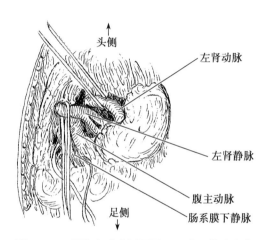

图 33-20 于腹主动脉侧面及肠系膜下静脉上方沿腹主动脉向上寻找跨过腹主动脉的左肾静脉及左肾动脉（左肾动脉位于左肾静脉的后方）

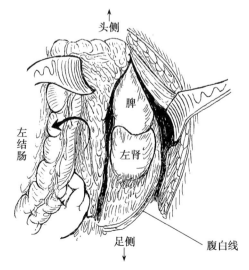

图 33-21 沿 Toldt 筋膜线切开后腹膜，游离并向中线翻转左结肠，显露左肾

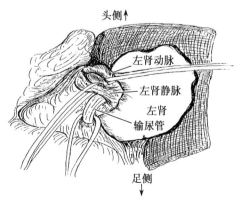

图 33-22 在左侧结肠向内侧翻转之后，显露左肾和肾门

3.右肾血管可以通过如上所述的类似后腹膜切口显露，右肾动脉前源于腹主动脉右侧，在下腔静脉和肾静脉后面走行（图33-23、图33-24）。

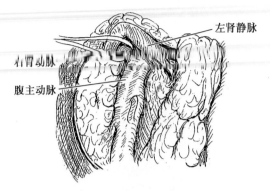

图33-23 由中线切开后腹膜显露右肾血管，可见左肾静脉从腹主动脉上横跨，牵开后显露其下方的右肾动脉

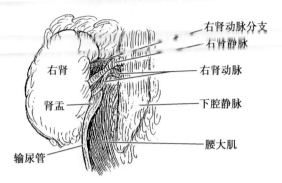

图33-24 右结肠向中线翻转后显露右肾及肾门，注意肾静脉在前方、肾动脉在后方、输尿管在下方

4.左肾静脉可在其跨过腹主动脉处分离控制。右肾动脉位于肾静脉后方和主动脉右侧。当下腔静脉、肾静脉分离清楚后，可留置血管控制带。肾蒂血管控制，可翻转右结肠，显露右侧内脏。垂直切开右肾筋膜，完全显露肾脏，充分游离肾脏暴露创伤。

5.不控制血管直接显露肾脏，这是肾脏探查的常用方法，并且对生命体征不稳定的危重患者更适用。沿 Toldt 白线切开后，向内侧翻转结肠，游离腹膜后空间。做纵向切口打开肾筋膜，游离显露肾脏，并向前托出肾脏。可以控制肾蒂及输尿管。

（四）肾损伤修复术

1.打开肾周筋膜，显露肾脏后，首先评估肾脏的损伤程度。若肾实质出血迅猛，则需要收紧肾血管控制带。用手压迫止血也可以达到止血目的。出血部位可通过缝扎或电灼止血。出血控制后，清除坏死组织，仔细检查肾盂集合系统，若有破损宜用4-0可吸收缝线紧密缝合（图33-25）。若不能确定肾盂集合系统损伤或是否有渗漏，可使用亚甲蓝寻找判断。将牛头犬夹放置在近侧输尿管上，用22号或更小的蝴蝶针直接将3ml亚甲蓝注入肾盂，寻找漏或损伤的位置，一旦发现损伤用4-0可吸收缝线缝合（图33-26）。

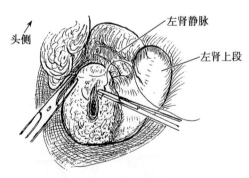

图33-25 用4-0可吸收缝线修补左肾下段肾盂集合系统的损伤

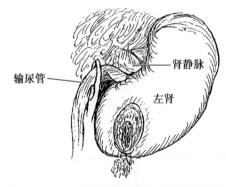

图33-26 术中评价肾盂集合系统的完整性（若亚甲蓝外漏则证实肾盂集合系统损伤）

2.将肾包膜用可吸收脱脂棉垫起，无张力缝合（图33-27、图33-28）。如果肾包膜缺损较大，可用大网膜蒂瓣、纤维蛋白封闭剂或明胶海绵垫填充缺损，然后用4-0聚丙烯缝线将肾包膜封闭在垫枕或瓣上（图33-29、图33-30）。

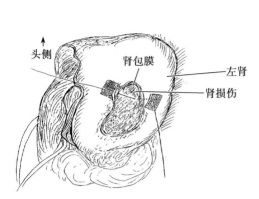

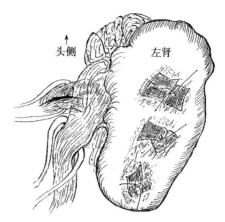

图 33-27　在完整的肾包膜边缘用吸收性明胶海绵垫缝合

图 33-28　在左肾损伤包膜完整的情况下，行无张力修复后

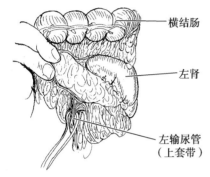

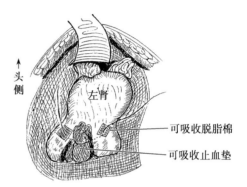

图 33-29　大网膜蒂瓣可用于肾包膜及部分肾实质
缺损的修复，瓣片用缝合线锚定到肾包膜上

图 33-30　较大的肾实质缺损可填塞可吸收止血垫，
用肾包膜包裹，张力适度以免裂开

（五）肾部分切除术

肾的上极或下极的重度损伤修复困难时，可行肾部分切除术（图 33-31）。首先，将肾包膜从受损的肾实质仔细分离，清除肾脏坏死组织，用 4-0 可吸收缝线 8 字形缝合血管止血，并用 4-0 可吸收缝线缝合集合系统。可局部应用止血粉、止血海绵等止血材料。

如果肾包膜完整，用 3-0 聚丙烯缝线或 Vicryl 缝合线将肾包膜缝合。如果肾包膜未保留或损伤过大，不能完全覆盖，则可以用大网膜或可吸收材料如明胶海绵覆盖，将其与剩余的肾包膜缝合（图 33-32～图 33-34）。

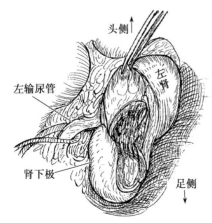

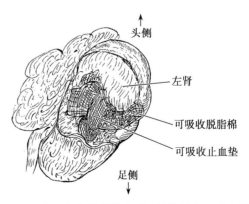

图 33-31　肾下极的广泛损伤最好行肾部分切除术

图 33-32　肾下极损伤修补术后，缺损较大可用可吸收材料（如明胶海绵）填塞，并将其与剩余的肾包膜缝合

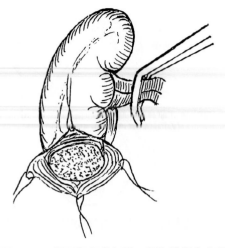

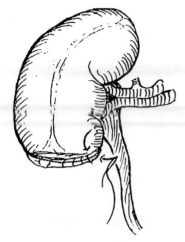

图 33-33　肾下极部分切除，肾包膜保存完整　　　　　　图 33-34　缝合覆盖剩余的肾包膜

（六）肾切除术

　　肾脏损伤严重无法修复，则需要进行肾切除术。如果患者生命体征不平稳，肾损伤为出血的原因，同样需要肾切除术。可以不必先控制血管。将结肠翻转后，打开肾周筋膜，游离肾脏及肾门，结扎肾蒂，找到输尿管并切除（图 33-35～图 33-40）。

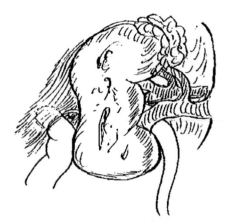

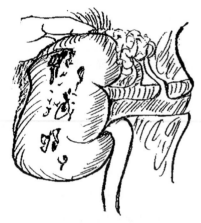

图 33-35　游离肾脏和肾后筋膜　　　　　　　　　　图 33-36　分离肾上、下极和肾前面筋膜

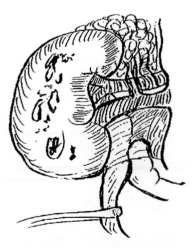

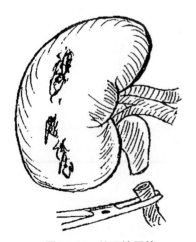

图 33-37　分离输尿管上段至肾门，将其与肾蒂分离　　　　图 33-38　处理输尿管

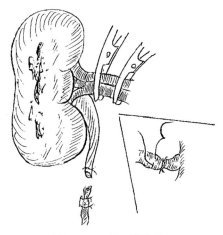

图 33-39　处理肾血管

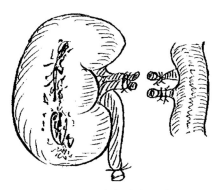

图 33-40　肾切除术完毕

（七）术后处理

肾创伤修复的患者应定期复查尿常规，监测血压和肾盂造影检查，以排除早期和晚期并发症，如尿性囊肿、肾梗死、假性动脉瘤、动静脉瘘或继发性高血压。尿性囊肿是最常见的并发症，可以留置内支架或穿刺引流。如出现假性动脉瘤或动静脉瘘可采用介入栓塞治疗，高血压可以采用非手术治疗，但治疗不理想即血压控制差，可以择期行肾切除术。

三、输尿管损伤

（一）基本原则

1. 输尿管位于腹膜后间隙，周围组织对其有良好的保护，因此外界暴力导致的输尿管损伤很少见，多为医源性损伤，外伤性损伤多见于枪击伤或锐器刺伤。另外，交通事故、从高处坠落也可引起输尿管损伤，且多为撕裂伤。输尿管外伤性损伤后易被忽视，多在出现症状时才被发现，延误诊治。

2. 输尿管损伤需尽早诊断和治疗，如不及时处理，可导致肾功能丧失、败血症或死亡。腹部刺伤行剖腹探查术的患者应当探查所有腹膜后血肿，并且检查输尿管有无损伤，可以使用输尿管内染料检查输尿管或静脉肾盂造影。

3. 输尿管分为 3 个独立的解剖区域，包括上段输尿管、中段输尿管和下段输尿管。上段输尿管是髂血管分叉上方的节段；中段输尿管是血管分叉和深骨盆之间的节段；下段输尿管被定义为输尿管在髂内动脉下方的节段。这些解剖区域中的输尿管损伤需要采用不同的方式修复，修复方式取决于损伤水平、输尿管损伤长度和患者一般情况等。所有输尿管损伤修复的一般原则为在支架上无张力修复。

4. 严重创伤的患者生命体征不稳定，可优先处理其他损伤。如果确定输尿管横断，其近端和远端输尿管可以找到，可将断裂的输尿管留在原位，待患者生命体征稳定后再修复，或者可在近端输尿管中留置支架管，并通过腹部独立通道引出，以监测复苏期的尿量。危重患者，多数学者不建议立即修复输尿管。如果由于其他原因，输尿管修复无法在短期内进行，应考虑行经皮肾造瘘术。

（二）输尿管损伤修复术

1. 上段输尿管损伤修复术　沿 Toldt 白线切开并翻转同侧结肠，显露后腹膜。找到输尿管，并清除缺血坏死组织（图 33-41、图 33-42）。注意不要误伤或切断输尿管。

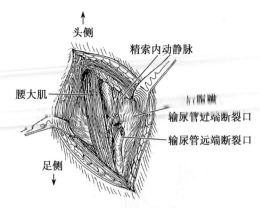

图 33-41　显露上段输尿管的破口后，
用锐器清创至健康组织以备吻合

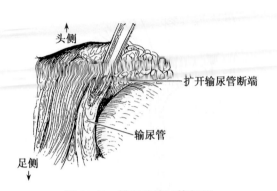

图 33-42　横断的输尿管断端

　　输尿管游离充分后，可以在无张力的情况下行近端和远端吻合术。排空输尿管末端以防止缝合处狭窄。将双 J 形输尿管支架管置入近端和远端输尿管（图 33-43、图 33-44）。在修复部位附近放置引流管（腹膜后引流管），若合并肠管或胰腺损伤需要用大网膜蒂瓣或局部组织覆盖输尿管损伤处，以使其与其他损伤隔离（图 33-45）。

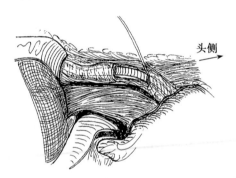

图 33-43　将双 J 形输尿管支架管置入近端和远端输尿管

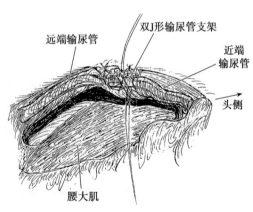

图 33-44　用 4-0 可吸收缝线间断缝合输尿管断端，
行端端吻合术

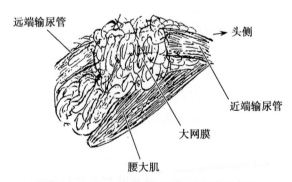

图 33-45　取大网膜蒂瓣覆盖输尿管吻合口

　　2. 中段输尿管损伤修复术　经髂嵴中点上方 2 横指顺腹外斜肌纹至腹直肌外缘粗线处，逐层进入腹腔，将腹膜及腹腔内容物向内拉开。此处输尿管常与腹膜粘连，易与腹膜一起被拉开而不易发现，精索内血管（男性）或卵巢血管（女性）在此段输尿管的外下侧跨过髂动、静脉（图 33-46）。将输尿管破裂处清创处理后，放置双 J 形输尿管支架管置入近端和远端输尿管，用 4-0 可吸收缝线吻合（图 33-47）。

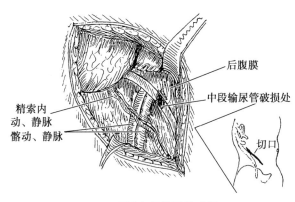

图 33-46　显露中段输尿管破损

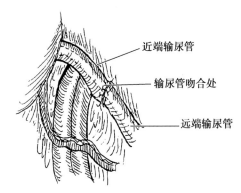

图 33-47　双 J 形输尿管支架管置入近端和
远端输尿管，吻合完毕

3. 下段输尿管损伤修复术　下段输尿管损伤通常伴有盆腔血肿，导致探查困难。如果发现下段输尿管损伤，最好在无张力的情况下行输尿管膀胱再植术。如果可能，应加抗反流机制并留置内支架。置入内支架后用 4-0 可吸收缝合线将输尿管末端膀胱内侧与膀胱吻合，内衬支架，将逼尿肌瓣缝合用 3-0 可吸收缝线固定覆盖于输尿管吻合处（图 33-48～图 33-51）。

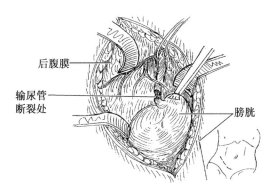

图 33-48　显露下段输尿管损伤

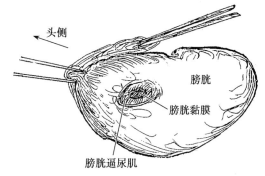

图 33-49　准备将输尿管与膀胱吻合，游离膀胱逼尿肌，
在同侧、后外侧圆顶制造隧道，在近侧留下
小肌瓣以备覆盖吻合，并在膀胱黏膜中打孔

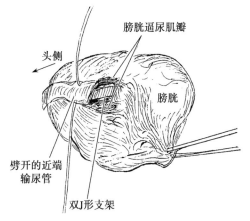

图 33-50　用 4-0 可吸收缝线间断将近端输尿管端
吻合到膀胱黏膜上，内衬支架

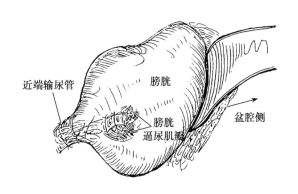

图 33-51　用 3-0 可吸收缝线将逼尿肌瓣缝合
覆盖于输尿管吻合处

（三）术后处理

腹膜后引流管留置到引流量较少后拔除。行静脉肾盂造影，必要时可行逆行肾盂造影，以判断

吻合情况，若无漏尿则愈合良好。宜在 3 个月后行静脉肾盂造影或泌尿系统超声检查以评估输尿管是否存在狭窄。

四、膀胱损伤

（一）基本原则

1. 膀胱空虚时位于骨盆深处，受周围筋膜肌肉、骨盆及其他软组织的保护，除贯通伤、骨盆骨折外，一般不易发生膀胱损伤。膀胱充盈时其壁紧张而薄，高出耻骨联合伸展至下腹部，易遭受损

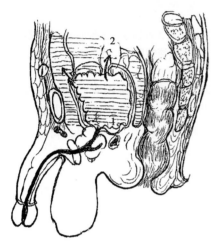

图 33-52　膀胱破裂
1- 腹膜外型；2- 腹膜内型。

伤。膀胱损伤的原因主要为开放性损伤、闭合性损伤、医源性损伤，其次为自发性破裂，多由有病变的膀胱过度膨胀导致。

2. 膀胱损伤的位置不同，处理也不同。腹膜内型膀胱损伤需要手术修复；腹膜外型膀胱损伤可以通过留置导尿管自行愈合。一些膀胱损伤可以是腹膜内型与腹膜外型合并损伤，需要手术修复。

3. 膀胱破裂可分为腹膜外型和腹膜内型两类（图 33-52）。腹膜外型如单纯的膀胱壁破裂，而腹膜完整，尿液极易外渗入膀胱周围组织及耻骨后间隙，沿骨盆筋膜至盆底，或沿输尿管周围组织蔓延至肾区。大多数由膀胱前壁破裂引起，常伴有骨盆骨折。腹膜内型膀胱破裂，裂口与腹腔相通，尿液流入腹腔，可引起腹膜炎。多见于膀胱后壁和顶部的损伤。

（二）膀胱损伤修复术

膀胱破裂伴有出血和尿外渗，伤情严重，应及早施行手术。

1. 若为腹膜外型破裂，做下腹正中切口，腹膜外显露并切开膀胱，清除外渗尿液，修补膀胱裂口（图 33-53）。

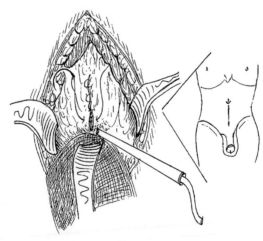

图 33-53　腹膜外型膀胱破裂修补术

2. 若为腹膜内型破裂，应行剖腹探查，了解其他脏器有无损伤，并做相应处理。腹膜内型膀胱破裂大多是膀胱顶部。修补时需要通过裂口探查膀胱，以确定有无其他位置损伤，要看到双侧输尿管开口并有清晰喷尿。必要时可延长膀胱破口，以充分显露膀胱内部情况（图 33-54）。清除坏死的

膀胱组织，如果在探查时发现腹膜外挫裂伤，则用3-0或4-0可吸收缝线从膀胱内单层间断缝合封闭（图33-55）。如术前确定为腹膜内型膀胱破裂，也可行腹腔镜膀胱修补术。由于腹腔镜具有创伤小等特点，利用孔即可观察上腹部其他脏器有无损伤。

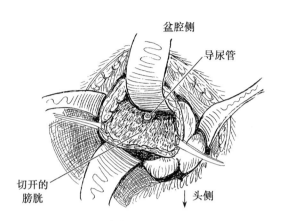

图33-54　腹膜内型膀胱破裂延长切口，
完全探查膀胱内部情况

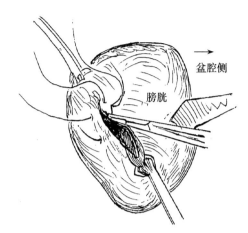

图33-55　腹膜内型膀胱撕裂用3-0可吸收
缝线从膀胱内单层间断缝合修补

（三）术后处理

腹腔内引流管保留至引流量少许（约20ml），引流液性质无异常时方可拔除。导尿管留置7～10天。复杂的膀胱损伤如涉及膀胱三角等部位，拔除导尿管前可行膀胱造影，以明确膀胱恢复情况。

五、讨论

泌尿系统损伤主要是在力的作用下造成泌尿系统脏器本身解剖结构被破坏，继而导致一系列的临床表现。以男性尿道损伤最常见，肾、膀胱次之。输尿管损伤多见于医源性损伤，泌尿系统损伤大多是胸、腹、腰部或骨盆严重损伤的合并伤，因此，当有上腹部损伤时，在发现存在泌尿系统损伤时，也要考虑有无其他脏器损伤。泌尿系统损伤主要表现为出血和尿外渗。大出血可以引起休克、血肿，可继发感染，严重时导致脓毒症、周围脓肿、尿瘘和尿道狭窄。尽早确定诊断，正确合理的初期处理对泌尿系统损伤的预后极为重要。

1. 肾损伤　肾损伤常是严重多发性损伤的一部分。按损伤原因不同，可分为开放性损伤、闭合性损伤和医源性损伤。另外，患有肾积水、肾囊肿、肾肿瘤、肾结核等更易受伤，有时轻微的创伤也可造成严重的自发性肾破裂。肾损伤有多种类型，临床以闭合性肾损伤多见。由于损伤原因和程度不同，有时多种类型的肾损伤同时存在。闭合性肾损伤的病理类型可分为肾挫伤、肾部分裂伤、肾全层和肾蒂血管损伤（其中肾全层和肾蒂血管损伤较少见）。肾损伤的临床表现与损伤类型和程度有关，有时同一肾脏可同时存在多种病理类型损伤。主要表现为休克、血尿、疼痛、腰部肿块和发热。若怀疑肾损伤应尽快确诊，肾损伤的处理与损伤程度密切相关。轻微的肾挫伤经短期休息可以康复。多数肾部分裂伤可行非手术治疗，仅少数需手术治疗。行肾部分切除术时应注意肾实质缝合时无张力，缝合时要将肾包膜一起缝合。在清除肾破碎坏死组织时，应保留肾包膜，以修复或覆盖创伤，在肾包膜缺损大的情况下，应无张力修补以避免裂伤。大网膜或明胶海绵可用于覆盖肾包膜缺损区域。

2. 输尿管损伤　由外界暴力导致的输尿管损伤少见，输尿管损伤多为医源性损伤，如输尿管腔内器械损伤、输尿管腔外器械损伤等。外伤性输尿管损伤多见于枪击伤，偶见于锐器伤。另外，交通事故、从高处坠落也可导致输尿管撕裂伤。临床主要表现为血尿、尿外渗、尿瘘、梗阻症状（如输尿管被缝扎、结扎或钳夹）。一旦确诊，应早期治疗，外伤性输尿管损伤处理原则为先抗休克，处理其他严重的合并损伤，然后再处理输尿管损伤。输尿管逆行插管导致的黏膜损伤出血，可不做特殊处理。输尿管被钳夹伤或轻度裂伤，应从输尿管损伤处置入双 J 形输尿管支架管，留置 2 周后拔除。若输尿管被误扎，应立即松解，若误扎处缺血坏死，则需切除该处的输尿管，做端端吻合，并留置双 J 形输尿管支架管 3~4 周。输尿管离断或部分缺损，两断端对合无张力者可施行端端吻合术。

输尿管损伤的手术在游离输尿管时，应避免广泛剥离输尿管，输尿管血供来源于邻近组织，大范围的剥离可能引起修复部位缺血坏死和吻合口狭窄或破裂。若不留置双 J 形输尿管支架管将增加输尿管吻合处狭窄的风险。输尿管膀胱再植时，应确保输尿管在进入膀胱时不形成可能造成梗阻的锐角。

3. 膀胱损伤　处理膀胱穿透性损伤时，应判断膀胱内有无二次损伤，需从内部探查膀胱，以免漏诊。可通过膀胱灌注判断膀胱修补情况。明显的漏口可用 3-0 可吸收缝线 8 字形缝合。微小的漏口可自行愈合，组织密封剂可用在修补的周围。

曾有 1 例 63 岁的患者，笔者参与协助泌尿外科医师进行了修复手术。当时泌尿外科医师在为该患者施行前列腺电切除术，突然不明原因出现一声来自腹内的巨响，意外出现膀胱多处破裂，该患者迅速出现休克。立刻行气管插管、中转开腹，见盆腔出血量超过 1 000ml，迅速用大纱垫压迫填塞，吸净积血确认出血点。逐一取出纱布垫，发现出血源于膀胱多处破裂，行缝扎止血，查看膀胱内血肿充血，双侧输尿管无明显受损并有少量尿液溢出。此时，果断用 3-0 可吸收缝线修复膀胱后，再行膀胱造瘘置管，膀胱前间隙留置引流管，盆腔留置引流管，留置导尿管（图 33-56、图 33-57）。关腹，术毕时，患者生命体征较平稳，被送至 ICU。

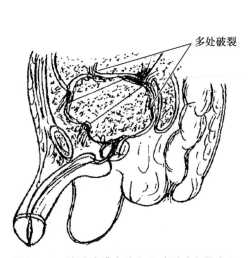

图 33-56　膀胱腹膜内外多处破裂致多量出血

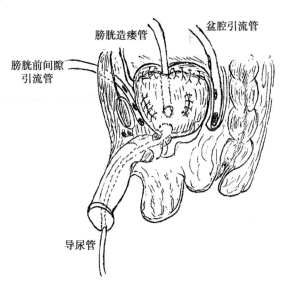

图 33-57　膀胱破口缝扎止血，多处连续间断修补

术后 3 天，尿量、尿色基本正常，肾功能检查正常，腹膜前即膀胱前间隙引流量从 300ml/d 减至 100ml/d，盆腔引流量从 350ml/d 减至 150ml/d，术后 1 周盆腔引流量 30ml/d，术后 10 天拔除盆腔及膀胱前间隙引流管。术后 2 周带膀胱造瘘管及导尿管出院。术后 3 周拔完管道。术后 3 个月随访排尿次数比正常时要多。多与膀胱严重创伤有关，应持续进行膀胱功能锻炼，术后 6 个月后随访诉排尿次数明显减少。

本例膀胱破裂应属医源性不明原因的罕见冲击伤，万幸的是双侧输尿管开口处无破裂，尽管膀胱全层充血、水肿严重，出血量多，施术者果断的处理与麻醉医师的密切配合，使该患者从困境中成功获救。随着医疗设备的不断更新，腔镜手术施术者应熟练掌握新设备的使用方法和操作要点，吸取他院的经验教训。尽可能避免预想不到的事故发生。

第三十四章

可移出切口的实质脏器损伤

从创伤外科医师的观点来看，脾脏、肾脏和胰体尾部虽然属于不同的脏器系统，但它们有许多共同点，这些脏器关系密切，属于可以移出切口的脏器。

脾脏出血和肝脏出血之间最主要的差异是脾具有单独、可迅速显露的血管蒂，而肝具有双重血供，一个位于肝十二指肠韧带内，另一个位于肝后肝静脉汇入下腔静脉的部位（第二、三肝门），而只有肝十二指肠韧带内的血管易于显露。因此，达到对血流的完全控制非常困难，而且，对于创伤出血的患者，肝是无法移出切口的脏器。

从创伤外科医师的观点来看，胰头和胰尾属于"不同的器官"。胰体尾部很容易手术切除，但胰头部切除却是一个很大的工程。

脾脏、肾脏和胰体尾部是腹腔内可移出切口的实质脏器。在显露这些脏器之前可能出血很多，一旦控制了血管蒂或血管近端，出血很快止住。控制血流的关键是游离脏器，上翻脏器至中线。

一、创伤性脾破裂

（一）游离脾脏

如果发现或怀疑脾损伤，应首先将脾脏向中线方向游离。如果不能将脾握于手中，则无法充分显露或修补脾损伤。松解左上腹部的固定组织，游离脾脏是进行脾损伤修补或脾切除的关键步骤。此项操作可将脾和胰尾部从视野很差的腹腔深部移出切口，同时显露左肾。脾脏游离是外科中的基本操作，但迅速在无法直视和大出血的情况下进行操作并不像手术图谱中所描述的那样简单。

1. 游离移动性脾脏 移动性脾脏的脾肾韧带和膈脾韧带的固定比较薄弱，而且与腹壁之间没有粘连。用左手沿脾凸面插入，将脾脏翻向腹部正中方向（图34-1）。移动性脾脏，这样的操作常能将脾脏翻至中线的位置。此时，切除脾肾韧带也比较容易进行，因为随着脾的游离，切断脾肾韧带无须在左上腹深部进行，可在直视下切断。

2. 游离固定性脾脏 固定性脾脏与周围结构紧密固定，如果游离至腹部中线方向，需要跨越2道障碍。第一道障碍是脾脏被膜与腹壁粘连，妨碍术者用手沿脾凸面插入。如果没有腹腔内出血或出血很少，可用电刀或剪刀锐性分离；如果在血泊中操作，

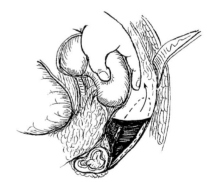

图 34-1 将脾脏翻向腹部正中方向

可采取手和剪刀并用，尽快分离粘连。不要过分注意脾被膜损伤，因为脾脏游离后很容易处理。第二道障碍是胃脾韧带短且较硬。术者左手插入脾的凸面，指尖触及脾背侧面的膜样结构，此膜样结构为脾肾韧带（图34-2）。小心地将脾脏向外翻，控制脾肾韧带。虽然在血泊中操作难以确认，但可以很容易地感觉到它。在指尖触及的部位用剪刀将拉紧的脾肾韧带剪开小口，以小口为中心用剪刀锐性或用手钝性分离脾肾韧带。在脾肾韧带及膈脾韧带内无主要的血管，切断后可游离至腹中线方向。

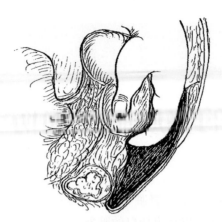

图 34-2　术者左手插入脾的凸面，用指尖触及脾背侧面的膜样结构（即脾肾韧带）

以左肾为基准，将脾的背侧和肾的前方之间的层次锐性剥离，可将脾脏和胰尾部一同移出切口下（图 34-3）。此时应注意，特别是在腹腔大出血时，游离很容易误入左肾的背侧，而误将左肾也一同翻移。

将脾游离握于手中后，很容易进行止血操作。捏住脾蒂，包括前方胃脾韧带（内有胃短动、静脉的走行）和后方的脾门部。如果需要先进行其他部位的紧急操作，可先用肠钳或血管钳将脾蒂整体阻断（图 34-4）。国外有学者将此操作视为脾的 Pringle 法阻断（类似于肝门的 Pringle 法阻断）。少见的情况是既往有病变的巨脾与腹壁和膈肌紧密粘连，此时无法在脾脏的背侧进行迅速游离，又必须在脾脏的前方进行操作；迅速控制脾动脉的方法是切开胃结肠韧带，进入小网膜囊，在胰腺上缘游离并阻断脾动脉；另一种方法是直奔脾门，牵拉胃以显露胃脾韧带，用血管钳边阻断边切断，在其下方可发现脾门部血管。只有将脾门血管阻断后，才能开始游离脾。

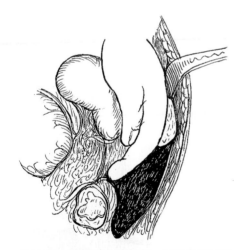

图 34-3　将脾脏和胰尾部一同移出切口下

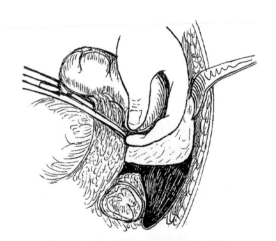

图 34-4　用大血管钳将脾蒂完全阻断

（二）脾损伤手术方案选择

脾损伤时，需要进行手术方案的重要抉择，即是行脾切除还是行脾缝合术，解决以下几个问题有助于确定手术方案。①患者整体创伤的侵袭程度。持续休克、腹腔内或腹腔外合并严重的创伤，都是迅速摘除脾的指征。②患者的年龄：小儿保留脾脏很重要。小儿脾的被膜厚，缝合可靠，脾缝合术是小儿外科的良好适应证。③脾创伤的程度。有无难以修补的脾门血管损伤。缝合是否会导致过多的出血。应将脾翻移握在术者手中后再评价创伤的程度。④术者有无修补的经验。术者能否处理脾的创伤。

（三）脾切除术

有学者认为脾切除术并无不妥，与近年来创伤外科文献报道的观点相反。对脾脏创伤来说（尤其是严重多处的创伤），修复后保存于体内，常不如摘除脾保存于甲醛溶液瓶内。

1.将脾脏游离，握于手中后将脾脏向内前方移出切口（图 34-5），随即将纱布垫填入左膈下脾窝处压迫止血，以防止脾再滑入脾窝，便于操作（图 34-6）。

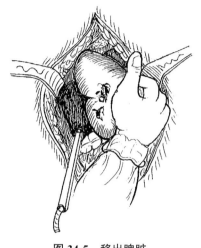

图 34-5　移出脾脏

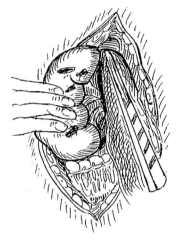

图 34-6　将纱布垫填入左膈下脾窝

2.从脾脏背侧或侧方钳夹，切断脾门血管，注意操作的关键在于靠近脾脏进行，以避免损伤胰尾部或胃（图 34-7）。若想快速切除，可仅在血管切断线的近端上用 1 把大弯血管钳阻断，在阻断钳与脾门之间离断移出脾脏，脾门的近端脾蒂处理法包括：①先用 7 号或 10 号丝线整体结扎脾蒂；②用 4 号或 7 号丝线分别缝扎脾动静脉；③必要时用 1 号或 4 号丝线再分别结扎脾动静脉末端。这种处理方法避免了用冗长的时间行脾切除术，并且至今尚未报道类似血管处理的线结滑脱、局部坏死、再出血等严重并发症。

3.确认彻底止血。切除脾脏后，吸去脾窝内所有的血液或凝血块。用大盐纱布卷从左上腹最深部开始碾压，经过胰尾和胃大弯，直至切口下方（图 34-8）。如发现有出血，应即刻止血。

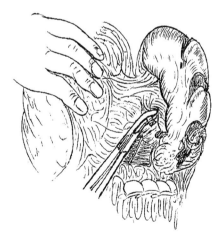

图 34-7　从靠近脾门的侧方钳夹，切除脾门血管，
　　　　　避免损伤胰尾部或胃

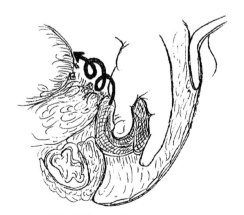

图 34-8　用大盐纱布卷碾压创面以观察有无渗血

4.修补损伤的脾。如果决定修补损伤的脾，宜采用简单、有效的方法。脾被膜剥离或表浅的实质裂伤，用手或填塞等局部压迫方法即可奏效。局部应用止血材料也能有所助益。若有可能，采用

氩气电凝刀，对较大创面或裂伤效果较好。

成人的脾被膜薄弱，不能耐受缝合，应采用衬垫或支持物，用易于通过组织的单股线缝合。可用聚四氟乙烯垫片衬于裂口的两边，用直针带单股缝线或细圆针带线连续或间断缝合（图34-9）。也有外科医师采用网膜作为衬垫缝合。

损伤较严重或脾上、下极血运障碍时，应进行脾部分切除术。助手用手在预定切断线的稍下方把持并压迫止血，间断放开压迫以确认出血的位置，采用缝合止血或氩气刀进行止血，然后应用聚四氟乙烯垫衬后缝合脾的残端。如果脾脏平坦不厚，条件许可，可用4.8mm的直线闭合器处理。将闭合器置于切除线的两侧，缓慢锁紧闭合器，避免破坏脾被膜（图34-10）。闭合钉打出后切除远端的脾组织。

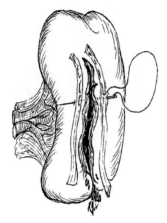

图34-9　用直针带单股缝线连续缝合

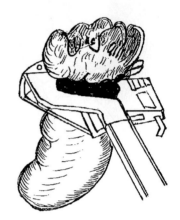

图34-10　用直线闭合器切除脾上极

二、胰腺体尾部损伤

（一）探查胰腺损伤

1. 先从胃结肠韧带的左侧打开（参见第三十一章、第三十二章）。开放网膜囊。即可快速确认有无胰腺损伤。助手向上下分别提拉胃及横结肠，在大网膜无血管区域沿横结肠切开大网膜，充分显露网膜囊（图34-11）。若有损伤，打开损伤区域被覆的后腹膜。若表面看起来血肿很小或浅表裂伤，开放腹膜后探查，常可能是严重的损伤。

2. 严重的胰腺损伤，特别是需要切除胰体尾部时，应将胰体尾部从腹膜后游离观察胰体尾部，也是胰腺后部损伤最快捷的处理方法。游离脾脏，并继续在胰体尾部后的层次游离，直到将胰体尾部游离至切口下方（图34-12）。需要注意的是，保留脾的胰体尾切除术主要用于择期的精细手术，而创伤患者行保留脾的胰体尾切除术应慎重考虑，尤其是伤情严重者，有些国外学者通常不建议采用。

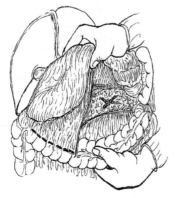

图34-11　沿横结肠切开大网膜，充分显露网膜囊

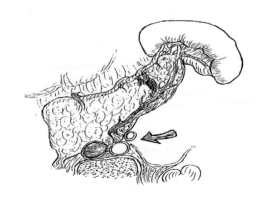

图34-12　将胰体尾部游离至切口下方

3. 确定有无胰管损伤。有无胰管损伤是评价胰腺损伤最重要的问题。胰管断裂容易发现，常在其损伤的深面寻找损伤的主胰管。但大多数情况下单纯的触摸检查，无法排除主胰管损伤。如探查发现胰腺损伤严重，可能累及主胰管，恰当的选择是胰体尾切除术。

（二）止血和引流

胰体尾部损伤，损伤控制性手术方法是止血和引流。填塞网膜囊可达到止血目的，引流使无法控制的胰瘘转变为可控制的胰瘘，以获得二期手术的机会。

胰体尾部损伤，一期修复手术与损伤控制性手术方法没有很大差别。通过一般的止血措施可达到浅表裂伤或挫伤的止血效果。不要缝合胰腺的被膜，仅在损伤的周围放置 1 或 2 根引流管。术后患者可早进食，如果没有液体引出则拔除引流管。没有主胰管损伤的患者，这些处理已经足够。

（三）切除胰体尾部

如果患者明确有主胰管损伤，或高度怀疑主胰管损伤但无法证实，则果断切除胰体尾部。如果偶然发现主胰管，将其结扎。否则，没有必要花时间去寻找它。将脾脏和胰体尾部翻至中线的方向，用直线闭合器放置于胰体部，击发后切断胰体尾部和脾脏（图 34-13）。仔细探查确认胰腺残端，确切结扎脾动静脉出血。采用 3-0 不可吸收单丝线行断端缝合。在胰腺断端置放可靠的引流管。

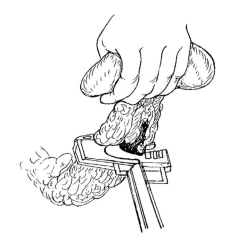

图 34-13　用直线闭合器切断胰体尾部和脾脏

三、肾创伤

（一）显露肾脏损伤和血供控制

1. 开腹后，肾脏损伤的典型表现为外侧或肾周附近的腹膜后血肿（参见第三十三章）。大出血全身情况不稳定的患者，应迅速游离损伤的肾脏，以控制肾蒂血管束，同脾脏损伤一样处理。通过将左或右侧脏器向正中翻转。可迅速显露损伤的肾脏（图 34-14）。从外侧切开肾筋膜（Gerota 筋膜），从肾床上翻起损伤的肾脏，此时可用手指捏住肾门部，小心地上血管阻断钳控制出血，其操作方式与脾脏创伤完全类似。

2. 全身情况稳定的患者，在不游离的情况下，可采用中线肾血管阻断法原位控制肾脏的血供。应用该法，可在未打开血肿之前就控制近端血供，但尚需要较长的时间仔细游离。操作与肾脏下腹主动脉的游离类似，即将小肠整体拉出体外，放置于身体的右上部，将十二指肠悬韧带向下牵拉，在其稍外侧切

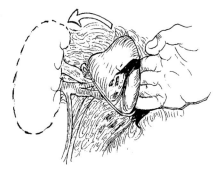

图 34-14　将出血的肾脏翻移至腹中部后进行处理

开主动脉前方的后腹膜。先在胰腺下缘找到横跨腹主动脉前方的左肾静脉，上血管阻断带，这是第一个血管阻断带（图34-15）。将左肾静脉小心拉向下方，注意勿损伤肾上腺静脉、左性腺静脉及腰静脉，可显露左肾静脉背侧上方的左肾动脉，将其环绕阻断，此为第二个阻断带。

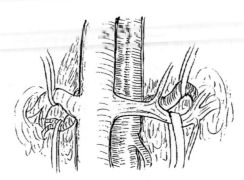

图 34-15　上肾动、静脉阻断带

3. 在右侧中线解剖肾血管更需要仔细，首先需要找到并阻断较短的右肾静脉，然后在下腔静脉的背侧游离下腔静脉后方的右肾静脉，上阻断带。上述操作既耗费时间，也会导致潜在的危险。因此，有经验的创伤外科医师很少采用这种方法。应像处理脾损伤一样迅速将创伤的肾向中线翻移，不需要肾周的复杂处理也能处理肾脏损伤。肾损伤控制性手术的一种方法是不探查也不显露肾脏。如果肾周血肿无扩展，处于稳定状态，可不处理。如果肾筋膜损伤处有少量出血，而非活动性出血，则可采用填塞止血（图34-16）。如果肾脏大出血，而且已明确无法进行重建或肾门部血管损伤伴随有其他部位威胁生命的创伤时，迅速进行肾切除才能挽救患者的生命。

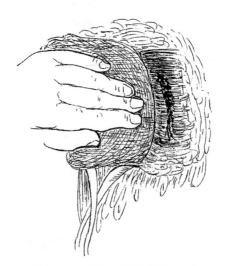

图 34-16　用纱布垫填塞压迫止血

（二）肾脏损伤修补

关于肾脏损伤的修补有多种方式（参见第三十三章），包括局部应用止血材料进行止血，以及体外修补后进行自体移植。但多数创伤外科学者不主张采用，应请泌尿外科医师会诊，经验丰富的泌尿外科医师修补肾更有望获得良好的手术效果，而且能更好地进行术后随访和并发症处理。

无论锐性创伤还是钝性创伤，对损伤的肾血管修复重建都很困难，而且比创伤文献中报道的更具挑战性。在右侧，肾门部的锐性创伤是腹部损伤中最为严重的（参见第三十六章）。由于肾门部距离下腔静脉很近，此处创伤可能累及肾动脉和下腔静脉等主要血管，并导致邻近结构如胰十二指肠联合伤等。右肾静脉的损伤基本等同于下腔静脉侧壁的破裂损伤，最主要的救治是控制威胁生命的大出血，而不是如何保留肾。在左肾，如果损伤位于性腺和肾上腺分支的近端，应毫不犹豫地结扎左肾静脉，采用 Mattox 操作（见第二十一章）能很好地显露左肾静脉。

当处理钝性创伤后的缺血肾时，如果患者状态稳定，重建取决于以下条件：①创伤后经过的时间；②对侧肾功能；③患者整体的创伤程度；④有丰富经验的专家。许多病例适合于进行腔内修复术，绝不要为保肾而威胁患者的生命。

进行肾动脉重建时，应间断使用肝素冰盐水灌注肾，并选用最简单的重建方法。若能端端吻合，则采用端端吻合，多数情况下重建肾动脉需要间置移植血管，首选倒置的大隐静脉，但最合理又快速的选择是采用 6mm 聚四氟乙烯人工血管。首先将人工血管与肾动脉远端进行吻合，这样能更好地显露和处理吻合后的后壁，然后在肾下腹主动脉的外侧合适位置用血管阻断钳侧壁阻断后，切开主动脉，将人工血管与主动脉进行端侧吻合，完成近端的吻合。

四、讨论

脾脏、肾脏和胰体尾部虽然属于不同的实质脏器系统，但从创伤外科医师的角度来看，这些脏器关系密切，有许多共同点，属于可移出切口的实质脏器。

1. 脾脏损伤手术时，应松解左上腹部，首先将脾脏向中线方向游离。采取各种方法将脾脏翻移。脾脏损伤应综合考虑创伤侵袭程度、患者年龄、脾脏损伤程度和术者经验决定手术方案。教科书中有许多关于脾切除时胰尾部医源性损伤的记载，但这种担心是多余的。如果脾切除时怀疑有胰尾损伤的患者可于缝扎（缝合）后在脾床留置引流管。脾损伤较重或脾上、下极血运障碍的患者，应行脾部分切除术或主脾切除术。

在脾损伤修复无效的情况下不要重复多次修补，对于修补后的弥漫性出血不要仅依赖凝血机制发挥作用。对于成人，如果修补一次未能止血，应果断采用脾切除术。有学者认为半脾切除术或可吸收材料脾包裹术这些方法属于不必要的技术。笔者建议如果需要采取这些方法，应慎重考虑。

2. 胰体尾部损伤手术探查时不要忘记应从胃结肠韧带左侧开窗，便于开放网膜囊，可快速确认有无胰腺损伤。从前方观察胰腺损伤，而游离胰腺需要从左侧进行。也有其他严重伤的患者，可尝试术中造影。通过细针或导管向胆囊内注入 20ml 对比剂，使对比剂能通过肝胰壶腹逆行进入胰管而达到造影的目的，有学者认为，该造影方法仅 50% 能达到显影效果，或很少能显影成功。

其他方法如切开胰体尾部寻找胰管，或切开十二指肠进行乳头插管等，笔者认为没有必要，不建议采用。应采用常规思维、合理的方法进行处理。如果探查发现胰腺损伤重，可能累及主胰管，应毫不犹豫地进行胰体尾切除术，即使没有主胰管损伤的确切证据（包括影像学证据），胰腺损伤的手术也能进行。如果主胰管损伤的可能性很小或需要损伤控制快速终止手术，则在损伤周围留置引流终止手术，并在术后尽快进行 ERCP 探查，根据探查结果进一步处理。胰体尾部的损伤控制性手术方法是止血和引流。

3. 肾脏损伤的患者，开腹后肾创伤的典型表现为外侧或肾周附近的腹膜后血肿，在大出血、本身情况不稳定的患者，应尽快游离损伤的肾，控制肾蒂血管，类似脾损伤一样处理，在决定手术方案时，一定要考虑对侧肾的情况。如果明确患者对侧肾没有功能，术者需要继续努力，以保留损伤的肾脏。如果术前没有影像学检查证实对侧肾的功能情况，术中肾盂造影有助于明确对侧肾的功能，但通常耗费时间，而且影像常不清晰，难以准确判断对侧肾的功能。因此，在紧急情况下，较好的方法是触诊对侧肾脏，如果肾的大小、硬度正常，而在损伤侧已经阻断肾门部血管的情况下，仍有尿液流出，则判断对侧肾有功能，术后发生肾功能障碍的可能性较小。

肾创伤的处理原则是尽量保留肾脏，尤其是对侧无肾或对侧肾无功能者，术者应尽最大努力挽救创伤的肾脏。相反，对侧肾功能良好者，不要为保肾而威胁患者的生命。

第三十五章

创伤性腹膜后血肿

创伤性腹膜后血肿（traumatic retroperitoneal hematoma，TRH）的发生率为13%～44%，由于其中伴有脏器损伤，易被忽略，病死率为19%～39%。创伤性腹膜后血肿是由主要血管及其分支受损导致的，无论何种情况，都属于重大损伤。手术成功的关键是优先在短时间内控制出血后，尽快决定下一步手术方案，手术的入路选择取决于血肿的部位。

一、横结肠系膜上腹膜后血肿

1. 血肿位于中线，横结肠系膜上方（头侧）的腹膜后血肿必须进行切开探查（图35-1）。如果患者处于休克状态或发现来自横结肠系膜上方的活动性出血，则用于压迫腹腔干上方的腹主动脉（参见第一章）；如果患者血流动力学状态稳定，开始进行Mattox操作（参见第二十一章），通过右侧内脏的正中翻转，切断左侧膈脚，可显露低位胸主动脉，进行近端血液控制。主动脉的远端控制位于腹主动脉分叉处上方，如果不加控制，会有大量反流血妨碍对创伤状态的把握。

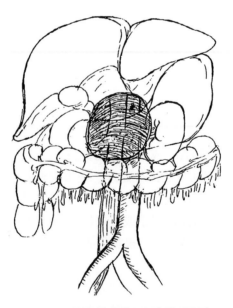

图35-1　横结肠系膜上方腹膜后血肿

2. 腹腔干和肾动脉之间的腹主动脉损伤大多致命，通常伴有腹腔组织和脏器的损伤，且出血量很大，难以控制，修补需要在腹腔干上方阻断。因此，尽可能采取血管侧方部分阻断进行修补。如果必须移植一段人造血管进行主动脉修补，需要与肾缺血进行时间竞赛，且成功的机会不是很大。抢救患者的唯一希望就是迅速修补主动脉，处理其他合并伤。肾上腹主动脉损伤，尽可能地采取侧方部分阻断修补。

肾动脉起始部的锐器伤，本质上类似腹主动脉的侧壁损伤。初步控制和显露手术野与前述一致。

肾血管的损伤控制性手术和一期确定性修补方法参见第三十三章。

3.伤及腹腔干根部及其分支虽然不多见，但却是致命性的损伤。通常在损伤胃的后方存在不断增大的腹膜后血肿，或有来自胃小弯后方和上方的活动性动脉出血，这也是腹腔干损伤的典型表现。而此处损伤是腹部创伤中最难处理的一种。将脏器翻转可进行腹腔干根部控制，但仍然无法看到或控制腹腔干分支的出血，有时必须通过前方显露出血部位，对这种困难情况很难有标准的解决处理方案。有经验的创伤外科医师常采用大圆针粗线（7号丝线）在胃小弯上方的小网膜出血处进行缝合止血（图35-2），直到出血止住为止。另一种有用的方法是采用直线切割器离断胃体部，有利于迅速达到胃后方的血管损伤部位，能更好地显露手术野便于操作。如果患者能存活，可通过二期手术进行胃切除。出血严重的患者，游离包绕腹腔干起始部周围的厚韧组织并非很好的选择。

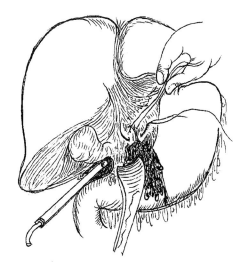

图35-2　胃小弯上方小网膜出血缝合止血

4.肠系膜上动脉起始部的损伤是另一种很难救治的严峻情况，表现为横结肠系膜头侧中部的腹膜后血肿。胰腺上方的肠系膜上动脉损伤实质上类似于肾上腹主动脉前壁的损伤。可以通过Mattox操作阻断损伤动脉的近端和远端控制出血。然后从前方或侧面到达损伤的肠系膜上动脉，切开小网膜囊，将胰腺上缘拉向尾侧可从前方显露损伤的肠系膜上动脉。肠系膜上动脉损伤多伴有胰腺和邻近肠管的损伤，常需要进行肠系膜上动脉近端的结扎控制出血，以后进行逆行性血运重建。

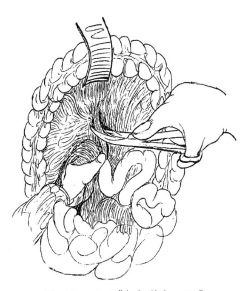

图35-3　肠系膜根部游离肠系膜
上动脉远端

肠系膜上动脉损伤的损伤控制性手术是插入暂时性分流管（国外有学者报道有效）。但严重的低血压和血管呈收缩状态的患者，不要采用肠系膜上动脉近端结扎，这会导致肠管缺血。处理的原则是远离操作的胰腺，以避免胰液漏出和动脉血管吻合不相容。从横结肠系膜下方重返主动脉进行逆行血运重建，需要显露肠系膜上动脉的侧面或其后方，一种方法是可以通过离断十二指肠悬韧带，游离十二指肠升部，从左侧显露胰腺下方损伤的肠系膜上动脉；另一种方法是采用Cattell-Braasch操作，将小肠翻向头侧能更好地显露肠系膜上动脉的后方。另外，还可在肠系膜根部游离肠系膜上动脉的远端部分进行修补（图35-3）。

采用6mm带支撑的人工血管进行肠系膜上动脉的血运重建，可逆行吻合于腹主动脉远端或右侧髂总动脉，与右侧髂总动脉吻合更为有利，不需要阻断主动脉、容易被大网膜覆盖以及技术上相对简单。

二、横结肠系膜下腹膜后血肿

1.将横结肠拉向上方，小肠移出体外右侧，仔细观察腹膜后血肿，如果血肿大部分位于小肠系膜左侧，可能有肾下腹主动脉损伤（图35-4），通过近中入路可显露。但如果血肿大部分位于右侧，并从后方挤压升结肠，应考虑下腔静脉损伤，可通过右侧脏器的正中翻转。

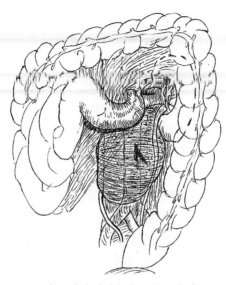

图 35-4　肾下腹主动脉损伤导致的腹膜后血肿

2. 显露横结肠系膜下主动脉损伤，若时间许可，应用切口张开器，将肠管移出体外，确保手术野显示。在控制肾下腹主动脉时常见的医源性损伤是损伤左肾静脉和下腔静脉。为了防止损伤，要把握好血肿的形态和确定血肿的位置，血肿是位于横结肠系膜根部的远端还是近端，如果是远端，损伤左肾静脉的可能性很小。游离切断十二指肠悬韧带，将十二指肠升部拉向右侧，在无血肿的部位进入主动脉周围层次，用手指钝性游离主动脉两侧可供阻断的空间（图 35-5）。如果血肿扩展到十二指肠悬韧带上方，则切开小网膜囊，在胃上方控制腹腔干以上主动脉更为安全，可用手将主动脉压于脊柱上或剥离右侧膈脚阻断主动脉（参见第一章）。近端阻断后，进入血肿区，钝性游离，确保游离的方向，以防止损伤左肾静脉。在主动脉周围层次向远端游离，确认损伤的程度后，将阻断钳重新置于肾动脉下方，控制来自肾动脉远端或腰动脉的反流血，进行主动脉修补。

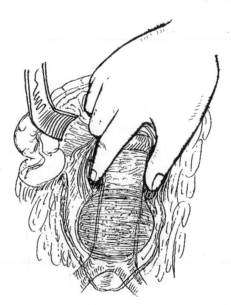

图 35-5　用手指钝性游离主动脉两侧可供阻断的空间

3. 肾下腹主动脉损伤，没有损伤控制性手术方法。国外有学者试图在极端的情况下插入胸腔引流管作为暂时性分流，但未能救活患者。然而，在 1945 年，外科医师 Holzey 对 1 例枪击伤造成腹主动脉损伤缺损的患者，采用合金管连接并用胶带固定腹主动脉缺损两端，术后患者存活并带腹腔金属管出院。另一种在极端情况下采取的方法是缝合闭锁肾下主动脉，并做双下肢筋膜室切开术，如果患者能耐受结扎主动脉带来的损害而存活下来，再进行解剖外旁路血运重建术。

如何进行腹主动脉损伤的确定性修补，除非损伤很小可行单纯缝合修补奏效，应果断采用14～18mm的人工血管进行间置移植。如果主动脉较细而且容易撕裂，采用补片缝合或直接进行主动脉间的端端吻合难以奏效，应采用编织的涤纶人工血管直接进行间置移植。

三、右结肠后方的腹膜后血肿

右结肠后方较大的蓝黑色血肿是下腔静脉损伤的征象（图35-6）。此时一个轻微操作就可能导致难以控制的大出血。后腹膜可起填塞作用而止血，当解除后腹膜止血填塞的纱布时，就会面临灾难性的大出血。因此，在操作时要明确目的和可能的后果，应按照重大损伤做准备（参见第一章）。通过右侧脏器正中翻转显露血肿，如果操作过程中遭遇大出血，术者可用手在损伤的下腔静脉上、下方将下腔静脉压向脊柱，然后迅速让助手协助压迫，腾出手准备修补（详见第三十八章）。

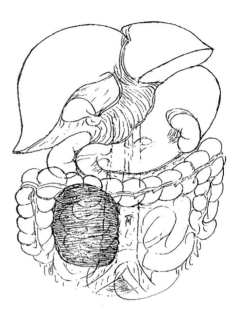

图 35-6 右结肠后方腹膜后血肿

四、盆腔腹膜后血肿

钝性创伤造成骨盆骨折的患者，除非怀疑有髂血管损伤，否则不要开放盆腔的腹膜后血肿。如果开放盆腔的腹膜后血肿应迅速填塞盆腔，控制静脉性出血，然后迅速关腹，进行动脉造影，对出血动脉进行动脉栓塞术，对髂内动脉的小分支出血很有效。锐性创伤的患者，除非证实为其他原因导致的血肿，否则盆腔血肿意味髂血管损伤（图35-7），从血肿外将髂动脉近端及其后方的髂静脉一同阻断，远端可采用深拉钩拉开切口的下方，将髂外动、静脉压向耻骨而得到控制（图35-8），此时，必须开放血肿进行修补（参见第三十九章）。

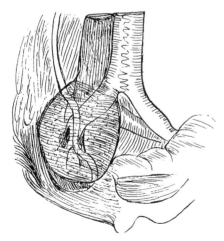

图 35-7 盆腔腹膜后血肿

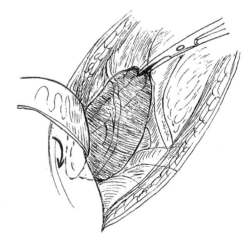

图 35-8 从血肿外将髂动脉近端及其后方的髂静脉一同阻断

五、讨论

TRH 由于受伤原因、出血来源、血肿部位有区别，处理的方法也各有不同。处理的总体原则是：①中央区 TRH 要积极手术探查；②肾区 TRH 行选择性手术探查；③骨盆区 TRH 一般应避免探查；④穿透伤、大血管损伤及大血管损伤伴 TRH 多需手术探查。

1. 中央区 TRH 该区的腹膜后间隙有胰、十二指肠、腹主动脉、下腔静脉及其分支等。腹部受伤后发生腹膜后血肿是这些脏器或血管破损的标志，发生率为 45%～90%。因此中央区 TRH 应积极探查，以免破损脏器、血管被遗漏而引起严重后果。

2. 肾区 TRH 多为肾损伤引起，常伴有血尿，其损伤程度为轻中度，出血多可自行停止，肾功能可恢复正常。此类损伤术中所见的腹膜后血肿属于稳定型，范围不大，张力小，无搏动或震颤，无须切开探查。反之，若 TRH 为扩展型，范围大，张力大，有搏动或震颤，提示肾脏损伤已进展到严重程度，应及时切开探查做相应处理。有学者报道，右肾区腹膜后血肿，手术中只顾处置肝脾破裂而未行探查肾区，术后 14 小时患者又发生出血性休克，再次手术切除破裂的右肾而治愈。

3. 骨盆区 TRH 骨盆骨折及盆壁静脉丛、盆腔小血管出血形成的 TRH，在腹膜后产生填塞和压迫而出血可以自行停止。这种多源性出血的 TRH 若切开探查，有引起无法控制出血的危险，骨盆骨折引起内脏损伤的机会少。因此，骨盆区 TRH 一般无须切开探查，若发现下列情况应及时手术探查：①触不到腹主动脉搏动；②有直肠、输尿管及膀胱损伤；③血肿与会阴部创口相通或已破入腹腔；④血肿为扩展型或有搏动，手术探查止血的病死率高。Goins 报道为 66%～83%，而采用骨盆骨折外固定及髂内动脉栓塞治疗效果满意，止血率达 66%～100%。Panetta 报道 31 例骨盆区 TRH 患者，27 例栓塞成功，占 87%。

4. 穿透伤及大血管损伤伴 TRH 穿透伤多伴有脏器及血管损伤，其腹膜后血肿应切开探查。腹主动脉破损伴腹膜后血肿，因张力高，血管破口愈合机会少，故应做好技术、器材等准备，阻断动脉破口的远近端及时进行探查。根据血管破损情况分别做缝合、补片或血管移植等。下腔静脉破损伴腹膜后血肿，由于静脉压低及凝血块填塞，部分患者手术时已不再出血，此种情况可不做探查；若有活动性出血，应阻断下腔静脉或用无损伤止血钳纵向钳夹腔静脉进行修补；若肾静脉汇合平面以下的腔静脉破损严重无法修补，可行结扎，静脉回流可逐渐代偿。

肝后腹膜后血肿如无活动性出血，无须处理。有活动性出血的病例，可用明胶海绵、止血纱、带蒂大网膜、纱垫填塞压迫止血，无效可行部分肝切除或房 - 腔分流，然后做血管修补，此手术病死率高。

如果在髂腰肌发现出血口，一定要谨慎。无论如何，绝不能深入肌肉去寻找出血来源。出血来源常为腰静脉或腰动脉，不要将其视为肌肉内小出血，而应看作无法显露的腹主动脉或下腔静脉的侧壁损伤，不要采取直接手术，而应选择其他止血方法，如填塞止血材料、插入球囊导管或用纱布填塞等。慎重地再次告诫年轻的外科医师们，若遇到这样的情况，绝不要试图去找到出血来源，否则，这种小出血会迅速演变为巨大的灾难。

第三十六章

腹部核心部位创伤

腹部锐性创伤，因会造成右上腹部、肝下区域有巨大血肿或有较大量出血的现象令术者不寒而栗，国外创伤学者将这些创伤称为外科核心区域创伤。腹部外科的核心部位是以胰头为中心，其范围相当于直径约 2.5cm 的圆形区域（图 36-1），此区域的创伤被称为腹部核心部位创伤，因为与其他部位的腹部创伤相比，总病死率可高达 20%。

一、基本原则

腹部核心部位的枪击伤或锐器伤常导致患者大出血而死亡，需要创伤外科医师给予充分重视，一种情况是面对局限性或缓慢增大的血肿，一旦打开往往因止血困难，患者可能会在手术台上因大量失血而死亡；另一种情况是当外科新手医师用手指进入核心部位探查时，在手拔出的瞬间血流如注。为什么此处创伤难以处理？首先，应该认真思考该区域的血管解剖学特点，门静脉、肠系膜上动静脉、胰十二指肠动脉弓、下腔静脉和右肾血管束均集中于这个核心部位，由于这些血管常交叠存在，锐性创伤常导致多个血管损伤。其次，要考虑显露创伤部位的困难性。胰腺颈部后方是门静脉与脾静脉汇合部，近端是肠系膜上静脉。胰头部和十二指肠裢覆盖下腔静脉和右肾血管。因此，在这个核心部位想要通过手术显露任何损伤血管均很困难，盲目探查显露很容易导致出血损伤的加重，严密而有序的处理是挽救患者生命的唯一希望。

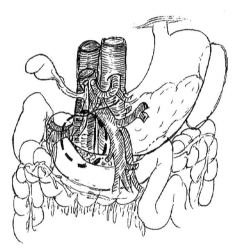

图 36-1　虚线圆形处为腹部创伤的核心部位

二、处置方法

（一）首先控制出血

腹部核心部位创伤，首先需要控制出血，除非能确切把握创伤的具体情况，出血应考虑多个血管出血的可能性，而来自该区域的出血血管有 3 个层次，即深层、中层和表层。

1. 深层血管包括下腔静脉和右肾血管束（图 36-2）。此层的出血可表现为迅速增大的右侧腹膜后血肿和来自右肾门区域的活动性出血，宜采用填塞或用手压迫止血，不要去除前方的覆盖结构。

2. 中层血管包括胰腺后方的血管，有肠系膜上动、静脉及门静脉（图 36-3）。中层血管的损伤出血，暂时止血的关键是迅速进行 Kocher 操作，如果出血来自肠系膜根部、胰腺的尾侧，可在肠系膜后方插入左手，用拇指和示指捏住血管止血；如果出血来自胰腺的后方，则用手整体压迫胰腺和十二指肠；肝十二指肠韧带的出血，可夹持第一肝门而止血（参照第二十八章）。

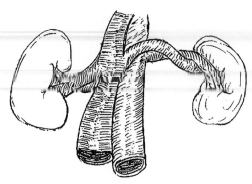

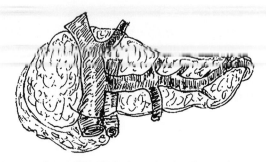

图 36-2　深层血管包括下腔静脉和右肾血管束　　　图 36-3　中层血管包括胰腺后方的肠系膜上血管及门静脉

3. 表层出血来自胰腺和十二指肠的损伤（图 36-4）。胰头部损伤来自胰十二指肠动脉损伤的鲜红色的活动性出血，遇此情况时，为尽快控制出血，应迅速进行 Kocher 操作，用手压迫整体胰十二指肠控制出血或用 Penrose 引流（一种薄片状引流条）缠绕胰头部达到暂时控制止血的目的（图 36-5）。

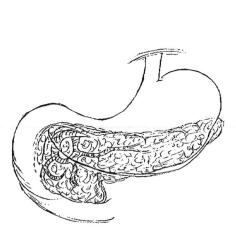

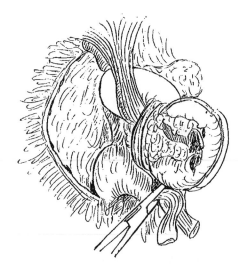

图 36-4　表层出血来自胰腺和十二指肠的损伤　　　图 36-5　用 Penrose 引流缠绕胰头部，暂时控制止血

腹部核心部位的损伤出血，血液可直接流到腹腔内或仅表现为局限性腹膜后血肿，应先控制活动性出血，做好充分准备，绝对避免在未控制活动性出血前探查腹膜后血肿。危急患者，阻断腹腔干上方的腹主动脉是有效的辅助手段。腹腔干上方的腹主动脉和肾下腹主动脉的双重阻断（同时也控制了反流）可减少来自肠系膜上动脉、静脉及门静脉的出血，但无法确保无血手术野。

在临床实践中，将面对多源同时快速出血，而且每个出血部位均难以控制，导致大量失血。施术者必须当机立断，有条不紊地综合利用填塞、Kocher 操作，用手压迫和仔细阻断以完全控制出血。一旦暂时控制出血，暂停手术，针对损伤情况做好下一步的手术方案，绝不要冒进，应沉着冷静地在手术室准备好合适的器械、充足的血液、自体血回输装置、快速输液泵，选择能确保良好手术野的得力助手，从容地去完成下一步手术方案。必须明确，腹部核心部位创伤的出血已超越了"重大损伤"，达到了"巨大损伤"的严重程度。因为腹部核心部位的出血常为多源性出血。

（二）充分显露手术野

处理腹部核心部位的创伤，关键是进行大范围的 Kocher 操作（图 36-6），展开手术野（参见第二十一章)。来自深层(下腔静脉和右肾)的出血,进行扩大的 Kocher 操作,游离右半结肠并将肝拉向头侧,将整个右侧脏器向正中翻转,充分显露肾区域的下腔静脉。如果右侧肾门也损伤,切开肾筋膜(Gerota 筋膜)将右肾向正中翻转,以利于控制右肾门部的出血。

选择 Cattell-Braasch 操作,以最大限度展开手术野(图 36-7)。通过该方法能游离十二指肠水平部和升部,可显露胰腺下方的近端肠系膜上动、静脉,甚至可显露胰腺后方的部分门静脉。因此采用 Cattell-Braasch 操作就能充分显露腹部核心部位。

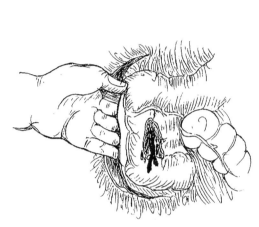

图 36-6　大范围的 Kocher 操作

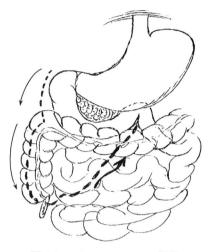

图 36-7　Cattell-Braasch 操作

(三)十二指肠上方的门静脉损伤

十二指肠上方的门静脉损伤通常伴有严重的肝损伤,表现为肝十二指肠韧带内的血肿。包含门静脉损伤在内肝十二指肠韧带的损伤,国外有关文献中推荐使用双重 Pringle 法进行控制。首先进行 Kocher 操作,接着从右侧在十二指肠上方用血管钳夹闭肝十二指肠韧带,尽量靠近肝门再行阻断肝门(图 36-8),这样可安全地切开十二指肠浆膜,仔细探查损伤部位。遗憾的是有些身材矮小肥胖的患者,肝十二指肠韧带很短,难以容纳 2 把血管阻断钳,有效的办法是术者左手捏住损伤部位,右手在损伤部位上下游离。

肝十二指肠韧带内的门静脉、肝动脉和胆管之间紧密相邻,常发生多发损伤,因此应仔细探查肝十二指肠韧带内的门静脉、肝动脉和胆管。锐器伤可仅造成肝十二指肠韧带内的门静脉损伤,可通过缝合进行修补。而枪击伤(火器伤)通常伴有肝损伤,且范围较大,需要补片间置血管进行修补。然而,这样的重建手术在多源性出血的严峻状态下,通常难以实施。复杂的肝十二指肠韧带内的门静脉损伤,结扎是损伤控制性手段,也是面对现实的选择之一。如果肝动脉未损伤,患者可能存活,也不会发生肝坏死,但如果门静脉和肝动脉同时受损,需要重建其中的一条血管,以确保肝的血供。

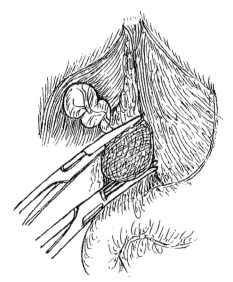

(四)胰腺后方血管的损伤

图 36-8　用 2 把血管阻断钳分别在肝十二指肠韧带内血肿的上下阻断肝门

胰腺后方的血管主要是肠系膜上静脉和脾静脉汇

合部，胰腺后方的肠系膜上动脉（图 36-9）显露极其困难，此处损伤大多致命。在胰腺颈部切断胰腺可显露损伤部位，有学者认为胰颈离断术可在胰腺后方的血管损伤救治中起挽救生命的作用，而笔者认为如果损伤未造成胰腺断裂，应避免使用胰颈离断术显露胰腺后方的血管损伤。

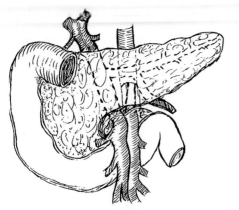

图 36-9　胰腺后方的主要血管

在进行胰腺离断术时，术者左手压迫胰腺和十二指肠控制出血，进行 Cattell-Braasch 操作以充分显露手术野，切开肝十二指肠韧带，向左侧钝性游离，在胰颈部后方、胆总管腹侧的层次，开通出胰腺后方通道。在胰腺后方用电刀切断胰腺颈部，应避免在胰腺后方的通道插入血管钳，以防损伤胰腺后方的门静脉，切断胰腺后可直接显露其下方损伤的静脉，有助于修补血管。对于胰腺断端边缘的出血或来自附近的出血，可在控制门静脉等较大静脉出血后再进行止血。若有可能，试行缝扎 - 修补胰腺后方的静脉出血。如果直接将门静脉结扎，患者的存活率将明显下降。

（五）肠系膜根部损伤

肠系膜根部的出血，用拇指和示指捏住损伤部位（图 36-10）将横结肠拉向头侧，小肠拉向左侧尾端，这样可使肠系膜处于紧张状态。横向切开肠系膜根部的浆膜，在其系膜中仔细游离肠系膜上动脉和肠系膜下静脉，确认血管损伤情况，并将肠系膜上动脉和肠系膜上静脉予以分别阻断。如果损伤部位紧靠胰腺下缘，可切开十二指肠悬韧带或进行 Cattell-Braasch 操作充分显露手术野，显露肠系膜上动脉后进行选择性阻断。千万不要盲目阻断肠系膜根部，这会导致灾难性后果。

尽可能地修补肠系膜上静脉，如果无法修补则行结扎止血，将门静脉或肠系膜上静脉结扎后，大量细胞外液潴留和肠管水肿是难以避免的后果，可能需要大量输液而无法关腹。国外有关文献报道，1 例腹部核心部位创伤的患者结扎了肠系膜上静脉，在术后第 1 天腹壁处的真空引流袋即引出 16L 浆液性腹腔渗出液。

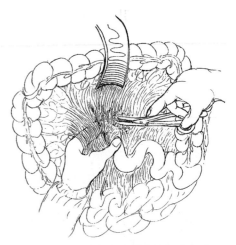

图 36-10　用拇指和示指捏住损伤部位，在肠系膜血肿中仔细游离损伤的血管

关于门静脉及肠系膜上静脉结扎是否可行，国内文献报道，创伤导致的门静脉及肠系膜上静脉损伤，若无法修补，可将其结扎，无须分流，但必须扩容，否则发生低血容量休克。这些血管结扎后，侧支循环也较快建立，数天后便会逐渐恢复入肝血流。笔者年轻时曾遇到 1 例严重肝门静脉损伤患者，没有修复血管的经验，条件也受限，结扎后患者也得以逐渐恢复。笔者认为，上述术后第 1 天引流出 16L 浆液性腹腔渗出液，可能与切开十二指肠悬韧带或进行 Cattell-Braach 操作扩大显露手术野造成创面很大导致侧支循环破坏过多有关。

（六）胰和十二指肠损伤

1. 胰腺损伤　对胰头损伤进行损伤控制性手术，如果确认没有胰腺出血，外引流是迅速且简单的处理方法，即使有主胰管损伤，通过外引流转换为胰瘘，患者通常预后良好。

要仔细评价胰头损伤的出血，通过 Kocher 操作将胰头十二指肠游离后，采用局部压迫、缝合止血或填塞止血等方法首先控制出血，除非整个胰头十二指肠呈碎裂状态，胰头损伤的大出血通常来源于胰腺后方的大血管损伤，不要妄动损伤的胰腺。原则上需要先确认主胰管有无损伤，而现实处理起来却很困难。术中探查通常无果而终，而众所周知，术中胰管造影也不抱有更多的期待（参见第三十四章）。从临床经验得出一个结论，主胰管损伤与否，在术中患者情况不稳定的情况下并不重要，因为外引流在任何情况下均能发挥作用。

2. 十二指肠损伤　在大多数十二指肠损伤的病例中，可通过缝合闭锁的方法进行十二指肠的修补，即使纵向的损伤也应进行横向缝合，避免管腔狭窄，但如果纵向破裂很长且无法进行横向缝合闭锁，则应行纵向缝合，可采用单层内翻连续缝合。

困难的损伤部位是位于十二指肠袢内侧、邻近胰腺的损伤，无法看清损伤情况。与其他损伤类似，由于损伤的十二指肠后壁无法显露，可切开十二指肠前壁，确认后从肠腔内部进行修补，无法进行单纯、小范围缝合修补的十二指肠损伤，应追加幽门闭锁保护修补部位。缝合部位长需多处修补，或需延期修补，或修补不牢靠等情况是幽门闭锁术的良好适应证。有些外科医师为达到十二指肠减压的目的，进行十二指肠造口或从近端空肠插入引流管作为三管系统的一部分发挥作用，但笔者不推荐常规做十二指肠造口，而是在十二指肠的修复部位置放外引流。

十二指肠几乎完全断裂的患者，可清创后行端端吻合。较大的十二指肠损伤且状况稳定的患者，最常用的方法是行 Roux-en-Y 吻合术。十二指肠降部的严重损伤，没有较好的损伤控制性手术方式。如果需要迅速终止手术，可将十二指肠缺损的肠缘聚拢缝合于外引流周边，将开放的十二指肠损伤转化为可控的十二指肠瘘，对于病情危重、生命体征不稳定需要快速结束手术的患者是最好的选择。

3. 胰十二指肠联合伤　由于胰十二指肠联合伤大出血的患者并非死于十二指肠破裂、肠液外漏，而是死于失血，因此处理的首要任务是止血，并尽快终止手术，如果能迅速缝闭十二指肠应先缝合，否则联合采用外引流和结扎的方法控制消化液的漏出，如果患者能复苏再进行后期重建手术。

幽门排外术是短期内阻断胃液进入损伤的胰十二指肠的有效手段，参见第三十二章。

三、讨论

1. 腹部核心部位创伤的治疗方式应该明确，从治疗开始就应采取损伤控制性手术进行处理，尽可能完成初始手术。此部位的创伤，选择何种手术方式进行处理最为关键和重要。将复杂的手术简单化是非常重要的（参见第一章），明确可以首先解决的问题是什么，以来自深层的下腔静脉及右肾蒂部大出血为例，思考其解决的策略即方式、方法，能否在多发出血的状态下对出血的肾蒂进行复杂的血运重建。在紧急情况下，迅速切除右肾不但解决了肾出血的问题，也为显露下腔静脉的损伤开辟了通路。输血达 3 000ml 以上的患者，是否准备行胰腺断端与空肠吻合，明智的选择是迅速进行胰体尾切除，可显露胰腺后方的门静脉左缘。以上例子说明避免复杂操作、简化处理的重要性。面对术中损伤，应冷静思考最简单有效的处理方法，并予以实施。腹部核心部位损伤，施术者不应考虑静脉移植和胰腺空肠 Roux-en-Y 吻合等方式，而应考虑结扎、切除、引流和分流等方式，才有希望挽救患者的生命。

2. 国内外相关文献报道，胰头十二指肠损伤有多种手术修补方法，包括多种切除和重建手术。有些经验丰富的学者认为，将离断的胰腺两端分别与肠袢进行胰腺空肠 Roux-en-Y 吻合，闭锁胰腺断端，从理论上来说可以处理各种病情，然而实际中患者不能耐受这种手术。

尽量将术式操作简单化，避免不切实际的操作。笔者罗列有胰腺十二指肠损伤的修复术式（参见第三十一章、第三十二章），简述了在临床实际中，简单、安全和有效的几种术式，以下 3 种方法是处理胰头十二指肠损伤的基本原则。

（1）在所有十二指肠缝合部位或胰腺的明显损伤部位均应留置引流管。

（2）应在确保营养通路的情况下，对于轻症患者可采用经鼻营养管；对于重症创伤患者，为维持营养进行空肠营养口造设，将为重症患者提供关键的营养通道。

（3）最重要的是，修补方法的选择不取决于该方法的成功概率，而是取决于该方法的失败概率。

3.胰腺损伤如果没有明显的出血，外引流是简单有效的处理方法，即使有主要的胰管损伤，通过外引流转为胰瘘，患者的临床经过通常也是良好的。有些外科医师坚持保留胰腺组织，将即使在正常择期手术条件下，也具有高风险的胰空肠吻合术应用于创伤后的胰腺残端，胰颈部破裂是胰腺与脊柱间前后方向的外力作用破坏的结果，对这种损伤最安全的处理方法是闭锁胰头部的近端残端，切除远端胰腺或闭锁胰腺残端。虽然国内外文献或教科书对胰腺空肠吻合术多有记载，并有很多讨论，但现实中外科医师很少采用胰空肠吻合术，多数外科医师从教训中已充分明确妄动破裂的胰腺得不偿失。胰腺损伤的手术目的是止血、合理切除胰腺、控制胰腺外分泌、处理合并伤及充分引流。胰颈、体、尾部的严重挫裂伤或横断伤，宜行胰腺近端缝合、远端切除术，胰腺有足够的功能储备，不会发生内、外分泌功能不足。因此有些创伤外科经验丰富的学者建议，将缝合闭锁胰腺残端放置引流作为标准术式。

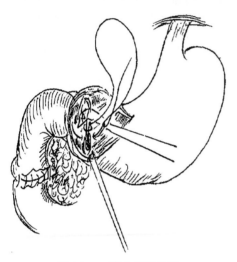

图 36-11　缝合闭锁幽门

4.胰十二指肠联合伤采用幽门排外术是短期内阻断胃液进入损伤的胰十二指肠的有效方法，纵向切开胃窦部前壁，用手指探及幽门部，钳夹牵拉幽门，大间距缝合闭锁幽门（图 36-11）。

幽门排外术的关键在于胃空肠吻合后，需再行输入袢与输出袢的侧侧吻合，空肠造口插入营养管（图 36-12）。为了避免改变正常的消化道运行方式，有些外科医师采用没有胃空肠吻合的幽门排外术，依靠远端的空肠造口管进行营养支持，直至幽门开放。鉴于此，笔者建议行胃造口引流（图 36-13）。因为：①幽门排外术后幽门自动开放时间可能在 3 周左右；②在此期间，患者（尤其是年龄偏大的患者）行鼻胃管引流可能导致肺部感染等并发症；③胃液分泌量一般 2 000ml/d，极少数患者可达 2 500～5 000ml/d，胃液引出量多时可连接到空肠造口管即胃液转流回空肠（图 36-14），因此待幽门开放后拔除胃造口引流管。

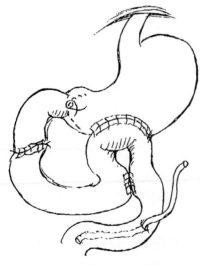

图 36-12　幽门排外术后行胃与近端
空肠吻合，再行输入袢与输出袢侧
侧吻合及空肠造口插入营养管

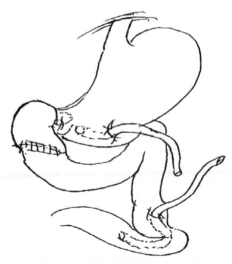

图 36-13　用胃造口引流代替漫长的
经鼻胃管引流

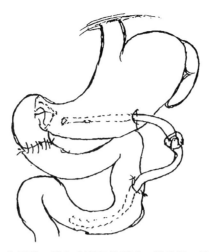

图 36-14　将胃造口管与空肠起始段造口管连接，即胃肠转流

5. 在腹部创伤手术中的最复杂的手术是胰十二指肠切除术（Whipple 手术），此手术在胰十二指肠完全破裂或十二指肠乳头部无法重建的情况下，作为最后方法可能发挥作用（图 36-15），但此时处于矛盾的状态，因为在胰十二指肠完全破裂导致大出血的患者是难以耐受该手术的，而全身情况稳定能存活的患者，多不需要行胰十二指肠切除术。创伤和肿瘤的胰十二指肠切除术（Whipple 手术）主要包括 3 个方面差异。①胰钩突的游离：在创伤状态下切除胰十二指肠时，不要将胰钩突从肠系膜上动、静脉游离，尽量保留靠近肠系膜上静脉的钩突部分，可逐步切断钩突并确切缝合以达到止血目的，这明显简化了游离切除阶段的复杂操作；②胆囊切除：行创伤性胰十二指肠切除时，应充分考虑胆囊的利用价值后，再决定是否切除胆囊，因为相对纤细、脆弱的胆总管采用胆囊进行胆道重建，可能更为有利；③分期重建：创伤状态下的胰十二指肠切除术应分二期进行，这是与肿瘤胰十二指肠切除术的主要差异，在初期手术阶段，以损伤控制性手术为主进行止血和切除操作，不做重建，将胃、空肠和胰腺的断端闭锁、胆总管结扎或引流，待再手术时进行吻合操作。

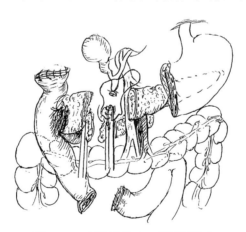

图 36-15　创伤性胰十二指肠切除术

腹部核心部位创伤的出血多数是多源性出血，为充分显露手术野，可采用 Cattell-Braasch 操作。门静脉损伤修复困难时，结扎门静脉是损伤控制性手术。胰腺后方的血管损伤需要离断胰腺，不要盲目阻断肠系膜根部以避免导致灾难性后果。十二指肠损伤，必要时可从腔内修补难以显露的十二指肠损伤，不要妄动损伤的胰腺，引流胰腺最为主要，避免损伤的胰腺进行胰空肠吻合术。采用幽门排外术保护十二指肠的破裂缝合部。如果需要行创伤性胰十二指肠切除术应分期进行。总之，应寻找能简化处理腹部核心部位创伤的一切方法。

第三十七章

腹主动脉与腹腔脏器分支血管的损伤

一、外科解剖

1. 腹膜后血管分区 为了便于研究血管损伤，通常将腹膜后间隙分为 4 个血管分区（见图 19-6）。

（1）Ⅰ区：腹膜后中央区，上至腹主动脉裂孔下至骶骨岬。横结肠系膜上方部分包括肾上主动脉及其分支（腹腔干、肠系膜上动脉、肾动脉），横结肠系膜上下腔静脉，肠系膜上静脉；横结肠系膜下方部分包括肾下腹主动脉与下腔静脉。

（2）Ⅱ区：（左右两侧）：位于中央区的两侧，对称分布，包括肾脏及其血管。

（3）Ⅲ区：骨盆腹膜后区，包括髂血管。

（4）Ⅳ区：特指肝后下腔静脉和肝静脉注入区域（图 37-1）。

2. 腹主动脉 起自 $T_{12} \sim L_1$ 平面的膈脚，下至 $L_4 \sim L_5$ 平面髂动脉分叉。分叉的体表标记为脐，从腹主动脉分出 4 个主要分支，下方紧接腹腔干，其下方 $1 \sim 2cm$ 是肠系膜上动脉，肾动脉则位于 L_2 平面、肠系膜上动脉下方 $1.0 \sim 1.5cm$ 处。最后肠系膜下动脉位于腹主动脉分叉上方 $2 \sim 5cm$ 处（图 37-2、图 37-3）。以下 4 个为腹主动脉的主要分支。

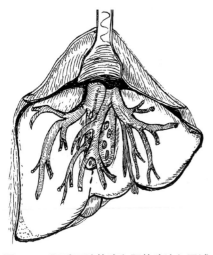

图 37-1 肝后下腔静脉和肝静脉注入区域

（1）腹腔干：长 $1.0 \sim 1.5cm$，在胰腺上缘上方分为 3 个分支（Haller 三脚架），即肝总动脉、胃左动脉和脾动脉。由于广泛的纤维、神经节及淋巴组织包绕主干，外科分离困难。

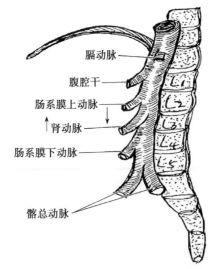

图 37-2 腹主动脉主要分支的解剖（侧面观）

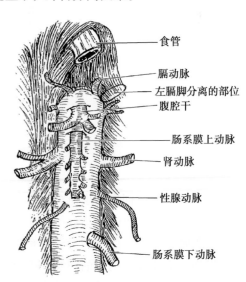

图 37-3 腹主动脉主要分支的解剖（正面观）
须注意左膈脚分离的部位位于顺时针 2 点钟方向。

（2）肠系膜上动脉：起自腹主动脉前方，低于腹腔干 1～2cm，位于胰腺后方，L_1 平面，途经胰钩突、十二指肠水平部前方进入肠系膜根部。分支包括胰十二指肠下动脉、中结肠动脉、12～18 支小肠动脉弓、右结肠动脉和回结肠动脉。

（3）肾动脉：右肾动脉比左肾动脉略高，位于下腔静脉后方，行程也稍长。约 30% 的人的单侧肾动脉超过 1 支，多出的分支多供给肾下段。

（4）肠系膜下动脉：供给左结肠、乙状结肠和直肠上段，其通过结肠边缘血管弓与肠系膜上动脉形成侧支循环。

二、基本原则

1. 腹部创伤导致腹腔血管损伤出血，是不能通过外部压迫进行临时控制出血的，只有进行紧急外科干预，才是挽救患者生命的最有效方法，穿透性血管损伤常伴有空腔脏器损伤，导致手术复杂性增加，修补的血管有肠内容物污染的风险。

2. 血流动力学不稳定的血管损伤患者如果血管不能结扎（主要的大血管损伤），则需临时桥接，后期再行确定性重建。腹部动脉及静脉损伤概率相同，最易损伤的腹部血管是下腔静脉，其次是腹主动脉，如果怀疑有腹部血管损伤，股静脉不应作为静脉输液的通道。

3. 严重腹腔内出血，患者行麻醉诱导时存在血流动力学失代偿，甚至心搏骤停的高风险，因此手术室应做好相关的准备工作。

4. 创伤患者本身可引起凝血功能障碍，全身使用肝素是受限的，但是可局部小心使用肝素生理盐水（5 000U/100ml 盐水）。约 15% 腹腔血管损伤的患者，在到达医院时发生心搏骤停。经左前外侧胸壁切口行复苏性剖胸术并行膈肌上主动脉夹闭对这些患者有利（参见第五章）。

5. 特殊手术器械，除标准的剖腹探查手术器械包外，还应准备各种长度的血管钳和抗凝剂、自动拉钩，以便充分显露手术野，U 形主动脉压迫装置应准备好以临时控制膈下主动脉，如果没有该装置则使用棉签式或手动等进行压迫。还应准备带有 Finochietto 拉钩的剖胸器械，以便左前外侧剖胸时进行主动脉环夹。

6. 患者采用气管插管全身麻醉，取仰卧位上肢外展 90°，消毒部位应包括胸部、腹部、腹股沟间区，以便可能剖胸腹或切取供移植的静脉。超长的创伤中线切口，上至剑突，下至耻骨联合。

7. 穿透性损伤由于进入了腹腔，常见腹腔内游离出血或腹膜后血肿或两者并存。钝性创伤最常见的是腹膜后血肿或存在搏动性血肿或扩展的血肿。腹膜后血肿的治疗取决于创伤的机制。基本原则是几乎所有传统性损伤导致的血肿，无论大小均应进行探查。在血肿下面常能发现损伤的血管或穿孔的空腔脏器。唯一例外的是稳定且无扩张的 Ⅳ 段肝后血肿，探查该区血肿难度很大，并会加重损害。钝性损伤导致的腹膜后血肿，因为血管或空腔脏器损害导致的腹膜后血肿外科修补率低，极少探查，唯一的腹膜后血肿探查指征是钝性损伤导致的胰十二指肠血肿以及不断增大的渗血血肿，此血肿位于横结肠系膜上方，并发现肠管有缺血的表现。

三、显露与处置方法

（一）腹腔干上主动脉的显露和控制

在多数情况下，可以通过正中切口实现膈下的主动脉近端控制，直接压迫或夹闭胸主动脉远端、腹主动脉近端。在主动脉裂孔中，主动脉被致密的结缔组织、神经组织及淋巴组织包绕，使其显露困难。但最好是尽可能靠近远端胸主动脉进行分离，能分离主动脉周围的致密组织，以便更好地显露。手术入路可通过食管裂孔进行。

该入路首先需要游离肝左叶（图 37-4）。钳夹、离断肝圆韧带，电凝凝切镰状韧带，然后分离左三角韧带。此时术者的右手置于肝左叶后方，用右手拇指向下牵拉肝进行操作比较便利，用电刀在术者右手手指上方切开左三角韧带（图37-5），将肝脏左外叶向中线翻转，显露食管裂孔（图37-6）。

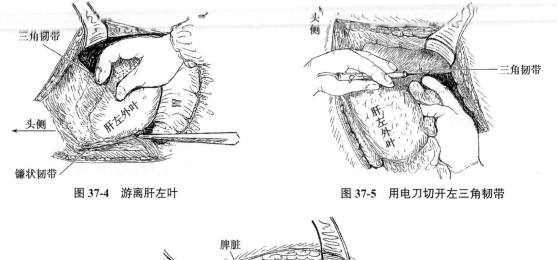

图37-4　游离肝左叶　　　　　　　　　　图37-5　用电刀切开左三角韧带

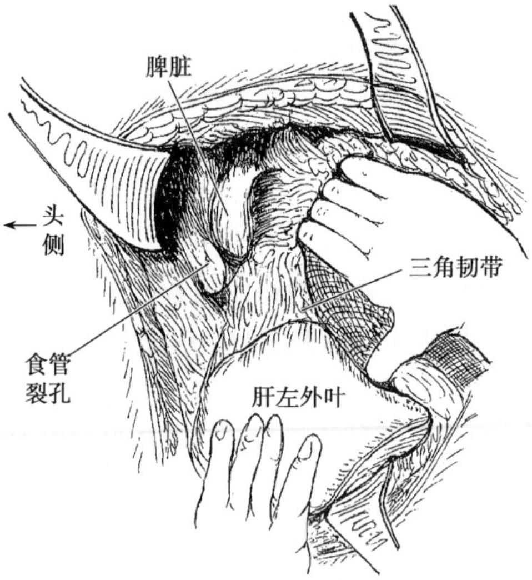

图37-6　将肝左外叶向中线翻转后显露食管裂孔

当肝左外叶向中线翻转后，然后将胃牵拉至患者左下方，显露肝胃韧带。打开肝胃韧带显露膈脚（图37-7），在食管胃移行区进行食管周围切开后，用Penrose引流管牵引食管（图37-8）。

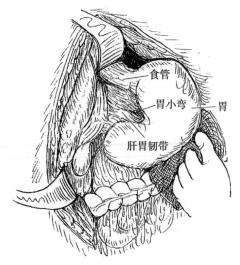

图37-7　向下牵拉胃，分离肝胃韧带

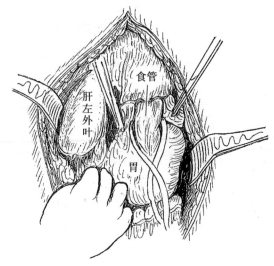

图37-8　用Penrose引流管缠绕牵引食管

最后钝性纵向分离胸主动脉远端至其完全游离，再使用血管阻断钳进行阻断（图 37-9～图 37-13 ）。当阻断钳安置妥当后，使用脐带或血管套带稳定在手术巾上。需注意的是在该区进行盲目阻断通常无效，且可导致医源性损伤。

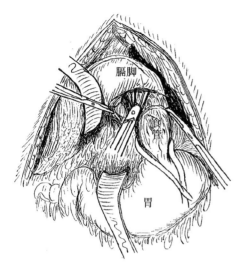

图 37-9　将食管向下牵拉，将血管钳伸入膈脚内便于肌纤维切开

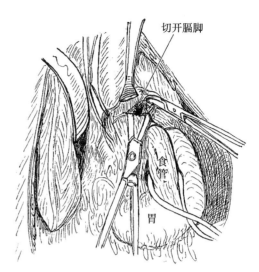

图 37-10　在膈脚 2 点钟方向切开

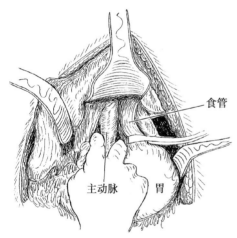

图 37-11　在确认和游离胸主动脉的远端时，应注意在这个平面上主动脉周围结缔组织、神经组织和淋巴组织少

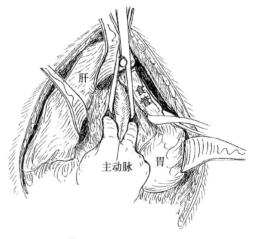

图 37-12　用血管阻断钳钳夹胸主动脉，注意应将食管向外牵拉，防止使用血管阻断钳时误伤食管等

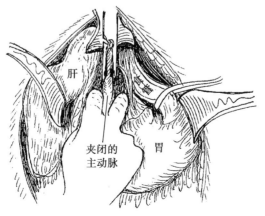

图 37-13　用血管阻断钳成功钳夹胸主动脉远端

快速临时阻断腹腔干上主动脉的其他方法是 U 形主动脉压迫装置（图 37-14），这种手持式装置通过小网膜囊阻断腹腔干上方腹主动脉，通过持续的前后挤压，将腹主动脉压迫在脊柱上，直到确定性止血。该技术的优点是装置切开范围小，缺点是第一助手持续干持该装置直到确定性止血。

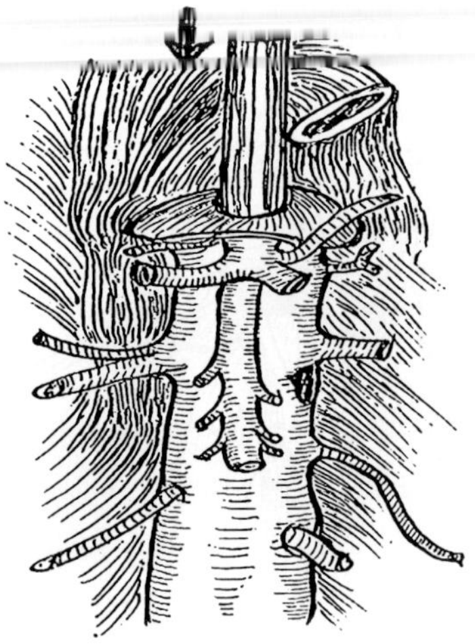

结肠系膜上方的血肿，由于膈下主动脉显露困难或不可行，采用左侧剖胸对于主动脉的控制可能是必须的。

（二）横结肠系膜上方腹主动脉和脏器分支显露

横结肠上方的出血或血肿是最难显露的，主要是其周围有密集的主要血管，即主动脉、腹腔干、肠系膜上动脉、肾血管及下腔静脉，这些血管显露困难，以及膈下主动脉近端控制困难。横结肠系膜上方主动脉及其脏器分支可不游离左肾，通过向中线翻转脏器或游离予以很好的显露。

首先切开左结肠外侧腹膜反折处的腹膜（Toldt 线），然后将左结肠从外侧腹壁分离（图 37-15、图 37-16）。如果术者认为需要确保患者的左肾留置原位，则应在 Gerota 筋膜前作为后腹膜平面。（图 37-17）。

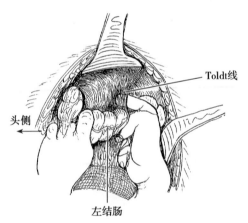

图 37-14　用 U 形主动脉压迫装置，经过小网膜囊压迫腹腔干上方腹主动脉，将其向脊柱方向挤压

图 37-15　将左结肠从外侧腹壁分离

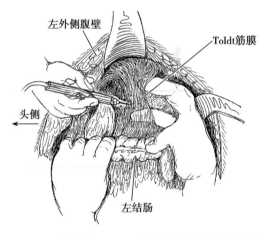

图 37-16　用电凝切开 Toldt 线将左结肠从外侧壁分离

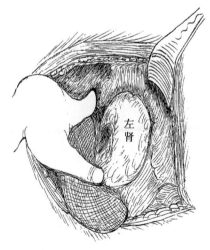

图 37-17　切开 Toldt 线后，从结肠系膜和肾之间的平面进行左结肠的游离，注意将左肾留置原位

　　然后向头侧切开后腹膜，切断膈脾韧带，完全游离脾，避免过度牵拉结肠左曲及脾脏，以防止脾脏撕裂伤出血。脾、胃底、胰腺和结肠、小肠整体向中线翻转，显露主动脉裂孔、腹腔干、肠系膜上动脉和左肾动脉（图 37-18）。

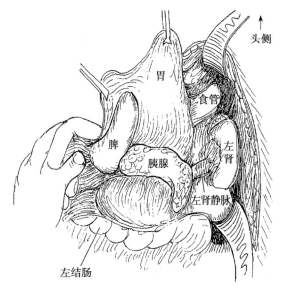

图 37-18　在离断脾肾韧带、膈脾韧带后进行脏器的中线翻转

　　翻转的脏器即胰腺和脾整体向中线翻转（胰腺的后表面与脾的解剖关系见图 37-18 中文字标注区域），左肾在后腹膜区域保持原位。注意左肾静脉从主动脉前方跨过。左侧脏器的翻转能将横结肠系膜上方主动脉及其分支较好地显露，但是，这会增加脾和胰尾医源性损伤的风险。脏器中线翻转后，通过切开腹主动脉前外侧表面的组织后显露主动脉。

（三）横结肠系膜下方主动脉显露

　　横结肠下方腹主动脉的显露可通过直接向头侧牵拉横结肠，将小肠推向右侧予以显露，切开腹主动脉表面的腹膜，显露主动脉，也可将左结肠向中线翻转予以显露（图 37-19）。

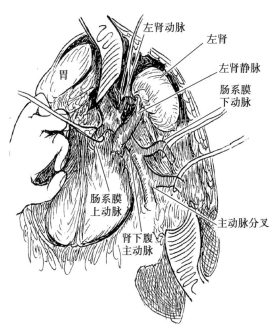

图 37-19　将左结肠向中线翻转以显露横结肠下方的腹主动脉

(四) Ⅱ区和Ⅲ区显露

1. Ⅱ区可通过游离、中线翻转左结肠、十二指肠、胰头或右结肠予以显露，Ⅱ区的出血通常来源于肾或肾血管损伤。

2. Ⅲ区可通过切升结肠腹膜、同中线翻转右结肠或左结肠予以显露，也可直接切开血管表面的腹膜进行探查（参见第三十八章）。Ⅲ区出血通常来源于髂血管的穿刺伤、骨盆软组织和静脉丛的钝性伤。

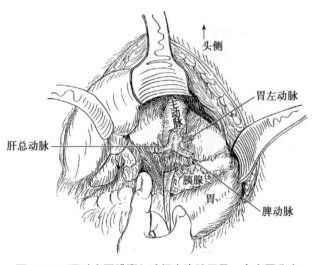

图 37-20　通过小网膜囊入路探查腹腔干及 3 个主要分支

(五) 腹腔干显露

腹腔干及其 3 个主要分支能通过小网膜囊入路予以探查（图 37-20）。也可平取前面所述的翻转右侧脏器方法，但左肾应保留在原位。

重建腹腔干的方法，无须过多考虑。在任何情况下如果超出了单纯血管修补的要求，则必须进行结扎。因为有丰富的侧支循环存在，结扎后一般不会造成肝、脾或胃的缺血。胃左动脉和脾动脉也可进行结扎。肝总动脉是腹腔干最大的分支，可通过侧方修补、端端吻合或静脉移植进行修复。在肝总动脉分出胃十二指肠动脉和肝固有动脉的近端结扎肝固有动脉，由于肝脏双重血供的存在，因此此方法常作为紧急止血方法而被采用（笔者行肝固有动脉结扎治疗严重肝外伤出血患者获得良好的效果，该病例报告发表在《肝胆外科杂志》）。肝动脉结扎后数天内常出现肝功能异常，随后逐渐恢复正常，但不能轻视肝动脉结扎后对肝脏的损害，尤其是合并低血压和严重肝损伤时，可能出现节段性肝坏死。

(六) 肠系膜上动脉和肠系膜下动脉显露

1. 肠系膜上动脉显露　解剖学上肠系膜上动脉分为 4 区：Ⅰ区，主动脉起始至发出胰十二指肠下动脉分支；Ⅱ区，胰十二指肠下动脉支中结肠动脉之间；Ⅲ区，中结肠动脉分支后以远；Ⅳ区，小肠分支段。还有一种解剖学分类将其分为 2 区：胰后段，较短；胰下段，较长，跨过胰钩突和十二指肠水平部。

根据损伤部位不同，显露肠系膜上动脉的方法也不同。显露肠系膜上动脉可通过前面所述的脏器翻转方法（图 37-21）。此时，肾脏不必翻转，除非怀疑主动脉后壁损伤。

当严重出血时快速显露胰后肠系膜上动脉十分重要，应用切割闭合器离断胰颈可快速、简便地显露肠系膜上动脉和门静脉（图 37-22）。胰下肠系膜上动脉的显露可向头侧牵拉胰腺下缘，并直接从胰下系膜根部至十二指肠悬韧带切开探查血管。同程度的缺血，结扎Ⅰ区、Ⅱ区，可导致整个小肠和右结肠广泛缺血。结扎Ⅲ区、Ⅳ区可致部分肠管缺血。因此，除非剖腹探查时发现肠管不可逆的缺血方可结扎肠系膜上动脉，尤其在Ⅰ区、Ⅱ区的肠系膜上动脉，应尽可能避免结扎。

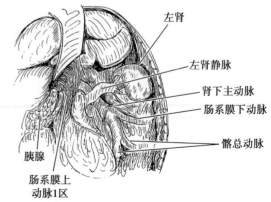

图 37-21　采取脏器翻转方法显露胰后肠系膜上动脉

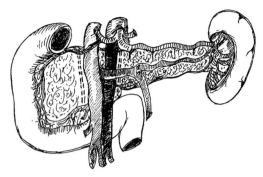

图 37-22 利用切割闭合器离断胰颈部以显露肠系膜上动脉和门静脉

肠系膜上动脉一期修补只适用于边缘切割整齐的患者，通常为刀伤患者。修补应使用 6-0 血管缝线，即使是非常少的组织缺损，端端吻合肠系膜上动脉仍不可行，这是因为肠系膜上动脉周围包绕着致密的神经节组织及其丰富的动脉分支。

2. 肠系膜下动脉显露后将肠系膜下动脉及其损伤直接结扎治疗。

（七）肾血管显露

左肾和左肾血管的快速显露可以行左结肠的游离和向内侧翻转。在右侧，联合 Kocher 操作的左结肠游离，可很好地显露右肾系统（图 37-23）。出血的控制可通过远端压迫或血管阻断钳阻断肾蒂。这也是创伤外科最常用的方法。

其他显露和近端控制肾动脉的方法是中央腹膜后间隙的探查。将横结肠向前、向头侧牵拉，保持横结肠系膜的张力，切开十二指肠悬韧带，十二指肠向尾侧、右侧牵拉，此时的左肾静脉便可显露。如还需要显露双侧肾动脉的起始部，则需继续游离左肾静脉（图 37-24、图 37-25）。

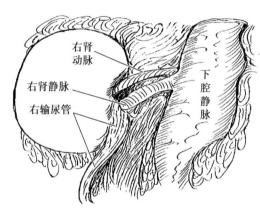

图 37-23 显露右、左肾血管、输尿管和下腔静脉

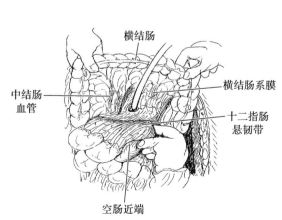

图 37-24 将横结肠向头侧、向前牵拉，保持横结膜系膜张力显露十二指肠升部和十二指肠悬韧带

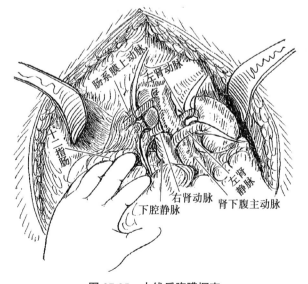

图 37-25 中线后腹膜探查
需切开十二指肠悬韧带，并注意左肾静脉在腹主动脉前方跨过肠系膜上动脉与肾动脉起始部。

四、讨论

1. 当术者怀疑腹部创伤患者有腹腔血管损伤，尤其是不能排除下腔静脉或髂血管损伤时，应避免从股静脉建立静脉通道，伤情稳定的患者，在巨大腹膜后血肿中辨认小而有弹性的腹上动脉十分困难，重建血管时应考虑血管收缩合理选择导管大小。

2. 在膈脚控制主动脉时，应将食管小心地向侧方牵拉以避免血管阻断钳使用时误伤，切开左侧膈脚以显露远端胸主动脉时应在 2 点钟方向切开膈脚，因此处是无血管平面。在左侧脏器翻转中，完全离断脾与膈肌粘连，小心游离脾，防止脾包膜裂伤、出血。

3. 不能单纯修补的复杂肠系膜上动脉损伤需要根据情况、损伤的部位和外科医师的经验决定治疗方式。这些患者的外科选择包括移植肠间置、结扎或损害控制转流、重建肠系膜上动脉近端通常选用自体静脉或人工血管在该动脉远端和腹主动脉前方进行。多数远端损伤，常选用静脉移植间置。严重低体温、酸中毒、凝血功能障碍的危重创伤患者，应考虑行损伤控制性暂时转流，效果优于结扎。确定性手术重建应在复苏和纠正生理参数后的二期手术进行。

4. 在横结肠下方结扎肠系膜上动脉，通常可导致肠管大面积缺血。但是，结扎肠系膜上动脉的近端会导致小肠和右结肠缺血性坏死。但空肠起始的近端 10～20cm 段有胰十二指肠的侧支循环可能会存活。在胰十二指肠下动脉起始的近端结扎肠系膜上动脉，可能会保留供应近端空肠重要的侧支循环，因此，有经验的学者更倾向于在肠系膜上动脉的远端结扎。只有在出现肠管坏死的情况下才需要结扎近端肠系膜上动脉。由于考虑到可能出现的短肠综合征的灾难性后果，原则上应该尽量避免从根部结扎肠系膜上动脉。

5. 合并胰腺损伤时，血管吻合应尽可能远离胰腺。吻合口使用大网膜或其他软组织包裹加以保护。术后应警惕出现肠缺血、肠坏死、腹膜炎等情况，一经发现均应二次剖腹探查排除以上情况。如果初次手术存有疑问，应开放腹腔。

6. 处理肾血管时应注意以下几点：①左肾动脉比右肾动脉更易遭受钝性创伤。由于右肾动脉走行于下腔静脉后方，不易遭受减速损伤。肾血管的治疗取决于致伤机制、缺血时间、患者全身情况及对侧肾脏健康情况。穿透性创伤由于严重出血，通常需急诊外科治疗。对于肾损伤出血的急诊手术，肾切除是常规的手术程序。②左肾静脉深面的主动脉显露困难，有经验的国外学者认为，此时有 3 个可能的选择：连同左肾的整个脏器翻转；游离左肾静脉，通常结扎、分离其 3 个分支（左性腺静脉、左肾上腺静脉和腰静脉）；切开左肾静脉，其 3 个分支需保留，左肾静脉结扎并紧贴下腔静脉切开，以便左肾静脉回流。③结扎右肾静脉可导致肾脏出血性梗死，最终需肾切除术。但是靠近下腔静脉结扎左肾静脉，而不行肾切除术则是可能的，因为肾脏的静脉回流可通过左性腺静脉、肾上腺静脉和腰静脉发挥侧支静脉回流的作用。④为了更好地显露肾旁主动脉和肾动脉，必要时需要结扎肠系膜下静脉。

第三十八章

下腔静脉损伤

一、外科解剖

下腔静脉（inferior vena cava，IVC）在 L_5 椎体前面居左、右髂总静脉汇合而成，沿脊柱右前方、腹主动脉右侧上行，经肝的腔静脉沟，收集肝静脉后，于 T_8 平面右膈脚分隔下腔静脉和主动脉处穿越膈肌进入胸腔（图 38-1）。多数人在肝和膈肌之间有一小段长约 1cm 的肝上下腔静脉，该段的腔静脉可供阻断用。

下腔静脉接收 4～5 对腰静脉、右性腺静脉、肾静脉、右肾上腺静脉、肝静脉和膈静脉的回流。年轻的外科医师们应谨记：所有的腰静脉位于肾静脉下方，肾静脉和肝静脉之间除右肾上腺静脉外，下腔静脉没有其他的静脉分支；左腰静脉位于腹主动脉的后方。这对于临床工作非常重要。

肾静脉汇入下腔静脉处位于胰头十二指肠后方。

肝后下腔静脉长 8～10cm，依附于肝后方，以助于肝脏的固定。在第三肝门这个"通道中"，多支来自肝尾状叶和右叶的副肝右静脉直接汇入下腔静脉（图 38-2）。

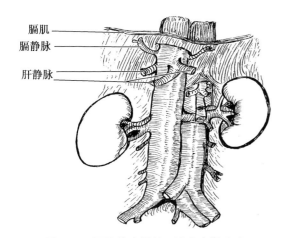

图 38-1 下腔静脉解剖，注意右肾动脉
走行于下腔静脉后方

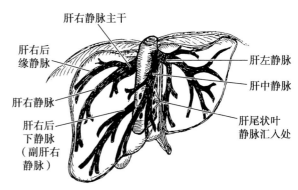

图 38-2 肝静脉及第三肝门

肝脏主要有 3 支肝静脉汇入下腔静脉，这些静脉的肝外部分非常短，仅 0.5～1.5cm。这 3 支肝脏静脉中以肝右静脉最粗，约 70% 的人肝中静脉汇入肝左静脉，后者作为一支单独的血管汇入下腔静脉。

胸段下腔静脉几乎全部位于心脏中。

二、基本原则

1. 下腔静脉是腹部穿透伤中最易受到损伤的血管。在腹部钝性伤中，肝后下腔静脉更容易累及，能够到达医院的下腔静脉损伤患者通常存在巨大腹膜后血肿，并且初期的血流动力学状态尚稳定。

在腹部穿透伤患者中应避免在股静脉建立输液通道，因为近端髂血管或下腔静脉存在损伤的可能。对腹部枪击伤或爆破碎片伤的患者，如果时间允许，在进入手术室前拍一张腹部 X 线片，对明确弹道走形和评估是否存在其他有损伤风险的脏器的状况非常有帮助。存在严重腹腔内出血的患者在麻醉诱导阶段可能出现血流动力学迅速恶化，甚至心搏骤停。外科团队应在麻醉诱导前做好随时开腹止血的准备。

2. 在下腔静脉损伤时，空气栓塞的风险很高，因此，应早期直接压迫（按压），并在下腔静脉的远端、近端阻断以防发生空气栓塞。由于肾静脉平面以下有大量侧支循环，因此在肾静脉平面以下结扎下腔静脉是相对安全的，其死亡率在可接受范围内，因静脉回流障碍导致的下肢水肿也是暂时的。下腔静脉结扎后，下肢和足部应该用弹力绷带包扎以防止水肿，在填塞或修补下腔静脉损伤后，患者不应过度液体复苏。

3. 特殊手术器械的准备，除常规剖腹探查器械包外，还需要准备不同程度和转角的血管钳和阻断钳、自拉钩，需要准备胸骨切开设备，以防需要劈开胸骨显露肝后下腔静脉。

三、手术切口与显露

（一）手术切口

患者采用气管插管全身麻醉，取仰卧位，上肢外展 90°，皮肤的消毒区域应包括胸部、腹部及腹股沟区，上、下肢应采用保暖装置，做从剑突到耻骨联合的正中切口。为了更好地显露肝后下腔静脉，可通过增加肋缘下切口扩大显露（图 38-3）。肋缘下切口距肋弓 1～2 横指，注意避免两切口之间形成锐角而发生缺血坏死。

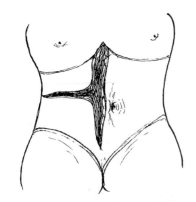

图 38-3　在标准正中切口的基础上增加右肋缘下切口以便更好地显露肝脏

（二）显露

1. 在穿透伤患者中，进入腹腔后最常见的是巨大腹膜后血肿，腹腔内积血可能存在也可能没有。在钝性创伤患者中，常有腹膜后血肿，血肿的位置位于肝后。

2. 除稳定而又不扩大的肝后血肿外，几乎所有因穿透伤导致的腹膜后血肿不管大小都需要显露，以排除隐匿性血管或空腔脏器损伤。外科显露肝后下腔静脉或肝静脉是非常困难并且具有潜在风险。钝性创伤导致的腹膜后血肿很少需要显露，但大的有扩展趋势或渗漏的血肿应该显露探查。

3. 肾脏以下和肾旁下腔静脉最好通过升结肠、结肠右曲和十二指肠向内翻而显露（图 38-4），将小肠拖出腹腔且推向左侧，用热盐水纱布覆盖，沿结肠外侧 Toldt 筋膜无血管区黄白交界线锐性分离或用电刀切开，盲肠、升结肠和结肠右曲游离后牵拉向内侧，通过向内翻转内脏，可以很好地显露十二指肠降部、右肾筋膜及髂腰肌。

4. 通过 Kocher 法剪开十二指肠降部的外侧和后侧面腹膜游离十二指肠，向内侧牵拉十二指肠和胰头显露后方的下腔静脉（图 38-5～图 38-9）。下腔静脉被显露后，主动脉位于下腔静脉左侧，可见一对肾静脉和右性腺静脉汇入下腔静脉。

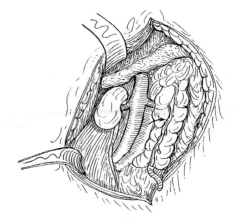

图 38-4　通过右半结肠翻转联合 Kocher 法游离十二指肠能很好地显露下腔静脉、右肾血管及髂血管

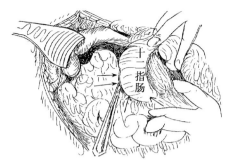

图 38-5　通过 Kocher 法锐性分离十二指肠外侧腹膜，显露十二指肠降部的外侧和后侧面

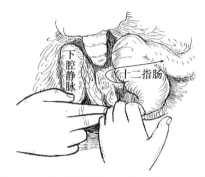

图 38-6　向内侧牵拉十二指肠和胰头显露
后方的下腔静脉

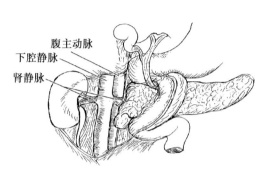

图 38-7　用 Kocher 法向内侧牵拉十二指肠以
显露下腔静脉及肾静脉

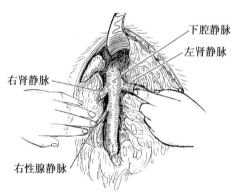

图 38-8　用 Kocher 法向内侧翻转脏器后
显露肾旁下腔静脉和肾静脉

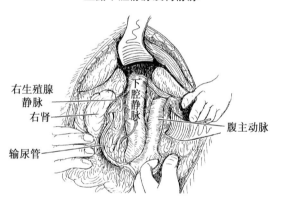

图 38-9　用 Kocher 法向内侧翻转脏器后
显露下腔静脉

5. 用血管阻断带环绕，阻断肾平面以下下腔静脉，可用于较大的下腔静脉损伤或怀疑下腔静脉后壁损伤时，操作应小心地用直角分离钳分离，防止损伤腰静脉（图 38-10）。

四、控制出血和下腔静脉修复术

（一）肾平面以上的下腔静脉修复

1. 濒死状态的患者，采用急诊复苏性开胸术经膈肌联合剖腹阻断主动脉血流（参见第五章）可能要比显露下腔静脉更重要，开始可以通过按压法控制出血，如果可能再用止血钳止血。此外，还可以用 2 把 Allis 钳夹持小团纱球分别于下腔静脉损伤部位远、

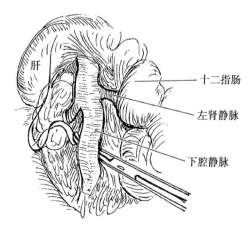

图 38-10　可通过包绕阻断下腔静脉，
应注意防止损伤腰静脉，且操作时自内向外分离，
避免损伤主动脉

近端向后压至脊柱，以达到压迫止血的目的，可能需要结扎部分腰静脉（图38-11）。下腔静脉撕裂伤可以用4-0或5-0不可吸收单股缝线进行修补（图38-12、图38-13）。

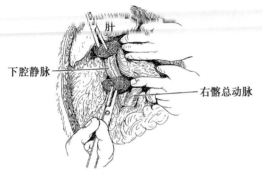

图38-11　用2把Allis钳夹持小团纱球分别于下腔静脉损伤部位的远、近端向后按压至脊柱进行临时血流阻断，以防发生空气栓塞

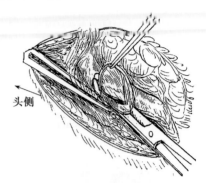

图38-12　多数锐器刺伤或枪弹伤中一般可以用4-0或5-0不可吸收单股缝线行一期修补下腔静脉

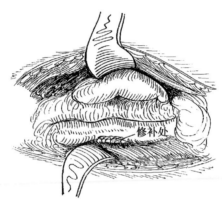

图38-13　一期修补下腔静脉后无明显狭窄

2. 虽然下腔静脉修补后发生狭窄的概率比较小，但是50%以上的管腔狭窄有血栓形成和栓塞的风险。因此，在这些病例中，应考虑以下修补方法。

（1）采用自体静脉或生物及人工合成补片用4-0或5-0不可吸收单股缝线进行修补（图38-14、图38-15）。

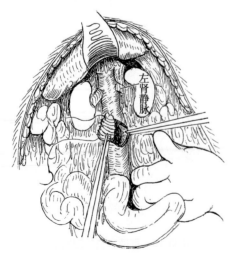

图38-14　使用人工合成或自体静脉补片修补下腔静脉损伤

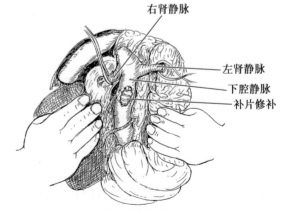

图38-15　补片通常用4-0或5-0不可吸收单股缝线缝合

（2）在狭窄段以上放置腔静脉滤器，可以在术中用腔静脉夹临时阻断血流完成滤器置入，也可以术后通过介入的方法放置。

（3）组织广泛缺损或濒死状态的患者可以考虑行下腔静脉结扎，移植物或补片应该用周围组织或大网膜覆盖以防止感染或遗漏。

3. 下腔静脉后壁的显露可以通过环形游离下腔静脉或从下腔静脉前方切开进行修补（图38-16、图38-17），游离下腔静脉，向内侧翻转，在修补损伤时注意防止腰静脉损伤。

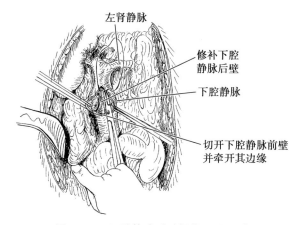

图 38-16　下腔静脉后壁损伤可以通过
静脉前壁切开进行修补

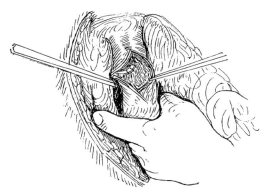

图 38-17　切开静脉前壁修补下腔静脉后壁损伤
（此方法在穿透伤中采用且容易开展）

切开静脉前壁是显露下腔静脉后壁的一种选择，一旦下腔静脉后壁修补完成，前壁损伤可根据下腔静脉缝合修补后的狭窄程度，采用一期直接缝合或者通过人工血管补片进行修补（图38-18）。采用人造血管对下腔静脉进行整体重建，在一些肾平面以上难以修补的下腔静脉损伤中可采用。

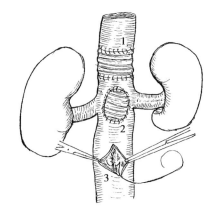

图 38-18　复杂下腔静脉损伤的重建方法
1- 人造血管间置；2- 人工补片修补；
3- 通过血管前壁切开窗口修补血管后壁。

（二）肝后下腔静脉损伤的修复

肝后血肿或出血常提示肝后下腔静脉或肝静脉损伤。肝向前方牵拉会加重出血，Pringle 法阻断肝门静脉也无法有效控制出血。显露肝后下腔静脉是非常困难的，如果可能应尽量避免。如果血肿没有活动性出血或不再继续扩张则不应处理。肝脏的韧带不应去分离。如果肝后出血能够用填塞止血控制，则应该用该法尽快结束手术。患者应在 24～36 小时待生命体征平稳后再次回到手术室取出填塞物，如果填塞物取出后又继续出血，应再次填塞。有效的肝后填塞止血要将肝脏向后压迫，填塞物要在肝与腹前壁之间和肝的下缘以下，这种填塞压迫方法可以将肝脏向后压迫下腔静脉，从而达到暂时止血的目的。应注意填塞物不能放置于肝脏和下腔静脉之间。如果肝周填塞无效，显露并修补静脉是唯一的选择。标准的腹部正中切口不能很好地显露，需要联合肋缘下切口、胸骨切开或右侧剖胸以更好地显露肝后血管。

1. 肋缘下切口（见图38-3）是最常用的切口，可以很好地显露肝右后叶及肝后血管。将肝脏向内下翻转，需要切断镰状韧带和冠状韧带。右侧剖胸切口经过第 6～7 肋间隙，其余腹部正中切口连续，经下腔静脉穿膈肌处分离可以很好地显露肝后和肝上下腔静脉全长。肝上下腔静脉的血流控制可以通过 2 个不同的部位来完成。①肝后膈肌之间：大多数人在这个位置存在一个 0.5～1.0cm 的空间可供血管钳夹夹持。沿镰状韧带向后可直达肝静脉和下腔静脉，在这里用 1 把止血钳钳夹控制血流。②心包周围：这项操作需要额外增加一个右侧剖胸切口或胸骨正中切口，肝下下腔静脉的血流控制、肝门之间的血流控制（Pringle 法）通过小网膜孔操作完成。肝门三角可以钳夹或用止血带阻断血流（参见第二十八章）。

2. 在极端情况下，肝后下腔静脉损伤可以行右心房 - 下腔静脉转流术（图 38-19～图 38-22）。在剖腹探查切口的基础上通过胸骨正中切口延伸从而显露心包区域，用橡皮止血带环绕下腔静脉临时阻断血流，右心房可用 1 把止血钳夹住并用 1 根 2-0 丝线预置一针荷包缝合，用 1 根 8 号气管导管距离近端钳夹处 8～10cm 剪一侧孔，然后将导管插入右心房并且荷包缝合处收紧缝线，再将导管插入下腔静脉，气囊在肾脏平面以上充气，将位于心脏旁下腔静脉的橡皮止血带收紧。作为备选方案，

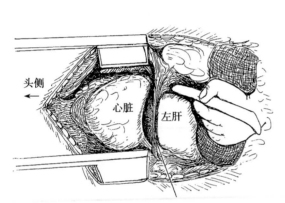

图 38-19　为放置右心房 - 下腔静脉转流装置，在剖腹探查正中切口的基础上通过胸骨正中切口延伸从而显露心包区域

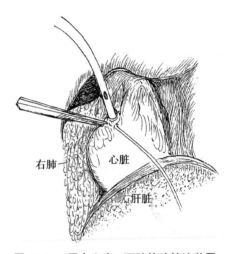

图 38-20　用右心房 - 下腔静脉转流装置，在右心房上预置一针荷包缝合，将转流管向远端插入肾静脉开口处

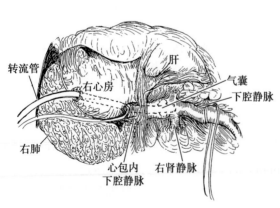

图 38-21　放置右心房 - 下腔静脉转流装置

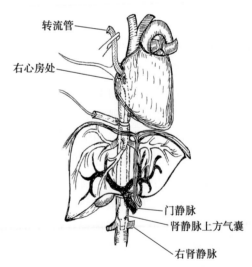

图 38-22　右心房 - 下腔静脉转流装置示意

剪去近端侧孔的 36 号胸腔导管也可以成为下腔静脉和右心房转流装置。但因为没有气囊，需要在肾脏平面以上的下腔静脉增加 1 根橡皮止血带。在控制下腔静脉的流入血流后，腹膜后血管可以通过向内下牵拉肝脏而显露，静脉损伤可以用 3-0 或 4-0 不可吸收单股缝线间断或连续缝合。

五、讨论

当怀疑腹部血管损伤时，股静脉不能用于建立输液通道，因为在这些患者中可能存在下腔静脉或髂血管损伤。

1. 右结肠后方的较大蓝黑色血肿（图 38-23）是下腔静脉损伤的征象，操作稍有不慎，就可能导致难以控制的大出血，这是创伤外科中特有的情况，后腹膜可以起填塞作用从而达到止血目的，当解除后腹膜的填塞时有出现灾难性大出血的风险，因此在操作时要明确目的和可能的后果，按重大损伤做准备（参见第一章）。经右侧脏器的正中翻转显露血肿，如果操作过程中遭遇大出血，术者可用手在损伤的下腔静脉上、下方将下腔静脉压向脊柱，然后迅速将压迫操作交给助手，腾出手准备修补。手压止血虽然有效但妨碍操作，此时宜采用卵圆钳夹持盐纱块进行压迫（图 38-24），在压迫时请麻醉医师注意血压，若下腔静脉出血得到控制，但血压下降，为维持循环状态的稳定应同时压迫主动脉。

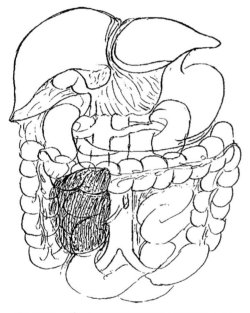

图 38-23 右结肠后方可见较大蓝黑色血肿

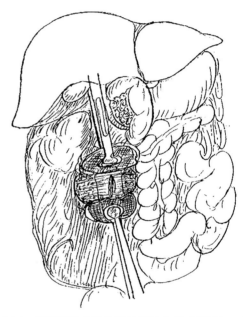

图 38-24 用卵圆钳夹持盐纱块压迫血管破损的远、近端

2. 修复较大静脉损伤的要点是找到破裂静脉边缘。下腔静脉持续出血无法确认损伤时，即使无法观察到损伤的全貌，也要找到静脉损伤的边缘，找到血管的内膜后用止血钳或 Babcock 钳把持住（图 38-25），上提钳子寻找对侧缘。通过依次钳夹，用 1 或 2 把钳子把持损伤部位确认损伤全貌，此时用 Satinsky 侧壁钳操作比较方便。

3. 对于无法直接修补的血管破口，在血管破损出血处先用手填塞住，通常用左手示指插入血管破口，用血管缝合线缝合结扎，塞进的手指深度以控制出血为度，逐步抽出手指并缝合止血（图 38-26）。如果找到会很快完成止血。笔者曾用此法修复 1 例髂总静脉锐器伤达 3cm 获成功痊愈出院。

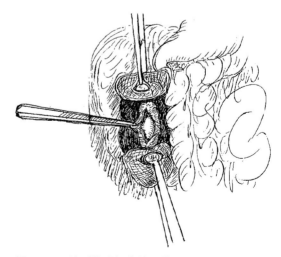

图 38-25 找到静脉损伤的边缘及损伤血管的内膜，并用钳子把持住

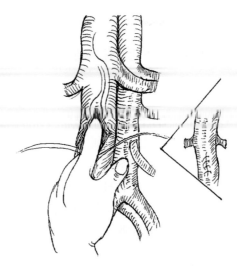

图 38-26 塞进手指控制出血，逐步抽出手指顺次缝合止血

4. 下腔静脉损伤位于后壁或难以显露的位置或多处损伤情况下，损伤边缘很难确认，即使能确认损伤的部位，也难以确认损伤的边缘，在无法用血管钳把持的情况下，将较大的 Foley 导管（带有30ml 球囊）插入血管中，膨胀后止血。十二指肠襻上方或后方的血肿，提示有肾静脉汇入部位附近的下腔静脉损伤，用较长的拉钩拉开肝脏下方，显示有限的手术野，将右侧肾向正中翻转可显露肾周下腔静脉的后方或右侧，通过游离左肾静脉，可确保下腔静脉左侧的手术野，即使采取了上述方法，修补肾静脉汇入部位附近的下腔静脉损伤仍然极其困难，如果修补无效，应果断结扎下腔静脉。

5. 采用人造血管对下腔静脉进行整体重建，在一些肾平面以上难以修补的下腔静脉损伤中，可以将下腔静脉远近端用人工血管连接起来，移植血管的管径必须大于 6mm。肾脏血管的损伤，结扎右肾静脉会导致右肾的切除，左肾静脉可以在靠近下腔静脉的部位结扎以保留性腺静脉的回流。下腔静脉在肾平面以上位于肝和肾静脉之间的部分非常短，而且显露困难，如果条件和技术允许，应该尝试修补，撕裂部位可以用 Allis 钳或爪开肠钳改善显露，控制出血和方便静脉损伤的修复。应避免结扎肾平面以上的下腔静脉。因其 100% 会导致肾衰竭，因肾平面以上的下腔静脉没有腰静脉汇入，因此侧支循环很差，结扎后导致肾衰竭并增加死亡率。然而对于濒死状态的患者而言，结扎肾平面以上的下腔静脉也许是唯一选择。

存在凝血功能障碍、血流动力学状态不稳定或酸中毒的极端状态的患者，应采用损伤控制流程，具体为：①结扎肾平面以下的下腔静脉。②临时放置一个血管分流装置，在近期行限期手术重建，具体可采用胸导管，如果导管要跨过肾静脉，注意其周围汇入的静脉。分流装置采用血管阻断带缠绕 2 圈并用血管夹固定或编织缝合将其固定在位。损伤控制性堵塞止血或下腔静脉损伤部位修补后，患者不应被过度复苏。

不要显露出血已经局限了的肝后下腔静脉损伤（血肿已固定），否则灾难有可能因此发生。在损伤控制阶段，不要在肝后堵塞止血。肝脏应该向后压迫下腔静脉达到止血目的。在分离肾平面以下的下腔静脉时，要注意腰静脉损伤，撕脱静脉回缩很难被发现。在显露下腔静脉损伤时，空气栓塞的风险较高。预防这种并发症的方法是早期直接按压，然后远近端血管阻断。

在结扎下腔静脉后，下肢和足部要用弹力绷带缠绕以减少下肢水肿，并密切监测肢体骨筋膜隔室综合征的发生。

在合适的患者中，可以考虑早期放置右心房 - 下腔静脉转流装置以免威胁患者生命。

第三十九章

髂血管损伤

一、外科解剖

1. 髂总动脉 腹主动脉分为左、右两支髂总动脉，平面位于 $L_4 \sim L_5$（在体表标志为脐）。髂总动脉长 $5 \sim 7cm$，在骶髂关节水平，髂总动脉又分为髂内动脉和髂外动脉。髂外动脉走行于腰大肌的内侧，至腹股沟韧带下则称为股动脉，它有 2 个主要分支：①腹壁下动脉，略高于腹股沟韧带；②旋髂深动脉，起源于髂外动脉的外侧，多位于腹壁下动脉的下方。髂内动脉是一个短而厚的动脉，长 $3 \sim 4cm$。髂内动脉在坐骨孔处分为前支和后支，这些分支为盆腔内脏器、会阴、盆腔壁和臀部供血。输尿管在髂内动脉分叉处横跨髂总或髂外动脉。

2. 髂总静脉 大多位于髂总动脉的内侧和后侧，左、右髂总静脉在 L_5 水平合并为下腔静脉，其位于髂总动脉的后方。左髂外静脉一直位于伴行动脉的内侧。右髂外静脉在腹股沟韧带处位于伴行动脉的内侧，向近端走行则移行于髂外动脉的右后方（图 39-1）。

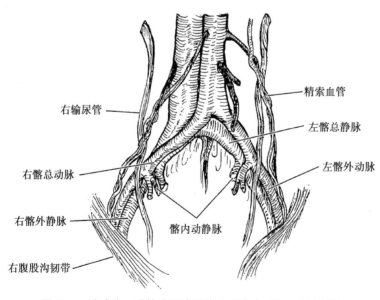

图 39-1 髂动脉、髂静脉及输尿管跨越髂动、静脉分叉走形

二、基本原则

髂内动脉没有得到控制，即使钳夹近侧和远侧血管，出血依然难以控制。因此，为了有效控制髂血管出血，应设法控制髂内动脉。在控制任何肠损伤及解决肠内容物溢出之前，都应该做明确的血管重建。腹腔内肠道污染不是使用合成移植物的禁忌证，同时没有必要常规建立人工侧支通道。在重建血管及组织覆盖邻腹膜和网膜前，充分冲洗、冲刷腹腔能有效降低移植物感染的风险。因为患者条件有限，不建议在急性期建立人工侧支通道，仅在移植物感染时建立人工侧支通道。考虑远端肢体缺血及系统性严重并发症的发生率高，严禁行髂外动脉或髂总动脉结扎，在患者极端情况下允许对髂总动脉临时分流。结扎髂内动脉无严重后果。可以结扎髂外静脉或髂总静脉。但大多数患者会出现短期的大腿肿胀，患肢抬高和穿弹力袜通常能解决这一问题。在极少数情况下患者可能发生骨筋膜隔室综合征而需要切开减压。动脉和静脉损伤后，应该密切监控患者远端肢体骨筋膜隔室综合征的发生情况，因为动脉损伤伴有骨筋膜隔室综合征的发生率较高，一旦发生，应首先考虑松解手术。静脉修补术后，若管腔狭窄超过 50% 易形成静脉血栓，导致肺栓塞。在这些情况下，需要考虑血管结扎或下腔静脉滤器置入。

特殊的手术器械，除腹腔探查器械外，还需要准备一套完整的血管修补手术器械。尽可能在有血管造影的条件下进行手术。

三、手术方法

1. 体位和切口选择　患者采用气管插管全身麻醉，取仰卧位，显露远端肢体。大多数情况下，可采用延长的腹中线切口。若患者有骨盆狭窄，远端髂血管显露困难，可在中线切口基础上附加下腹部横切口或跨越腹股沟的纵向切口，必要时切断腹股沟韧带。

2. 通常手术探查髂血管损伤是由于出现严重的腹腔出血或腹膜后血肿，或两者均有。一般情况下，近侧和远侧的联合控制出血是可行的。然而，在严重出血的情况下，可直接切入血肿，显露并直接压迫可快速有效地控制出血。通过腹膜切开可以显露远端腹主动脉和髂血管，中轴翻转盲肠和降结肠到右侧或者左侧，能更好地显露髂血管和输尿管。用盐纱布将小肠包裹，向头侧或血管损伤的对侧翻转（图 39-2、图 39-3）。切开结肠旁腹膜反折，将盲肠或乙状结肠向内侧翻转游离。通过直接压迫，或者近端和远端使用血管钳或血管阻断带可有效控制出血。输尿管横跨髂总动脉的分支，应通过血管悬吊带轻轻拉伸以避免意外损伤。

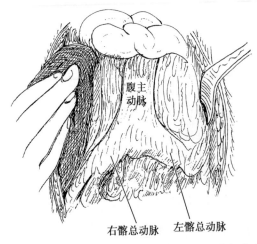

图 39-2　将肠管向头侧或对侧翻起，以显露腹膜后间隙远端的腹主动脉和髂血管

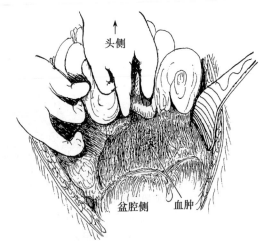

图 39-3　将肠管向头侧翻起，以便显露腹膜后间隙继发于髂血管损伤的隐蔽血肿

3. 显露髂静脉较显露髂动脉更困难，这是解剖因素造成的，即由于髂静脉较髂动脉位置较深，尤其是右侧（图 39-4、图 39-5），因此导致右侧髂静脉的损伤特别难以控制，因为它位于右侧髂动脉的后方，很难显露。有些学者建议横断静脉的前方，阻断后方的右髂总动脉，以充分显露伴行静脉，从而显露损伤的髂静脉汇合部（图 39-6）。如果患者情况好转，可修补切断的髂动脉或插入暂时的分流管以维持远端的血供。

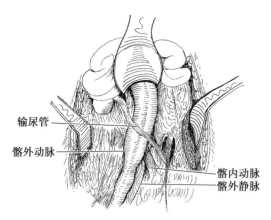

图 39-4　右髂总动脉分支右髂内、髂外动脉，
右髂外静脉位于右髂外动脉的内侧

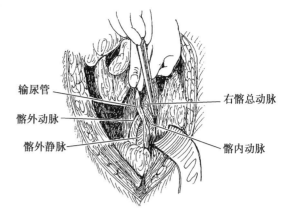

图 39-5　髂外静脉位于髂外动脉内侧，髂总静脉伴行于
髂总动脉下方，输尿管横跨于髂总动脉分叉处

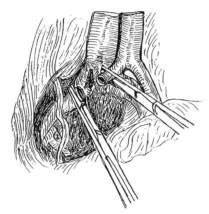

图 39-6　切断静脉前方，阻断后方的右髂总动脉，从而显露损伤的右髂静脉

但严重血管损伤及凝血功能障碍的患者，可以通过移动动脉或轻柔地牵拉动脉环充分显露静脉。此外，结扎和切断髂内动脉可增大髂总动脉的移动度，以利于显露（图 39-7、图 39-8）。

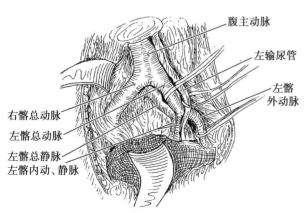

图 39-7　髂静脉位于髂动脉的后内方，
输尿管横跨于髂总动脉分叉处

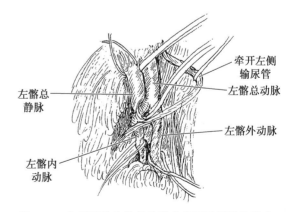

图 39-8　向后翻动左髂总动脉有利于显露髂总静脉，
结扎切断髂内动脉可提高髂总动脉的可移动度

4. 小动脉损伤不伴有明显组织缺损的患者，可通过推移血管或简单的修补术进行修复。在大多数情况下，6~8 号合成移植物修补重建是必要的。但由于尺寸不匹配，很少使用大隐静脉自体移植。部分病情稳定的患者，髂血管转接也是一种重建方法。首先在腹主动脉附近结扎髂总动脉的近端，可松解远端的髂外动脉和髂内动脉，显露对侧的髂总动脉和髂外动脉，将损伤的髂总动脉与对侧髂

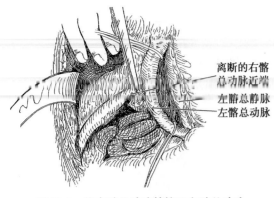

图 39-9　将右髂总动脉转接于左髂总动脉

总动脉或髂外动脉进行解剖吻合，吻合口宜使用 4-0 不可吸收缝线（图 39-9）。对于危及生命的部分患者可采取临时分流术行早期损伤控制性处理，待患者状况稳定后，再行二期确切的血管重建处理。

5. 管腔狭窄不足 50% 的静脉狭窄可考虑在静脉造影下行静脉损伤修复术。在多数情况下，结扎静脉是安全的。然而，这部分患者需要密切监控远端肢体的骨筋膜隔室综合征。在少数情况下，静脉结扎会导致远端肢体大面积肿胀，可能有必要行血管移植物重建。

6. 髂静脉损伤伴随髂动脉损伤的处理措施在血管外科尚存在争议。部分学者推荐补片静脉重建术或聚四氟乙烯材料修补术，然而没有证据表明这种重建材料可改善预后。多数外科医师并不建议行复杂的静脉重建手术，因为这些静脉损伤的患者通常基础条件不佳，任何延长手术时间的操作可能都会对患者产生不良影响。最好的损害控制性策略是采取临时分流术，术者应尽量避免结扎髂总动脉或髂外动脉，以防止远端肢体出现不可逆的缺血（图 39-10）。

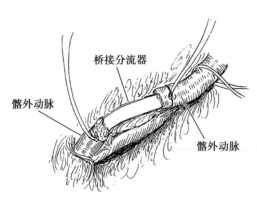

图 39-10　髂外动脉损伤行损害控制性分流术

四、讨论

1. 钝性创伤导致的髂血管损伤合并腹膜后血肿，一般不宜开放腹膜后血肿，如果面对开放的盆腔血肿应迅速填塞盆腔，控制静脉性出血，迅速关腹，进行动脉造影并行动脉栓塞术，特别是对髂内动脉的小分支出血止血效果很好。

2. 锐性创伤的患者，如有盆腔血肿则意味着髂动、静脉的损伤（图 39-11），必须开放血肿进行修补。如果血肿位于右侧，要游离回盲部，血肿在左侧，则需要游离乙状结肠。如果无法确认并怀疑双侧损伤时，可进行 Cattell-Braasch 操作（见图 36-7）（参见第二十章、第三十六章），开放腹膜后间隙，广泛显露髂血管，有助于选择修补的方法。

3. 当钳夹或移动髂动脉时，应尽量小心避免医源性损伤动脉附近的静脉，输尿管横跨过髂总动脉和髂外动脉的分叉处，为避免医源性输尿管损伤，可用悬吊带将其拉开。

4. 由于解剖位置的原因，显露髂静脉较髂动脉更困难，适当牵拉和翻动血管可获得较好的显露。应尽量避免切断髂总动脉或

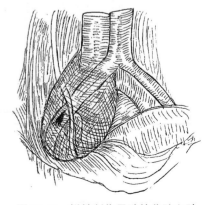

图 39-11　锐性创伤导致的盆腔血肿（髂动脉损伤）

髂外动脉以获得良好的静脉显露。

5. 若为单纯的髂外动脉血管钝性创伤，显露髂总动、静脉可经腹膜外入路，在腹股沟韧带上方1横指处做一与之平行的斜形切口，切口的 1/3 在髂前上棘与耻骨结节连线的上方，切口的 2/3 在耻骨结节连线的下方，切断各层次的肌肉显露腹膜，将腹膜向内侧翻转，即可显露髂总动、静脉及输尿管（图 39-12），另一切口显露是在腹股沟韧带上方与该韧带做一平行切口，内侧起向中线，外侧至髂前上棘前上方，钝性分离腹膜并将其腹膜向内、向上翻转，即可显露髂外动静脉及髂内外分叉处，输尿管在分叉处前方越过动脉，髂外静脉位于髂外动脉之后方，分离时应十分谨慎（图 39-13）。

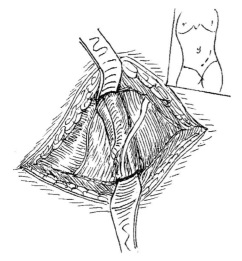

图 39-12　将腹膜向内侧翻转显露髂总动、静脉及输尿管

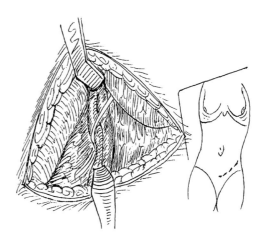

图 39-13　经腹膜外入路显露髂外动、静脉及输尿管

6. 髂血管损伤常伴有肠破裂及肠内容物溢出，可造成术者进退两难的困境，因为污染物和人工血管移植是相互抵触的，按照安全第一的原则，结扎髂血管是正确的。因此，不要轻视髂血管的损伤，这种损伤极难控制，常致命。如果控制了髂血管出血，患者还活着，说明手术成功了，此时应尽快结束手术，千万不要试图进行完整的修复。髂静脉无移动性，因此试图修补较大的缺损会导致张力很大，可能会发生缝合裂口后又产生 2 个大的裂口，依次不断产生裂口，加速患者的死亡。因此，最明智的方法是结扎髂静脉。

部分患者髂血管损伤会出现骨筋膜隔室综合征，特别是合并动静脉损伤或持续性缺血时，这种情况下应立即行局部切开减压术，随后再行血管修补术。预防性筋膜切开减压术具有广泛争议，若不行预防性筋膜切开减压术，应密切观察患者的临床症状，连续监测肌酸激酶水平及骨筋膜隔室压力，一旦出现骨筋膜隔室综合征的早期征象，应立即行筋膜切开减压术。

第四十章

骨盆骨折出血

一、外科解剖

复杂骨盆骨折的严重出血通常来自髂内动脉分支、骶前静脉丛、骨折端及软组织，极少数情况下，出血也可来自撕裂的大的髂动脉和髂静脉。腹主动脉在 $L_4 \sim L_5$ 水平分为左、右两支髂总动脉，髂静脉位于髂总动脉的右后方。髂总动脉又分为髂内动脉和髂外动脉，输尿管跨越髂总动脉分叉处。髂内动脉长约 4cm，在坐骨大孔水平面分为前后两支主干，并发生壁支和脏支，其终末支为阴部内动脉，而阴部内动脉是骨盆前环损伤时的潜在出血点之一。骨盆骨折出血可以发生在上述任一分支。

髂内动脉最常受损的分支依次是臀上动脉、阴部内动脉及闭孔动脉（图 40-1）。臀上动脉是髂内动脉的最长分支，由梨状肌上方的坐骨大孔穿出骨盆，分布于臀中肌和臀小肌。阴部内动脉穿出坐骨大孔后沿坐骨棘走行，经坐骨小孔进入会阴。闭孔动脉沿骨盆外侧壁走行并经被膜管穿出骨盆，约 30% 的患者闭孔动脉由髂内动脉和髂外动脉同时供血，这使血管造影栓塞变得更加复杂。

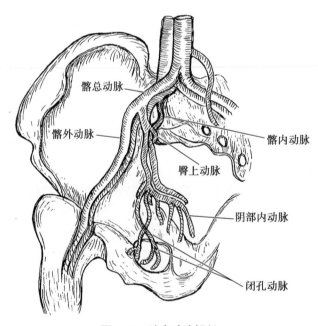

髂总动脉

髂外动脉

髂内动脉

臀上动脉

阴部内动脉

闭孔动脉

图 40-1　髂内动脉解剖
髂内动脉最常受损的分支依次为臀上动脉、阴部内动脉及闭孔动脉。

二、基本原则

严重骨盆骨折患者应收入创伤外科，以便密切监测大出血及可能存在的腹内损伤，至少监测 24 小时后才可能进一步行骨科手术治疗。

1. 复杂的骨盆骨折通常与腹内损伤和大量失血密切相关，约 30% 的骨盆骨折并发腹腔脏器损伤，80% 的骨盆骨折伴多系统创伤。最常见的腹内相关损伤是膀胱和尿道损伤，其次是肝、小肠、脾和膈肌损伤。在对静脉损伤行止血填塞前，盆腔腹膜后空间可容纳 3~4L 的血液。任何严重的耻骨联合分离大于 3cm 都将明显增加骨盆容积，影响堵塞的效果。

2. 骨盆骨折出血来自骨松质断面，4%~10% 的严重骨折存在骨盆腔血管损伤，盆腔静脉丛有 15%~20% 的出血来自髂内动脉分支及软组织损伤，包括较大的髂动脉及髂静脉的损伤。骨盆骨折严重出血的独立预测指标包括持续性低血压、CT 显示对比剂外渗、盆腔侧壁大血肿、骶髂关节破坏、超过 2.5cm 的耻骨联合分离、伴随双侧耻骨上下支的骨折（蝶形骨折）、年龄大于 55 岁及女性患者。

3. 前后挤压型骨折即开书样骨盆骨折，通常并发盆腔血管损伤和血流动力学不稳定，而侧方挤压损伤型骨盆骨折通常易损伤泌尿生殖器官和胃肠道结构。骨盆 X 线能够有效判断患者是否适合用骨盆固定带固定。耻骨联合分离是骨盆固定带固定的绝对适应证（图 40-2）。但是 X 线片常会低估骨折的严重程度，导致骨盆后环骨折的漏诊。

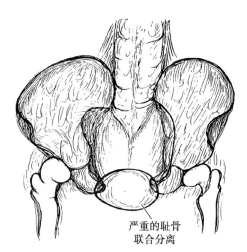

图 40-2　开书样骨盆骨折合并严重的
耻骨联合分离

三、治疗方法

大多数骨盆骨折出血的患者可以通过支持性治疗有效控制，如骨盆固定、输血及血管介入栓塞。骨盆固定带固定是减少开放样骨折骨盆环容积的首选方法（图 40-3），盆腔束带应放置在大转子水平以便更好地减少骨盆容积，并且不影响剖腹手术及经导管的股动脉血管造影栓塞的实施。严重的髂骨翼骨折是骨盆固定带固定的禁忌证，关书样骨盆骨折也不适合使用骨盆固定带固定。骨盆外固定架很少使用，而且没有证据证明外固定架固定可使患者受益。在少数常规治疗无效的严重出血患者中，通过骨盆损害控制性填塞可能起拯救生命的作用。开放手术的适应证包括严重血流动力学不稳定，需要剖腹手术的腹内损伤及无法行血管介入栓塞或栓塞失败者。

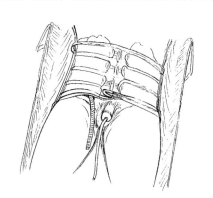

图 40-3　合并严重耻骨联合分离的开放样骨折
是骨盆固定带的绝对适应证，骨盆固定带用于
开书样骨盆骨折，可减少骨盆骨环容积及出血

（一）损害控制性手术特殊器械

较为理想的手术室应具备有进行手术及放射介入的条件。安装有腹部手术牵开系统的手术台更方便手术的显露，主要的创伤剖腹手术托盘和血管托盘必须是可用的。大中型血管夹和施夹器、血管阻断带。使用纤维蛋白、凝血酶、胶原海绵、纤维素、微原纤维蛋白质和骨蜡可促进局部凝血和有效填塞。还应具备栓塞系统和吸收性明胶海绵颗粒的血管造影装置。

（二）损伤控制性手术

严重的骨盆骨折出血的损伤控制性手术主要有两种入路，腹膜外入路及腹膜内入路。

1. 腹膜外骨盆填塞

（1）患者采用气管插管全身麻醉，取仰卧位，备皮应包括胸部、腹部和膝部以上的下肢（腹股沟韧带以下的股动脉通路应保证随时可以用于放射介入性操作）。

（2）在脐以下沿腹正中线做一长 8~10cm 的皮肤切口（图 40-4、图 40-5），显露中线筋膜，切口深至腹膜，但不切开腹膜，显露耻骨后间隙（又称 Retzius 间隙、膀胱前间隙）（图 40-6、图 40-7）。

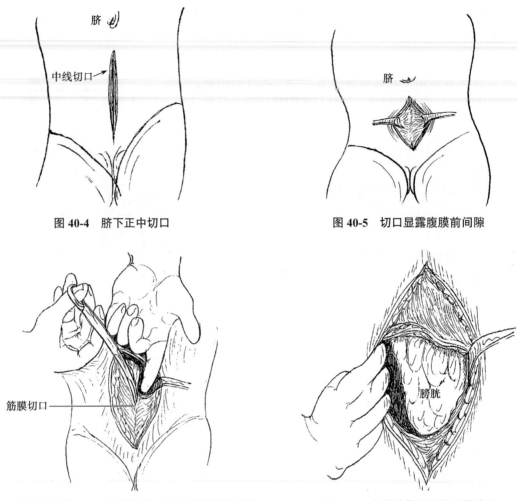

图 40-4　脐下正中切口

图 40-5　切口显露腹膜前间隙

图 40-6　显露中线筋膜，切口深达腹膜，但不切开腹膜进腹腔

图 40-7　分离耻骨后间隙显露膀胱

（3）清除耻骨后间隙的凝血块，同时从后方清理膀胱和腹膜，以便达到更好的填塞效果（图 40-8）。

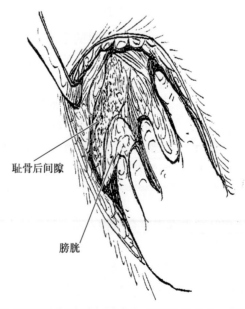

图 40-8　可以看到耻骨后间隙（Retzius 间隙）的出血，将腹膜内容物及
膀胱推向后方，以便更好地进行骨盆填塞

（4）将3~4块纱布垫沿膀胱两侧的盆腔侧壁置入腹膜外的骶髂关节及髂内血管处，控制髂内静脉丛出血（图40-9），填塞后，在骨盆两侧各放置3块纱布垫来进一步增强填塞压迫的效果（图40-10~图40-12）。腹膜外填塞后可以考虑进一步行早期血管造影。

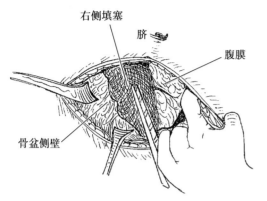

图40-9 将填塞纱布向后放置于骶髂关节和髂内血管处

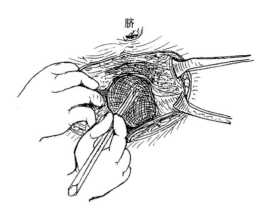

图40-10 在骨盆两侧各放置3块纱布垫

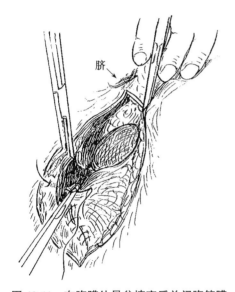

图40-11 在腹膜外骨盆填塞后关闭腹筋膜

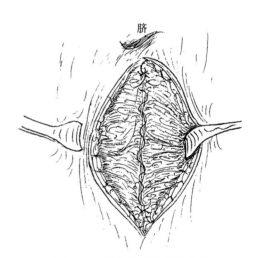

图40-12 缝合关闭腹筋膜完成

2. 腹腔损伤控制 腹腔损伤控制的基本原理包括查明和处理相关的腹部损伤，直视下探查大血管出血区域、出血区域的纱布填塞及髂动脉阻断。

（1）剖腹探查并处理所有相关的腹腔内损伤，清除血肿后，将乙状结肠牵拉上左外侧，以显露腹膜后血肿、主动脉远端、髂总动脉分叉及输尿管（图40-13）。

（2）通过将左半结肠或右半结肠移向内侧，或直接在髂总动脉分叉处切开腹膜同时打开腹膜后间隙，清除血肿，对明显出血的大血管进行缝合、结扎或修复（图40-14）。仔细探查髂总动脉两侧，识别髂内动脉无误后用直角钳分离。在髂总动脉分叉处有输尿管越过，必须小心操作，避免输尿管损伤

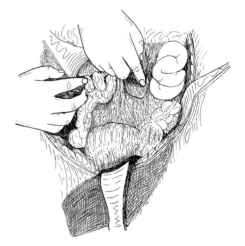

图40-13 骨盆骨折血肿术中所见，将乙状结肠移向外侧以便更好地显露

（图 40-15），对双侧髂内动脉使用血管阻断带，同时用力牵拉以阻断骨盆动脉的血液灌注。

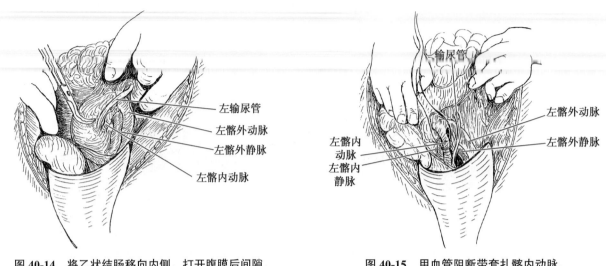

图 40-14　将乙状结肠移向内侧，打开腹膜后间隙，显示左髂外动脉和髂内动脉，左髂外静脉位于左髂外动脉的后内侧

图 40-15　用血管阻断带套扎髂内动脉，注意髂外动脉上方的输尿管

（3）将血管夹放置在血管阻断带上，使血管 - 阻断带 - 血管夹对髂内动脉起临时阻断作用，对双侧髂内动脉均采取此方法阻断血流灌注（图 40-16）。在损伤控制性血管栓塞术后，可将血管阻断带血管夹阻断装置的阻断带移除。此外，也可结扎或用血管夹夹闭双侧髂内动脉。血管夹的优势在于术中可以随时去除，并在术后适当情况下定位行血管栓塞术。处理好的血管应用局部止血凝胶及骨盆填塞后，可临时关腹。

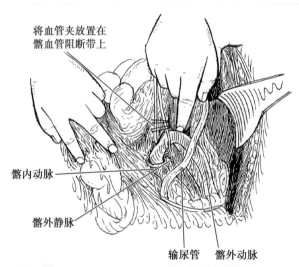

图 40-16　在血管阻断带处置 2 个血管夹，可加强髂内动脉血流的临时性阻断作用

四、讨论

1. 当创伤导致的骨盆骨折存在盆腔血肿时，如果情况允许应做 CT 检查，也可以考虑行诊断性腹腔穿刺。血流动力学不稳定的患者应及时签署大量输血的协议。开书样骨盆骨折，通常易并发盆腔血管损伤及血流动力学不稳定，而关书样骨盆骨折常并发泌尿生殖器官和胃肠道损伤。

2. 耻骨联合分离是骨盆固定带固定的绝对适应证，而严重髂骨翼骨折是骨盆固定带固定的禁忌证，关书样骨折中也不适合应用骨盆固定带固定。

3.闭孔动脉发出的终末支为阴部内动脉，而阴部内动脉是骨盆前环损伤时的潜在出血点之一。约30%的患者闭孔动脉由髂内动脉和髂外动脉同时供血，这一结构使血管造影栓塞变得更加复杂，因此施术者应做好相关准备。

4.骨盆骨折不但易导致盆腔血管损伤，而且腹内脏器损伤的发生率也较高。应将严重血流动力学不稳定的患者及时送至手术室进行腹部损伤探查及合理的骨盆损伤控制性手术。髋臼骨折时，应避免结扎髂内动脉，否则可能会影响后续的手术显露和骨折修复。如果对髂血管的解剖及其与输尿管的复杂关系缺乏足够的了解，可能会导致医源性输尿管损伤。

5.在适当情况下可考虑经导管主动脉、腰动脉及髂外动脉分支栓塞。

第四十一章

腹腔镜在腹部创伤中的应用

一、概述

创伤外科医师主张一旦穿透伤或钝性伤患者出现危及生命的腹腔内脏器损伤的症状和体征，应立即剖腹探查。症状不明显或无症状的患者，在诊断上应有所不同。常规的剖腹探查阴性探查率较高，过分依赖侵入性检查或监护观察则可造成漏诊，导致过高的病残率和病死率。Weight 和 Kingman 分析 248 例剖腹探查阴性的腹部创伤患者，发现一个或多个脏器伤患者术后病残率为 65%，而无脏器伤患者术后病残率为 22%。Renz 和 Feliciano 通过一项前瞻性研究，发现术后并发症的发生率在 254 例非必要的开腹手术患者中为 41%，而在 80 例剖腹探查完全阴性患者中为 20%。不必要的开腹手术导致术后晚期并发切口疝和小肠梗阻。

有临床研究指出，在病史和体格检查无法确定具体损伤部位时，更为准确的辅助检查相当重要。根据创伤机制和部位的不同，进行反复观察、伤口探查、诊断性腹腔灌洗术（diagnostic peritoneal lavage，DPL）。超声及 CT 检查可在不同程度上减少不必要的开腹手术。1935 年 Ruddock 报道了所谓腹腔镜检查的经验。1958 年 Zoecker 报道了 1 000 例腹腔镜探查手术。之后腹腔镜检查逐渐被冷落。1960 年一位南非外科医师报道了腹腔镜检查，用于诊断腹部创伤，但未被广泛应用。Gazzaninga 等报道了 37 例钝性伤和穿透伤的病例，并详细描述了为观察整个腹腔所采用的腹腔镜技术。1980 年出现了很多文献报道，但仍未使外科医师信服。1986 年，Erich Muhe 在德国用他发明的所谓胆囊镜完成了第一例腹腔镜胆囊切除术。随后法国的 Mouret、Dubois 和 Perissat 也先后成功实施该手术。当时最大的问题是只有术者本人才能通过透镜看到手术。助手难以协助，造成手术全过程的不便。随着计算机技术的发展使摄像机能够安装在透镜上，加上特殊器械的设计使外科医师逐渐开始使用腹腔镜尝试各种术式，重新燃起了创伤外科领域对使用腹腔镜技术的兴趣。只有外科医师在择期性腹腔镜手术中获得经验和信心后，应用腹腔镜技术评估和治疗腹部创伤才有可能性。Sosa 等比较了剖腹探查阴性和腹腔镜检查阴性的腹部枪伤患者，发现后者术后并发症的发生率降低，住院时间也大为缩短，但更多的研究支持应用腹腔镜技术诊治钝性伤和穿透伤，且所有的研究都强调微创手术仅适用于病情稳定的患者。

（一）钝性伤

由于伤情评估困难及病情仔细排查分析需要，腹部钝性伤成为可避免死亡的主要原因。较之穿透伤，腹部钝性伤的症状和体征常不明显，容易被头部联合伤、酒精中毒或其他物质中毒反应所干扰，难以判断是否需要采取手术治疗。Boulanger 和 Mclellan 发现最初伤情评估若单纯依靠腹部体检，则在 65% 的钝性伤患者中是不可靠的。有些特殊的患者由于处于镇静状态下或因合并伤需手术治疗，无法接受反复的检查，因此必须尽快排除腹内脏器损伤的可能。

国内外范围内 DPL 的应用已 50 余年，获得的大量经验在一定程度上可以对腹腔脏器的损伤情况进行判断。作为一种灵敏度高但特异度不高的有创性检查手段，DPL 可增加阴性或非治疗性剖腹探查率，同时降低后续检查的可靠性。空腔脏器穿孔引起的灌洗液白细胞计数增多，仅在创伤后数小时发生，另一方面单纯白细胞增多对很大一部分患者剖腹探查无诊断意义。有学者认为现今 DPL 仅适于血流动力学不稳定，需要快速明确是否有腹腔内出血和急诊探查的患者。随着检查手段的增加，临床上已逐渐摒弃 DPL。

CT 对评估实质器官和腹膜后损伤非常有效。广泛用于非手术治疗的稳定的腹内损伤患者。Sherck 在一项回顾性研究中观察到 CT 诊断钝性肠道穿孔的高准确率，但其结果未被重视。CT 的价值也并不局限于肠道，因此 CT 在诊断肠道、泌尿系统、膀胱甚至胰腺方面仍存在一定的困难。横膈损伤，CT 的灵敏度与 DPL 相似。一般在钝性损伤中仅有 5% 的横膈损伤未被遗漏。

创伤超声检查聚焦评估（focused assessment with sonography for trauma，FAST）是美国对创伤患者一项相当成熟的初始检查手段，应用于急诊科耗时仅 3 分钟的 FAST 明显优于 DPL 和 CT。FAST 对发现腹腔积血和腹水具有 96% 的高灵敏度，FAST 也可用于筛查实质脏器的损伤，但不能准确评估肠道和横膈的损伤情况。

腹腔镜外科技术作为外科医师及早诊断肝脾损伤、直接实施治疗或决定治疗方案的有力工具，一方面可以避免一味临床观察延误诊断治疗时间及对合并脏器损伤的漏诊；另一方面也可扩大腹腔镜手术对实质性脏器的诊疗范围。Zantut 等对 21 例患者进行腹腔镜检查以排除空腔脏器损伤，并利用受损伤实质器官出血进行自体回输，既避免了污染血液的输注，又扩充了血容量。Colbn 和 Bianchi 进行相似的腹腔镜脾脏检查以明确是否需要手术。Townend 等报道通过腹腔镜检查发现 2 例 CT 未检查出的空腔脏器损伤。关于腹腔下放置引流管作为肝脏损伤非手术治疗的辅助方法也有报道。Villavicencio 和 Aucar 分析了钝性伤患者应用腹腔镜筛查的资料，发现腹腔镜具有 90%～100% 的灵敏度和 86%～100% 的特异度，诊断准确率达 88%～100%。但由于腹腔镜会漏诊相当一部分损伤，若用于诊断所有损伤可靠性不高。近年来有报道显示，临床经验丰富的外科医师可采用腹腔镜作为 CT 的辅助检查手段，有助于评估伤情，排除联合伤及选择合适的患者进行非手术治疗。

（二）穿透伤

除枪弹伤判断伤情需立即手术外，许多穿透伤患者需要进行深入分析以决定是否接受手术治疗。局部麻醉下创口探查能判断创伤穿透的深度和腹膜是否累及。DPL 对钝性伤的诊断价值被认为优于腹腔镜，但其在穿透伤中的作用有争论。DPL 高达 20% 的假阳性和假阴性率导致高比例的阴性探查术。FAST 应用于诊断穿透伤逐渐增多，美国的一些医疗中心已将其纳入常规检查。尽管如此，FAST 的价值仅限于检查胸腹腔积液，对诊断特定的脏器损伤帮助不大。CT 检查穿透伤的假阴性高，对横膈、空腔脏器和肠系膜的灵敏度较差，但 CT 的三维增强技术有助于诊断背部和侧腹部的穿透伤。

1976 年 Gazzaniga 等用腹腔镜检查使 14 例患者避免了不必要的开腹手术和可能的术后并发症。Carnevale 等对 20 例钝性伤和穿透伤患者进行了腹腔镜检查，发现 60% 不需要开腹手术。Berici 等证实腹腔镜比腹腔灌洗更安全、快速和准确。在 9 例患者中有 6 例由此避免了剖腹探查术。Livingston 等发现腹腔镜对侧腹部、背部及下胸部的穿透伤诊断准确度高，24% 的患者可避免剖腹探查术。经与 DPL 比较，Salvino 等发现腹腔镜检查结果有助于支持对腹部刺伤患者实施非手术治疗。Ivatury 等由于通过腹腔镜检查未发现腹膜破裂，使 65 例刺伤患者中有 33.8%、35 例枪弹伤者中 60% 无须手术。对阴性腹腔镜组和阴性剖腹组进行对比，发现前者术后住院时间短，并发症少。Ditmars 和 Bongar 的研究也有相似发现，64% 的患者无须开腹手术，住院时间短，费用更低。在一项大样本研究中，Zautut 等利用腹腔镜探查 510 例患者，发现 54.3% 的患者腹膜未穿透，从而避免了阴性探查手术，平均住院日仅 1.7 天。腹腔镜检查几乎成为一种筛查方式，且没有延迟患者的诊断。虽然腹腔镜下也会遗漏某些损伤，但这些被遗漏的损伤几乎都是非剖腹的手术指征。很多研究认为利用腹腔镜检查难以完整、准确地了解肠道损伤。Ponsky 和 Marks 应用全面检查腹腔的方法，特别强调了对结肠和小肠的检查。有 15 例患者获得完整评估且未发生任何并发症。

（三）存在的问题

腹部创伤应用腹腔镜视为一种新的技术，任何一种新技术都必须通过临床验证有关可能的危险性，更注意的问题有以下几点。

1. 一个重要的问题是 CO_2 气腹可能带来的并发症。Aolthausen 等对猪进行的一系列研究，分析了腹腔镜应用于创伤尤其是钝性伤患者的可能影响因素。他们发现气腹会导致头部损伤动物模型的颅内压升高，这是由静脉回流减少和脑血管流出道血流延缓导致的。尽管早期研究中未有这种 CO_2 气腹相关并发症的报道。如今已用腹壁皮肤牵引提拉技术代替 CO_2 气腹。Aolthousen 等还发现较之氦气，CO_2 可降低肠道代谢且引起微循环失衡，这虽然对择期手术者的临床意义不大，但 CO_2 气腹对创伤后及低血容量的患者可能会有重要影响。研究发现 CO_2 气腹导致低血容量使猪的每搏输出量减少、平均动脉压降低，且该效应不能通过恢复基础容量纠正。说明这种影响并非气腹本身引起的，而是 CO_2 引起的。Josephs 等建立头部损伤猪模型，发现常规的气腹可以升高下腔静脉压力，该作用不依赖于动脉血 pH、平均动脉压、动脉血氧分压或动脉血二氧化碳分压，因此提示存在直接作用机制，这种作用机制可能与建立气腹时下腔静脉压力升高、椎管血液成分增多、颅内压和椎管压力增高有关。尽管头部创伤的一些研究未发现这一现象，但联合头部损伤者应视为腹腔镜检查的禁忌证。

2. 腹腔镜技术可直接导致一些并发症，如胸腹刺伤患者在气腹过程中可出现张力性气胸，理论上还存在气体进入破裂血管导致气体栓塞的危险。但尚无损伤患者有类似报道。

3. 反对腹腔镜技术用于腹部创伤的另一种观点认为腹腔镜检查可能会延误患者的最终治疗。对此观点应该明确的是进行腹腔镜检查必须是血流动力学稳定、无急诊手术适应证的患者，即可接受 CT 或留观的患者。

综上所述，腹腔镜在腹部创伤的诊断和治疗中发挥了重要作用。应由有经验的外科医师来实施或协助实施，能够熟练游离小肠及结肠，暴露脾脏，以保证全面仔细检查。外科医师不仅很能够诊断所有疾病，还能在腹腔镜下对其进行修复。Villavicencio 和 Aucar 分析发现腹腔镜检查对穿透伤的灵敏度为 93%～100%，特异度为 80%～100%，准确率为 84%～100%。对于诊断腹部创伤而言，已有报道腹腔镜检查具有 80%～100% 的灵敏度，38%～86% 的特异度，以及 54%～89% 的诊断准确率。但腹腔镜还不能成为腹部创伤的绝对评估手段。腹腔镜诊断穿透伤可缩短住院时间，降低医疗费用，用于筛查可减少不必要的开腹手术。

二、常见腹部创伤的诊断与治疗

腹部创伤的种类多，受累的器官也不同，伤情轻重缓急各异，真正适合腹腔镜技术诊断与治疗的腹部创伤并不多，特别是严重多脏器损伤，常需要急诊开腹探查作出确切的诊断和及时有效的处理。因为伤情复杂、严重，情况紧急，所以没有充足的时间准备复杂、视野相对受限、主要靠器械完成操作的腹腔镜手术。本部分仅介绍几种针对伤情较轻的患者使用的腹腔镜诊治技术。较严重且相对复杂的腹部创伤至今仍然以常规开腹手术作为首选的外科治疗方法。

（一）诊断性腹腔镜探查

适用于一般情况良好而不能明确有无腹内脏器损伤或何种腹内脏器损伤的患者，如腹部锐器伤的伤道可能进入了腹膜前间隙或已进入了腹腔，虽然临床表现不明显或经 CT、B 超检查，无确切损伤腹内脏器的迹象，但不能排除脏器的损伤。腹腔镜可直接观察确诊腹腔脏器损伤的部位和程度，特别是可以确认损伤的器官有无活动性出血，使部分出血已停止者避免不必要的剖腹手术。有些损伤可在腹腔镜下进行治疗。若无损伤，也避免了较大腹部切口的探查。但要注意的是 CO_2 气腹可引起高碳酸血症并抬高膈肌从而影响呼吸，大静脉损伤时发生气体栓塞的风险更高。现已有应用无气腹腔镜检查的方法。

(二)实质脏器损伤

1. 闭合性肝损伤　肝损伤在腹部损伤中占 20%～30%，右肝破裂较左肝破裂为多。确定肝裂伤的伤情后，清除裂口内的血块、异物及失活的肝组织。裂口深、出血明显的患者，估计腹腔镜下缝合困难，应转开腹手术。裂口不深、出血不明显、创缘比较整齐的患者，清创后在腹腔镜下缝合（图 41-1、图 41-2）。缝合时应用大圆针 4～7 号丝线，避免切口内残留死腔，否则有发展为继发出血或脓肿的可能。有时可将大网膜、吸收性明胶海绵等填塞后缝合裂口，以清除死腔，提高止血效果，减少继发脓肿发生并加强缝合的稳定性。若同时合并胆囊底破损，应同时修补胆囊或切除胆囊（图 41-3）。

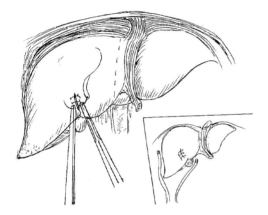

图 41-1　右肝 V 段下缘肝破裂，在腹腔镜下修补肝裂口，在右肝外及肝下放置引流管

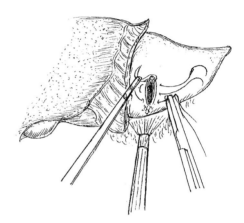

图 41-2　肝左叶 III 段肝裂伤，离断镰状韧带，在腹腔镜下行褥式缝合修补术

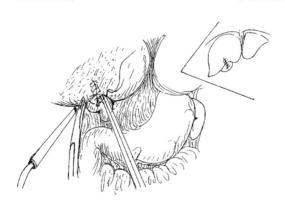

图 41-3　在腹腔镜下修补破裂的肝脏与胆囊

2. 闭合性胰腺损伤　胰腺损伤占腹部损伤的 1%～2%。胰腺损伤常由上腹部的强力挤压暴力直接作用于脊柱导致，损伤常在胰颈、体部，属于重度损伤的一部分。胰腺损伤导致的内出血量一般不多，导致的腹膜炎在体征方面也无特异性，血清淀粉酶和腹腔穿刺液淀粉酶升高，有一定的参考价值。因腹部损伤病情稳定，怀疑胰腺损伤，可用腹腔镜探查，若发现胰腺附近后腹膜有血肿、积气、积液、胆汁者，宜中转开腹。若仅有轻度的血肿和积气，可在腹腔镜下切开胃结肠韧带将胃向上牵拉，横结肠向下牵拉，以显露胰腺（图 41-4）。若胰腺被膜少量渗血，可电凝止血，仅有少量凝血块时应吸出，不宜过多剪开胰腺被膜，以避免创面渗出加重炎症反应，在冲洗创面后放置引流管（图 41-5、图 41-6）。

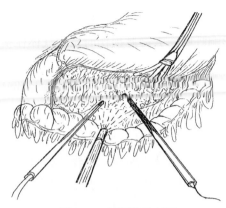

图 41-4　显露胰腺创面

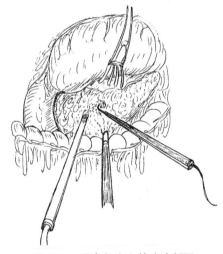

图 41-5　用电凝止血并冲洗创面

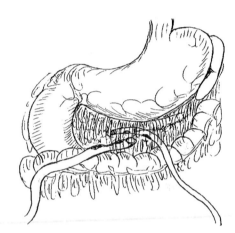

图 41-6　在胰腺创伤面放置 2 根引流管，关闭胃结肠韧带

3. 脾脏损伤　脾是腹腔脏器最容易受损的器官之一，占腹部创伤的 40%～50%，在闭合性损伤中，脾破裂占 20%～40%，在腹部开放性创伤中约占 10%，在无休克、影像学检查（如超声、CT）证实脾裂伤在脾的外缘中段，且比较局限表浅，无其他腹腔脏器合并伤的患者，可应用腹腔镜探查修补（图 41-7～图 41-9）。修补后若效果不理想，为确保可靠，应请有经验的医师行手辅助腹腔镜下脾切除或中转开腹手术。坚持"抢救生命第一，保留脾脏第二"的原则，在条件允许的情况下，尽量保留脾脏或脾组织的基本原则已被国内外多数医师认可。

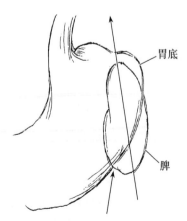

图 41-7　前路手术时脾和胃在轴位解剖上的正常关系

可见脾的长轴和解剖轴不在一条直线上，使脾上极分离困难。

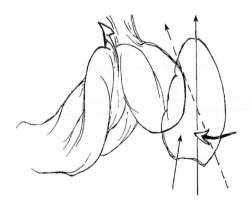

图 41-8　胃的中位牵引和接触点的早期分离有助于在困境中确保解剖轴与脾的长轴一致

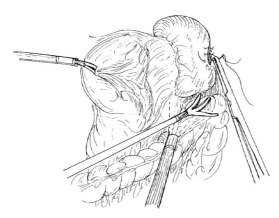

图 41-9　胃的中位牵引和结肠的背侧叶牵引，以便显露脾及其破裂处，行间断缝合修补术

　　腹腔镜侧入路行脾探查，在腹腔镜直视下，背侧导管（5mm）置于腹后线第 12 肋下（图 41-10），通过这一套管抓住脾脏的下段并提高。用抓钳牵拉脾脏外侧腹膜将其牵至前正中线或牵拉脾下段腹膜将脾牵开（图 41-11），严禁直接牵拉脾下段。

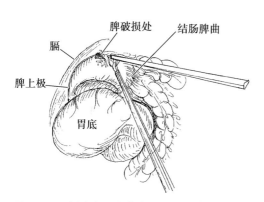

图 41-10　右侧卧位时脾外侧附着处的切口探查

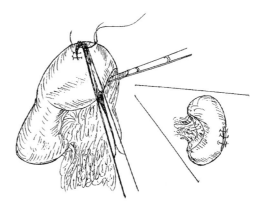

图 41-11　在腹腔镜下脾破裂修补术

（三）空腔脏器损伤

　　1. 胃和十二指肠损伤　腹部闭合性损伤时胃很少受累，约占腹部创伤的 3.16%，十二指肠约占 1.16%。经影像学检查不能排除空腔脏器破裂，生命体征、血流动力学稳定者，可应用腹腔镜探查胃和十二指肠，若破裂口不大，尤其十二指肠，可行腔镜下修补术（图 41-12、图 41-13）。

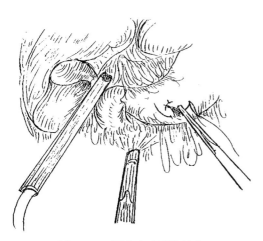

图 41-12　胃大弯破裂修补术

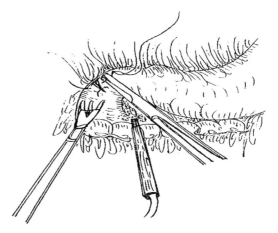

图 41-13　十二指肠降部外侧缘破裂修补术

2. 小肠损伤 小肠占据中下腹大部分空间，故损伤机会多。当临床检查不能排除损伤时，在一般状况好的情况下，应用腹腔镜探查腹腔，发现肠破口边缘较规则或局部挫伤严重即将破裂者可在腹腔镜下行修补，一般应采用横向间断缝合以防发生术后肠腔狭窄（图 41-14）。

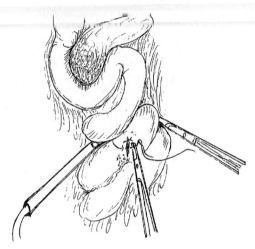

图 41-14　横向间断缝合肠修补术

3. 结肠损伤 结肠损伤发病率仅次于小肠，结肠壁薄，血液供应差，含菌量大，故结肠损伤的治疗不同于小肠损伤，除少数裂口小、腹腔污染轻、全身情况良好的患者可以考虑行一期修复或一期切除吻合（尤其是右半结肠）外，大部分患者应行肠造口术，待患者情况好转后（最好 3 个月左右）再关闭瘘口。全身情况良好、结肠损伤轻的患者，可采用腹腔镜探查，若发现破口在右半结肠及盲肠，将创口清洗后行一期缝合（图 41-15）。

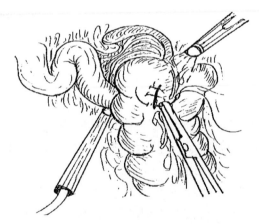

图 41-15　在腹腔镜下间断缝合修补盲肠破裂伤

三、讨论

近年来使用腹腔镜择期手术的患者迅速增多，腹腔镜检查在腹部创伤评价中的作用被再次提出。一方面方便可靠的腹腔镜设备很容易获得，另一方面多数创伤外科医师对腹腔镜技术越来越熟悉，使腹腔镜作为腹部创伤的首选诊断技术的呼声不断提高，加之患者更倾向于痛苦更少、创伤更小的手术，使腹腔镜在择期外科治疗中越来越流行。但腹腔镜在腹部创伤中的作用还要取决于外科医师对疾病适应证的严格把握。另外，在多数创伤中心，对闭合性腹部损伤采取非手术治疗的趋势使开腹手术率进一步降低，以致因腹腔镜检查而导致的开腹手术率进一步降低的幅度很小。外科医师使用腹腔镜检查最坏的结果是漏诊，这种漏诊经常发生，甚至在开腹手术中也有发生。在早期的临床病例中，腹腔镜检查未能发现的腹部损伤高达 30%，而且经常漏诊肠穿孔甚至腹腔出血。考虑到以上缺点，以及腹腔镜无法修复多数损伤，还可能引起新的并发症（如张力性气胸、医源性损伤）并带来较高的医疗费用，导致腹腔镜作为腹部创伤常规检查的应用在逐渐减少。腹腔镜的支持者们认为更好的设备将会扩展其用途，但该观点还需要更多的临床实践证明。

1. 腹腔镜与腹腔灌洗、CT 和超声的比较　在 1900 年，Kelling 首次将膀胱镜插入犬的腹腔中进行观察。1910 年，Kelling 又将其应用于患者。1963 年，Heselson 报道了腹腔镜检查在评估腹部创伤中的应用，到 1970 年积累了 68 例病例经验，他认为腹腔内损伤腹腔镜检查是外科医师所能采取的最具价值的检查手段。Heselson 是在手术室局部麻醉下进行操作的，如果在腹部钝性创伤患者的腹腔中发现较大量的出血，或在腹部刺伤患者中发现任何出血则应立即行开腹手术。在创伤患者中，把可见的腹腔内出血作为具有手术意义的依据，进而将其作为开腹手术的指标，这种方式要早于腹腔灌洗。然而，Heselson 的检查方法因为 1965 年 Root 采用的腹腔灌洗而黯然失色，因为这两种检查方法都仅探查腹腔内出血的存在，相对快速和费用低廉的腹腔灌洗显然是可取的。Root 认为他的方法过于敏感，以致不需要修复的腹腔内损伤也会出现阳性结果，他感到这种方法漏诊率低的优点价值高于其缺点。

腹腔灌洗自从被采用以来就一直不断地发展。Root 最初是将腹腔灌洗作为诊断钝性腹腔创伤的一种方法，到了 20 世纪 70 年代腹腔灌洗的应用范围已经扩展至腹部刺伤，80 年代甚至用于腹部枪击伤。大量的研究者试图通过调整作为不同类型的腹部损伤的手术指征的红细胞和白细胞计数标准最优化腹腔灌洗技术。这些对 Root 的原始构想的扩展和修改已经使之不断完善，形成一种比较可靠的、具有高度灵敏度和特异度的、简单易行而费用低廉的检查方法。腹腔灌洗确切的灵敏度和特异度很难确定，可因损伤类型（钝伤、刺伤或枪击伤）的不同和行开腹手术的确切的红细胞计数标准的不同而变化。除精确外，腹腔灌洗还具有快速和经济等优点。当经皮穿刺操作时，穿刺引出液体通常不到 3 分钟，完整的腹腔灌洗通常可在 15 分钟内完成。灌洗液的实验室检查会延长腹腔灌洗总时间，但是灌洗液可进行简单的尿试纸或比色试验，可以代替正规的实验室检查，从而缩短获得结果的时间。

腹腔灌洗最大的缺点在于其结果有较高的假阳性率以及由此导致的非治疗性开腹手术。根据腹部钝性创伤与穿透伤的比例不同以及作为行开腹手术指征的红细胞技术标准不同，每个医疗机构的假阳性率为 2%~7%，远低于诊断为阑尾炎行开腹手术却没有阳性发现的概率，但后者通常是被认为是可以接受的。以前的病历研究曾报道偶有致命的并发症发生，但是现在极少出现，因此腹腔灌洗检查被证明是有效、经济和可靠的。

评价腹部创伤的其他检查技术已经出现，评价钝性腹部创伤，CT 被证明具有诊断性腹膜成像同样的精确度，在显示腹膜后结构和确定哪些器官损伤和损伤的范围时，CT 更具优势，但 CT 已被证明在检查肠道和系膜损伤中是不可靠的，这一点限制了其在评价穿透性腹部创伤中的作用。腹部超声检查是初步评价腹部创伤的快速筛选技术，超声检查能够可靠地探查腹腔内是否存在液体，并且具有无创伤和低廉等优点，但对于特定的器官损伤，超声图像要比 CT 差，而且超声检查诊断小肠损伤的能力差。

2. 腹腔镜用于腹部创伤检查的临床试验　当腹腔灌洗和 CT 技术正在发展时，有部分学者极力支持腹腔镜在评价创伤中的应用。他们希望腹腔镜治疗能够达到更低的阴性开腹率、更短的住院时间和更低的费用。1970—1990 年，国外有 7 个小组对 283 例创伤患者进行腹腔镜检查，腹腔镜被作为腹腔灌洗的替代手段。通过腹腔镜检查腹腔，如果发现超过中等量的血液或者发现任何肠内容物，应行开腹手术。研究中没有更进一步探查肠道损伤，而是由腹腔中存在的液体推断空腔脏器的损伤。所有研究者们都为他们的结果感到高兴，但多数被检查者没有发现有肠道损伤，而腹腔灌洗液更容易获得真实信息。至少有 2 例结肠损伤被漏诊，并由此产生了严重的外科并发症。而比较腹腔灌洗与腹腔镜的病例组研究没能发现此两种检查方法在灵敏度和特异度上有任何差别，此项多中心协作的研究没有继续下去，最终这个曾经作出贡献的创伤研究系统完全停止。

20 世纪 80 年代后期，随着电视腹腔镜的发明，腹腔镜检查设备的广泛应用和接受腹腔镜检查训练的外科医师增多，出现了应用腹腔镜进行创伤检查的高潮，到 1995 年已经发表了 9 项研究报告，包括 627 例患者，但是这些报告并不平均，在多数研究中腹腔镜检查只是被当作腹腔灌洗的一种简单而又昂贵的替代手段，在腹腔镜检查中一旦发现任何腹腔内出血，甚至仅发现腹膜穿透就建议开腹手术。在多数研究中，腹部损伤行腹腔镜检查的实际漏诊率无法确定，因为报道损伤漏诊率的这些研究资料受到的干扰太多。

Livingston 观察 39 例集中使用腹腔镜检查的患者，约 2/5 的腹部损伤未能查出，有关漏诊损伤的报道显示，7 例肝损伤有 2 例未检查出，3 例结肠损伤中有 1 例未检查出，2 例肠系膜损伤中有 1 例未查出，4 例小肠损伤均未查出，3 例脾损伤均未查出。另外，5 例活动性出血用腹腔镜未查出。Livingston 证实了腹腔镜检查胃肠道损伤的结果令人担忧。他使用腹腔镜在 12 例肠损伤中仅查到 2 例（17%），因此 Livingston 认为使用腹腔镜排除空腔脏器损伤应当极其谨慎，因为任何腹腔损伤都可能隐藏空腔脏器损伤。

1997 年，Zantut 等发表了有关诊断性腹腔镜检查用于穿透性腹部创伤的大规模的临床研究。这个研究包括 3 个大城市创伤中心，共计 510 例穿透性腹部创伤的患者，其中刺伤 316 例、枪击伤 194 例。该研究认为腹腔镜在经过严格选择的血流动力学稳定患者检查评价中具有重要作用。尽管在 510 例患者中，有 277 例（54%）避免了开腹手术，但因为没有对照组，无法确定这些患者单一应用腹腔灌洗的相应结果，很可能如果统一应用腹腔灌洗将有相同或更多的患者也能避免开腹手术，而且总的花费会更低。总之，这些研究者相信，腹腔镜检查最大的作用是在穿透性腹部创伤中证明是否有腹膜损伤，而这种作用可以比腹腔灌洗更容易、更经济地获得，有些研究者认为腹腔镜检查有可能被证明是发现膈肌撕裂伤的最佳方法。但是在得出这种结论之前必须先进行腹腔灌洗和腹腔镜检查的临床双盲试验。使用合适的红细胞计数标准作为开腹手术指标，腹腔灌洗很可能做得同腹腔镜检查一样好，而且费用更低。

3. 结论　在钝性腹部创伤领域，很可能由于 CT 具有快速、经济、详细、精确等优点，而大大限制了腹腔镜检查的应用，目前大多数钝性腹部创伤采取非手术治疗的趋势也进一步削弱了腹腔镜检查的作用。在穿透性腹部创伤中，选择灵敏度高的腹腔灌洗（伴随非治疗性的开腹手术）还是缺乏灵敏度的腹腔镜检查（伴随损伤漏诊），一直是创伤外科医师争论的问题。腹腔镜检查由于需要耗费大量的时间和资源使其应用进一步减少。长时间以来，腹部创伤的非治疗性开腹手术已成为创伤领域的一个特征，尽管不十分恰当但是很少成为一个严重的问题，几乎从不会导致致命的问题。只要腹腔镜检查漏诊造成患者死亡，就会使腹腔镜检查这一出院早的优势显得毫无意义，而且使节约费用的期望变得不可靠。

近年来，随着 CT 和超声技术的发展及腹腔镜的广泛应用，使腹部创伤的非治疗开腹手术明显减少，腹腔镜探查可以在发现脏器损伤的同时进行创伤修复，也可以及时中转为开腹手术。随着时间的推移和进一步发展，这一技术会在腹部创伤患者的评价方面找到更好的位置。

第四十二章

颈部血管损伤

一、外科解剖

颈部的血管损伤，可参考颈部的划区来推断，为了研究颈部血管损伤，可根据骨性标志，将颈部划分为3个颈区。Ⅰ区：为颈部基底区，上界为颈静脉切迹的水平线，下界为胸骨切迹，Ⅰ区的血管损伤病死率最高。Ⅱ区：下界为颈静脉切迹，上界为下颌骨角的连线。此区域穿透伤最多见，病死率相对较低。损伤漏诊机会少，比较容易止血。Ⅲ区：下界为下颌角的水平线，上界为颅底。重大的血管结构、呼吸道和消化道等结构都位于此颈区中，唾液腺损伤也发生在此区域（图42-1、图42-2）。

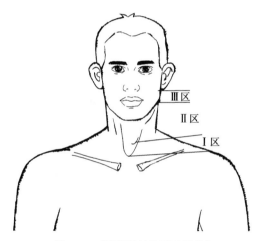

图 42-1　颈部解剖分区（正位）

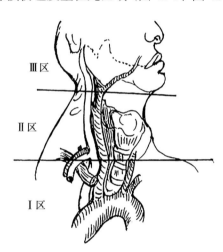

图 42-2　颈部解剖分区（侧位）

颈部血管主要包括颈总动脉、颈内动脉、颈外动脉、椎动脉及其他一些动脉分支（图42-3）。颈部的静脉主干为颈内静脉及颈外静脉（图42-4）。

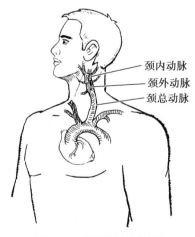

图 42-3　颈部的主要动脉

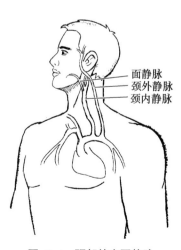

图 42-4　颈部的主要静脉

颈动脉鞘中含颈总动脉、颈内动脉、颈内静脉、迷走神经。颈内静脉走行于颈总动脉和迷走神经的外侧和表面（图 42-5），迷走神经位于血管后方、动脉和静脉之间，偶尔也会在血管的前方（图 42-6）。

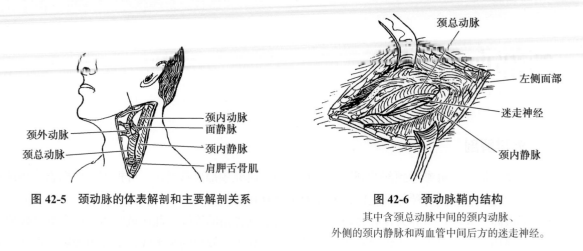

图 42-5　颈动脉的体表解剖和主要解剖关系

图 42-6　颈动脉鞘内结构
其中含颈总动脉中间的颈内动脉、
外侧的颈内静脉和两血管中间后方的迷走神经。

在甲状软骨的上缘平面，颈总动脉分支为颈内动脉和颈外动脉。在颈动脉分叉处，面静脉在颈动脉鞘表面横跨汇入颈内静脉（图 42-7）。

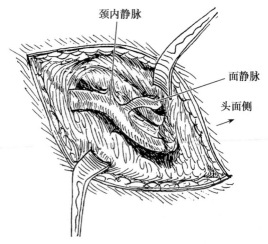

图 42-7　面静脉深部毗邻颈总动脉分叉处，是其解剖标志。
面静脉结扎和离断有助于向外牵拉颈内静脉，以便显露下方的动脉分叉

多数情况下颈外动脉走行于颈内动脉内侧。颈外动脉的第一分支是甲状腺上动脉，毗邻颈动脉分叉处。颈内动脉没有任何颅外动脉分支。颈外动脉于腮腺处分为颞浅动脉和上颌动脉。

在颅底水平，颅内动脉在颈外动脉深内侧走行，进入颞骨茎突后方的颈动脉管。

二、基本原则

颈部中心区密布关联生命的重要器官，两侧还有粗大的神经血管束。当这些精细的结构位于损伤性血肿中时，稍有不慎就会导致严重后果。即使择期手术经验丰富的外科医师，面对颈部迅速增大的血肿也会感到茫然，难以辨认关联的解剖标志和结构。为避免在颈部损伤中茫然失措，应采取安全路径，从一个关键的解剖标志到另一个解剖标志逐步进行，以免迷失方向和造成医源性损伤（图 42-8）。

颈动脉出血可引起失血性休克，甚至导致死亡。如果伤口较小，组织内积血较多，可压迫呼吸道发生呼吸困难，甚至窒息。椎动脉出血常因止血困难导致死亡，颈部静脉出血，可能因血管腔负压发生空气栓塞导致死亡。颈部血管伤常伴有咽、喉部气管伤，可因误吸血液发生窒息。此外，也

可因清创不当或引流不畅导致大出血，有些血管损伤可遗留创伤性动脉瘤或动静脉瘘。

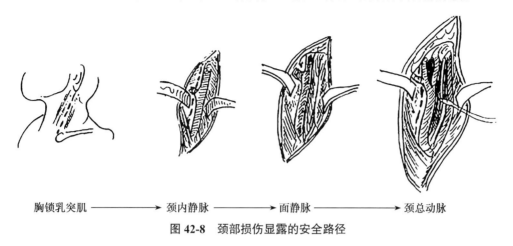

胸锁乳突肌 ——→ 颈内静脉 ——→ 面静脉 ——→ 颈总动脉

图 42-8　颈部损伤显露的安全路径

三、手术方法

（一）体位

患者的体位应由术者摆定，体位不当会使简单的颈部探查变得困难。患者的头枕部垫圆枕，垫好头部，使头转向健侧。颈部是上纵隔的延续，因此手术野的最大范围可从乳突到上腹部，包含颈部和胸部。如果没有血管外科手术器械，不宜行颈部探查。此外，行颈部探查的同时，还应做好取下肢自体静脉移植的准备。

（二）手术切口

1. 颈部损伤时，沿胸锁乳突肌前缘的切口便于探查（图 42-9）。切口可从乳突到胸骨上切迹，通常切口无须太长。但如果需要延长切口至胸骨上切迹，提示存在上纵隔损伤，应在胸部控制上纵隔近端血运，当经过颌面部时，切口延向后方，以避免损伤面神经下颌缘支。

2. 皮肤下方的第一层是颈阔肌，切开后敞开切口边缘，寻找胸锁乳突肌前缘，胸锁乳突肌前缘是首要安全标志（图 42-10），但在有扩展性血肿的颈部寻找胸锁乳突肌前缘十分困难。

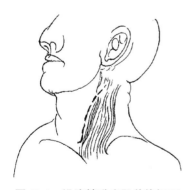

图 42-9　沿胸锁乳突肌前缘切口

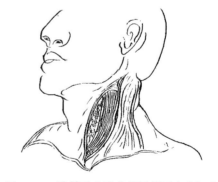

图 42-10　胸锁乳突肌前缘是首要安全标志

3. 采取胸锁乳突肌前缘切口最容易出现的问题是切口过于靠后。在切开颈阔肌后、显露纵行肌时，需向前方进行游离，确认胸锁乳突肌前缘，同时术者需在适当的位置牵拉切口，同时助手提供协助才能使切口敞开良好。

（三）显露

1. 拉开胸锁乳突肌前缘，在胸锁乳突肌下方置入牵开器，开放创口。这是显露手术野的第一步。

切开胸锁乳突肌深面的颈筋膜，寻找安全路径中的下一个解剖标志，即颈内静脉（图 42-11）。颈内静脉是颈部血管损伤中最容易损伤的血管，可用手指压迫止血或用血管钳进行部分阻断以达到暂时控制出血的目的，然后用 5-0 血管缝线进行修补。如果缝补困难，应毫不犹豫地结扎颈内静脉。如果颈内静脉无损伤，应寻找下一关键标志——面静脉（图 42-12）。

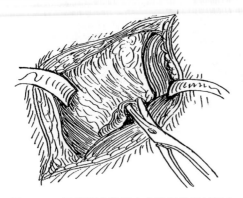

图 42-11　寻找颈内静脉安全路径的解剖标志

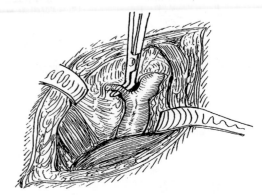

图 42-12　面静脉是颈部的"门卫"，是显露颈总动脉分叉处的关键标志

2. 面静脉是颈部的"门卫"，在显露颈动脉分叉时必须确认、结扎和切断，有助于在更深的层面重置牵开器，拉开颈内静脉以扩展手视野。此时，手术野的下方即颈动脉。在多数情况下，面静脉又是颈总动脉分叉处的标志。

3. 颈部存在巨大血肿时，即使情况紧急，花时间游离面静脉也是明智的做法。术者此时应注意的是有些患者有 2～3 条小静脉，而并非 1 条较大的面静脉，均需要确认后结扎、切断。此处常见的误区是误认面静脉，徒增手术的难度。术者沿颈部损伤的安全路径操作，进入确认和修复损伤血管的手术阶段。

（四）颈内静脉损伤

1. 颈内静脉是颅内血液回流的主要途径，它与颈总动脉和迷走神经均被包在颈动脉鞘内，上经颅底颈静脉孔，下行与锁骨下静脉汇合成头臂静脉。颈内静脉受到损伤后，极易发生空气栓塞。

2. 颈内静脉探查的路径与颈总动脉相同。切开颈血管鞘，颈内静脉位于颈总动脉的外侧，颈内静脉管壁较薄，游离静脉时不宜使用血管钳猛撑，需沿血管壁小心地剪开颈血管鞘膜，然后缓慢推开颈总动脉和迷走神经（图 42-13、图 42-14）。

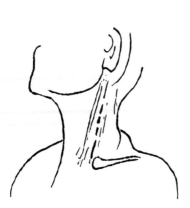

图 42-13　颈内静脉损伤探查手术切口（虚线所示）

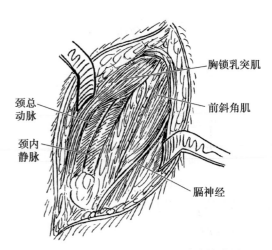

图 42-14　颈内静脉位于颈总动脉的外侧

胸锁乳突肌
颈总动脉
前斜角肌
颈内静脉
膈神经

3.严重的颈内静脉损伤，需结扎其上下两端。颈内静脉的小裂口可行静脉壁的修补缝合。近颅底处颈内静脉损伤可先用胶海绵填塞，再用碘仿纱布做持久性填塞止血。

（五）颈动脉损伤

1.控制出血，在进入颈部血肿之前，原则上应对损伤的颈动脉进行近端血运控制，即在血肿边缘的近端游离，控制未损伤的动脉。有时为获得良好的近端血运控制，需要将切口延长至颈静脉切迹，甚至做胸骨正中切口，在上纵隔内进行操作。一旦进入颈动脉鞘，需要确认和保护迷走神经。将颈总动脉全周游离后上阻断带，然后继续向损伤部位游离（图42-15）。在颈动脉外膜周围层次游离是控制出血上阻断带的主要一环。

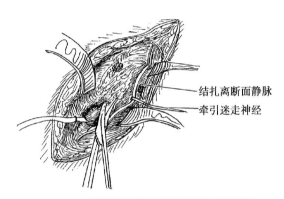

图42-15　将颈总动脉全周游离后上阻断带

2.简单化修补颈动脉。年轻成人的颈动脉十分柔软、脆弱，不能耐受反复操作，若不仔细操作，可能会导致动脉撕裂或修补失败，需要重新手术。若有条件可考虑颈内、外动脉吻合术。遇颈内动脉损伤难以修复时，可将断裂段切除，将其近端结扎。然后将颈外动脉剪断，结扎其远端，将颈外动脉的近端与颈内动脉的远端吻合，使颈外动脉的血流向颈内动脉（图42-16、图42-17）。

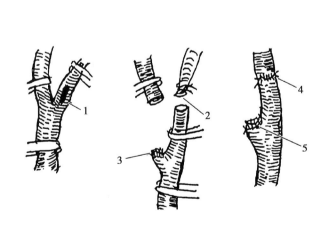

图42-16　颈内动脉的损伤修复

1-颈内动脉损伤；2-结扎颈内动脉近端离断；
3-结扎颈外动脉远端离断；
4-颈外动脉近端与颈内动脉远端吻合；5-颈外动脉远端缝扎。

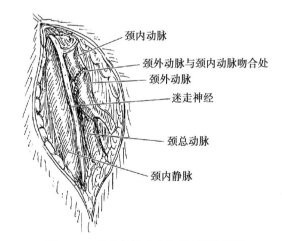

图42-17　颈外动脉的血转移到颈内动脉

（1）如果动脉破损裂口较小或管腔仅小部分离断，裂口部位的边缘整齐，血管内膜无损伤者，最好采用横向缝合，这种方法不易引起管径狭窄（图42-18），而纵向缝合可能引起血管狭窄（图42-19）。缝合时要用肝素液冲洗管腔，去除血凝块。

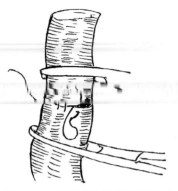

图 42-18　横向缝合动脉破损裂口

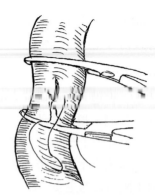

图 42-19　纵向缝合动脉破损裂口

（2）如果管腔裂口大，管腔大部分离断，挫伤严重或内膜损伤较重，或修补后发生明显狭窄者，应切除损伤段血管做动脉端端吻合术，损伤血管切除后无法行端端吻合，则应施行自体血管（如大隐静脉）移植术（图 42-20）。

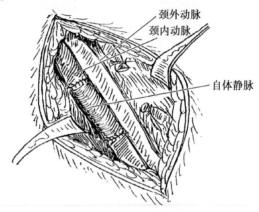

颈外动脉
颈内动脉

自体静脉

图 42-20　自体血管移植术

3. 如果颈内动脉远端没有反流血，处理意见尚未统一。有学者主张结扎动脉，因为担心重建后缺血性卒中演变成出血性卒中，有些外科医师建议无论有无反流均重建颈内动脉。将分流管通过间置人工血管插入动脉，在分流管插入的状态下，完成远端吻合和绝大部分近端吻合。

4. 在急诊探查时发现高位颈内动脉损伤，为显露远端颈内动脉，需要充分拓展手术野。如果颈内动脉在入颅部分出血，只能行动脉结扎。此处位置过高，无法进行血管重建。如果结扎或采用金属夹夹闭的长度不够，可向动脉内置入 Fogarty 导管，膨胀止血，在靠近球体的部位用 2 枚金属止血夹夹闭导管后切断导管，在动脉内永久保留膨胀的球囊（图 42-21），面临此情况这是最好的解决方法，而且非常有效。

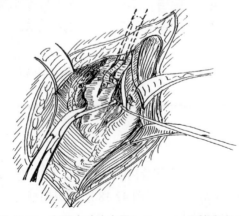

图 42-21　向颈内动脉内置入 Fogarty 导管膨胀止血

（六）颈部血管损伤

颈部损伤特别是在开放性损伤中椎动脉损伤极易导致大出血，经血管介入止血是处理椎动脉损伤的常用方式，而非手术治疗，但也会遇到颈动脉鞘完整而椎体周围侧后方的肌肉有喷射性出血的情况。在触诊椎骨明确位置关系后，会发现出血来源于颈椎横突附近，如果用骨膜剥离器推开椎旁肌肉，便会发现喷射性出血来自损伤颈椎横突的小裂孔（图 42-22）。

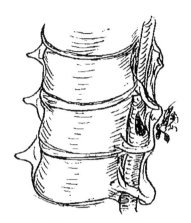

图 42-22　喷射性出血来自于颈椎横突的小裂孔

虽然椎动脉损伤的处置方法多种多样，但即使是经验丰富的外科医师有时也会在处理椎动脉损伤出血时面临进退两难的境地。由于椎动脉显露、结扎困难，常需要去除骨质，这种方式出血量大，操作技术复杂，因此对于出血的患者，这并非一个适宜的选择。在颈根部阻断损伤椎动脉近端的血流时无法控制来自颅内的反流血，在这种情况下，用骨蜡封闭出血的骨性裂孔，止血效果较好（图 42-23）。若有条件行血管造影，术后应尽早进行血管造影及动脉栓塞。

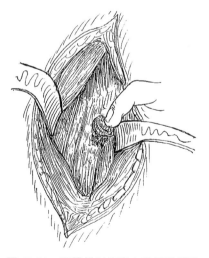

图 42-23　用骨蜡封闭出血的骨性裂孔

四、讨论

1. 继发于颈动脉损伤的神经功能障碍患者，应在伤后 4～6 小时进行血管重建。如果延迟重建，缺血性脑梗死可能转化为出血性梗死。在颅底水平，颈内动脉远端损伤如果因解剖受限不能实施血管重建，可使用球囊导管阻塞和栓塞或结扎作为确定性治疗方法。

2. 大脑的静脉血主要经右侧颈内静脉回流，故根据伤情需在颅底阻断。阻断右侧颈内静脉时，如果左侧颈内静脉发育不全，就可能导致死亡。

3. 颈内动脉位于颈部偏外侧，颈外动脉有很多分支而颈内动脉则无分支，因损伤结扎颈内动脉，可引起同侧脑部血液循环障碍，导致偏瘫，甚至死亡。因此，处理颈内动脉损伤时需十分慎重。

4. 在修补颈动脉损伤时，可选择的手术方法很多，如游离颈外动脉后，将其吻合于颈内动脉的远端，但最好选择简单的术式，否则患者就有发生脑梗死的风险。应选择最简单、最快捷的手术方法重建大脑血运。

5. 对于颈动脉损伤，若患者情况较好，可选择损伤控制性手术，如经颈动脉插入暂时分流的导管，若患者情况极差，或存在威胁生命的损伤时，可选择结扎颈动脉。如果采用结扎，应考虑颈总动脉和颈内动脉之间的差异。结扎颈总动脉是可以耐受的，因为颈内动脉有颈外动脉的反流血灌注，而结扎颈内动脉，特别是在低血压患者中易导致脑梗死。为了挽救患者的生命，当无法显露颈总动脉时，即使有脑梗死的风险，也应结扎颈内动脉，因为此时结扎颈内动脉是唯一可行的方法。若患者重度意识障碍（昏迷），有些学者选择结扎颈内动脉，另一些学者认为不论意识状态如何，均应重建颈内动脉。但不论采取哪种方法，患者的预后均不佳。

第四十三章

周围血管损伤

当遇到腹股沟区外伤性喷血抢救时，外科医师为挽救患者生命，虽然进行了腹股沟区的压迫止血，但大量血液流失于事故现场或急救车中，患者处于休克状态。由于这是最严重的穿透性损伤之一，常使救治医师忘记诊疗的优先顺序，出现严重失误，甚至导致患者死亡。

一、血管损伤类型及处理方法

（一）血管损伤类型

1. 破裂伤 常发生于切伤、刺伤等开放性损伤。当动脉破裂后，管壁肌肉向两端收缩，使裂口敞开，引起持续性大出血。如动脉完全断裂后，两断端将退缩到血管外膜或周围组织内，由于管壁环行肌的作用，可使管腔缩小，反而有利于血栓形成和出血停止（图 43-1、图 43-2）。

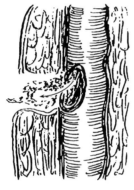 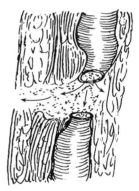

图 43-1　血管部分破裂　　　　　　　　　　　图 43-2　血管完全断裂

2. 挫伤 动脉挫伤无外出血，但常并发管壁血肿和管腔内血栓形成，以致形成闭塞性管腔，造成远端肢体严重缺血，甚至出现坏疽（图 43-3、图 43-4）。

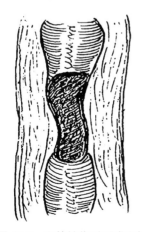 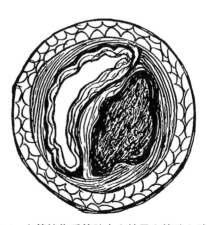

图 43-3　血管挫伤后形成血栓　　　　　　　图 43-4　血管挫伤后管腔内血栓及血管壁血肿形成

（二）血管清创术

血管修复术的成败在很大程度上取决于清创是否彻底，因此，应认真做好血管清创术。

1. 控制出血 为了控制出血，在不得已时可使用止血带，最好用细软胶皮管，以便必要时阻断控制出血（图43-5）。控制出血的方法很多，用无损伤血管钳最方便，若无合适的血管钳，可选用以下几种方法（图43-6～图43-9）。

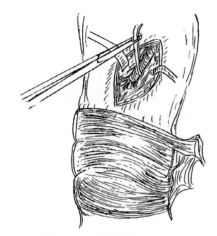

图 43-5　控制近端血流止血

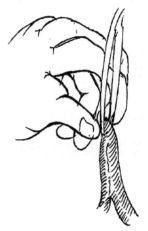

图 43-6　用血管套带套过血管后提起

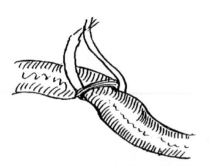

图 43-7　用血管套带缠绕血管后提起

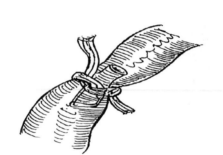

图 43-8　垫胶布管后打结

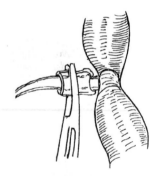

图 43-9　血管套带套胶皮管后收紧

2. 清洗创口 按清创术原则清洗伤口和周围皮肤，通常先初步清理伤口，摘除异物，止血冲洗，待主要血管修复后再进一步清创。

3. 探查血管 沿血管走行将切口上下延长，使血管充分暴露。在血管的两端未完全显露和控制之前，若有出血，可在伤口外用手压迫止血，或在伤口内用手指压迫止血（图43-10）。然后在损伤区的健康组织内，分别游离动脉和静脉的近端与远端，以备安置无损伤血管夹控制止血。控制出血后，即放松止血带或其他近端血流控制（图43-11）。

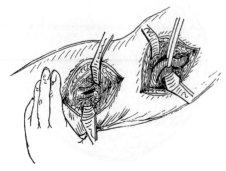

图 43-10　在伤口外用手压迫止血

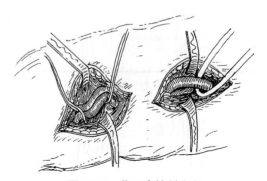

图 43-11　伤口内控制止血

4. 整修血管　血管的修复缝合必须在健康的管壁上进行，因此管壁的损伤组织需要充分修整，去除污染和损伤的部分，还应检查血管内膜，若内膜不完整也应切除。血管断端整修或损伤端切除后的血管两端应斜行切除，以便吻合（图 43-12、图 43-13）。血管挫伤时内膜常变粗或破裂，还可能有夹层血肿或血栓形成，必须清除后再进行吻合（图 43-14、图 43-15）。

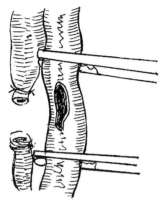

图 43-12　血管断端整修

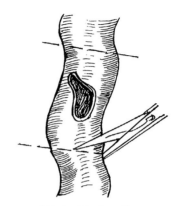

图 43-13　斜行切除损伤血管两端以便吻合

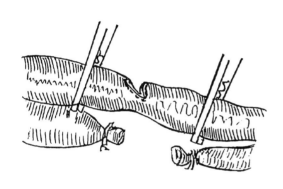

图 43-14　对部分裂伤血管的边缘进行整修

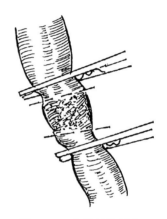

图 43-15　切除挫伤部分

（三）血管修复术

主要动脉损伤的治疗原则主要是恢复动脉的连续性，受伤的动脉越早修复越好，最迟在伤后 6～8 小时进行修复。但若远端血管通畅，即使时间较长（20 小时左右）修复手术仍有成功的可能。

手术主要步骤：①冲洗血管断端管腔；②剥脱血管外膜；③靠拢裂口两缘；④缝合裂口；⑤若裂口大，也可取一段自体静脉，剖开成片缝补裂口，以免直接缝合造成管腔狭窄（图 43-16～图 43-18）。

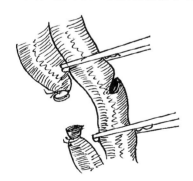

图 43-16　将裂口两缘靠拢

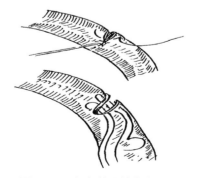

图 43-17　间断单纯缝合或间断外翻缝合（褥式缝合）

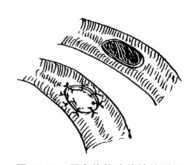

图 43-18　用自体静脉片缝补裂口

（四）血管断端吻合术

1. 吻合前的处理要点 包括：①分离血管断端；②检查血管内血流状况；③剥除血管外膜；④冲洗血管断端管腔（图 43-19～图 43-21）。

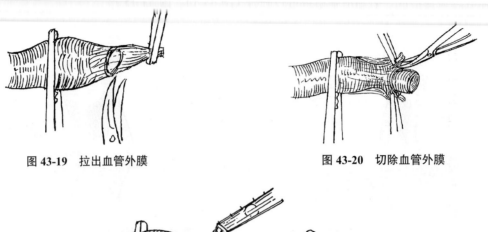

图 43-19 拉出血管外膜　　　　　　图 43-20 切除血管外膜

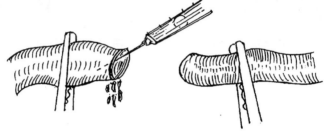

图 43-21 冲洗血管断端管腔

2. 血管吻合法 根据血管的大小选择间断或连续缝合法进行吻合。一般直径在 2mm 以下者，以间断缝合为佳；在 2mm 以上者，可连续缝合，止血效果好，缝线不能太紧，否则有可能使吻合口缩小，常用的二定点缝合法较简单（图 43-22～图 43-25）。

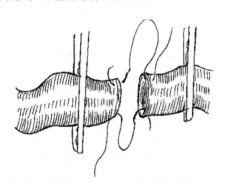

图 43-22 缝上、下定点缝线

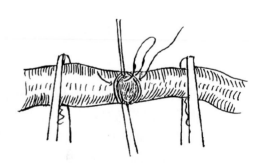

图 43-23 定点线间加针缝合

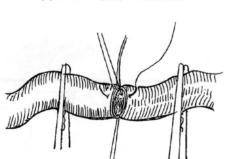

图 43-24 均匀地缝合前壁

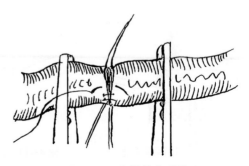

图 43-25 翻转缝合后壁

3. 血管吻合后的处理　包括：①先松远端血管夹如吻合口有少许漏血，用纱布轻压几分钟即可停止；②处理动脉痉挛，可采用局部麻醉药行血管周围神经阻滞等；③处理并行的静脉，进行修复以减少静脉淤滞，必要时可结扎后切断；④清洗伤口，缝合不留死腔，伤口内置放引流条，另切口引出。

（五）自体静脉移植术

血管切除或整修后，若缺损过大，在 3cm 以上，或估计端端吻合后将产生过大张力时，应进行血管移植。四肢血管移植多取患者的自体静脉，其效果一般较人工血管为佳。常采用同侧大隐静脉移植以填补股动脉、腘动脉或腋动脉的缺损。若伤侧的股静脉、腘静脉也损伤时，则应采用另一侧的大隐静脉。移植的静脉日久可能逐渐扩张，故对较大的动脉（如股动脉上段）进行移植时，宜用人造血管。

手术的主要方法：①切开显露大隐静脉，在健侧大腿上部做一长切口，必要时向下腹延伸，以显露大隐静脉（图 43-26）；②切取大隐静脉，仔细锐性分离大隐静脉，并结扎、切断所有小分支，用血管夹控制其上、下端后，切取比需要长度还长 2~3cm 的一段静脉（图 43-27）；③制备移植静脉后，缝扎大隐静脉的上、下残端；④倒转移植静脉，以免静脉瓣阻碍血流（图 43-28）；⑤吻合血管，二定点缝合法缝合移植静脉近端和远端吻合口，先缝前壁，再缝后壁（图 43-29）；⑥如果术中血管翻转不便，可先从血管腔内缝合后壁，然后缝合前壁（图 43-30、图 43-31）。

术后肢体负重应延长 6 周以后。

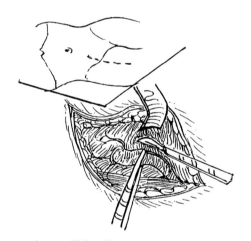

图 43-26　切开显露大隐静脉（切口和锐性分离大隐静脉）

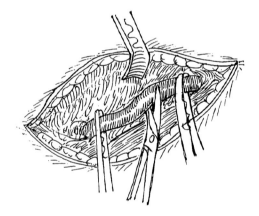

图 43-27　切取一段静脉以便移植

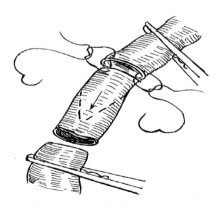

图 43-28　倒转静脉开始吻合

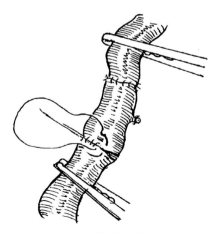

图 43-29　缝合远端吻合口

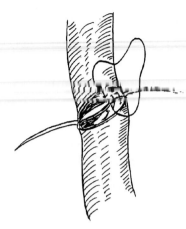

图 43-30　如果术中血管不方便翻转，
从血管腔内先缝合后壁

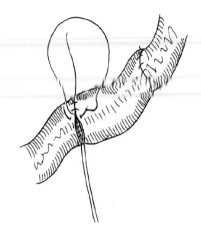

图 43-31　如果术中血管不方便翻转，
后壁缝合后再缝合前壁

二、手术方法

（一）控制腹股沟区的出血

腹股沟损伤患者的出血，先令助手局部压迫止血或从伤道插入 Foley 导管进行暂时止血，然后进行近端血运控制，主要包括以下 3 种方法。①开腹手术：若有紧急开腹指征，开腹后在盆腔控制髂外动脉。②经腹膜外入路：在平行于腹股沟韧带上方 2cm 的下腹部斜行切开，通过腹膜外入路显露髂外动脉（图 43-32）。切开腹外斜肌、腹内斜肌的腱膜部分，打开腹横肌和腹横筋膜显露腹膜外脂肪组织，向头侧拉开腹膜，可显露髂外动脉。这种方法虽不需要开腹进行，但耗费时间，很少用于出血的患者。③腹股沟区纵切开：是腹股沟出血最简单的近端控制的方法。近端控制患者虽然仍然出血，但出血量减少，可以确认关键结构时，利用钝、锐性游离结合的方法显露股血管，应避免损伤股神经，而用手指游离不会切断股神经。如果出血很猛，无法确保手术野时，利用渐进阻断法逐步向损伤部位靠近，以便更好地控制出血。持续的反流血多来自股深动脉，需要显露和控制。

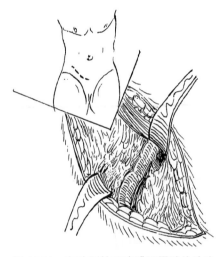

图 43-32　向头侧拉开腹膜显露髂外动脉

（二）快速显露股三角

1. 在腹股沟区进行择期手术的过程中，可能会很熟悉股三角的解剖结构。如果存在股动脉搏动，可在搏动的上方做纵向皮肤切开，否则可在耻骨结节和髂前上棘连线的中点做切开（图 43-33）。切口上部应有 1/3 左右的长度超过腹股沟，在处理外伤时不能太过纠结于切口长度的大小。

2. 在外伤区域显露股血管并不容易，需要确认后切开两层筋膜（深筋膜和动脉鞘），纵向切开深筋膜，进入股三角区脂肪层，置入扩张器（图 43-34）。需要强调的是腹股沟韧带是腹股沟区最关键的标志，找到腹股沟韧

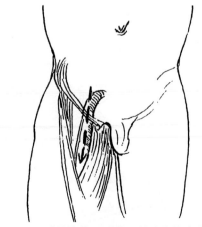

图 43-33　耻骨结节和髂前上棘连线的中点切开
（虚线所示）

带，用手指触诊股三角内的结构。在无搏动的腹股沟，如果遇到肌肉鞘，提示切口偏外，跨过髂股肌，应向内侧进行游离。

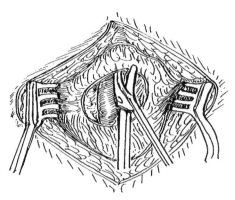

图 43-34　进入股三角区脂肪层，置入扩张器

3. 在损伤的腹股沟区找到腹股沟韧带，然后切开股动脉鞘以确认股动脉，于更深层次重置扩张器，或另加扩张器。在外膜层次进行游离，如果过于靠近内侧游离可能导致股静脉大出血；如果偏外游离，则可能损伤股神经。游离、控制股动脉及其分支，股动脉和股浅动脉易于确认，在切口的近端、远端上阻断带可进行控制。游离股深动脉较困难，旋股外侧静脉是腹股沟最容易损伤出血的静脉，在股深、浅动脉之间横跨股深动脉近端（图 43-35），术者试图拉开此静脉显露股深动脉，可能导致静脉性出血，应避免这种糟糕的情况发生，不必完全游离股深动脉，应采取简单有效的方法。

4. 在股动脉直径突然变细处就是股深动脉的起始部（图 43-36）。用血管阻断带的一端从外向内穿过分叉上方的股动脉，抓住另一端，从内向外穿过股动脉分叉处的下方，上提两端就会发现虽未进行游离，已经显露股深动脉。

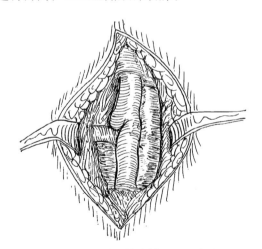

图 43-35　旋股外侧静脉横跨股深动脉近端

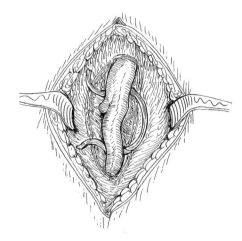

图 43-36　显露股深动脉

5. 当腹股沟区有较大血肿时，腹沟区的解剖结构混乱，组织被血液浸润，面临的只有巨大血肿，术者此时应专注寻找腹股沟韧带。如果找到腹股沟韧带下缘，切断后则进入腹膜外腔下缘（图 43-37），此时很容易确认腹股沟上方的髂外血管。

6. 在腹股沟韧带上方，有一种损伤较小的股动、静脉阻断法，在腹股沟韧带上用钝头组织剪开窗，高度在平行于腹股沟韧带上方 1～2cm 处，插入较窄的深拉钩拉开开窗空间，无须切断腹股沟韧带进入无血肿的腹膜后间隙，并进行髂外动脉阻断（图 43-38）。此法如果耗时冗长，则长时间不能控制出血，当腹股沟区有活动性出血时，要毫不犹豫地切断腹股沟韧带，这样来控制近端血管的代价就很小。

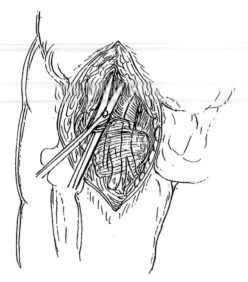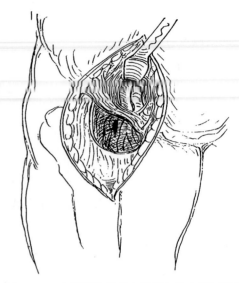

图 43-37　切断腹股沟韧带进入腹膜外腔下缘　　　图 43-38　在腹股沟韧带上缘插入较窄的深拉钩
　　　　　　　　　　　　　　　　　　　　　　进入无血肿的腹膜后间隙进行髂外动脉阻断

（三）寻找解决的方法

1. 与其他创伤手术一样，术者需要考虑手术方案，对患者的创伤和生理状态进行综合考虑，并要考虑医院的手术条件及医师的手术经验，确定修复策略时应平衡以上因素。

2. 股血管的损伤控制性手术是暂时性分流或结扎：在股动脉或股浅动脉内插管暂时性分流是很好的损伤控制性手术，以维持远端的血流灌注。有学者强烈建议进行预防性筋膜切开术以保护下肢，防止早期分流失败。在极少数情况下无法选择分流时，可结扎股动脉。在临床上年轻患者结扎，如果股深动脉的侧支循环完整，失去肢体的风险很低，在大多数情况下分流是损伤控制性手术中较好的选择，如果采用损伤控制性手术，单纯修补可行则修补股静脉，如果修补很复杂，应毫不犹豫地结扎股静脉。

3. 尽可能保留股深动脉，这是很重要的原则。重建股动脉分叉处血流效果取决于手术者的经验和技术储备，有经验的学者采用股浅动脉和股深动脉的残端进行侧侧吻合，制成短段共干，然后通过间置血管与股动脉进行吻合，这样可减少将股深动脉吻合移植于人工血管的复杂操作（图 43-39～图 43-41）。

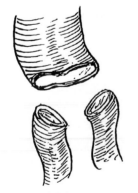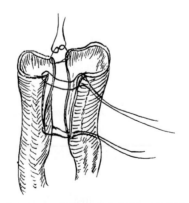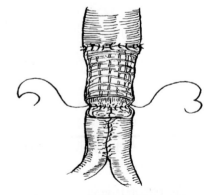

图 43-39　修剪股动脉、股浅动脉　　图 43-40　将股浅动脉和股深动脉的　　图 43-41　制成短段共干的血管
　　　　　和股深动脉的残端　　　　　　　　　残端进行侧侧吻合制成共干　　　　　通过间置血管与股动脉吻合

4. 如果股动脉的后壁完整，可考虑进行补片移植，如果动脉横断，可使用人工血管或对侧肢体

取大隐静脉间置。如果动静脉的吻合口紧邻，应间置有活力的肌肉防止动静脉瘘。无论如何修补股血管，均应考虑应用软组织进行覆盖，因为暴露的动脉缝线是"定时炸弹"，会有严重的后果。

（四）股浅动脉损伤

轻度屈曲和外旋患者的下肢外侧垫置的棉垫支撑，进行膝上手术时，在小腿部垫枕支持维持稳定并防止妨碍手术野。在大腿的内侧沿缝匠肌前缘纵向切开，切口的边缘超过损伤的近端（图43-42），切开皮肤、皮下组织时，要注意避免损伤大隐静脉，切开浅筋膜显露股浅动脉的"门卫"——缝匠肌，在大腿中下部向后拉开缝匠肌，以显露手术野。寻找的目标是收肌管

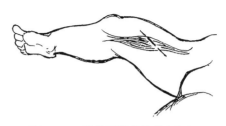

图 43-42　沿缝匠肌前缘纵向切开

（Hunter 管），此为缝匠肌下方内收肌和大收肌之间的纤维结缔组织结构（图43-43）。切开收肌管，显露包绕结缔组织的神经血管束，小心地将股浅动脉从相邻的静脉中剥离，注意勿损伤隐神经，因为该神经也在血管束中，易于损伤（图43-44）。与其他血管损伤一样，首先应在血管损伤近端的无损伤区域游离，然后再逐渐向远端的损伤部游离。

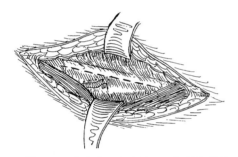

图 43-43　缝匠肌下方内收肌和大收肌之间的纤维结缔组织

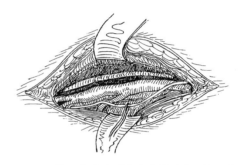

图 43-44　将股浅动脉剥离出来并注意保护隐神经

在患者全身状态不稳定时，需要早期终止手术。在骨科医师要先行骨折部位的整复、固定时，可采用分流管插入术，要尽量避免在未行骨折固定的不稳定肢体进行血管移植。当股浅动脉横断时，也可进行血管间置移植。

（五）腘动脉损伤

1.应高度重视腘动脉的损伤，腘动脉是下肢最难显露的动脉，如果腘动脉的血流中断，膝关节周围的侧支循环不足以维持小腿的血供。目前在所有肢体血管损伤中，腘动脉损伤截肢的发生率最高。即使手术技术精湛的外科医师，对于腘动脉的损伤也要首先行筋膜切开术，如果没有其他关联的出血损伤，给予全身肝素化。有经验的学者已报道在临床上很多腘动脉重建失败源于远端微循环血栓，而非技术上的原因。

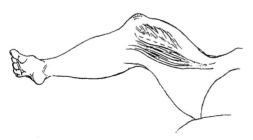

图 43-45　在股内侧肌和缝匠肌肌间沟切开（虚线所示）

2.显露股动脉安全、可靠的方法是采用内侧入路，在大腿下部股内侧肌和缝匠肌肌间沟切开（图43-45），触及股骨后缘，切开其后方的深筋膜，进入腘窝脂肪组织中，伸入手指，在股骨后方可触及股动脉搏动。

3.无论在膝关节上下，股骨后缘是用于确定腘动、静脉的关键解剖学标志，应在此处确认并游离控制膝上腘动脉（图43-46）。游离时应避免

损伤邻近的腘静脉、切断隐神经和将静脉误认为动脉。显露远端腘动脉时，需要从股骨内侧髁后方的膝关节水平，在胫骨后缘约 1cm 处另行切开（图 43-47）。

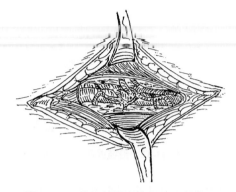

图 43-46　确认并游离控制膝上腘动脉

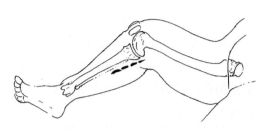

图 43-47　在胫骨后缘约 1cm 处另行切开（虚线所示）

4. 要注意避免切断切口后方走行的大隐静脉。切开深筋膜，显露腘窝脂肪组织，可在胫骨后方找到神经血管束，首先看到的是腘静脉，应小心分离腘静脉和腘动脉（图 43-48）。这样就控制了近端和远端的血供，但如何进行损伤修补，特别是深藏于膝关节后方的损伤，是很重要的问题。

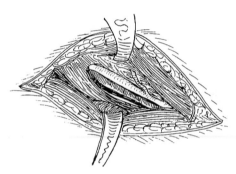

图 43-48　小心分离腘静脉和腘动脉

5. 采用简单的处理方法，无须显露损伤的腘动脉，结扎损伤动脉两端，行旁路移植。在已经控制远、近端动脉后，即使结扎损伤的腘静脉也不要紧，基于有关临床资料揭示的结果，修补腘静脉并不一定能改善愈后，最合理的方法是将对侧的大隐静脉倒置后间置移植于远、近端的腘动脉上，结扎（旷置）损伤段的腘动脉。

在近、远端切口间钝性分离出隧道，在近端膝上腘动脉纵向切开，将倒置的大隐静脉端侧移植于腘动脉上，然后双重结扎紧靠吻合口的远端腘动脉。将有搏动的移植静脉通过隧道到达腘动脉远端，采用同样的端侧吻合法将静脉移植于腘动脉上，结扎远端吻合口近端的腘动脉，完成损伤段腘动脉的旷置。肥胖、腘动脉位置深的患者，可将损伤的腘动脉切断、结扎损伤节段，应用移植静脉与腘动脉进行端端吻合（图 43-49）。

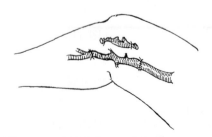

图 43-49　移植静脉与腘动脉行端端吻合

这种术式的最大优点是操作简单，不需要处理受损的动脉段，只有在结扎受损的腘动脉后仍然有出血的情况下，才有必要切断相关肌腱，以充分显露腘窝的腘动脉进行修补。但这些操作是破坏性的，应尽可能避免。

（六）小腿动脉损伤

钝性创伤后的胫腓骨骨折伴发胫动脉重建手术常常给外科医师留下深刻的印象，在血泊、破碎的骨折片及破裂的肌肉中寻找和连接挛缩的血管，有较高的二次损伤风险。

1. 小腿的3条动脉（胫前动脉、胫后动脉和腓动脉），有1条动脉开通则已足够，因此如果小腿的3条动脉中的1条动脉出血可不必手术，行动脉造影、动脉栓塞处理会更好。在没有清晰动脉造影显示损伤动脉段的情况下探查小腿动脉会十分困难。如果必须马上行急诊手术，先要显露膝下腘动脉，在手术台上进行造影，但不清晰的血管造影可能会误导术者长时间探查处于挛缩状态的完整血管。小腿动脉损伤，应从膝下腘窝开始，即使血管外科的经验不多，也能在此处寻找到腘动脉。腘窝通常损伤程度小，血管较粗，易于确认血管束，并可向远端延展。

2. 拉开腓肠肌内侧头后方，显露腘动、静脉上层的比目鱼肌腱弓，将手指伸入比目鱼肌下方，将其从胫骨分离（图43-50），这样开放一个可放置牵开器的空间，逐条向损伤的远端游离，切断比目鱼肌的胫骨附着部，找到胫前静脉，胫前静脉是腘动脉发出胫前动脉的标志（图43-51），再向远端找到胫腓骨干并分离胫后动脉和腓动脉，胫后动脉在此处更为表浅。

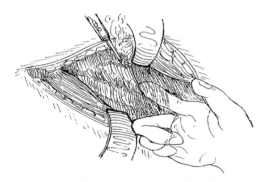

图 43-50　将手指伸入比目鱼肌下方将其从胫骨分离

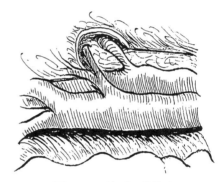

图 43-51　找到胫前静脉

3. 在小腿中部或下部，通过前方的深筋膜切开可显露胫前动脉在胫前肌和趾长伸肌间放入牵开器，在骨膜上方，肌肉间隙的深部显露神经血管束。在进行小腿动脉探查前，应在大腿应用加压止血带。在有活动性出血时，确认和游离细小、脆弱的血管非常困难，应避免对神经血管束中的结构造成医源性损伤。

4. 一般选择最容易显露的动脉进行重建，同时还应注意重建动脉后采用软组织覆盖。在多数情况下应选择胫后动脉，在严重下肢损伤伴有动脉横断时，要做好充分的心理准备，寻找远端的动脉断端可能耗时很长，动脉重建时，采取对侧大隐静脉，倒置后间置移植是最常见的手术方式。

（七）腋动脉损伤

1. 快速显露腋动脉的近端要经过胸大肌、外展上臂，从锁骨中部至三角肌和胸大肌肌间沟进行锁骨下切开，这种胸大肌切口可延长，沿三角肌和胸大肌肌间沟延长即还原远端（图43-52）。在三角肌和胸大肌肌间沟进行游离，拉开头静

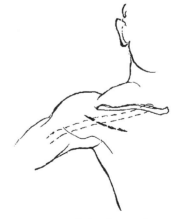

图 43-52　经胸大肌切口延向远端

脉，显露包绕神经血管束的锁胸筋膜，向远端延伸，在肱二头肌和肱三头肌肌间游离，可显露肱动脉近端。

2. 切开胸大肌筋膜，用闭合的组织剪插入胸大肌，沿与肌纤维垂直的方向分开，进行开窗游离。下方有胸小肌，内侧有锁胸筋膜，游离腋窝脂肪组织，找到腋静脉，此为腋窝的标志结构。腋动脉位于腋窝处腋静脉的背侧上方（图43-53）。拉开胸小肌或在胸小肌近端喙突止点切断胸小肌可确保术野。为了安全地游离腋窝腋动脉，需要首先确认、阻断及切断胸肩峰动脉，此动脉是显露腋动脉时手术野中的唯一腋动脉分支。

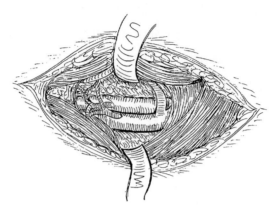

图 43-53　腋动脉位于腋窝处腋静脉的背侧上方

3. 腋动脉损伤的损伤控制性手术是插入分流管，或在危急情况下，结扎腋动脉和筋膜切开。大多数腋动脉血运阻断、结扎的患者，肩关节周围丰富的侧支循环可防止致命的远端缺血，但最好能采用自体大隐静脉进行血运重建。

（八）肱动脉损伤

肱动脉的损伤较常见，也易于显露。肱动脉走行于肱二头肌和肱三头肌肌间沟内。近端肱动脉位于肱骨内侧，远端逐渐移至肱骨前方（图43-54）。至肘窝处肱动脉穿行于肱二头肌腱深面，恰在肘下的位置分为桡动脉和尺动脉。通过肱二头肌和肱三头肌肌间沟的上肢内侧手术切口显露肱动脉近端（图43-55）。

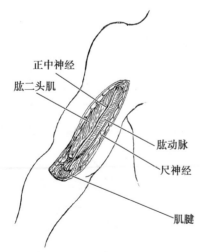

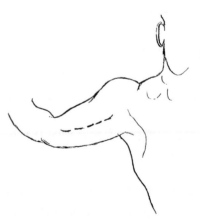

图 43-54　肱动脉走行于肱二头肌和肱三头肌
肌间沟内，与正中神经和尺神经解剖关系密切

图 43-55　上肢内侧手术切口（虚线所示）

这个切口可延展，近端进入三角肌和胸大肌肌间沟，远端超过肘窝进入前臂，在肱二头肌内侧界切开深筋膜，避免损伤头静脉，因为头静脉位于切口下部。向前拉开肱二头肌显露神经血管束，切开肱动脉鞘，首先显露正中神经，小心拉开避免损伤（图 43-56）。

肱动脉损伤的损伤控制性手术也是结扎加上筋膜切开术。对于上臂中部以下或发生于肱深动脉以远的上臂远端损伤，可安全进行。在确定性血运重建时，可采用股骨内上髁大隐静脉进行自体静脉移植术。

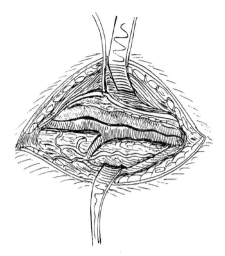

图 43-56　切开肱动脉鞘，首先显露正中神经

三、讨论

1. 血管损伤清创术时，术中麻醉应满意，使肌肉松弛，手术才能顺利进行。伤口内出血点应看清楚后再用止血钳钳夹，以免损伤神经。阻断血流的血管夹不应太紧，对有明显损伤的动脉应彻底切除，以避免后期血栓形成和吻合口裂开等并发症，而因单纯修复术导致血管修复术失败，或顾虑切除太多导致端端吻合困难而留下已有损伤的血管壁组织，以免导致血管修复术失败。

2. 血管修复术时，若合并骨折和神经多发伤，一般应先固定骨折，恢复其支架作用后再修复血管和神经。血管外膜要充分切除，以免嵌入吻合口内导致血栓形成。要选择合适的缝针（根据血管直径选择），缝合时每次进针力求准确，切勿反复进针加重血管损伤，每一针都要明确地穿过血管壁全层，使两侧内膜对拢，还应保持一定的针距和边距，不要参差不齐，要使张力平均。缝合时用细镊或不用镊，操作轻柔，顺针的弧形轻而稳地拔针，缝合过程中要不断地用肝素盐水等冲洗或滴注管腔、管壁，以保持湿润及冲除凝血块。

3. 血管吻合时，除上述外，还应注意以下几点：①血管断端分离的长度要合适，若过短血管张力过大，会导致吻合口撕裂。在行端端吻合时，有时必须将血管上、下段适当分离，并结扎、切断某些侧支，但不能切断股深动脉、旋股内外侧动脉或肱深动脉等比较重要的动脉。如果张力很大，应采用血管移植以重建血运，不可勉强进行端端吻合术。②血管移植不可太长，不然血管将曲折而阻碍血流。同时，吻合时注意使移植血管与其相吻合的血管纵轴一致以避免血管扭转。③缝线牵拉和结扎松紧适宜，不可过松以免漏血，更不可过紧以免造成吻合口狭窄。④松开血管夹后，远端的血供即可恢复，可触及动脉搏动，观察到静脉回流良好；若血流仍不通畅，有血管内膜损伤、外膜嵌入或吻合口狭窄者应切除吻合部重新吻合。自体静脉移植术的注意要点同前所述。

综上所述，腹股沟区的出血，首先应进行血管近端控制。在创伤的腹股沟区，腹股沟韧带是唯一的"朋友"，无须刻意游离股深动脉。要通过腹股沟韧带控制股动脉；分流加筋膜切开是股动脉损伤的损伤控制性手术。血管吻合处的缝线应用邻近软组织覆盖加固，因为暴露的缝线是"定时炸弹"；缝匠肌是股浅动脉的"门卫"，要高度重视股动脉损伤的治疗，在股骨的后方寻找腘动脉；对损伤的腘动脉进行旁路移植，结扎旷置损伤动脉段；胫后动脉开通即足以维持小腿的血供；不要在胸大肌周围显露腋动脉，经胸大肌显露腋动脉才是捷径。

推 荐 阅 读

[1] 陈孝平，汪近军. 外科学 [M]. 8 版. 北京：人民卫生出版社，2013.

[2] 孙玉鹗. 胸外科手术学 [M]. 2 版. 北京：人民军医出版社，2004.

[3] 董力，赵波，李荣祥. 胸外科手术与技巧 [M]. 北京：人民卫生出版社，2019.

[4] 周乃康，崔钟厚，梁朝阳. 胸部微创外科手术学 [M]. 北京：人民军医出版社，2005.

[5] 陈孝平. 肝切除术 [M]. 武汉：湖北科学技术出版社，1992.

[6] 陈孝平，陈汉. 肝胆外科学 [M]. 北京：人民卫生出版社，2005.

[7] 陈孝平，郭凤云. 肝胆胰脾外科进 [M]. 武汉：湖北科学技术出版社，1992.

[8] 李荣祥，张志伟. 腹部外科手术技巧 [M]. 北京：人民卫生出版社，2015.

[9] 李荣祥，张志伟，田伯乐. 肝胆胰脾手术暨中医药围手术期应用 [M]. 成都：四川科学技术出版社，2017.

[10] 李荣祥，刘金龙. 奇异·罕见·疑难手术 108 例 [M]. 成都：四川科学技术出版社，2014.

[11] 朱维继，吴汝舟. 实用外科手术学 [M]. 北京：人民卫生出版社，1997.

[12] 姜洪池，陈孝平. 实用肝胆外科学 [M]. 北京：科学出版社，2003.

[13] 黎介寿，吴孟超，黄志强. 普通外科手术学 [M]. 北京：人民军医出版社，2007.

[14] 季米特星奥斯·德米特里德斯，稻谷健二，乔治·维尔马霍斯，等. 创伤外科手术技术图谱 [M]. 张连阳，曹郁，桑锡光，译. 北京：科学出版社，2018.

[15] 赫斯伯格，迈陶克斯. 顶尖刀法：创伤外科的手术技巧与艺术 [M]. 胡海地，译. 北京：人民军医出版社，2011.

[16] 曾科尔. 腹腔镜外科学 [M]. 胡三元，译. 2 版. 济南：山东科学技术出版社，2006.

[17] 麦克法迪恩. 腹腔镜外科学 [M]. 郑树森，译. 北京：人民卫生出版社，2006.

[18] 吴阶平，裘法祖，黄家驷. 外科学 [M]. 6 版. 北京：人民卫生出版社，2000.